普通高等教育案例版系列教材

案例版

供医学影像学、医学影像技术、生物医学工程等专业使用

医学影像设备与成像理论

主　编　李真林　雷子乔　刘启榆

副主编　刘义军　张体江　李大鹏　朱险峰　朱万安　郭建新

编　委（以姓氏笔画为序）

于广浩　牡丹江医学院

王　卓　吉林大学第一医院

王秋霞　华中科技大学同济医学院附属同济医院

冯发文　遵义医科大学附属医院

朱万安　吉林大学第一医院

朱险峰　牡丹江医学院

刘义军　大连医科大学附属第一医院

刘启榆　西南科技大学

许美珍　南昌大学第二附属医院

纪铁凤　吉林大学第一医院

严冬梅　武汉大学中南医院

李　计　牡丹江市第二人民医院

李大鹏　南京医科大学第一附属医院

李万江　四川大学华西医院

李永生　牡丹江医学院

李真林　四川大学华西医院

何其舟　西南医科大学

张　凯　四川大学华西医院

张　玲　南京医科大学第一附属医院

张体江　遵义医科大学附属医院

张顺源　西南科技大学

陈　勇　兰州大学第一医院

袁　元　四川大学华西医院

贾晓茜　西安交通大学第一附属医院

郭建新　西安交通大学第一附属医院

雷子乔　华中科技大学同济医学院附属协和医院

廖　凯　四川大学华西医院

科学出版社

北　京

郑 重 声 明

为顺应教学改革潮流和改进现有的教学模式，适应目前高等医学院校的教育现状，提高医学教育质量，培养具有创新精神和创新能力的医学人才，科学出版社在充分调研的基础上，首创案例与教学内容相结合的编写形式，组织编写了案例版系列教材。案例教学在医学教育中，是培养高素质、创新型和实用型医学人才的有效途径。

图书在版编目（CIP）数据

医学影像设备与成像理论 / 李真林，雷子乔，刘启榆主编. —北京：科学出版社，2021. 8

ISBN 978-7-03-064156-4

Ⅰ. ①医… Ⅱ. ①李… ②雷… ③刘… Ⅲ. ①医学摄影-高等学校-教材 Ⅳ. ①R445

中国版本图书馆 CIP 数据核字（2020）第 004185 号

责任编辑：周 园 朱 华 / 责任校对：王晓茜
责任印制：赵 博 / 封面设计：范 唯

科学出版社 出版
北京东黄城根北街 16 号
邮政编码: 100717
http://www. sciencep. com
涿州市般润文化传播有限公司印刷
科学出版社发行 各地新华书店经销
*
2021 年 8 月第 一 版 开本：787×1092 1/16
2025 年 3 月第五次印刷 印张：18 1/2
字数：537 000

定价：88. 00 元

（如有印装质量问题，我社负责调换）

高等院校医学影像学、医学影像技术案例版系列教材

编审委员会

前　　言

医学影像技术广泛应用于健康体检、疾病筛查，以及术前评估和疗效评价，是医学服务于人类全生命周期中不可或缺的重要助手。医学成像设备属于医疗机构大型贵重精密仪器，结构复杂，操作难度大。医学影像有采用 X 射线成像的 DR、CT 和 DSA，也有使用 ^{1}H 成像的 MRI 等设备。医学影像既可显示人体组织器官的精细解剖结构和形态学变化，提供功能与代谢成像，也能在活体无创地进行分子成像。随着临床精准、微创医学对影像检查的持续高要求，影像设备不断更新换代，多序列、多参数，多模态，以及多部位大范围一站式成像已经成为影像检查的主流。掌握现代医学影像的成像理论，挖掘设备潜能，用好成像设备，培养高素质医学影像技术人才是目前亟需解决的问题。

医学影像学是一门交叉性与实践性较强的学科。设备操作繁琐、成像理论深奥。传统教材将成像设备与检查技术分类编写，为了知识衔接，内容重复较多，缺乏完整性。平铺直叙式的理论介绍缺乏趣味性，关键知识点不易被理解与掌握。既往医学影像设备与成像理论教材多介绍国外产品与应用，很少提及国产影像设备的贡献，不利于学生真实了解医学影像设备与成像理论的发展史。鉴于学科发展与临床需求，在科学出版社的大力支持下，我们编写了《医学影像设备与成像理论》（案例版）教材。本书编写力求贴近临床，体现“理实一体化”，即理论与实践交叉融合。编委由全国多所高校任课教师和医学院校附属三甲医院担任本课教学的临床一线专家共同组成。临床编委均具有丰富的工作经验、较高的教学实践能力和区域影响力。本书所有案例来自于临床，具有代表性、典型性和科学性，案例与理论知识密切结合，可起到画龙点睛的作用。本教材采用案例引出成像理论，或用案例促进学生对理论知识的理解与掌握；通过对临床案例的分析，采用启发式教学，加深学生对理论知识的记忆、理解和运用。培养学生发现问题、分析问题和解决问题的临床思路，实现理论联系实际的教学目的。

由衷感谢为本教材编写付出辛勤努力的各位编委们。在本教材编写过程中，我们得到了科学出版社的指导和帮助，在此表示特别感谢。

《医学影像设备与成像理论》是医学影像设备及成像理论方面的第一本案例版教材，缺乏既往参考。虽然我们字斟句酌，多人多次反复交叉修改，但是由于能力所限，书中不足之处在所难免，敬请读者指正批评，以便再版时改进。

李真林
2021 年 3 月

目　　录

第一章　总　　论

学习要求

记忆：医学影像设备的分类。普通X射线成像基本原理、CT成像原理、MRI原理。

理解：医学影像设备的发展历程、现状与发展趋势。MRI 物理基础、超声波物理性质、核医学成像原理。

运用：各种医学影像设备的成像理论。各种影像学方法的优势与局限性、超声检查的种类。

医学影像设备是医用仪器设备的重要组成部分，也是医疗设备高端产业化的代表。随着科学的进步，医学影像设备的发展日趋迅速，功能也逐渐完善。在临床上，医学影像设备的应用越来越广泛，对疾病诊断和治疗的帮助越来越大。因此，医学影像设备的发展程度不仅影响到医学影像学的发展，更关系到整个临床医学的进展。

医学影像学是通过某种能量（如 X 射线、电磁场、超声波、放射性核素等）与人体的相互作用，把人体内部组织和器官的结构与功能等信息以影像的方式表现出来的一门科学技术。医学影像设备是获得医学影像图像的检查设备的统称，包括普通 X 射线成像设备、计算机体层成像（computed tomography，CT）设备、磁共振成像（magnetic resonance imaging，MRI）设备、超声成像（ultrasonic imaging，USI）设备和核医学成像设备等。不同的医学影像设备各自具有不同的成像原理和方式。

本书的主要任务是研究各种医学影像设备的基本结构、成像原理、临床应用、质量保证和日常维护管理。既往传统教育模式以灌输式为主，理论学习枯燥乏味。本书在理论教学的基础上，增加了相关的临床案例。本书案例与临床工作密切相关，是临床操作中常见的实例。案例包含设备构造和成像理论等知识点，是知识点的具体化和形象化呈现方式。通过对临床案例进行分析，第一，可使师生共同参与、互相讨论，培养学生主动学习的习惯；第二，运用理论知识抽丝剥茧，分析临床案例中存在的问题，进而提出解决方案，可培养学生的探索精神；第三，有的案例需要运用多个知识点进行分析，有助于理论知识的前后呼应和融会贯通，提升学生的综合素质。本书采用启发式教学，通过对临床案例的分析，加深学生对理论知识的记忆、理解和运用，探索发现问题、分析问题和解决问题的临床思路。

第一节　医学影像设备学概述

一、医学影像设备的分类

【案例 1-1】

男性，56 岁，肝区疼痛 1 个月余，实验室检查：血清甲胎蛋白（AFP）532μg/L，有癌症家族史。临床医生要求进行影像学检查确诊疾病。被检者及家属认为所有影像学检查都是有辐射损伤的检查，担心被检者进行影像学检查时受到射线辐射，因此到影像科前台咨询工作人员。

【问题 1-1】

（1）被检者及家属的观点正确吗？

（2）如果您是影像科前台工作人员，您如何与被检者及家属解释沟通呢？

【案例 1-1 分析讨论】

被检者和家属的观点不正确，是不了解医学影像设备的分类所致。

医学影像设备种类繁多，可分为辐射设备和非辐射设备。根据影像信息载体的不同，辐射设备可以分为 X 射线成像设备和核医学成像设备。非辐射设备分为超声成像设备和磁共振成像设备。在成像过程中，超声成像设备和磁共振成像设备无电离辐射，不会引起辐射损伤。目前，诊断用超声剂量还没有使被检者发生不良反应的报道。磁共振检查是通过测量构成人体组织元素的原子核发出的信号实现人体成像，没有电离辐射，不存在辐射危害。即使是有辐射的影像设备，也通过各种硬件和软件改进显著降低了辐射剂量，其辐射剂量均在国家或地区规定的安全应用范围内。

现代医学影像设备的种类繁多，发展迅速，获得的“影像信息”不仅包括传统意义上的形态学含义，还包括人体代谢、生化、功能等信息，新时代的“医学影像”已成为综合信息的代名词。提供影像信息的医学影像设备可以按照不同的方法进行分类。

按照信息载体的不同，医学影像设备可以分为 X 射线成像设备、磁共振成像设备、超声成像设备和核医学成像设备。其中 X 射线成像设备包括普通 X 射线成像设备和 CT 设备。

按照是否产生辐射损伤，医学影像设备可以分为辐射设备和非辐射设备。其中辐射设备包括 X 射线成像设备和核医学成像设备，非辐射设备包括磁共振成像设备和超声成像设备。

按照设备是否融合，医学影像设备可以分为非融合设备和融合设备。其中融合设备主要包括 SPECT-CT、PET-CT 和 PET-MR 等。

（一）X 射线成像设备

X 射线成像设备的影像信息载体为 X 射线，利用 X 射线穿过被检体后衰减系数的差异成像。穿透人体的 X 射线经过不等量衰减，其强度分布不均匀，并携带有人体不同组织的信息，通过探测该类 X 射线可获得医学影像。常见设备主要包括普通 X 射线成像设备和 CT 设备。其中，普通 X 射线成像设备包括模拟 X 射线机和数字 X 射线机。后者包括计算机 X 射线摄影（computed radiography，CR）、数字 X 射线摄影（digital radiography，DR）、数字减影血管造影（digital subtraction angiography，DSA）等设备。由于 X 射线电离效应的存在，所有 X 射线成像设备都会造成辐射损伤，检查过程中必须做好相应的辐射防护。

模拟 X 射线机产生的是模拟信息。随着计算机的发展和影像的数字化进程，数字 X 射线摄影设备获得的数字信息可以提高图像的分辨率和显示能力，进行图像后处理，实现医学影像存储与传输系统（picture archiving and communication system，PACS）的存储、传输以及远程会诊等，扩大了普通 X 射线成像设备的应用范围。DSA 设备是数字 X 射线摄影设备的重要组成部分，通过减除骨骼和软组织结构，使对比剂充盈的血管在减影图像中突出，广泛应用于血管造影和介入治疗等方面。CT 图像是重建的数字化断层图像，清晰度和分辨率高，可以克服普通 X 射线成像时组织重叠的缺点，可以清楚显示组织内部结构，确定病灶的位置、大小、形态及其与周围组织器官的空间位置关系，大大拓展了 X 射线成像设备的临床应用范围。

（二）磁共振成像设备

磁共振成像设备通过静磁场和射频磁场使人体组织内的氢核发生章动从而产生射频信号，经计算机处理成像。在成像过程中，没有电离辐射的发生，不会对人体造成辐射损伤，因此不需要进行辐射防护。磁共振图像也是数字化断层图像，并可进行任意方位的成像，同时具有良好的软组织分辨率，可以清晰显示神经系统，肌肉、肌腱、筋膜、脂肪、韧带、软骨等组织结构，无需对比剂即可清晰显示心脏和血管系统。磁共振采用多序列、多参数成像，可以反映人体内组织的解剖学结构和生理生化等功能学信息，临床应用非常广泛。

（三）超声成像设备

超声成像设备采用较高频率的超声波作为信息载体，从人体内部得到声学参数的信息，形成图像、曲线或其他数据进行成像。根据显示方式的不同，可分为 A 型（幅度显示）、B 型（灰度显示）、D 型（多普勒成像）和 M 型（运动显示）等。超声成像软组织分辨率高，可清晰显示组织器官的形态结构，并可进行实时成像，对动态器官的结构和功能进行连续观察与监测，超声多普勒可对各种血流参数进行测量，结合二维图像可以同时显示组织器官的形态结构和生理、病理功能水平，在甲状腺、乳房、肝脏、胆囊、泌尿系统、妇产科以及心血管系统等方面应用广泛。随着超声对比剂的应用和发展，超声造影检查在微小血管灌注和肿瘤生长因素研究等方面的应用日益广泛。此外，超声成像不存在电离辐射，没有辐射损伤，经济实用，目前诊断用超声剂量还没有出现不良反应的报道。

（四）核医学成像设备

核医学成像设备的影像信息载体是 γ 射线，通过测量引入人体的放射性核素发出的 γ 射线来获得医学影像，主要包括 γ 照相机、单光子发射计算机体层显像仪（single photon emission computed tomography，SPECT）和正电子发射计算机体层显像仪（positron emission computed tomography，PET）等。由于 γ 射线电离效应的存在，核医学成像设备也会造成辐射损伤。

γ 照相机是核医学最基本的成像设备，可对组织器官中的放射性核素分布进行一次成像和连续动态观察。SPECT 在 γ 照相机的基础上增加了探头旋转的功能，可以进行体层成像，获得横断位、冠状位、矢状位或任何方位的断层图像。SPECT 的图像分辨率和对比度不及 X 射线成像，但其优势在于显示放射性核素在人体内的代谢等功能信息，目前可用于全身扫描或断层成像，以及生理性门控扫描等方面。PET 采用的放射性示踪剂用发射正电子的核素标记，这些核素是组成人体元素的同位素，能更客观准确地反映人体内的生物代谢信息，同时 PET 的灵敏度和空间分辨力有了较大提高，适合于人体生理、代谢等功能方面的研究。

近年来，图像融合技术的发展促进了影像设备的融合，主要是将核医学成像设备 SPECT 或 PET 与放射诊断设备 CT 或 MRI 相融合。融合设备主要包括 SPECT-CT、PET-CT 和 PET-MR。SPECT 或 PET 等核医学成像设备的优点是可以提供组织器官的代谢功能影像，CT 或 MRI 等放射诊断设备的优点是可提供组织器官准确清晰的解剖结构影像，两者的结合实现了代谢功能影像与解剖结构影像的同机融合、优势互补和相互完善。PET-CT 一次成像可以获得同一部位的代谢功能图像和解剖结构图像，实现图像融合。一方面克服了 PET 解剖结构显示不清晰、病变定位不准确的缺点，另一方面克服了 CT 无法进行功能成像的劣势，发挥出 PET 和 CT 各自最大的优势，拓展了影像设备的临床应用范畴，有助于更加早期、灵敏、准确、客观地诊断疾病和指导治疗方案，尤其在肿瘤、神经系统疾病和心血管系统疾病等的诊断中起着越来越重要的作用。PET-MR 同时具有 PET 和 MRI 两种影像设备的优点，图像的软组织分辨力和整体质量得到改善，实现了解剖结构影像和代谢功能影像的实时融合，有助于肿瘤、心血管系统疾病等的早期诊断，以及基因或干细胞治疗等新技术应用的准确实施，是未来影像设备的重要发展方向。

二、医学影像设备的发展历程、现状与发展趋势

（一）普通 X 射线成像设备

1. 发展历程 1895 年德国物理学家威廉·康拉德·伦琴（1845—1923）发现 X 射线，并为夫人照了一张手的 X 射线照片，清楚地显示手部骨骼和戒指，从此拉开传统 X 射线放射学的序幕。120 多年来，X 射线在医学上得到了广泛的应用，X 射线成像设备也日新月异。特别是近几十年来，随着电子计算机技术的迅速发展，出现了许多新的 X 射线成像方法和技术，使 X 射线成像发生了翻天覆地的变化，图像质量得到了质的飞跃。

最初 X 射线机的结构非常简单，产生 X 射线的是含气离子管，供电给感应线圈的是蓄电池，供电给离子管的是静电发电机，把高压输送给离子 X 射线管的是裸线，没有防电击和防散射线的

措施。产生的图像质量很差，只能拍摄组织器官密度差异较大的部位，并且操作麻烦、安全性低。

1913 年，第一只高真空 X 射线管研制成功并应用于 X 射线发生器。1915 年，高压变压器和高压整流管也开始使用。高真空技术的发展使 X 射线发生器产生的 X 射线的质（管电压，kV）和量（管电流，mA）都有了大幅改善与提高。随后，X 射线机的构造开始进入电磁部件控制阶段，并出现了一系列机械结构和辅助设备。

1927 年，旋转阳极 X 射线管研制成功，优点是焦点小、输出功率高，提高了 X 射线图像质量，为运动器官的 X 射线检查提供了可能。高压发生器采用单相全波整流方式，同时提高了 X 射线管的效率和 X 射线输出的质量。高压电缆发展为防电击式。各种电路系统也有了较大改进和完善，包括主要电路、预示电路、稳压电路、保护电路等。机械和辅助设备的设计使设备更加坚固灵活、易于操作，设备的辐射防护也有了进一步加强。

20 世纪 50 年代初，随着影像增强器和 X 射线电视成像系统的出现，使得 X 射线电视透视、电影摄影等新技术得以实现。高压发生器采用高压硅堆整流器，增强了 X 射线发生器的容量。X 射线发生器主机电路、控制电路和机械结构的进一步改进使设备的操作实现了自动化或半自动化控制，以及遥控透视和摄影等，并制造出悬吊架、C 形臂、U 形臂、带片库胃肠检查床、多轨迹断层床、血管造影床、多功能摇篮床、压力注射器、自动准直器等。

20 世纪 70 年代初，X 射线发生器迎来一次飞跃。中、高频 X 射线发生器逐渐实用化，各个电路中引入了微型计算机以控制各部件工作，推动了 X 射线发生器向高自动化、高集成化、高精度化、小型化的方向发展。1983 年 CR 设备进入临床并开展使用，开启了 X 射线摄影数字化的时代。1997 年之后，DR 设备相继出现，奠定了医学影像学全面实现数字化的基础，同时随着 PACS 的推广，普通 X 射线摄影数字化得以实现，并将成为未来的主流。平板探测器的出现取代了影像增强-电视链，获得的图像质量大大提高，同时结合新的图像处理方法与技术，使普通 X 射线摄影得到了完善和改进。此外，X 射线辐射剂量也明显降低，有益于被检者与操作者的辐射防护。

20 世纪 80 年代出现了 DSA 设备，它是具有数字减影功能的血管造影设备，是计算机、图像后处理技术和常规血管造影术相结合的产物，具有微创、实时成像、对比度/分辨率高、安全简便等特点，扩大了常规血管造影的应用范围。

2. 现状与发展趋势 随着影像的数字化和计算机的更新换代，数字 X 射线成像设备日新月异，CR 设备、DR 设备、DSA 设备等有了很大的改进。

CR 设备具有影像板（imaging plate，IP）性能稳定、兼容性好、辐射剂量低、全明室操作、后处理功能多、数字化存储和管理等优点。

DR 设备具有图像质量高、曝光剂量低、成像速度快、工作流程短、图像动态范围大、后处理功能强，以及数字化传输、存储和管理等特点，功能全面和智能，具备一键自动切换、球管自动跟踪、自动电离室曝光控制、自动识别检查部位、智能化处理、被检者信息管理等功能，为临床工作效率和质量的改善提供了有力支持。动态大平板多功能 X 射线诊断设备的动态大平板尺寸可达 17in×17in（1in=2.54cm），具有获得的图像视野广阔、像素清晰，X 射线剂量低等特点。乳腺 DR 设备采用非晶硒或非晶硅平板探测器，可实现数字化乳腺摄影、定位活检和三维断层摄影，其中三维断层摄影可去除传统二维摄影的“组织重叠效应”，减少了由重叠效应导致的漏诊与误诊，可以更早发现被检者乳腺病变，有利于乳腺疾病的早期诊断和及时治疗。移动 DR 设备采用智能滤线栅技术，可应用于各个部位，图像质量与常规 DR 设备基本相同，但是 X 射线剂量比使用常规滤线栅降低 60%。共享平板移动 DR 设备采用无线平板、球管支臂的无电缆设计，具有“全无线”的特征，还可进行无线遥控曝光和无线传输，全面的网络接入能力可满足医院内放射科、手术室、重症监护室（intensive care unit，ICU）等多个科室的需求。2015 年北美放射学会（Radiological Society of North America，RSNA）年会上出现的 DR 设备具有机架自动移动、检查区域不受限制、定位方便准确、操作灵活多样、应用范围广泛等优势，无须移动被检者即可覆盖所有检查科目，特别适合无法配合或难以搬动的危重被检者和骨科被检者。目前的 DR 设备功能全面、临床应用广泛，随着未来技术的发展和进步，今后的 DR 设备将朝着更多临床应用、更人性化设计与操作的方向发展。

21 世纪以来，随着 DSA 设备软硬件的不断完善，平板探测器逐渐替代了影像增强器、摄像机和电视系统组成的图像采集及处理系统，DSA 设备的空间分辨力和时间分辨力大大提高，图像质量明显改善，辐射剂量显著降低，成像方式多种多样，同时 DSA-CT 和 DSA-MRI 设备也逐渐兴起和发展，DSA 设备将朝着自动化、智能化、程序化和一体化的方向发展，临床应用日益广泛。

【案例 1-2】

男性，78 岁。因“胸闷气紧 3 个月余，加重 1 个月余”入住某医院 ICU，临床医生要求进行胸部正位普通 X 射线摄影检查，但是由于该被检者病情危重、生命体征不平稳，需要随时进行抢救，无法离开 ICU，难以到放射科 X 射线检查室进行检查。

【问题 1-2】

（1）该被检者适宜采取哪种方式进行胸部正位普通 X 射线摄影检查？

（2）这种检查方式的优势是什么？

【案例 1-2 分析讨论】

被检者可以采取床旁 X 射线摄影的方式，如移动 DR 设备，进行胸部正位普通 X 射线摄影检查。床旁 X 射线摄影是放射科工作的重要组成部分，在急危重症和无法搬动被检者的影像检查中发挥着重要的作用，不仅为重症被检者的诊断与治疗赢得了时间，也为无法活动及不适宜搬动的被检者提供了极大的方便。移动 DR 设备图像质量较好，动态宽容度广、曝光宽容度大，能对影像密度进行处理，一次曝光就可得到从皮肤到骨骼的全部信息，可提供丰富的图像层次。同时移动 DR 设备床旁 X 射线摄影操作方便、工作流程简便、成像速度快。在床旁曝光后立刻显示数字图像，可为临床及时地提供高质量影像，便于立即诊断。可以简化影像检查工作流程，提高工作效率。虽然移动 DR 设备床旁 X 射线摄影有以上优势，但是也有自身的局限性，如焦物距短，还无法保证其他人员的辐射防护等。若病情许可，应尽量到放射科进行检查。

（二）CT 设备

1. 发展历程 CT 是采用计算机运算处理的断层摄影，是 X 射线断层技术和计算机技术相结合的产物。与普通 X 射线摄影相比，CT 最大的特点是能获得被检体真正的断层影像。

CT 的出现被认为是 1895 年伦琴发现 X 射线以来放射学上又一次革命性的突破和成就，标志着医学影像学进入一个新的阶段。自 1972 年英国的 Godfrey Hounsfield 博士研制出第一台 CT 机以来，CT 的发展非常迅猛，在几十年的时间里从传统 CT 发展到螺旋 CT，从单层 CT 发展到多层 CT，CT 设备的发展大致经历了三个阶段。

第一阶段为传统的第一代到第五代 CT。特点是 X 射线束越来越宽、探测器数目不断增多，扫描时间逐渐缩短。第一代 CT 采用平移-旋转扫描方式，多属于头部专用 CT，通过笔形 X 射线束和 1 个探测器采集图像，扫描速度慢、采集数据少、图像质量差。第二代 CT 仍然采用平移-旋转扫描方式，通过窄扇形 X 射线束和 3～30 个探测器采集图像，缩短了扫描时间，图像质量有所提高，但仍不能避免腹部器官的运动伪影。第三代 CT 采用旋转-旋转扫描方式，通过 30°～45°扇形 X 射线束和 300～800 个探测器采集图像，扫描时间大幅度缩减至 3～5s，图像质量提高。第四代 CT 采用静止-旋转扫描方式，其中探测器静止，X 射线管旋转，通过扇形 X 射线束和 600～2000 个探测器采集图像，扫描时间缩短至 2s，但增加了设备成本和辐射剂量。第五代 CT 采用静止-静止扫描方式，采用特制扫描电子束 X 射线管产生高速旋转的扇形 X 射线束，扫描速度大大加快，扫描时间可缩短到 50ms，主要用于心血管系统的 CT 检查。

第二阶段为螺旋 CT 的出现。传统 CT 的逐层扫描发展成连续的螺旋扫描，大大加快了 CT 的扫描速度。滑环技术和连续进床技术使螺旋扫描成为现实，螺旋 CT 的机架继承了第三代 CT 的结构，由铜质滑环和碳刷的接触来完成机架转动部分和固定部分的电器连接，滑环技术可以使 CT 机架摆脱各种电缆的限制，使机架的转动部分可以单方向连续转动，同时检查床可以连续移动，使 X 射线的产生和探测器的数据采集同时持续进行。随着螺旋 CT 的发展，从单层螺旋 CT 到多层螺旋 CT，探测器阵列增加，一方面提高了 X 射线利用效率，另一方面 CT 球管旋转一圈能同时获得多幅断层图像，大大提高了 CT 的扫描速度。其中 64 层螺旋 CT 的出现开创了容积扫描的新纪元，促进了图像后处理技术的发展、成熟和普及。

第三阶段为 2005 年双源 CT（dual source CT，DSCT）的问世。它具有两套高压发生器、两套相互独立的数据采集系统，A、B 两个球管相互成 90°安装在旋转机架上，改变了常规 CT 一个球管、一套探测器的成像模式，提高了 CT 的时间分辨力，同时图像质量得到改善，辐射剂量明显下降。

2. 现状与发展趋势 21 世纪以来，多层螺旋 CT 已经成为医院影像科室的常规影像设备。从 4 层 CT、16 层 CT、32 层 CT、64 层 CT，到现在的 128 层 CT、256 层 CT，甚至 320 层 CT。64 层螺旋 CT 出现之后，CT 的发展日新月异。

2008 年 11 月在北美放射学会（RSNA）年会上推出了“后 64 排 CT”，CT 的发展出现了两个方向：一个方向是通过时间分辨力的提高和覆盖范围的增宽来进一步提高扫描速度；另一个方向是通过双能量 CT 的完善进一步促进 CT 能量成像的发展和应用。高端 CT[如西门子公司 Force、通用电气（General Electric，GE）公司 Revolution、飞利浦公司 IQon 等]的出现，使 CT 成像继续朝着提高时间分辨力、加宽探测器宽度、减少辐射剂量、拓展应用范围等几个方向发展。

高端 CT 扫描速度的提高使心脏 CT 检查可在几秒之内完成，无须使用 β 受体阻断剂控制心率，也不必进行多扇区重建，为心脏冠状动脉血管成像的无创伤性 CT 检查提供了有力的设备支持，尤其适用于心率快、心律不规则，以及屏气困难的被检者。双源 CT 的 A、B 两套球管-探测器系统同时工作，机架旋转 90°采集数据相当于单源 CT 旋转 180°，扫描速度可提高一倍。Force CT 大螺距模式的扫描速度可达 737mm/s，机架旋转速度为 0.25s/圈，可使图像避免心脏搏动和呼吸运动的影响。Revolution CT 机架旋转速度为 0.28s/圈，单扇区时间分辨力为 29ms。

高端 CT 加宽了 z 轴方向探测器的宽度，使球管-探测器系统旋转一圈可以覆盖更宽的扫描范围。对于拥有 16cm 宽体探测器的高端 CT，球管旋转一圈可以覆盖全脑、全心脏、全肝脏等单个器官，通过对器官的一站式灌注 CT 成像，可以获得平扫、CT 血管成像（CT angiography，CTA）和单器官灌注图像，为临床提供丰富的影像学资料。

随着 CT 技术的不断革新和临床应用的日益广泛，CT 在疾病的诊断、治疗及疗效评估中起着重要的作用。但是随着被检者接受辐射剂量的逐渐增加，其罹患辐射相关疾病的风险同步增大，尤其是对于育龄期妇女、儿童等敏感人群。因此，确保 CT 成像的辐射防护最优化“as low as reasonably achievable”（ALARA）原则，在保证图像质量的情况下，尽可能降低辐射剂量始终是 CT 发展的重要方向。高端 CT 通过改变曝光参数[降低管电压、降低管电流与时间乘积（mA·s）、增加螺距等]、智能调节管电压或管电流与时间乘积（mA·s）技术、双能量虚拟平扫技术，以及迭代重建等多种方法降低辐射剂量。对 CT 成像的诸多环节进行调节，达到降低辐射剂量、改善图像质量和保证检查安全的目的。

高端 CT 的能量成像使 CT 不仅能提供宏观水平的组织器官解剖结构的形态学信息，而且能提供微观水平的物质成分定性和定量分析的功能学信息，拓宽了 CT 的临床应用范围。目前 CT 能量成像技术可以分别通过球管或探测器两种方式来实现能量分离。通过球管来实现能量分离又分为以双 X 射线管为核心技术的双源 CT 和以瞬时双管电压为核心技术的能谱 CT。双源 CT 具有两套相互独立的高压发生器和各自对应的数据采集系统，互成一定角度安装在 CT 旋转机架内，两个球管通过设定不同的曝光参数进行同步扫描，可以获得相同部位高、低两种不同光子能量水平的 CT 数据，进而实现双源 CT 的能量成像。能谱 CT 采用宝石探测器，通过单个球管在瞬时切换两个高、低不同的管电压，同时进行双能采集，获得不同能量的衰减数据，进行能谱成像。光谱 CT 以“双层”立体探测器为核心技术，探测器分层接收高能和低能 X 射线，实现“同源、同时、同向、同步”的“四同”能谱扫描，一次扫描可以同时获得解剖结构影像和光谱功能影像数据。

【案例 1-3】

男性，57 岁，因“活动后胸痛 6 个月，加重伴胸闷 1 个月”在某省医院就诊。查体：心率 95 次/分，节律整齐。心内科医生建议进行冠状动脉 CTA 检查确诊。被检者前往该医院放射科咨询时，工作人员告知被检者 CT 设备为双源 CT （Siemens Somatom Definition Flash），不要求被检者服用药物控制心率。但是被检者由于个人原因，未在省医院放射科进行冠状动脉 CTA 检查,而是回到当地县医院。县医院放射科工作人员告知被检者 CT 设备为 64 层螺旋 CT，建议被检者在冠状动脉 CTA 检查之前服用 β 受体阻滞剂降低心率。被检者认为县医院放射科的要求和省医院不一致，于是投诉了县医院放射科。

【问题 1-3】

（1）县医院放射科的建议是否正确？被检者的投诉是否有理？

（2）应该如何给被检者进行详细的解释和说明？

【案例 1-3 分析讨论】

县医院放射科的建议是正确的，被检者的投诉是欠妥的。

不同 CT 设备的时间分辨力不同，心率要求也会随之略有差异。县医院放射科的设备是 64 层螺旋 CT，时间分辨力较低，对于心率 95 次/分的被检者，冠状动脉 CTA 成像质量差，难以满足临床诊断。如果要在 64 层螺旋 CT 上获得较好的冠状动脉 CTA 图像，就需要被检者服用 β 受体阻滞剂等药物降低心率。因此，县医院放射科工作人员要求被检者控制心率是正确的。省医院的双源 CT 通过两套 X 射线管-探测器系统同时采集图像，相当于扫描速度提高了一倍。双源 CT 的时间分辨力较高，对于心率快、心律不规则及屏气困难的被检者，在几秒之内就能完成冠状动脉 CTA 检查，无须使用降低心率的 β 受体阻滞剂，也不必进行多扇区采集和重建。因此，省医院放射科工作人员并不需要被检者控制心率。

（三）磁共振成像设备

1. 发展历程 MRI 是通过磁场与射频脉冲使人体组织内进动的氢核发生章动产生射频信号，经计算机处理成像的医学影像设备。MRI 不仅能够提供组织结构的形态学信息，还能够提供生物化学和代谢等功能学信息。磁共振成像设备是凝聚计算机技术、电子技术、电磁技术及低温超导技术等多学科领域先进科学成果于一身的大型医学影像设备,是目前医学影像诊断设备中重要的组成部分，并在临床工作中发挥着越来越重要的作用。

在磁共振成像的发展和应用中，众多科学家做出了卓越的贡献。1946 年美国的两位物理学家，哈佛大学的 E. M. Purcell 和斯坦福大学的 F. Bloch 各自独立发现了磁共振物理现象，标志着磁共振技术的开始。1971 年美国纽约州立大学的 R .V. Damadian 发现老鼠不同的正常组织之间以及正常组织与癌组织之间氢原子核的弛豫时间和磁共振信号都有差异,奠定了磁共振成像在医学领域应用的理论基础。1972 年化学家 P .C. Lauterbur 提出运用磁共振信号建立图像，为磁共振成像的出现和发展揭开了序幕，并设计和完善了对磁共振信号进行空间编码的方法，用梯度磁场加在均匀主磁场内获得二维磁共振成像。此后科学家开始不停地尝试对人体进行磁共振成像，1976 年 Peter Mansfield 获得了人体手指磁共振图像，1977 年 R. V. Damadian 获得了胸部磁共振图像，1980 年得到了人类头部磁共振图像。全球第一台人体磁共振成像设备也于 1980 年由 Fonar 公司生产问世，第一台医用 1.5T 超导磁共振成像设备于 1983 年由 GE 公司生产出来。

2. 现状与发展趋势 磁共振成像设备问世以来，短短几十年的时间里完成了从科学理论发展到应用实践、从形态学图像发展到功能学信息、从组织宏观结构发展到分子微观世界。现代磁共振成像技术具有组织对比分辨率高、任意方向三维成像、多平面多参数多序列成像、无创、无辐射损伤、对病变的检出更敏感、无需对比剂即可实现血管成像等多种优势，已经发展成为包括形态学、功能学和分子影像学在内的综合性影像检查方法，并在医学影像诊断中发挥着不可替代的作用。

近年来，磁共振成像设备的硬件结构和软件系统不断推陈出新，改变了既往磁共振扫描时间长、无法进行动态扫描、图像质量参差不齐的缺点。磁共振技术的临床应用和科研发展日益广泛，尤其是功能、代谢和定量等诸多技术的更新与完善，使磁共振技术能够为临床诊断和治疗提供优质图像。目前，磁共振成像设备的发展方向主要集中在磁体、梯度、射频线圈、采集技术、射频源等几个方面。

磁体有两个发展方向。一个发展方向是高场强，理论上磁体的磁场强度越高，扫描速度越快，图像信噪比越好。为了达到更快的扫描速度和更完美的图像质量，近年来高场强磁共振的发展非常迅速。其中 1.5T 磁共振成像设备在各级医疗机构广泛普及，在扫描时间的缩短、组织结构的显示、微小病变的检出，以及波谱等功能磁共振方面明显优于低场强磁共振。3.0T 磁共振成像设备由于磁场强度更高，在扫描时间、图像信噪比和分辨率、功能磁共振技术开展、临床应用和科研等方面的优势更加明显。7T 磁共振成像设备已经应用于临床，更高场强的 9.4T、12T 等磁共振成像设备也处于研发阶段。磁体的另一个发展方向是低场强开放式永磁体。低场强 MRI 具有成本低、不需消耗液氦、维护费用低等特点，被基层医院广泛采用。同时具有开放式、噪声小、射频能量吸收少等优点，有利于幽闭恐惧症被检者、婴幼儿和危重被检者的监护，以及磁共振引导下介入诊疗的开展。目前的低场强永磁体磁共振随着硬件结构和软件系统的完善，图像质量较过去得到较大改善。

梯度的主要发展方向是高线性和快速响应。梯度是决定磁共振成像设备性能的重要组成部分，影响磁共振扫描的最短回波时间、重复时间和最小层厚等，是决定 MRI 扫描速度和图像空间分辨力的关键因素。近几年来磁共振梯度技术有了显著的改善，可以支持任意形状的梯度脉冲波形，实现临床工作中各种快速序列实时扫描的应用。目前磁共振梯度的高性能发展，使梯度强度可达到 30～40mT/m，甚至 60mT/m，梯度切换率可达到 200mT/（m·ms）或更高。

射频线圈的发展从线性极化线圈到圆形极化线圈，从单通道线圈到多通道相控阵线圈，甚至全景一体化线圈。相控阵线圈是由多个通道的表面线圈单元所构成的线圈阵列，用于优化采集容积内不同部位的接收信号，越靠近被检部位，接收的信号就越强。目前，临床上使用较多的射频线圈通道数目一般是 4、8、16 通道，甚至可达 32、64 通道。常见的有心脏相控阵线圈、肢体血管多通道线圈、带有光刺激的脑功能线圈、经鼻插入的食管线圈等。射频线圈和多通道采集技术的同时发展促进了磁共振成像设备扫描速度、图像对比度、分辨率以及信噪比的提升。

随着磁共振成像设备的发展，许多序列的采集时间已从分减少至秒。并行采集技术通过阵列线圈的内在空间敏感性确保影像质量和数据的空间信息。利用多组阵列线圈，通过减小线圈体积和敏感容积改善图像的信噪比，有效减小噪声，并且可与多种脉冲序列融合，提高扫描速度。多线圈并行采集技术可以缩短采集时间，减少成像所需的射频脉冲数量，从而减少被检者对射频能量的吸收，尤其有利于进行腹部检查的被检者。同时并行采集技术具有缩短采集时间、提高图像空间分辨力等优势，有利于体部和心血管的磁共振成像。不同的厂家并行采集技术的名称不同，常见的有 SENSE、ASSET、iPAT、SMASH 等。

射频源的发展方向是从单个到多个。传统的单源发射磁共振在体部检查中存在电介质伪影和特殊吸收率（special absorption ratio，SAR）值过高等缺点，导致图像质量下降和扫描时间延长。多源发射显著提高了 3.0T 磁共振成像设备的图像质量、采集速度和安全性能，大大拓展了 3.0T 磁共振成像设备的临床和科研应用范围。

【案例 1-4】

女性，65 岁，因“右膝关节疼痛 3 个月，加重伴行走困难 2 天”到某县医院就诊，临床医生建议进行右膝关节磁共振检查。县医院的磁共振成像设备为开放式的，场强为 0.35T，图像质量较差，细节显示欠佳，诊断比较困难，故建议被检者前往省医院进行检查。省医院放射科的磁共振成像设备为 3.0T 的高场强磁共振成像设备，能够清晰显示膝关节的解剖细节。

【问题 1-4】

（1）县医院医务人员的建议是否正确？

（2）应该如何给该被检者及家属进行详细的解释？

【案例 1-4 分析讨论】

县医院的建议是正确的。

理论上磁体的磁场强度越高，扫描速度越快，图像信噪比越好。县医院放射科的磁共振成像设备是 0.35T 低场强磁共振成像设备，而省医院的磁共振成像设备是 3.0T 的高场强磁共振成像设备。3.0T 磁共振成像设备由于磁场强度明显高于中低场强磁共振成像设备，在扫描时间、图像信噪比和分辨率、组织结构的显示、微小病变的检出以及功能磁共振技术的开展等方面的优势非常明显。因此，该被检者在省医院 3.0T 磁共振成像设备上面进行右膝关节磁共振检查时，更容易在较短的扫描时间内完成全部磁共振序列的检查，获得信噪比和分辨率更高的图像质量，从而提高病变的检出率，满足临床诊断需求。

（四）超声成像设备

物体振动时会发出声音，每秒振动的次数称为声音的频率，单位是赫兹（Hz）。人耳能听到的声波频率范围是 20～20 000Hz，当声波频率低于 20Hz 或超过 20 000Hz 时就无法听到声音，其中频率高于 20 000Hz 的声波称为超声波。

1. 发展历程 早在 18 世纪，意大利传教士兼生物学家斯 Spallanzani 研究时发现，蝙蝠在夜间活动时能发出一种人类听不到的尖叫声（即超声波），并依靠返回的回波来确定物体的距离、大小、形状和运动方式。1880 年法国物理学家居里兄弟（Pierre 和 Jacques Curie）发现压电效应，到 20 世纪初，物理学上压电效应与反压电效应的发现使人们开始利用电子学技术产生超声波，揭开了超声波技术发展的历史篇章。1940 年和 1945 年 Fireatone 和 Simons 分别发明了超声回波示波器。

1942 年奥地利的 Dussik 使用 A 型超声波探测颅骨，使超声诊断走上历史舞台，并于 1949 年得到了脑室的超声波形。A 型超声以脉冲回声技术为基础，将回声以波的形式显示出来，根据回声波幅的高低、多少、形状及有无进行诊断。由于显示的是一维波形，所以只能粗略表明组织内部的层内结构及间距，一般只用于眼科检查。

1951 年 Widl 和 Reid 研制出手动接触式 B 型扫描仪，用于观察离体组织中肿瘤和活体中的脏器。1972 年 Bom 研制成电子线性扫描 B 型成像仪，使超声诊断进入新的阶段。B 型超声为灰度调制型，将回声信号以光点的形式显示出来，回声强则光点亮，回声弱则光点暗。

1954 年 Hertz 和 Edler 研制出 M 型超声心动仪，用来诊断心脏疾病。M 型超声是将沿声束方向各反射点位移随时间变化所形成的曲线显示出来，以亮点亮度来表示反射声波信号强弱。

1956 年日本的里村茂夫将多普勒效应原理应用于超声诊断来判断心脏瓣膜疾病。1959 年 Franklin 研制出脉冲多普勒超声。1964 年 Calagan 用 D 型超声探测胎儿和血管。1973 年 Johnson 等用 D 型超声诊断室间隔缺损。1982 年美国的 Bomme 和日本的 Namekawa 分别设计出不同型号的彩色多普勒，是第三代多普勒超声仪，可以直观显示循环的血流图像，展示心脏和血管内血流的时间与空间信息。1983 年日本 Aloka 公司成功研制彩色血流图，将彩色多普勒血流成像技术用于心脏疾病的诊断。

1975 年 Greenleaf 研制出超声 CT，以衰减系数和声速为参数，开创了定量超声诊断的新途径。1981 年 Daimagn 研发出超声内镜，使扫描由体表进入了胃、肠、肝、胆、胰等内脏器官。1990 年奥地利 Kretz 公司生产出 3D（三维）扫描仪。1991 年美国 ATL 公司推出第一台全数字化超声系统，使全数字化技术成为超声设备 20 世纪 90 年代的发展方向，超声诊断水平跨进新的阶段，出现了彩色多普勒血流成像（color Doppler flow imaging，CDFI）、多普勒组织成像（Doppler tissue imaging, DTI)、二次谐波成像(second harmonic imaging)和间隙式超声显影(intermittent ultrasound imaging)技术等。其中,DTI 包括多普勒组织能量图(Doppler tissue energy imaging)、多普勒组织速度图(Doppler tissue velocity imaging)、多普勒组织加速度图(Doppler tissue acceleration imaging)、多普勒组织脉冲频谱图(Doppler tissue pulsed-wave imaging)、多普勒组织 M 型(Doppler tissue M-mode)等。

2. 现状与发展趋势 近年来,超声设备和超声医学的发展非常迅速,各种新技术应运而生。2015 年西门子公司推出了世界上首台配备无线探头的超声系统,同年飞利浦公司推出可插入智能手机的手持超声成像设备。超声成像设备的快速发展和临床研发工作的逐渐深入,使超声成像设备技术及临床应用跨上一个新的台阶,目前超声成像设备的发展方向主要包括改善图像质量、非线性信号检测、三维超声、定量和半定量测量分析、小型化开发等。

目前超声仪器的换能器具有宽频带、机电耦合系数高、探头前端集成信号放大器等特点,在临床应用中可以提供多种频率选择,使谐波成像更加方便、有效。编码发射可根据不同的检查对象、深度、灰阶、彩色血流成像来调整发射脉冲的能量和形态,是数字化彩色多普勒超声成像设备进展为全数字化仪器的必需技术。非视频信号分析及重构技术也是超声成像设备数字化进程中的一项重要技术。数字波束合成器用于声束聚焦,是提高图像侧向分辨率的关键技术,微电子技术的迅速发展使之可集成为一个可以灵活独立使用的模块。更多地利用探头接收真实信号,包括多通道组合、多波束扫描、复合波束微角扫描、振幅信号、相位信号、频移信号检测等,可以大大提高整体图像的显示效果。

近几年出现了超声谐波成像技术,这种非线性声学在超声诊断方面的应用结合对比剂增强扫描,可以解决既往常规检查无法诊断的疾病,是超声诊断的重大突破,大大拓展了超声诊断的临床应用范围。

高质量的三维超声成像系统是超声成像设备发展的重要方向之一。三维超声成像于 20 世纪 80 年代后期出现,是超声诊断设备的一次重大突破,主要包括探头自由扫描软件重建三维图像、容积探头三维成像和实时三维成像等,早期主要用在妇科和胎儿方面,之后临床应用范围逐渐扩大,目前已广泛应用于脑、眼、心、肾、前列腺、腹部肿瘤及动脉硬化等方面。三维超声成像获得的三维图像在组织器官的解剖结构、空间分布和位置关系的显示上明显优于二维图像,具有图像显示直观、病变定位准确、数据测量精准、影像依据可靠、采集时间缩短等优点,并且随着超声成像设备硬件和软件的升级改善,三维超声成像的空间分辨力和时间分辨力都有了长足进步。

各种超声定量和半定量测量分析技术也蓬勃发展,促进了超声设备在心脏功能测量、心肌组织存活以及血流指数评估等方面的应用,通过采用和综合多种不同的参数,使超声测量结果尽量准确无误,为临床诊断提供更加安全可靠的超声影像图像和数据。

小型化超声成像设备的发展也方兴未艾。为了更加机动、灵活、随时随地地使用超声诊断设备,可将探头和数字波束形成处理器等超声成像设备的基础部分集成为一个独立的模块,并和计算机、笔记本电脑或微型机箱等灵活地组合在一起,形成便携式“彩超”、台式“彩超”或手掌型“B 超”。

(五)核医学成像设备

核医学是应用放射性核素或核射线对疾病进行诊断、治疗和研究的学科,是核物理学、生物学、化学、电子学、计算机技术和医学等多学科相互融合的产物。核医学成像设备是指在核医学中用于探测和记录放射性核素发出射线的种类、能量、活度、空间分布以及随时间变化规律的设备统称,可通过探测、采集和处理引入人体的放射性核素发出的射线进行显像,一方面可以显示组织器官和病变的位置、大小、形态等结构信息,另一方面可以提供组织器官和病变部位的血流、代谢等功能信息,反映放射性核素浓度分布及其随时间变化的特征。

1. 发展历程 1896 年法国物理学家 Becquerel 发现铀矿能不断、自发地放射出某种肉眼无法看见、穿透力强的射线，这是历史上人类首次发现放射现象。1898 年化学家 Marie S. Curie 发现天然放射性元素镭。1921 年英国科学家 Frederick Soddy 和物理学家 Margaret Todd 提出“同位素”一词。1930 年美国物理学家 Lawrence 研制出第一台回旋加速器。1942 年费米等建立了第一座核反应堆，可大量生产人工放射性核素，为核医学的发展提供了必要条件。

1951 年美国加州大学的 Cassen 研制出第一台直线扫描机，通过逐点打印获得器官的放射性分布图像，促进了核医学成像的发展。

1957 年美国的 Anger 研制出第一台 γ 照相机，以二维图像的方式显示体内放射性药物在组织器官内的分布、转运及代谢等功能信息，使核医学成像由静态图像发展到动态影像，是核医学成像技术的一次飞跃，拓展了核医学的临床应用范围。

1959 年 David Kuhl 提出发射式重建断层技术，为发射计算机体层显像仪（emission computed tomography，ECT）的诞生奠定了基础。1979 年 Kuhl 和 Edwards 研制出第一台 SPECT，在 γ 照相机平面显像的基础上，通过计算机技术实现了断层显像功能，克服了传统平面图像上组织器官重叠影响图像显示和病灶检出的缺点，提高了深部病灶的分辨率和定位准确性。1972 年 Kuhl 通过 ^{18}F-脱氧葡萄糖（^{18}F-FDG）测量脑局部葡萄糖利用率，这成为 SPECT 和 PET 的成像基础。1974 年第一台 PET 成功问世，但直到 20 世纪 90 年代才广泛应用于临床。PET 通过探测器来探测湮没辐射发出的 γ 光子对，得到正电子核素的断层分布图以及病变的位置、大小、形态、代谢和功能等信息。因为 PET 发射正电子的同位素可参与人体的生理代谢过程，可以从分子水平更早地发现病变特征，所以在肿瘤、心血管系统和神经系统等领域广泛应用。

2. 现状与发展趋势 核医学成像设备的发展从直线扫描机到 γ 照相机，再到目前临床广泛应用的 SPECT、PET、PET-CT、SPECT-CT 甚至 PET-MR，设备的质量和功能都有了巨大的改进。其中半导体探测器主要采用硅、锗等半导体材料，探测的灵敏度和分辨率明显优于传统的晶体闪烁探测器，主要用于心脏专用半导体 SPECT、乳腺显像半导体 γ 照相机、小动物 PET 等核医学成像设备，图像质量得到改善。

目前 SPECT 和 PET 是核医学检查的主要影像设备，优势在于可以显示组织器官的血流、代谢和功能状态，缺点是图像的空间分辨力较低，对病灶解剖结构、空间分布以及位置关系的显示欠清。影像设备 CT 和 MRI 的优势是具有良好的图像分辨率，可以清晰显示组织器官和病灶部位的解剖结构，缺点是代谢和功能方面的评价不及核医学成像。因此，近年来影像诊断学发展的一个重要方向就是图像融合技术，即将两幅及以上图像中的信息综合到一幅图像中，形成一个新的影像模式，主要应用在将 SPECT 或 PET 与 CT 或 MRI 相融合，使之兼有功能显像与结构显像的特点，常用的方法是将伪彩色的 SPECT 或 PET 图像叠加在黑白的 CT 或 MRI 图像上，使代表结构信息的 CT 或 MRI 图像染上表示功能信息的颜色。PET-CT 和 SPECT-CT 综合 PET 或 SPECT 以及 CT 的功能于一体，一次成像不仅能清楚显示组织器官的解剖结构，还能显示组织器官的血流和代谢改变，最大限度地互补两种不同成像方式的优势，克服各自的缺点，实现了解剖学结构影像与代谢功能影像的同机融合，促进了核医学成像技术的迅猛发展。

PET-CT 是将两种先进的影像设备 PET 和多层螺旋 CT 有机结合在一起的新型影像设备，两者轴心一致，扫描机架内安装有 PET 探测器、CT 探测器和 X 射线管，共用一个检查床和图像处理工作站，一次成像可以获得同一部位的功能图像和解剖图像，实现图像融合。X 射线穿透人体组织，探测器获得的数据一方面用于 CT 图像的重建，另一方面提供给 PET 进行衰减校正和图像重建，所显示的图像为两者图像融合的结果。PET-CT 为功能影像赋予精细的解剖结构，一幅 PET-CT 图像上能同时显示丰富的分子代谢功能信息和肿瘤、脏器与周围结构的解剖关系。因此相较于常规的影像检查设备，PET-CT 在肿瘤、神经系统以及心血管系统疾病的诊断中有非常独特的优势，尤其在肿瘤诊疗方面的应用十分广泛，主要体现在对肿瘤进行早期诊断、鉴别诊断、TNM 分期、寻找原发和转移病灶、监测肿瘤是否复发、指导肿瘤治疗方案等方面。由于在肿瘤诊断和定位中具有优势，PET-CT 还可用于制定放射治疗计划。近期推出的 PET-CT/RT 系统将放疗计划系统整合到

PET-CT 设备中，在同一计算机界面上参考 PET-CT 图像进行放疗计划的制定，使放疗计划的准确性得到明显提高。

PET-MR 是将 PET 和 MRI 有机结合在一起的新型影像设备，同时具有 PET 功能成像和 MRI 精准定位、多参数成像等优势，实现了结构、生化、代谢、功能影像的实时融合，可以提高空间分辨力和整体图像质量，有助于疾病的早期检出和正确诊断，是目前各类分子影像技术中最前沿、最具潜力的新技术。相较于其他影像检查设备，PET-MR 在肿瘤诊疗方面提供的信息更加全面，尤其能更精确地显示病灶局部情况及其与周围组织器官的毗邻关系，有利于肿瘤早期诊断、准确分级和指导治疗方案的制定等。PET-MR 对心肌梗死和神经支配等方面的影像价值可能超过 PET-CT，尤其对于非透壁心肌梗死，PET 的心肌代谢图像融合 MRI 的延迟增强图像可以更好地判断存活心肌、疗效与预后。PET 探针融合高场强 MRI 可以监测基因或干细胞治疗的定时、定位，提高新治疗技术应用的准确性。随着影像融合技术的发展，PET-MR 从传统的分体式发展到目前的一体机，经历了双机房分体扫描设计、单机房分体扫描设计和一体化 PET-MR 设计。其中分体式 PET-MR 的主要缺点是不能同时获取两种图像，容易产生运动伪影和误差；一体化 PET-MR 是将 PET 检测线圈置于 3.0T MRI 的主磁体中，可以同时获得 PET 和 MRI 图像，减少配准误差，但在设备融合上仍然存在技术难题。其中一个主要问题在于 PET 的元件和 MRI 的磁场互相干扰，PET 元件可能影响 MRI 梯度系统、射频系统和磁场的均匀性，MRI 的磁场也可能导致 511keV 射线的衰减和散射，干扰 PET 成像。目前随着图像重建、衰减校正及伪影控制技术的发展，PET-MR 扫描时间逐渐缩短，辐射剂量进一步降低，在临床及科研中的应用范围逐渐拓宽，未来发展空间非常广阔。

【案例 1-5】

男性，46 岁。两年前到某体检中心体检，胸部 DR 结果提示“右侧局部胸膜增厚”。一年前再次到该中心体检，胸部 DR 结果发现“右肺下叶可见团块状阴影”。该被检者前往某三级甲等肿瘤医院，被确诊为右肺下叶癌并手术。住院期间，肿瘤医院专家会诊时发现两年前的 DR 影像片已经显示右下肺部存在阴影。该被检者认为体检中心两年前未能从胸部 DR 及时识别肺组织早期病变，也没给出正确恰当的医学建议，导致被确诊肺癌时已是中晚期，因此被检者起诉索赔，该体检中心被法院判处赔偿 15 万余元。

【问题 1-5】

（1）肺癌筛查常用的影像学检查方法有哪些？

（2）除以上方法外，还有哪些影像学检查方法可以帮助进行肺癌的诊断？

【案例 1-5 分析讨论】

肺癌的尽早发现和诊断具有重要意义。目前肺癌筛查常用的影像学检查方法有胸部普通 X 射线片（如胸部 DR）和胸部 CT。其中胸部普通 X 射线片可以确定病变的部位、大小和范围等，常用于体检。胸部 CT 能够显示肺的各个部位、肺门淋巴结、肿瘤和大血管的关系以及胸膜、胸壁和纵隔的侵犯程度，还可为肿块的穿刺活检进行引导定位，尤其是低剂量胸部 CT 对肺癌的早期筛查有非常重要的价值。

除胸部普通 X 射线片和胸部 CT 之外，胸部 MRI 和 PET 等检查也可以用于肺癌的影像诊断。其中，MRI 具有软组织分辨率高的特点，利用流动效应可以直接显示心脏血管结构、纵隔和肺门血管与肿块的关系，与 CT 相比在明确肿瘤与大血管之间的关系上有优越性，而在发现小病灶（直径小于 5mm）方面不如 CT 敏感。PET 根据形态学和癌细胞糖代谢的特点进行显像，对直径为 1cm 大小病灶诊断的敏感性、特异性和准确性分别为 96%、88%和 94%。具体临床工作中可以根据被检者的个体情况和临床需求，合理选择相应的影像学检查方法帮助诊断，指导治疗方案。

第二节 医学影像成像理论概述

一、各医学影像成像理论

（一）普通X射线成像理论

【案例1-6】

女性，58岁，咳嗽加重伴咳痰3天，服用止咳药症状未缓解，当地县医院医生诊断为肺炎，要求进行血常规及胸片摄影。被检者就影像检查的选择咨询放射科医师。

【问题1-6】

（1）医生要求进行胸部X射线摄影正确吗?

（2）如果你是该咨询人员，你将如何建议，为什么?

【案例1-6分析讨论】

医生的要求是正确的。被检者有咳嗽咳痰的症状，且服用止咳药无效，有理由怀疑该被检者有肺炎的可能。虽然血常规检查可以根据白细胞等参数变化判断有无炎症，但是无法确认肺部是否有炎症累及、感染程度等。影像学检查可以直观反映肺部情况，确定肺部有无炎症及累及范围。如果我是该咨询人员，我会建议做DR检查。因为DR是利用X射线穿透性成像来体现组织的密度差异，并且用数字化信号转换的方式将X射线信号转化为电信号并最终以灰阶图的形式显示，成像速度快，图像分辨率高而且辐射剂量低，可以观察到肺纹理是否增粗，进而判断炎症或者感染的程度。

X射线成像利用X射线穿透人体后的射线强度差异反映人体组织密度差，是临床常用的一种影像学检查手段。球管内高速电子撞击阳极（anode）靶面产生的X射线穿过人体时，由于不同组织密度的差异，射线有不同程度的衰减，衰减后的X射线带有组织密度信息，然后经探测器接收、信号转换和图像后处理，可以将受照射区域通过灰阶图像显示出来，称为重叠二维图像。

1. X射线的产生 X射线是德国物理学家伦琴在1895年做实验时意外发现的，为以后X射线在医学中的应用开辟了新的道路。

X射线是带电粒子高速运动撞击物质产生的，产生X射线的三个要素是：电子源、高速电子流、阳极靶面。想要获得高速电子流，除了提供一个强电场，还需要提供一个高度真空的环境来避免电子的动能损失。

X射线分为连续X射线和特征X射线。连续X射线是高速电子撞击靶面原子的原子核产生的，具有连续的波长，其中最短波长的X射线是高速电子动能全部转换为辐射能量产生的，因此连续X射线谱的最短波长只与管电压有关；特征X射线是高速电子与靶面原子的内层电子相互作用的结果，当入射电子的能量大于内层电子的结合能时，可能击脱该层电子造成空位，外层电子跃迁到内层释放出X射线，其能量等于两能级的能量差值，与撞击的电子动能大小无关，所以特征X射线能谱分布完全是由靶面物质的材料决定的。目前医用X射线主要以连续X射线为主，特征X射线在物质结构分析中有所应用。

2. X射线的性质 X射线的本质是一种高频率（$3\times10^{16}\sim3\times10^{20}$Hz）、短波长（$1\times10^{-3}\sim10$nm）的电磁波，具有波粒二象性。波动性表现为X射线是一种横波，能以一定的频率和相应的波长在介质中传播，速度等于光速，可以解释X射线的干涉、衍射以及偏振等现象。X射线的粒子性表现为其具有运动质量、能量和动量，可以解释X射线的光电效应和电离作用等。

除波粒二象性外，X射线还有一些特殊的性质，如物理效应、化学效应和生物效应等，这些效应在医学中也有各自的应用。

3. X射线与物质的相互作用 X射线与物质发生相互作用的对象有原子核、电子、原子等，在各种作用中，光电效应、康普顿效应和电子对效应占绝大部分。光电效应（photoelectric effect）是X射线光子将全部能量传递给内层轨道电子，获得能量的电子摆脱原子核束缚成为自由电子，而X射线被全部吸收，产生正负离子和特征辐射的过程，在X射线摄影中光电效应不产生散射，可以增强X射线对比度，但是被检者辐射剂量较高；康普顿效应（Compton effect）是光子失去部分能量，出射方向发生改变，电子获得足够能量脱离原子并以一定角度射出的过程，康普顿效应产生散射线，在图像上表现为灰雾度增加，降低了图像对比度，但是被检者辐射剂量有所减少；电子对效应（electron pair effect）主要是光子与原子核作用，产生正负电子对的过程，对高能光子和高原子序数的物质作用明显。诊断用X射线的能量是20～100keV，此范围内光电效应和康普顿效应最为重要。

4. X射线摄影的基本原理 X射线摄影的过程包括球管产生X射线，X射线穿过被照组织产生衰减，衰减后的X射线强度反映组织性质，在采集装置上不均匀分布，经过信号转换，形成X射线图像。根据射线采集和信号转换的不同方式，又分为模拟X射线成像和数字X射线成像。

（1）模拟X射线成像：模拟X射线成像采用连续信号转换，将X射线强度转换为可见光强度进行分布，整个过程中信号都是连续的，实现信号转换最常见的方式是增感屏-胶片系统，简称屏-片系统。

增感屏主要由片基层、反射层或吸收层、荧光体层以及保护层组成。核心为荧光体层，荧光物质在X射线的激发下，可将光子转化为可见荧光，并按比例放大，转换后的荧光强度与X射线强度成正比，X射线胶片接收增感屏发出的荧光后形成潜影，潜影经过化学加工还原为银颗粒，银颗粒在胶片上的不均匀分布形成了X射线影像。双面胶片主要结构有7层，双面的保护层、乳剂层和底层均以片基层为中心对称分布，其中乳剂层为最核心的部分，由卤化银和明胶组成，卤化银有感光性能，可以感受荧光将其强度转化为潜影。屏-片系统的组合是对应的，增感屏发出的荧光波长具有一定的范围，不同增感屏发出的荧光分别对应相应的胶片，完成信号的转换，在整个过程中信号都是连续的。

（2）数字X射线成像：数字X射线成像的信号转换不再是连续的，衰减后的X射线不再直接转换成连续的可见光，而是借助模数（analog to digital，A/D）和数模（digital to analog，D/A）转换器形成数字信号。数字图像引入了一个新的概念：像素，即组成数字图像的基本单元，数字图像被分割为有限的像素数，所有的像素组成一个矩阵，数字图像实则是一个二维数组。数字图像的形成主要经历了采样、量化、编码、还原和预处理五个过程。CR系统的核心结构为IP，即影像板。IP中的光激励发光（photostimulated luminescence，PSL）物质具有光激励发光特性，经X射线的照射先形成潜影，再用荧光照射潜影产生荧光，荧光被光电倍增管收集并转换为电信号，再经A/D转换器的作用转换为离散的数字信号，数字信号经过计算机的处理形成最终的影像。

DR系统直接将X射线转换为数字信号，没有潜影的形成，使得图像质量更高。其核心的平板探测器中的薄膜晶体管（thin film transistor，TFT）阵列是转换为电信号的关键。平板探测器又分为直接型和间接型。直接型运用了非晶硒涂层，可以直接在X射线的照射下形成电子空穴对，以电流的形式聚集在TFT极间，电荷与入射X射线成正比。间接型主要借助的是非晶硅和发光二极管阵列，先将X射线信号转换为荧光信号，再由发光二极管转换为电信号，最终形成数字图像。

【案例1-7】

女性，6岁，发热1天伴咳嗽1周，就诊于儿科，查体发现右下肺湿啰音，体温39.5℃，儿科医生要求行胸片检查，被检者家属认为孩子太小，做该检查会对小朋友智力发育造成影响，在检查室门口犹豫不决。

【问题1-7】

（1）家属的担忧正确吗？

（2）如果此时你在现场，将如何对家属进行解释？

【案例 1-7 分析讨论】

家属的担忧不正确。

X 射线的生物效应是 X 射线的特性之一，是指人体受到 X 射线的照射后，人体的组织细胞发生变性、凋亡或坏死等变化。生物效应与辐射剂量之间呈线性关系，小辐射剂量对人体一般不会造成损伤。随着医学的进步和设备的不断改进，单次 X 射线检查的辐射剂量相比以前已经大大降低，儿童拍摄一次胸片的辐射剂量远远低于年有效剂量限制，并且在检查过程中技术员都会对非照射的敏感部位进行辐射防护，对身体的危害非常小，家属完全可以消除疑虑。

（二）CT 成像理论

【案例 1-8】

男性，69 岁，突发剧烈胸痛，随即送往某医院急诊科，医生怀疑主动脉夹层，要求进行主动脉 CTA 成像检查，被检者家属告知 CT 技术员，3 天前被检者在当地医院已进行了胸片检查，家属提出疑问，既然胸片也是影像学检查，为什么不能直接诊断还要再做 CTA 呢?

【问题 1-8】

如果你是执行该检查的技术员，你将如何对被检者家属做出解释，消除被检者及家属的疑虑?

【案例 1-8 分析讨论】

CT 和 X 射线摄影都利用 X 射线成像。X 射线摄影是直接将衰减后的 X 射线强度作为组织密度的表现载体，从而表现出来的灰度图像。CT 检查是以 X 射线的衰减为核心，通过接收到的多角度 X 射线相比于原射线的衰减程度，引入 CT 值的概念，计算出组织的 CT 值，从而表现出灰度图像。CT 图像相较于 X 射线摄影有强大的后处理能力，可以反映更多的信息。普通 X 射线图像作为二维图像显示的是重叠组织的信息，CT 图像反映的是横断面的解剖结构，是没有组织重叠的影像。CT 扫描除了普通的平扫，还可以通过注射对比剂进行增强扫描和血管成像，可以看到更多的病灶。该被检者虽然做过胸片检查，但是由于此次发病急、病情重，医生怀疑主动脉夹层，需要明确被检者的大血管是否有假腔。胸片上无法看到血管的细微病灶，而 CT 血管成像相比普通 CT 平扫和增强，具有更高的空间分辨力和时间分辨力，经过三维重建后可以直观地看到血管走行分布和管腔情况，并且可以多方位、多角度地观察大血管和邻近血管与组织的关系，而且相较于 DSA，CT 血管成像创伤性更小，检查过程更快捷，被检者所受辐射剂量减小，所以医生才开出此检查项目。

CT 设备是根据人体对 X 射线吸收率的不同，使用计算机重建方法得到人体二维横断面的影像设备。CT 球管产生的 X 射线经过准直器校准后，穿过具有差异的被检体组织，部分能量被吸收，衰减后带有组织的信息由探测器（detector）接收，通过数据采集系统进行模数转换，数据转换后由计算机重建成横断面图像，最后由显示器显示图像。

探测器所获得的信号是模拟信号，经缓冲处理后送至对数-双坡积分板进行积分放大，然后经 A/D 转换器转变为数字信号才能被计算机识别，常用的 A/D 转换器有逐次逼近式和双积分式。模拟信号经过放大和 A/D 转换后得到的原始数据还要经过计算机权函数处理重建才能得到显示数据，即构成组织某层面图像的数据。CT 图像重建的基本算法可分为三种：①直接反投影法，又称总和法，是将众多的投影近似地复制成二维分布的方法；②迭代法，又称近似法，是将近似重建所得图像的投影同实测的层面进行比较，再将比较得到的差值反投影到图像上，每次反投影之后可得到一幅新的近似图像；③解析法，利用傅里叶变换投影定理，主要有三种方法：二维傅里叶变换重建法、空间滤波反投影法和卷积反投影法。CT 值是重建图像中像素对 X 射线吸收系数的换算值，且引入体素（voxel）的概念，将体素的 CT 值通过离散的灰度值表现在图像上。

CT 对比于传统的 X 射线扫描来说，运用范围更广，可以得到不重叠的三维图像，而且可以定量测得各个体素的CT值，多种后处理技术使得到的图像质量更高，空间分辨力也大大提高，对于疾病的检出更加有利。

【案例 1-9】

男性，28岁，眼部外伤2小时，疼痛难忍，到急诊外科就诊。医生要求立刻进行眼眶三维CT扫描，被检者家属认为普通的X射线摄影就可以做出诊断，而且费用较低，不愿配合检查。

【问题 1-9】

请利用专业知识对被检者及其家属进行解释。

【案例 1-9 分析讨论】

X射线摄影虽然检查费用较低，但是提供的信息有限，对于一些精细结构的显示有很大的局限性，而且眼眶相关的摄影位置复杂，需要被检者配合才能有好的检查效果，该被检者病情紧急而且疼痛难忍，可能多次曝光也不能达到最佳摄影效果。CT扫描时间短，一次扫描即可显示出眼眶及周围的详细情况，加之后处理三维重建，可以多方位显示眼眶的组织结构和受伤情况，因此建议被检者尽快进行眼眶三维CT扫描。

（三）磁共振成像理论

【案例 1-10】

医院放射科咨询台经常会有被检者或家属咨询磁共振检查相关问题，二孩政策开放后，许多孕龄女性会询问备孕期是否能进行磁共振检查。部分人群误认为放射科检查都具有射线损伤，行磁共振检查对胎儿是否致畸存有顾虑。

【问题 1-10】

（1）孕龄妇女可否进行磁共振检查？

（2）您将怎样和被检者及其家属进行解释沟通呢？

【案例 1-10 分析讨论】

被检者及其家属的顾虑是不了解MRI原理所致。磁共振成像设备是利用磁共振现象从人体中获得电磁信号并重建出人体信息，不产生电离辐射，不会引起辐射损伤，因此备孕期妇女可放心进行磁共振检查。再者，对于孕期妇女，尽管目前没有证据证明短时间暴露于电磁场内对胎儿有害，但孕期最初3个月自发性异常发生率很高，MRI噪声可能引起胎儿听觉损害，因此推荐MRI检查应在孕3个月以后。孕中期和后期的MRI检查虽然没有被美国食品药品监督管理局批准为胎儿检查的基本手段，但大多数的研究未显示明显损害。

原子由原子核及带负电的轨道电子构成。原子核中有两种粒子，即中子和质子。所有的基本粒子都拥有固有的特征，质子带正电，中子不带电，它们的共性就是自旋（spin）。简而言之许多微粒都可以设想为一些极小自旋的陀螺，就像原子核的质子电荷数等于原子核的电荷数一样，自旋的质子和中子数总体上等于核自旋的总数。因此，原子核可以被认为是一种带正电荷的小陀螺。人体内的质子不计其数，每个质子自旋均能产生一个小磁场，人体内如此多的质子产生无数个小磁场，但人体并不对外表现为大磁场，原因就是这种小磁场的排列是无序的，从而使每个质子产生的磁化矢量相互抵消。

在主磁场（B_0）的作用下，原子核磁矩绕自身轴自旋的同时又以B_0为轴而旋转摆动，它的运动就像一个小陀螺，陀螺在平地表面上旋转时，不会在地上垂直地旋转，而是在自旋的同时以微小的摇摆来回运动，这种运动方式称为拉莫尔进动（Larmor precession）或旋进。

磁共振是指原子核在进动中吸收外界能量产生的一种能量跃迁现象，从低能态向高能态跃迁，这种跃迁只出现在相邻的两个能级之间，而外界能量是指额外施加的一个频率与质子的进动频率相同的射频（radio frequency，RF）脉冲。从微观角度来说，磁共振现象是低能级的质子获得能量跃迁到高能级的过程。从宏观角度来说，磁共振现象的结果是使宏观纵向磁化矢量发生偏转，偏转的角度与射频脉冲的能量有关。

射频停止后，系统释放能量，被激发的氢原子核把所吸收的能量逐步释放出来，其相位和能级恢复到激发前的平衡状态，这个恢复过程称为弛豫过程（relaxation process）。射频脉冲停止后，纵向磁化矢量转向横向磁化矢量并在 *x-y* 平面内绕 *z* 轴进动。正如一个 *x-y* 平面内的旋转磁体可以在接收线圈内产生感应电压，这个随时间波动的电压即磁共振（magnetic resonance，MR）信号。

磁共振成像（MRI）技术是一种生物磁自旋成像技术，它利用原子核自旋运动的特点，在外磁场内，经射频脉冲激发后产生信号，用探测器检测并输入计算机，经过计算机处理转换后在屏幕上显示图像。

【案例 1-11】

男性，69 岁，身高 178cm，体重 53kg，空腹血液肌酐值 98μmol/L，肾功能不全，各项生理指标无法满足 CT 增强或 MR 扫描条件。临床医生又需及时了解其头部血管情况。作为影像从业人员，应当如何向临床医生提出更优质的检查手段?

【问题 1-11】

临床上如何满足肾功能不全被检者的血管成像要求呢?

【案例 1-11 分析讨论】

钆作为一种重金属，其自由离子在体内对人体是有害的，正常情况下含钆对比剂中的钆是以非常稳定的螯合物的形式存在的，对人体没有害处。然而肾功能不全的被检者清除钆的时间延长，游离钆离子堆积于肌肉、骨骼、肝脏、皮肤及其他器官中，并可能引起转换生长因子β表达的炎症细胞浸润，导致纤维化。因此临床上对于肾功能不全被检者使用非对比增强磁共振血管成像（non-contrast enhanced MRA，NCE-MRA）技术来满足被检者血管成像要求。NCE-MRA 现已成为 MRI 常规技术之一，与 CTA、MRA 增强扫描以及 DSA 相比，具有无创、简便、费用低、无需对比剂等优点，且 MRA 技术不仅可以提供血流的形态信息，还可以提供血流的方向、流速、流量等定量信息。

肾源性系统纤维化（nephrogenic systemic fibrosis，NSF）是肾功能不全被检者钆暴露后诱发的罕见、严重并发症。现有的指南推荐 eGFR＜30mL/（min·1.73m^2）者禁用钆，eGFR 为 30～60mL/（min·1.73m^2）的中度肾功能下降者慎用。目前临床上对于肾功能不全被检者使用非对比增强磁共振血管成像（NCE-MRA）技术来满足被检者血管成像要求。该项成像方法无须使用钆对比剂，且可以重复扫描。时间飞跃法（time of flight，TOF）是临床上应用最广的 MRA 方法，该技术基于血流流入增强效应，一般采用短重复时间（repetition time，TR）的快速扰相 GRE T_1WI 序列进行采集，成像容积或层面内的静止组织被反激发处于饱和状态，而成像容积外的血液没有受到射频脉冲的激发而处于不饱和状态，当其流入成像容积时具有较高的信号，可分为 2D TOF MRA 和 3D TOF MRA。

TOF MRA 目前在临床上应用最广泛，主要用于脑部血管、颈部血管、下肢血管等的检查。在选用 2DTOF MRA 或 3D TOF MRA 时主要考虑三个方面问题。首先，血管走向比较直的血管，如颈部血管或下肢血管采用二维方法即可获得较好效果；而行走较迂曲的血管，如脑动脉血管（图 1-1）采用三维方法效果好。其次，血流速度较快的血管，大多数动脉特别是头颈动脉多采用三维方法，而血流速度慢的静脉多采用二维方法。最后，目标血管范围较小者采用三维方法，而血管长度较长者，如下肢血管多采用二维方法。

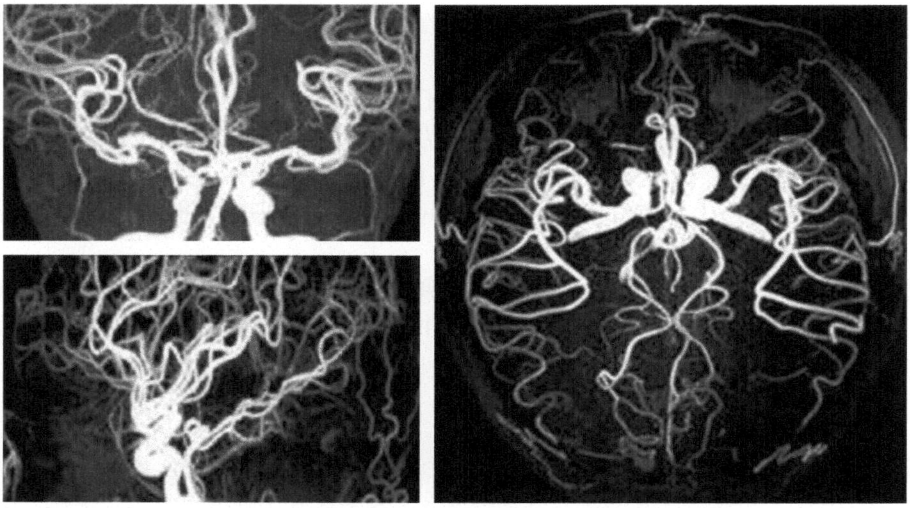

图 1-1 3D TOF MRA 脑动脉血管成像

（四）超声成像理论

【案例 1-12】

女性，22 岁，因“腹痛伴恶心呕吐 6 小时余”就诊于当地医院急诊科。临床医生问诊和查体后，要求其进行腹部正位 X 射线检查和腹部彩超检查。被检者腹部 X 射线检查完毕后，家属认为腹部彩超检查会增加额外的检查费用，无须再做腹部彩超，而应该尽快给被检者进行治疗，解决疼痛问题。

【问题 1-12】

（1）被检者家属的这种想法是正确的吗？

（2）您应该怎样跟家属解释沟通呢？

【案例 1-12 分析讨论】

家属这种想法是不正确的。造成腹痛的原因有很多，不同疾病有时候临床症状是相似的，在影像学上会出现“同病异影、异病同影”的现象，不能单单靠一种检查手段确诊疾病的种类，更不能在诊断尚未明确的情况下进行治疗。腹部彩超可以检查肝、胆、胰、肾等脏器是否存在器质性病变，排除结石、占位，并且对含气脏器穿孔、破裂十分敏感，可以显示强回声的游离气体，对于一些疼痛剧烈且不能配合腹部站立位平片的被检者意义重大。

1. 超声波的概念 超声波（ultrasonic wave）是指振动频率大于 20 000Hz，超过人耳听觉上限的一种声波，其本质是高频变化的压力波。在一定距离内沿直线传播，具有良好的束射性和方向性，多用于全身部位软组织和软组织脏器的诊断。

2. 超声波的物理性质

（1）波形：超声波以波的形式传播，根据介质内质点振动与波传播方向的关系，可分为纵波、横波和表面波。人体内除骨骼外，几乎所有软组织（包括血液和体液）都是以纵波方式传播的。

（2）频率与周期：单位时间内完成周期性变化的次数称为频率，单位为赫兹，常用 f 表示。超声波的频率在 20 000Hz 以上，诊断用超声波频率多在 1～20MHz，少数也可达到 80～100MHz。周期（T）是指完成一次完整的压力波变化或者振动所需要的时间，单位为秒（s）、毫秒（ms）和微秒（μs）。周期与频率互为倒数。

（3）声传播速度：超声波以波动形式只能在介质中传播，真空内不能传播，在不同的介质中传播速度不同，同一介质不同温度下的传播速度也有差别。声传播速度简称声速（c）常用单位为 m/s、 cm/s、cm/μs 等。

（4）波长：波长（λ）是指波在一个振动周期内传播的距离，也就是超声波在介质中传播一个周期所占的空间长度。以毫米为单位，高频超声波以微米为单位，$\lambda=c/f$。

3. 超声波的发生与传播 诊断用的超声波一般利用压电元件产生的压电效应（piezoelectric effect）发生，需经过换能器实现电能与机械能的相互转换。天然晶体、压电陶瓷晶体或有机电薄膜都可作为压电元件，以压电陶瓷晶体比较常见。压电晶体具有两种可逆的能量转换效应，声波的压力变化传至压电晶体后导致电场的变化，称为正压电效应，电能转换为声能的变化称为逆压电效应。在正压电效应中压电晶体作为超声发生器，逆压电效应中作为回声接收器。回声传至压电元件时产生正压电效应而出现电压的变化，其变化与回声强弱成正比，携带检查信息，经过超声诊断仪的信号放大与处理形成声像图。

超声检查所用的探头由压电晶体制成，探头发出的超声波在人体内行进并带入声能，称为超声波的传播。

声阻抗（acoustic impedance）又称声阻率，指某点的声压和质点速度的复数比，等于介质中声速与其密度的乘积，两种声阻抗不同的组织接触面称为界面。界面小于声束波长称为小界面；界面大于声束波长称为大界面。小界面对入射声束呈散射现象；大界面对入射声束呈反射现象。因人体各组织所含成分、结构、功能以及衰减系数的不同而发生反射和散射，因界面两侧声速的差别而产生折射、全散射、回声失落、侧后声影等现象，形成不同的声像图。回声强弱取决于两种介质的声阻差、入射超声与界面的角度，并与组织成分有关。含液体者衰减甚低，实质性组织衰减随蛋白质含量增高而增高，而含气脏器在人体内衰减最高。

4. 超声检查的种类

（1）A 型幅度调制型，以脉冲波的幅度显示回声高低，属于一维波形图，不能形成直观图像。

（2）B 型灰度调制型，界面回声的高低由明暗度表示，属于二维图像。

（3）M 型运动显示型，主要用于心脏大血管的探查，又称为 M 型超声心动图。

（4）D 型多普勒型和动态三维超声及实时三维超声成像等，超声可以连贯、动态地观察脏器运动和功能，还可以结合多普勒技术监测血液流量和方向，辨别脏器的受损性质和程度。

（五）核医学成像理论

【案例 1-13】

女性，61 岁，7 个月前因多食、腹泻、消瘦在当地医院就医，经检查甲状腺功能诊断为甲状腺功能亢进（甲亢），口服丙硫治疗效果不显著。近期再次就医，医生建议行 ^{131}I 同位素治疗。但是被检者不愿意接受放射性治疗，害怕损伤身体其他正常器官，自己要求进行外科手术治疗。

【问题 1-13】

治疗甲亢有内科药物治疗、外科手术和核医学 ^{131}I 同位素治疗三种方法，假如您是临床医生，该如何取舍？

【案例 1-13 分析讨论】

近年来，临床甲亢的发病率有逐年上升的趋势，且女性发病率远远高于男性。尤其是 40 岁以后的女性，由于卵巢功能退化，引起内分泌紊乱，成为甲亢的高发人群。如果出现脾气急躁、思想不集中、情绪紧张、心慌乏力、怕热多汗、体重减轻、食欲亢进、大便次数增多或腹泻等症状，就有可能患了甲亢。甲亢患者还可能伴有颈部增粗、手抖、眼球突出或伴胫骨前水肿等症状，女性则可能出现月经失调甚至闭经，男性出现阳痿或乳房发育等症状。治疗甲亢有内科药物治疗、外科手术和核医学 ^{131}I 同位素治疗三种方法。内科药物治疗服药时间很长，通常需要 1～2 年或更久。外科手术主要是切除部分甲状腺组织，但手术中若甲状旁腺受损，会造成患者手足抽搐，声音嘶哑。目前，^{131}I 同位素治疗已被国外医学界列为首选治疗方式，称为内科甲状腺切除术，通过给被检者服用含有 ^{131}I 同位素的药水，具有放射性的碘进入体内后会被人体甲状腺定向摄取，破坏甲状腺细胞。大多数患者只需服药治疗一次，就可以达到治疗的目的。提到核医学，人们肯定会关心辐射会不会对人体有害，其实 ^{131}I 放射性非常弱，在人体内的有效半衰期只有 3～5 天，一个疗程患者受到的辐射只相当于 X 射线检查的 1/5，不会对健康造成影响。

核医学是利用放射性核素（radionuclide）诊断、治疗、研究疾病的一门学科，它属于影像医学又不同于其他影像学，核医学可用于治疗疾病。放射性核素治疗是利用载体或介入技术使放射性核素特异性地浓聚于病变组织或细胞，放射性核素衰变发出的射线粒子在生物组织中运动，伴随发生能量传递和电离，可直接使核酸、蛋白质等生物大分子的化学键断裂，导致分子结构和功能改变，特别是 DNA（脱氧核糖核酸）的断裂和合成障碍可造成细胞周期阻滞或细胞凋亡，发挥治疗作用。

内照射可引起水分子的电离和激发，形成多种活泼的自由基，自由基的细胞毒性导致照射部位的神经体液失调、生物膜和血管壁通透性改变等，这是内照射发挥治疗作用的机制之一。辐射引起的生物学效应是物理、化学和生物学综合反应的复杂过程，其作用机制尚不完全清楚。

碘是合成甲状腺激素的物质之一，甲状腺通过钠碘转运体（sodium-iodide symporter，NIS）高度选择性摄取 ^{131}I；甲亢患者 NIS 过度表达（over-express），对 ^{131}I 的摄取明显超过正常；^{131}I 在甲状腺的有效半衰期平均为 3.5～4.5 天，^{131}I 衰变发射的 β 射线在组织中的平均射程约 1mm，最长 2.2mm，既能破坏甲状腺组织，又对甲状腺周围组织影响很少。甲状腺组织可以受到 ^{131}Iβ 射线的照射而遭到破坏，但是这种照射对甲状腺组织的作用不是均匀一致的，腺体中心部位接收的辐射剂量大于腺体表面。

因此，只要 ^{131}I 剂量适当，则可破坏一部分而又保留一部分甲状腺组织，使甲状腺激素生成减少，甲亢缓解或治愈。^{131}I 治疗甲亢的疗效约 2 周后出现，可持续 2～3 个月甚至更长时间，一般 3～6 个月才能评价疗效。

【案例 1-14】

目前 CT、MRI 或超声成像的分辨率可以达到 1～2mm，可以极其清晰地显示出细微的解剖学甚至病理学变化，而核医学的单光子发射计算机体层显像仪（SPECT）的分辨率仅为 10mm 左右，即使当今最昂贵的正电子发射计算机体层显像仪（PET）的分辨率也只能达到 4～5mm。既然核医学存在这些固有的致命缺点，为什么还要进行核医学的 ECT 显像呢？

【问题 1-14】

核医学成像与 CT 成像、MRI 等的区别在哪里？

【案例 1-14 分析讨论】

临床医师之所以要申请做影像学检查，一是要明确人体脏器或组织有无病变；二是要了解病变的性质；三是要评估病变对脏器功能及预后的影响；四是要判断疾病治疗后的疗效。为了达到这些目的，单凭解剖学上的高分辨率是不够的，还必须根据脏器或组织的功能、血流及代谢变化来分析判断。而核医学影像是一种典型的"功能影像"，虽然显示解剖学结构的变化比不上其他几种影像技术，但在功能成像方面有着独特的优势。

放射性核素示踪技术（radionuclide tracer technique）是以放射性核素或其标志物为示踪剂，应用射线探测仪器设备来检测其行踪，以研究示踪剂在生物体内分布及其变化规律的技术。核医学成像的物理学原理建立在放射性核素示踪原理的基础上，即利用某些放射性核素或其标志物在体内代谢分布和转归的特殊规律，使用核素显像仪器在体外探测放射性核素发射出的具有一定穿透性的 γ 射线，从而准确获得核素及其标志物在脏器、组织中的分布和量变规律及其在生物样品中的含量，最终达到诊断疾病的目的。

核医学成像能够在生理情况下，安全、简便、无创伤地显示脏器或组织的功能、血流及某些物质的代谢变化，这是其他影像技术不能比拟的。尽管超声和血管造影等影像技术有时也能测定脏器的功能，但其测量方法仍然建立在解剖形态学的基础上。例如，超声测定心室的射血分数值，是根据收缩末期与舒张末期心室容积的变化来计算的，而 ECT 则不同，它是根据心室血液容量的变化与放射性计数呈正比关系的原理测量的，因此反映的是实际排出血液量的多少，与心室的解剖学结构本身关系不大，故不易受心室几何形态变化的影响。再者，当一个正常人做肾脏 ECT 显像时，可以清晰地显示出双肾的形态及其功能变化，但是如果是一名肾功能衰竭的被检者，则 ECT 显像甚至看不见肾脏位于何处，这就是功能影像的特征。如果临床医师了解这一特点后，就再也不会去苛求影像分辨率差的不足，因为此时分辨率的高低已无关紧要，而了解肾脏功能受损的程度才是重要的。

二、医学影像成像评价

【案例 1-15】

男性，45 岁，因“外伤车祸导致右侧胫腓骨开放性骨折”就诊，医生给其做了简单的包扎后，建议被检者进行 X 射线片检查，但家属认为磁共振是更好的检查方法，并且没有电离辐射，是最安全的方法，要求医生修改医嘱。医生拒绝被检者请求。

【问题 1-15】

（1）家属的做法可取吗？

（2）该怎么样和家属沟通？

【案例 1-15 分析讨论】

家属在不了解各种影像学检查利弊的情况下，要求医生修改医嘱的做法是不明智的、不可取的。该被检者因外伤车祸紧急送医，应以尽量减少被检者移动、快速得出检查结果为首要目的。医生建议普通平片检查，可以快速对被检者伤情做出评估，进行紧急手术，减少被检者伤痛。虽然平片检查有电离辐射，但远远小于辐射剂量限值，是安全的检查方式，无须过度担心辐射问题。磁共振检查虽然不存在电离辐射，软组织分辨率高，但对骨质损伤的显示不如 X 射线片准确快捷，且耗费时间长。因此对骨折被检者不建议优先选择磁共振检查方法。

（一）CR 成像优势与局限性

1. CR 成像优势

（1）IP 代替传统的平片系统，取消暗室操作，无需使用化学试剂，大大改善了工作环境和化学污染。

（2）CR 灵敏性高，动态范围大。

（3）数字图像便于处理、存储和运输，并入网络系统。

（4）IP 可以重复使用，且潜影存储时间长，适合床边 X 射线摄影，可与原有的 X 射线成像设备匹配使用。

（5）具有多种后处理功能，如谐调处理、空间频率处理等，可以调整图像窗宽、窗位。

2. CR 成像局限性 操作程序繁琐且 IP 使用时间有限，需要定时维护和清理 IP。CR 成像属于二次成像，降低了图像信噪比，空间分辨力比普通平片系统低，时间分辨力较差。

（二）DR 成像优势

（1）DR 曝光剂量低，图像质量高。

（2）与 CR 和传统的 X 射线曝光比，DR 成像速度快，工作流程短，提高了工作效率。

（3）DR 探测器由大面积的像素点矩阵构成，因此探测器采集的信号范围和图像的动态范围大。

（4）图像后处理能力强，储存、传输方便。

（三）CT 成像优势与局限性

CT 成像具有较高的密度分辨力，可以获得真正的断层图像，可以分辨人体内细小结构的变化，而且具有强大的后处理功能，包括曲面重建、多平面重组、容积重建、仿真内镜等。在各个系统中都有很重要的诊断价值，但辐射剂量明显高于传统 X 射线检查，在妇产科和儿科等领域限制了 CT 的应用，而且 CT 对中枢神经系统以及脊髓病变的显示不如 MRI。

（四）磁共振成像优势与局限性

1. 磁共振成像优势

（1）磁共振检查无电离辐射，对人体安全且无创，多参数、多序列、多方位成像，具有获得任意方向断层的能力，可以获得横断面、冠状面、矢状面和不同角度的斜断面图像。

（2）无须使用对比剂可直接显示心脏和血管结构。根据流体的时飞效应和相位对比的敏感性，可以测定血流。

（3）具有较高的软组织对比度，能清晰地显示脑实质、韧带、肌腱、软骨等软组织。

（4）无骨伪影的干扰，可进行功能成像，提供代谢信息，如磁共振波谱（magnetic resonance spectroscopy，MRS）、功能性磁共振成像（functional magnetic resonance imaging，fMRI）等。

2. 磁共振成像局限性 成像速度慢，需要被检者的高度配合，不适用于急诊的检查，而且具有严格禁忌证，体内有金属异物者，如心脏起搏器、金属假肢等都不能进行磁共振检查，高热者也不能进行检查。根据其原理可知，磁共振检查对氢质子含量较少的骨骼、钙化等组织结构显示不佳，容易受伪影的影响。磁共振检查费用较高，要根据被检者的经济情况酌情考虑。

（五）超声成像优势与局限性

超声检查安全、无辐射损伤、无创、价廉、简便、成像速度快、可连续动态及重复检查，因此易于推广应用，常作为实质性器官及含液器官的首选检查方法。因其成像速度快，可实时观察监测含血脏器，非常适用于心脏大血管血流的显示和测量；因其无辐射损害，相较于放射性检查更适用于孕妇的追踪复查。但是超声波受气体和骨骼阻碍，对于含气脏器，如肺、消化道及骨骼，超声成像诊断价值极为有限。

（六）核医学成像优势与局限性

放射性核素示踪技术发展很快，是一种灵敏、准确的示踪技术，通过静脉注射示踪剂，对生物活性组织进行定量分析，所获得的影像具有较高特异性，可以进行疾病的早期诊断，将功能检查和形态学检查有机地结合起来，可以提供组织血流、代谢、功能的信息。其具有无创伤性并且可以动态观察，但检查费用也比较昂贵。核医学影像的放射性药物大都参与功能和代谢分布，成像时表现了很强的功能特性，但是缺乏解剖参照。另外，正因为核医学影像通过探测放射性核素衰变时的辐射剂量进行成像，而放射性核素的衰变是随机的，它的发生有统计涨落，这一特点决定了它的影像分辨率远不如 CT 和 MRI。

【案例 1-16】

男性，55 岁，左眼视物不清伴右侧肢体无力 1 天。既往史有高血压和 2 型糖尿病。医生建议先行 CT 头颅平扫，紧急判断是否有颅内出血的可能，再进一步做头部 MRI 判断病变范围。由于被检查者家属不明白两种检查对病情诊断的意义，迟迟没有进行检查。

【问题 1-16】

作为放射技术人员该如何给被检者解释说明呢？

【案例 1-16 分析讨论】

根据被检者的临床症状，考虑脑梗死。脑梗死在 24h 内，CT 平扫检查可无阳性改变或仅显示模糊的低密度影，但 CT 平扫可以排除脑出血，尤其在出血超急性期和急性期显示比较直观，诊断准确率高，是脑出血的主要检查手段。在脑梗死 6h 内，由于细胞毒性水肿，行 MRI 检查的弥散加权成像（diffusion weighted imaging，DWI）序列扫描可以发现高信号，应用 DWI 不但可以诊断早期脑梗死，还可以判断脑梗死周边半暗带是否存在，半暗带是可以溶栓治疗的指征之一，及早对病情进行干预治疗，对预后有很大帮助。因此，MRI 发现脑梗死比 CT 敏感，对显示脑干、小脑的梗死更优于 CT。此种情况下可以先做脑部 CT 排除出血，且 CT 扫描时间短，没有禁忌证；然后选择磁共振，判断病变范围，对早期治疗有很大帮助。

本章小结

医学影像设备是获得医学影像图像的检查设备的统称，包括普通 X 射线成像设备、CT 设备、MRI 设备、超声成像设备和核医学成像设备等。医学影像设备可以按照不同的方法进行分类。按照信息载体的不同，可以分为 X 射线成像设备、磁共振成像设备、超声成像设备和核医学成像设备。按照是否产生辐射损伤，可以分为辐射设备和非辐射设备。按照设备是否融合，可以分为非融合设备和融合设备。

X 射线成像设备的影像信息载体是 X 射线，通过探测穿透人体的、经过不等量衰减、强度分布不均匀的、携带有人体不同组织信息的 X 射线来获得医学影像，主要包括普通 X 射线成像设备和 CT 设备，其中普通 X 射线成像设备包括模拟 X 射线机和数字 X 射线机，后者又包括 CR、DR、DSA 等设备。磁共振成像设备通过静磁场和射频磁场使人体组织内的氢核发生章动而产生射频信号，经计算机处理成像。磁共振图像是数字化断层图像，并可进行任意方位的成像，具有良好的软组织分辨率。超声成像设备采用较高频率的超声作为信息载体，从人体内部得到声学参数的信息，形成图像、曲线或其他数据进行成像。根据显示方式的不同，可分为 A 型（幅度显示）、B 型（灰度显示）、D 型（多普勒成像）和 M 型（运动显示）等。核医学成像设备的影像信息载体是 γ 射线，通过测量引入人体的放射性核素发出的 γ 射线来获得医学影像，主要包括 γ 照相机、SPECT 和 PET 等。

1895 年伦琴发现 X 射线，拉开传统 X 射线放射学的序幕。之后，X 射线在医学上得到了广泛的应用，X 射线成像设备更新也日新月异。随着影像的数字化和计算机的更新换代，CR、DR、DSA 等有了很大的改进。

CT 的出现被认为是放射学上又一次革命性的突破和成就，标志着医学影像学进入一个新的阶段。自从诞生之后，CT 发展迅速，从传统 CT 发展到螺旋 CT，从单层 CT 发展到多层 CT，从单源 CT 发展到双源 CT。目前高端 CT 的发展方向包括提高扫描速度、加宽探测器宽度、减少辐射剂量、改善图像质量、拓展应用范围等。

磁共振成像设备问世几十年以来，从科学理论发展到应用实践、从形态学图像发展到功能学信息、从组织宏观结构发展到分子微观世界。现代磁共振成像技术已经发展成为包括形态学、功能学和分子影像学在内的综合性影像检查方法，并在医学影像诊断中发挥着不可替代的、极其重要的作用。目前磁共振成像设备的发展方向主要集中在磁体、梯度、射频线圈、采集技术、射频源等几个方面。

超声成像设备和超声医学的发展也非常迅速，发展方向主要包括改善图像质量、更多接收真实信号、非线性信号检测、定量和半定量测量分析、小型化“彩超”开发等。

核医学成像设备的发展从直线扫描机到 γ 照相机，再到目前临床广泛应用的 SPECT、PET、PET-CT、SPECT-CT 甚至 PET-MRI，设备的质量和功能都发生了巨大的改进。图像融合技术将两幅及以上图像中的信息综合到一幅图像中，形成一个新的影像模式，主要应用在将 SPECT 或 PET

与 CT 或 MRI 相融合，一次成像不仅能清楚显示组织器官的解剖结构，还能显示组织器官的血流和代谢改变，最大限度地互补两种不同成像方式的优势，克服各自的缺点，实现了解剖结构影像与代谢功能影像的同机融合。

医学影像技术是借助于某种介质，如 X 射线、电磁场、超声波、放射性核素等与人体相互作用，用理工学基础理论和技术把人体组织器官的结构功能等有效医疗信息传递出来，便于临床医生对患者的健康状况进行判断的一门技术学科。本章分别介绍了模拟 X 射线、数字 X 射线、CT 成像、磁共振成像、超声成像及核医学成像理论，并对各成像技术进行了评价总结。

X 射线成像是医学成像方法中极其重要的一种，模拟 X 射线成像、数字 X 射线成像及 CT 成像都是利用 X 射线穿透人体后的射线强度差异来反映人体组织密度差。不同之处是模拟 X 射线成像采用连续信号转换，将 X 射线强度转换为可见光强度进行分布，最终以光学形式将 X 射线信息显示在胶片或荧光屏上。随着微电子和计算机数字图像技术的发展，数字 X 射线成像应运而生，它的信号转换不再是连续的，衰减后的 X 射线不再直接转换成连续的可见光，而是借助 A/D 和 D/A 转换器形成数字信号，实现了医学影像的数字化。CT 能够获得比普通 X 射线透视和摄影更清晰的人体解剖图像，成为 X 射线在医学领域应用以来的重大成就之一。CT 成像技术与普通 X 射线透视和摄影成像技术的不同之处在于对 X 射线检测和图像重建方面。

磁共振成像技术是在物理学领域发现磁共振现象的基础上，借助计算机技术和图像重建方法而发展起来的医学影像技术。MRI 是通过对主磁场 B_0 中的人体施加特定频率的射频脉冲——RF 电磁波，使人体组织内氢质子受到激励产生磁共振现象，当 RF 脉冲中止后，氢质子在弛豫过程中发射出射频信号被接收线圈接收，利用梯度场进行空间定位后，再进行图像重建。与其他成像技术相比其对人体安全、无伤害且可进行多方位、多参数、多序列成像，是目前发展最为迅速的医学成像技术之一。

超声成像是推广应用普及最快且患者接受率较高的一种成像技术。其采用脉冲回波的方式成像，即用一个短暂的电脉冲激励换能器晶片，使之振动产生超声波并射入人体内，进入人体的超声波在遇到组织界面时，就会产生较强的回波信号，根据接收的回波信号可直接获取扫查平面上的人体组织结构图像。近年来多维超声、彩色多普勒能量图及谐波成像等新技术的产生为超声在疾病诊断方面提供了巨大优势。

核医学是利用放射性核素诊断、治疗、研究疾病的一门学科，它属于影像医学又不同于其他影像学。核医学成像的物理学原理建立在放射性核素示踪原理的基础上，即利用某些放射性核素或其标志物在体内代谢分布和转归的特殊规律，使用核素显像仪器在体外探测放射性核素发射出的具有一定穿透性的 γ 射线，从而准确获得核素及其标志物在脏器、组织中的分布和量变规律及其在生物样品中的含量，最终达到诊断疾病的目的。

无论哪一种影像成像技术都是为了更好、更直接、更全面地了解人体组织器官解剖及生理功能信息，它们的发展为临床疾病的认知和诊断提供了巨大支持与帮助。

思 考 题

1. 简述 X 射线成像设备的分类。
2. 简述 DR 的特点。
3. 五代 CT 各自的特点是什么？
4. 磁共振射频线圈的发展方向是什么？
5. 图像融合技术是什么？
6. CR 与 DR 在成像原理方面有哪些异同点？
7. CT 成像的密度分辨力为何比普通 X 射线高？
8. MRI 的物理学基础是什么？

9. 实际操作时可能影响超声分辨性能的因素有哪些？

10. 核医学成像与医学影像学其他成像技术相比有何特点？

11. 结合临床实际简述如何合理选择影像学检查方法。

参 考 文 献

陈俐君，魏清顺，杨晓萍. 2017. 能谱 CT 的临床应用进展[J]. 医疗卫生装备，38（11）：113-117.

陈绍亮. 2017. 临床核医学进展：SPECT-CT 与 PET-CT 技术与应用[M]. 北京：科学出版社.

陈钰，金征宇. 2017. 第 3 代双源 CT 的临床应用现状与展望[J]. 中国医学科学院学报，39（1）：1-3.

龚渭冰，李颖嘉，李学应，等. 2016. 超声诊断学[M]. 北京：科学出版社.

韩丰谈. 2016. 医学影像设备学[M]. 4 版.北京：人民卫生出版社.

韩丰谈，朱险峰. 2010. 医学影像设备学[M]. 2 版.北京：人民卫生出版社.

李少林，王荣福. 2013. 核医学[M]. 北京：人民卫生出版社.

李月卿. 2010. 医学影像成像理论[M]. 北京：人民卫生出版社.

李真林，雷子乔. 2017. 医学影像设备学[M]. 北京：人民卫生出版社.

任卫东，常才. 2013. 超声诊断学 [M]. 3 版.北京：人民卫生出版社.

石明国，韩丰谈. 2016. 医学影像设备学[M]. 北京：人民卫生出版社.

石明国，杨勇，郑敏文，等. 2010. 新 CT 新技术——“后 64 排 CT”的发展方向[J]. 医疗卫生装备，31（1）：1-2，4.

谭建. 2018. 核医学（英文原版改编版）[M]. 北京：清华大学出版社.

夏爽，祁吉. 2006. MR 并行采集技术的优势[J]. 国外医学（临床放射学分册），29（5）：348-353.

徐跃，梁碧玲. 2007. 医学影像设备学[M]. 北京：人民卫生出版社.

杨正汉，冯逢，王霄英. 2010. 磁共振成像技术指南[M]. 北京：人民军医出版社.

余建明. 2014. 医学影像技术学[M]. 北京：科学出版社.

余建明，曾勇明. 2016. 医学影像检查技术学[M]. 北京：人民卫生出版社.

袁光华，张武，简文豪，等. 2011. 超声诊断基础与临床检查规范[M]. 北京：科学技术文献出版社.

第二章　X 射线机成像设备与成像理论

学习要求

记忆：X 射线机成像设备的分类。

理解：X 射线机成像设备安装维护的基本要求。

运用：X 射线机成像设备的基本结构组成及工作原理；X 射线机成像设备质量控制及日常维护方法；X 射线机成像设备常见故障的分析及维修方法。

第一节　模拟 X 射线机成像设备与成像理论

一、模拟 X 射线机成像设备

【案例 2-1】

女性，35 岁，骑电动车摔倒，到当地卫生院就诊。医生查体后，发现被检者右踝肿胀，开具右踝关节 X 射线片摄影检查申请单，明确是否有踝关节骨折。

【问题 2-1】

（1）医生开具 X 射线片摄影检查是否有必要？

（2）是否需要其他影像检查？

【案例 2-1 分析讨论】

有必要进行右踝关节 X 射线片摄影检查，因为在没有发生开放性骨折时，通过 X 射线摄影判断肢体是否骨折具有操作简单、方便快捷、检查结果及时等优点。

对于外伤，部分被检者当时没有明显症状，意识清醒，行动自如，但并不排除其体内脏器因外力冲击而造成破裂出血，此情况一旦出现会引起非常严重的后果，医生会根据实际情况安排受伤被检者进行进一步影像学排查。

模拟 X 射线机是医学影像设备的重要组成部分，在临床诊断中发挥着重要的作用。

（一）模拟 X 射线机成像设备分类与成像理论

1. 按应用范围分类

（1）综合 X 射线检查设备：具有透视、点片摄影、一般摄影、滤线器摄影、胸部立位摄影、体层摄影等多种功能，适合多个系统、多种疾病、多个部位的检查，常见的有胃肠 X 射线机、摄影 X 射线机等。

（2）专用 X 射线检查设备：指功能单一、适用于某些专科疾病或特定器官、脏器特殊检查的 X 射线机，配有方便疾病检查使用的各种辅助装置。常见的有牙科 X 射线机、口腔全景 X 射线机、乳腺摄影 X 射线机、床边 X 射线机、手术用 X 射线机等。

2. 模拟 X 射线机成像理论

（1）X 射线的特性

1）穿透性（penetrability）：指 X 射线通过物体而不被吸收的能力，与 X 射线光子的能量，以及被穿透物质的原子序数、密度及厚度有关。X 射线管电压越高，X 射线的穿透力越强。穿透性是 X 射线透视和摄影的物理基础。

2）荧光效应（fluorescence effect）：指 X 射线激发某些荧光物质产生可见光。荧光效应是 X 射线应用于透视的基础。

3）电离效应（ionizing effect）：物质接受X射线照射时，使核外电子脱离原子轨道，称为电离。电离效应是X射线损伤和治疗的基础。

4）感光作用（photosensitivity）：X射线能够使感光材料发生光化学反应，使胶片上的银粒子沉淀而产生感光作用。

5）生物效应：X射线照射到生物体时产生电离作用，使生物细胞产生抑制、损伤甚至坏死，导致机体产生不同程度的生理、病理及生化方面的改变。生物效应是对肿瘤放射治疗的基础，但对正常组织也有损伤作用。人体不同组织对X射线的敏感程度不同，在X射线检查过程中应对被检者进行适当防护。

（2）成像原理：模拟X射线机利用X射线的穿透性、荧光效应和感光作用进行成像。被检者各组织器官的密度和厚度不同，对X射线的衰减作用不同，X射线穿过人体后，强度改变的差异形成对比度，携带了人体不同组织器官的信息，最终形成荧光图像、电视（television，TV）图像或照片图像等。还可引入对比剂，提高被检组织与周围组织的密度差别，扩大诊断应用范围。

（二）模拟X射线机成像设备的基本结构

模拟X射线机因用途不同，结构存在较大差异。但基本结构都由X射线管、高压发生器、控制台及各种机械装置和辅助装置构成。

1. X射线管结构及工作原理 X射线管是X射线机最重要的核心部件，产生X射线，用于诊断或治疗，分为固定阳极X射线管、旋转阳极X射线管以及特殊X射线管。

（1）固定阳极X射线管：由阳极、阴极（cathode）和玻璃壳三部分组成，如图2-1所示。

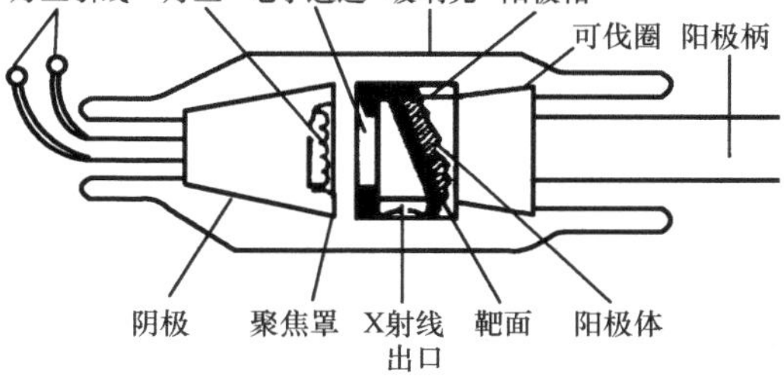

图2-1 固定阳极X射线管

1）阳极：由阳极头、阳极帽、可伐圈和阳极柄四部分组成（图2-2）。作用是阻挡高速运动的电子流产生X射线，并吸收二次电子和散乱射线，同时将曝光时产生的热量辐射或传导出去。

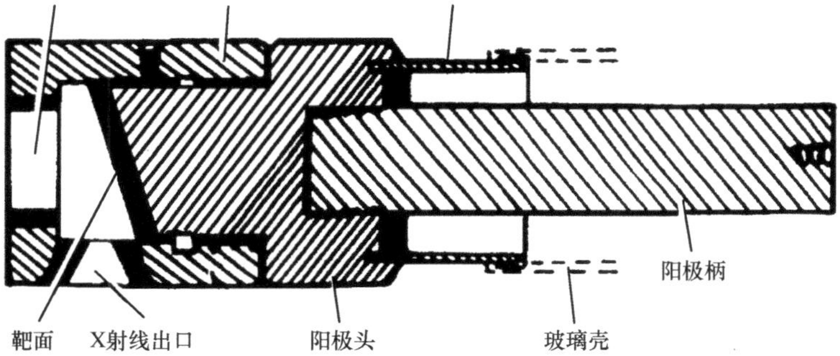

图2-2 固定阳极X射线管的阳极结构

阳极头由靶面和阳极体组成。金属钨制成的靶面承受高速运动的电子流轰击，产生X射线，称为曝光。曝光时，电子流动能不足1%转化为X射线，其余转化为热。

金属钨散热率低，利用散热率高的无氧铜制成阳极体，通过真空熔焊的方法将钨靶焊接到阳极体上，以提高X射线管的散热效率。

高速运动的电子流轰击靶面时，有少量的电子从靶面反射和释放出来，称为二次电子。二次电子能量约为原来的99%，轰击到玻璃壳内壁上，将使玻璃壳温度升高而释放气体，降低管内真空度或使玻璃壳击穿；二次电子经阳极吸引再次轰击靶面时，由于没经过聚焦，将产生散乱X射线，导致 X 射线影像清晰度下降。

阳极帽又称为阳极罩或反跳罩，固定在阳极头上，罩在靶面四周，与阳极同电位，可吸收 50%～60%的二次电子及部分散乱 X 射线。阳极帽留有两处开口，分别是高速运动电子流通道及 X 射线投射通道。X 射线投射通道处加一层金属铍片，吸收软 X 射线，以降低被检者皮肤剂量。

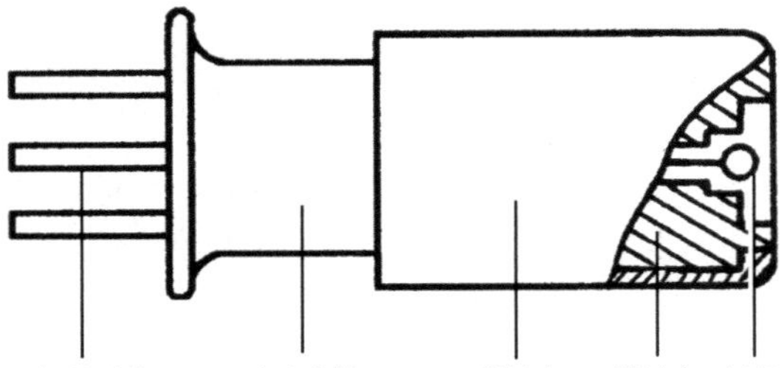

图 2-3 固定阳极 X 射线管的阴极结构

可伐圈是阳极和玻璃壳的过渡连接部分，通常由铁镍钴合金圈与玻璃喇叭两部分封焊而成。

阳极柄由无氧铜制成，与阳极头相连，作用是固定 X 射线管并将曝光产生的热量传导出去。管外部分浸在管套内的变压器油中，将靶面的热量传导给变压器油。

2）阴极：由灯丝、阴极头、阴极套和玻璃芯柱四部分组成（图 2-3）。作用是发射电子并使电子流聚焦，使轰击在靶面上的电子流具有一定的大小、形状。

灯丝（filament）由金属钨制成螺线管状，作用是发射电子。钨的熔点较高、延展性好、便于拉丝成形、抗张力性能好，且在强电场下不易变形。灯丝加热电压一般为 50Hz 交流 5～10V，灯丝加热电流一般为 2～9A，3～6A 的占多数。灯丝发射的电子数量正比于灯丝加热电压、灯丝加热电流。

灯丝加热电压越高，灯丝温度越高，钨的升华越快，灯丝寿命越短。当灯丝加热电压超出额定值 5%时，灯丝寿命将缩短 50%（图 2-4）。为保证 X 射线管的安全使用及延长使用寿命，在 X 射线管使用过程中严禁灯丝加热电压超过额定值。

双焦点 X 射线管阴极（图 2-5）配有两根灯丝，一长一短、一粗一细。阴极一般有三根引线：大焦点、小焦点、公共端（大小焦点的一端连接到一个点）。

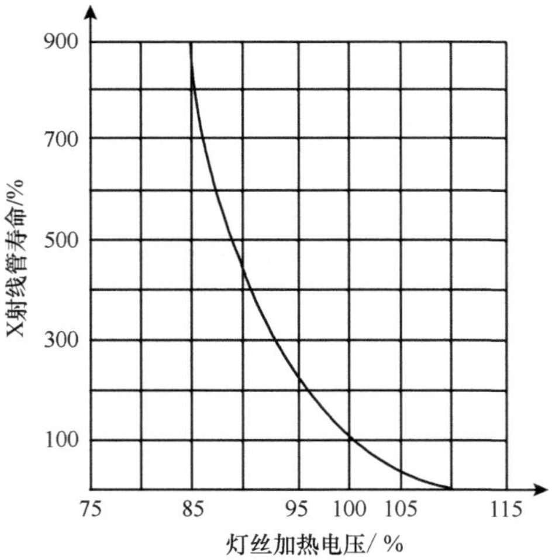

图 2-4 X 射线管灯丝加热电压和寿命的关系曲线

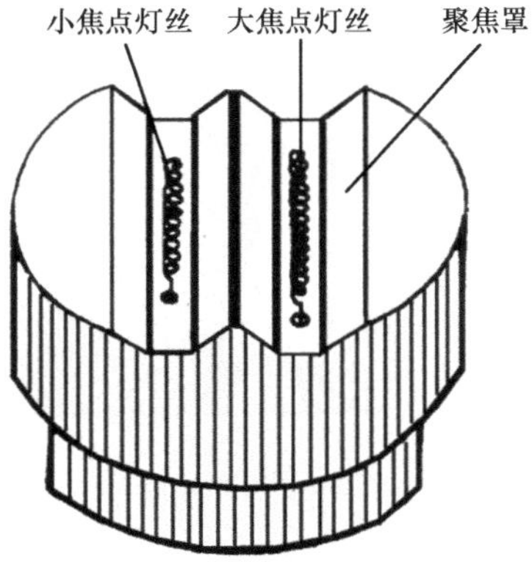

图 2-5 双焦点阴极结构

阴极头又称聚焦槽、聚焦罩或集射罩。由镍或铁镍合金制成，呈圆弧直槽或阶梯直槽状，将灯丝发射的电子聚焦成束状飞向阳极，使电子流呈现一定大小、形状。

阴极套的作用是封装并固定灯丝与阴极头。

玻璃芯柱将灯丝加热供电导线密封其中，使导线通过玻璃壳处没有空气进入，以保证 X 射线管内的真空度。

3）玻璃壳：又称管壳，固定并支撑阴、阳两极以保持 X 射线管内的真空度（1.33×10^{-5}Pa），通常采用耐高温、绝缘强度大、膨胀系数小的钼组硬质玻璃制成。部分 X 射线管为减少玻璃对 X 射线的固有滤过作用，将 X 射线投射出口处的玻璃研磨变薄。当玻璃壳内真空度不良，含有少量空气时， X 射线图像质量下降，空气量增加时还有灯丝氧化烧断的危险。

4）X 射线管焦点（focus）：对 X 射线成像质量影响最大的因素之一。

实际焦点：是指靶面瞬间承受高速运动电子流的实际轰击面积。呈细长方形，也称线焦点。实际焦点的宽度取决于聚焦罩的形状、宽度和深度。实际焦点越大，X 射线管容量越大，曝光时间越短，可进行连续大功率曝光。

有效焦点：是指实际焦点在 X 射线投照方向上的投影，也称作用焦点。标称焦点：是指实际焦点在垂直于 X 射线管长轴方向的投影，无量纲，如 0.3、0.6、0.8、1.0 或 1.2 等。实际焦点与有效焦点之间的关系如图 2-6 所示。设实际焦点宽度为 a，长度为 b，则投影后长度为 $b\sin\theta$，宽度不变，即

$$有效焦点=实际焦点\times\sin\theta \tag{2-1}$$

式中，θ 表示阳极靶面与 X 射线投照方向的夹角，一般为 7°～20°。

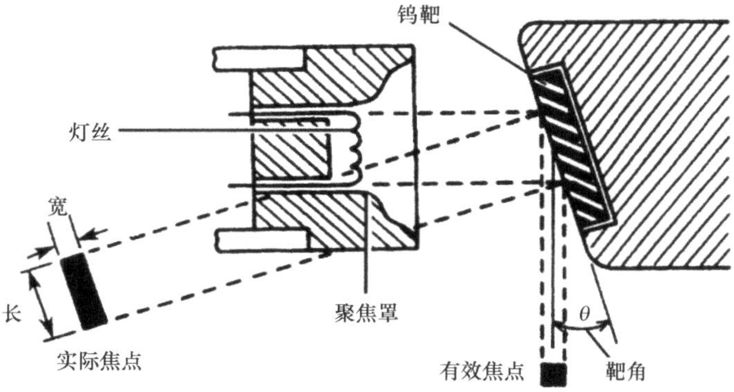

图 2-6　实际焦点与有效焦点的关系

有效焦点与成像质量：根据式（2-1）得知，有效焦点尺寸随实际焦点面积的改变而改变。如果有效焦点为一个圆点，影像清晰度最高；随实际焦点面积变大，有效焦点尺寸变大，本影变小、半影变大，影像清晰度降低（图 2-7）。为提高影像清晰度而减小有效焦点，导致 X 射线管的功率变小，需要增加曝光时间，这将引起运动模糊，并增加被检者 X 射线辐射剂量。通过减小焦点面积提高影像清晰度与通过增大 X 射线管的功率减小运动模糊相互矛盾，无法同时实现。

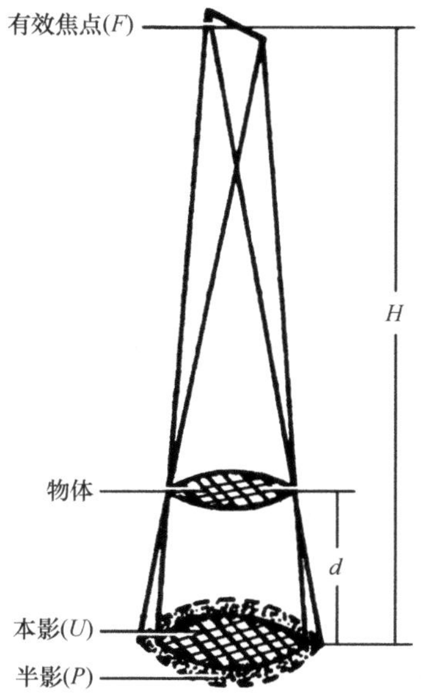

图 2-7　焦点与影像清晰度之间的关系

固定阳极 X 射线管的靶面静止不动，高速运动的电子流始终轰击靶面的同一位置。因单位面积所承受的最大功率是一定的（200W/mm^2），所以固定阳极 X 射线管功率有限。

固定阳极 X 射线管的主要缺点是焦点尺寸大、瞬时负载功率小。

固定阳极 X 射线管的优点是结构简单、价格低，在小型 X 射线机中仍被采用。

（2）旋转阳极 X 射线管：阳极可以旋转运动，解决了缩小焦点与提高功率之间的矛盾。旋转阳极 X 射线管由阳极、阴极和玻璃壳三部分组成（图 2-8）。

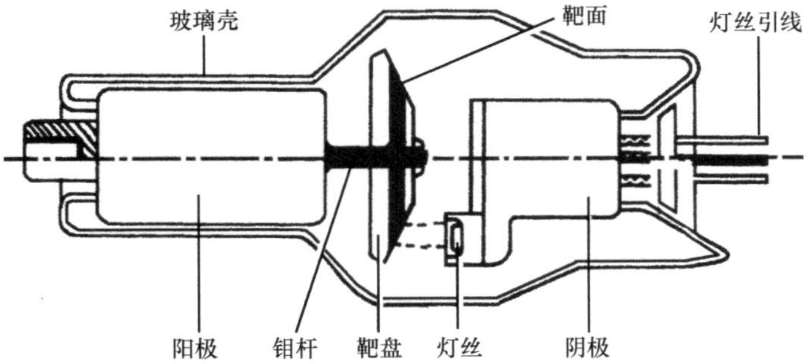

图 2-8 旋转阳极 X 射线管的结构

高速运动的电子流轰击靶面所产生的热量，被均匀地分布在旋转的圆环面上，可有效提高 X 射线管的功率。通过适当减小实际焦点和靶角，可减小有效焦点尺寸，所以旋转阳极 X 射线管的优点是焦点尺寸小、瞬时负载功率大（图 2-9）。

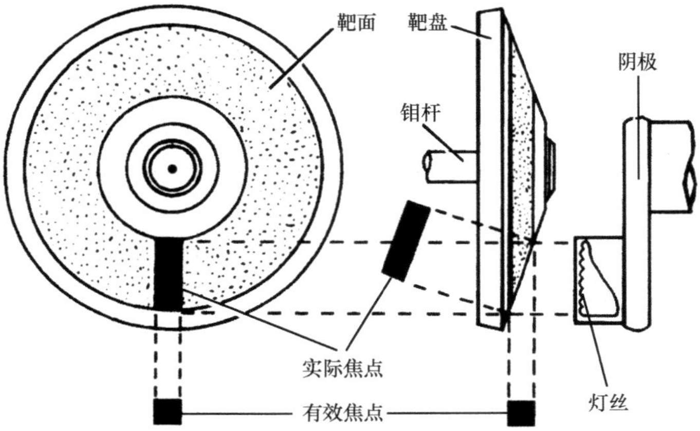

图 2-9 旋转阳极 X 射线管的焦点

旋转阳极 X 射线管的阳极主要由靶盘、钼杆、转子、转轴和轴承等组成，阴极及玻璃壳结构与固定阳极 X 射线管基本相同（图 2-10）。

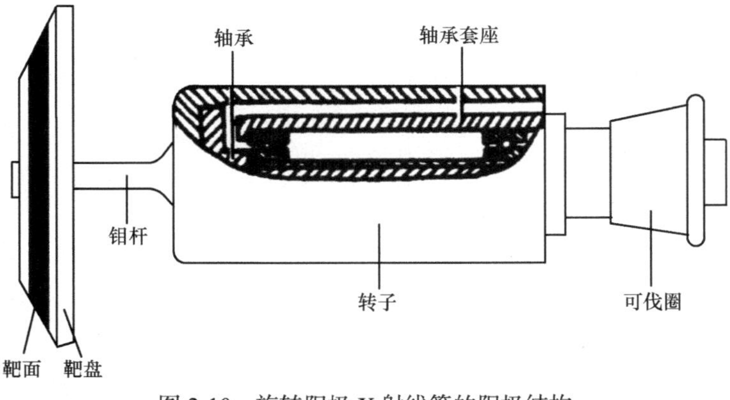

图 2-10 旋转阳极 X 射线管的阳极结构

1）靶盘：为直径 70～150mm 的单凸状圆盘，由靶基与靶面组成，其中心固定在钼杆上；靶角为 6°～17.5°。旋转阳极 X 射线管功率大，热量高，采用纯钨制成的靶盘时，因其热容量较小、散热率低和抗热胀性差，靶面使用不久就会出现表面龟裂、粗糙现象，致使 X 射线管辐射 X 射线的能力下降。后采用钼基铼钨合金复合靶或石墨基铼钨合金复合靶，大大提高了 X 射线管的热容量（图 2-11）。

2）钼杆：由金属钼制成，连接靶盘与转子，要求具有良好的运动平衡性。

3）转子：由无氧铜制成，通过钼杆与靶盘连接，转子转动时，靶盘和靶面随之转动。其表面黑化，以提高热辐射能力。曝光时，转子由启动电机驱动，低速旋转阳极 X 射线管的阳极实际转速约为 2700r/min（*f*=50Hz），高速旋转阳极 X 射线管的阳极实际转速一般为 8500r/min（*f*=150Hz）。曝光结束后，转子因惯性将持续空转数分钟至几十分钟，制造噪声且磨损轴承。因此，在曝光结束后，需对旋转阳极进行制动，减少噪声，延长轴承寿命，进而延长 X 射线管寿命。对高速旋转阳极 X 射线管来讲，制动还可使旋转阳极迅速越过临界转速（引起共振的临界转速为 5000～7000r/min），避免 X 射线管震碎。对于低速旋转阳极 X 射线管，如果转子空转时间低于 30s，就说明轴承已明显磨损。

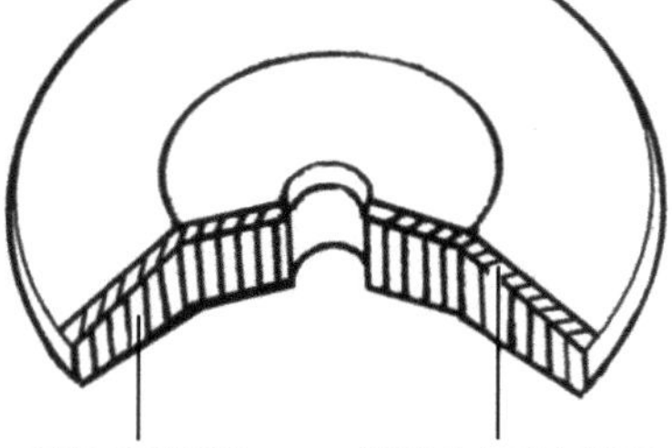

图 2-11　合金复合靶结构

4）轴承与轴承的润滑：轴承由耐热合金钢制成，可以承受较高的工作温度（约 400°C）。阳极端的转轴外径较细或用管状钼杆，避免过多的热量传导到轴承，少量由阳极靶面传导过来的热量则大部分通过转子表面辐射出去。轴承的润滑剂都采用固体润滑材料，如二硫化钼、银、铅等。

旋转阳极 X 射线管曝光时产生巨大热量，为提高散热效率，避免由此造成的 X 射线管损坏，有些 X 射线管装置内设有温度限制保护装置。

（3）特殊 X 射线管

1）金属陶瓷大功率 X 射线管：X 射线管长时间进行连续大负载摄影时，灯丝与阳极靶面的钨会升华，使玻璃壳内壁形成钨沉积层，可与阳极相连形成第二阳极，导致部分高速运动的电子轰击玻璃壳使其击穿损坏。金属陶瓷大功率 X 射线管将玻璃壳改为金属和陶瓷组合，金属部分位于 X 射线管中间并接地，吸收二次电子，X 射线出口处有铍窗。金属靠近阴极端嵌入陶瓷内，采用铌（Nb）过渡，用铜焊接；金属靠近阳极端嵌入玻璃壳中。玻璃与陶瓷部分起绝缘作用，消除玻璃壳因钨沉积层导致 X 射线管损坏的危险，故可将灯丝加热到较高温度，以提高 X 射线管的负荷。

2）三极 X 射线管：在普通 X 射线管的阴、阳极之间加一个栅极，又称栅控 X 射线管。当栅极加负电压（–5～–2kV）或负脉冲电压时，可屏蔽阴极电子，使其飞不到阳极，不产生 X 射线。当负电压或负脉冲电压消失时，阴极电子在强电场作用下飞向阳极靶面，产生 X 射线。脉冲电压信号控制灵敏，可实现快速连续 X 射线摄影。

3）软 X 射线管：可以产生软 X 射线（40kV 以下），用于乳房等软组织摄影。软 X 射线管的 X 射线输出窗口由金属铍制成，固有滤过小；靶面由金属钼或铑制成，可在低管电压时产生较大管电流；软 X 射线管的焦点尺寸小、极间距短。

4）CT 用 X 射线管：与 X 射线机用 X 射线管的结构基本相同，靶面多采用新型复合靶结构，配有较大体积的石墨基以增大热容量，同时配有油循环系统以提高散热效率，具有代表性的有“飞焦点”技术、“透心凉”技术、整管旋转“0 兆”X 射线管等。

2. 高压发生器结构及工作原理　高压发生器由高压变压器、灯丝变压器、高压整流器（硅堆）、高压交换闸、高压插头与插座等高压元器件构成，组装后安装在方形或圆形钢制箱体内。箱内注入变压器油，以加强各部件之间的绝缘和散热，箱体应接地，以防高压电击造成的危害（图 2-12）。随着高频技术的成熟应用，高压发生器体积大大缩小，性能显著提高。此外还有传输高压电所需的高压电缆。

高压发生器的作用如下：①为 X 射线管提供直流管电压；②为 X 射线管灯丝提供加热电压；③若配有两只或两只以上的 X 射线管，还需切换 X 射线管直流管电压和灯丝加热电压。

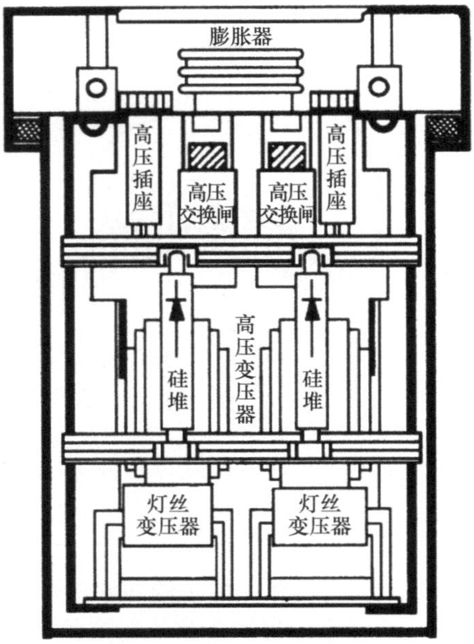

图 2-12　高压发生器的结构示意图

（1）工频（50Hz 或 60Hz）高压变压器：工频（50Hz 或 60Hz）高压变压器是升压变压器，产生高压交流电，经整流后为 X 射线管提供所需要的直流高压。

1）工频高压变压器结构：由铁芯、初级绕组、次级绕组、绝缘材料等组成（图 2-13）。①铁芯：给磁通提供回路，多采用表面涂漆的硅钢片叠制成闭合“口”或“日”字形；可采用 C 形卷绕铁芯，C 形铁芯具有重量轻、体积小等特点。②初级绕组：一般为数百匝；线径较大，直流电阻小（1Ω 以下）；所加电压不超过 500V；摄影时，瞬间通过的电流可达几百安；初级线圈多采用高强度的漆包线、玻璃丝包线或扁铜线，将线圈分若干层绕在绝缘纸筒上。③次级绕组：多在数万到数十万匝；线径较小，通过的电流很小（1000mA 以下）；次级输出交流电压很高（30～150kV），为了增强绕组的抗电强度和机械强度，防止突波电压冲击时出现断线现象，次级绕组的开始和最后二、三层都用绝缘强度高、线径较粗的漆包线绕制；为防止管电流测量回路断路而使中心点电位升高，设有放电管等保护装置。

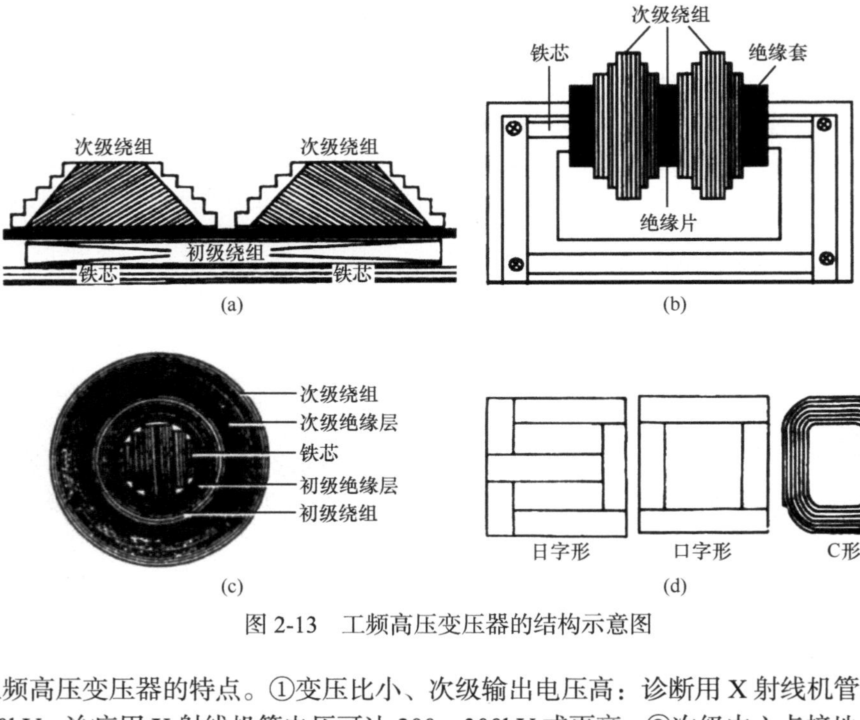

图 2-13　工频高压变压器的结构示意图

2）工频高压变压器的特点。①变压比小、次级输出电压高：诊断用 X 射线机管电压（峰值）为 30～150kV，治疗用 X 射线机管电压可达 200～300kV 或更高。②次级中心点接地：单相全波整流 X 射线机的工频高压变压器采用两个次级线圈同相串联、次级中心点接地的方式，可使工频高压变压器的绝缘要求降低 1/2。③设计容量小于最高输出容量：诊断用 X 射线机工作特点属于瞬时高负载、连续低负载，故工频高压变压器设计容量可为最高输出容量的 1/5～1/3。④浸泡在高压绝缘油中：工频高压变压器浸泡在高压绝缘油中使用，可提高各部件间的绝缘性能和散热效率。

3）工频高压变压器的工作原理。①变压比：在理想状态下，初、次级电压和线圈匝数之间的

关系为

$$\frac{U_1}{U_2}=\frac{N_1}{N_2}=K \tag{2-2}$$

式中，U_1 为初级电压；U_2 为次级电压；N_1 为初级线圈匝数；N_2 为次级线圈匝数；K 为工频高压变压器的变压比。②能量守恒：当工频高压变压器本身的能量损耗忽略不计时，根据能量守恒定律，初级输入功率等于次级输出功率。即

$$P_1=U_1I_1,\ P_2=U_2I_2,\ U_1I_1=U_2I_2 \tag{2-3}$$

式中，P_1 为初级输入功率；P_2 为次级输出功率；U_1 为初级电压；U_2 为次级电压；I_1 为初级电流；I_2 为次级电流。③空载电流：当工频高压变压器空载时，初级线圈中有很小的电流 I_0 流过，称为空载电流（no-load current）。对于给定的工频高压变压器而言，I_0 一定，其值越小越好。

4）过渡过程。当工频高压变压器接入电网时，励磁电流不是立即变成稳定状态，而是经历一个不稳定的过程，即过渡过程，也称为暂态过程。在过渡过程中由于电源的相位及剩磁的存在，会产生突波电压（造成高压元器件击穿的危险）及暂态电流（影响 X 射线的输出）。X 射线机一般设有防突波电路，采用偶数曝光、直流预磁反相接通等方法减少突波电压及暂态电流的不良影响。

（2）灯丝变压器：是降压变压器，为 X 射线管灯丝提供加热电压。

1）灯丝变压器的结构：由铁芯、初级绕组和次级绕组组成（图 2-14）。①铁芯：一般用涂漆硅钢片以交错叠片的方法制成“口”字形或“C”形，有的铁芯还将有绕组的一臂叠成阶梯形。②初级绕组：电流小，导线细，一般用线径为 0.19～0.93mm 的漆包线，1000 匝左右，分数层绕在阶梯形臂上，层间用绝缘纸绝缘。③次级绕组：电流大，导线粗，多用直径为 2mm 左右的纱或玻璃丝包圆铜线，数十匝，分几层绕制。初、次级绕组之间用绝缘强度较高的绝缘筒作为绝缘材料。

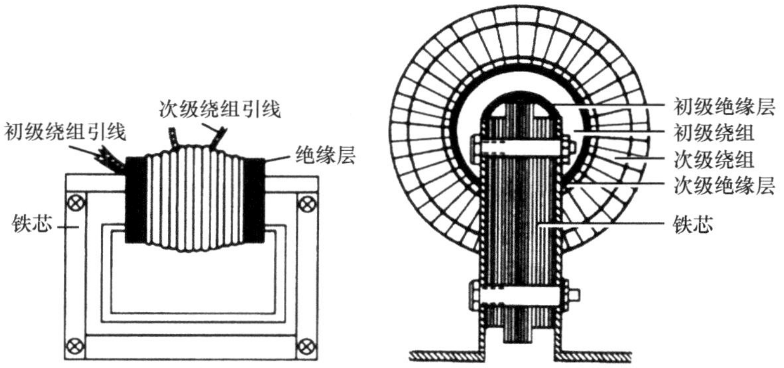

(a) 正视图　(b) 侧视图

图 2-14　灯丝变压器的结构

2）灯丝变压器的特点。①变压比大、次级输出电压低：初级电压在 100～220V，次级电压在 5～12V。②次级绕组电位很高：次级绕组公共端与高压阴极相接，曝光时，灯丝具有负高压，电位很高。③次级电流较大：次级电流为 8～20A，以保证 X 射线管灯丝正常加热。

（3）高压整流器：是将高压变压器次级输出的交流高压转变为直流高压的电子元件。

高压变压器次级输出的交流高压如果直接加到 X 射线管两端，只有在阳极端为正半周时，灯丝发射的电子才能飞向阳极，产生 X 射线；阳极端为负半周时，不产生 X 射线，不能充分发挥 X 射线管的效能。同时，负半周逆电压高，容易导致高压元器件击穿损坏。除小型 X 射线机采用自整流方式外，现代大、中型 X 射线机都设有高压整流电路。

现代 X 射线机的高压整流器都采用高压硅整流器，也称为高压硅柱、高压硅堆，具有体积小、机械强度高、绝缘性能好、寿命长、性能稳定、正向电压降小等优点。使用时，将其浸入变压器油内，油温不得超过 70℃，且反向峰值电压不得超过额定值，以防击穿损坏。

高压硅柱结构如图 2-15 所示，由许多单晶硅二极管硅胶加以密封，用银丝同向串联而成，外壳采用环氧树脂。两端有引出线，根据所需安装不同形式的插脚。

（4）高压交换闸：为适应不同诊断工作需要，部分诊断 X 射线机配备两只 X 射线管，一只用于透视和点片摄影，另一只用于摄影或特殊检查。但同一时间内只允许一只 X 射线管工作，因此必须经过高压交换闸来切换 X 射线管工作所需的直流高压及灯丝加热电压。

目前，高压交换闸多为电磁接触器式，其结构和工作原理与普通接触器相同。根据需要设计使用数量及连接方式，高压交换闸需浸在变压器油中。线圈的工作电压多为交流 110V 或 220V。

（5）高压插头与插座：耐压要求高，多由机械强度大、绝缘性能好的压塑性材料或橡胶制成。各厂家生产的高压插头与插座均采用国际电工委员会（International Electrotechnical Commission，IEC）标准，可以通用、互换（图 2-16）。

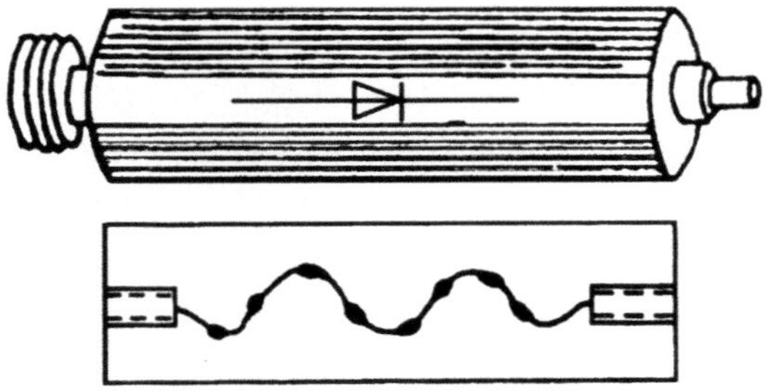

图 2-15　高压硅柱

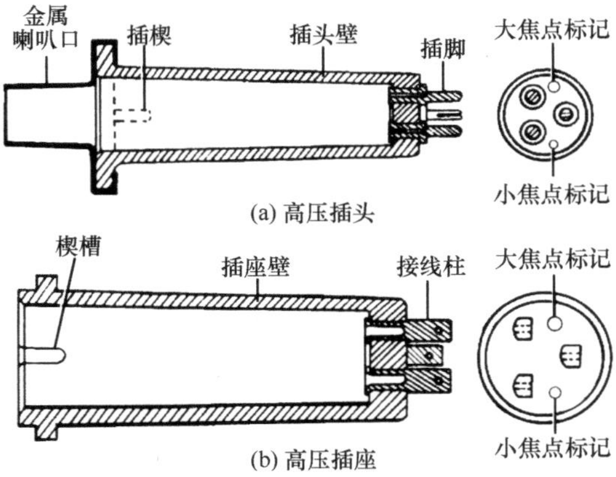

图 2-16　高压插头与插座的结构

高压插头插入插座时要注意插脚的方位。高压插头表面需均匀涂抹一层高压硅脂或脱水凡士林，插入时应排除空气，避免高压沿面放电。

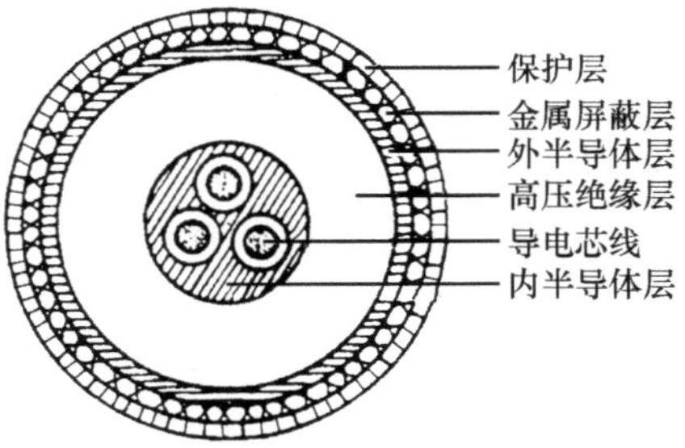

图 2-17　非同轴高压电缆的结构

（6）高压电缆：传输直流高压及灯丝加热电压。既要达到一定的耐压强度，又要尽可能减小截面积，保证柔软度，以适应 X 射线管头经常移动和高压电缆弯曲的需要。当代 X 射线机所用多为非同轴高压电缆（图 2-17）。

1）导电芯线：位于高压电缆的最内层，芯线由多股铜丝制成，外包绝缘橡胶皮，约 1mm 厚，其绝缘要求为：能承受 50Hz、1000V 交流电试验 5min 而不击穿。电缆芯线数目有二芯、三芯、四芯等几种。二芯线供单焦点 X 射线管使用，三芯线供双焦点 X 射线管使用，四芯线供三极 X 射线管使用。

2）高压绝缘层：作用是使高压芯线的高电压与地之间绝缘。位于导电芯线外侧，由天然橡胶制成，厚度为 4.5～20mm。也有的采用高绝缘性能的塑料作为高压绝缘层，直径可做得较细，机械强度和韧性都较好。高压绝缘层的耐压要求一般为 50～200kV（峰值）。高压电缆的屈曲半径一般不小于 30cm，避免过度弯曲导致芯线折断。

3）半导体层：由具有半导体性能的橡胶制成，紧包在高压绝缘层外，厚度为 1～1.5mm。作用是防止高压静电场不均匀而引起的高压电缆击穿等不良影响。非同轴高压电缆芯线外侧包有一层半导体层，称为内半导体层；高压绝缘层与金属屏蔽层之间加一层半导体材料，称为外半导体层。

4）金属屏蔽层：当高压电缆击穿时，导电芯线的高压便与金属屏蔽层短路，通过固定环接地，从而保护操作者、被检者和设备的安全。金属屏蔽层由直径不大于 0.3mm 的镀锡铜丝编织而成，编织密度不小于 50%。也可用镀锡铜丝网带重叠包绕，但接合部必须接触良好。金属屏蔽层紧包在外半导体层上，并在高压电缆的两端与高压插头的金属喇叭口焊接在一起，借固定环接地与地线连接。

5）保护层：位于高压电缆的最外层，多为塑料。作用是加强对高压电缆的机械保护，减少外部损伤，防止有害气体、油污和紫外线对高压电缆的危害。

（7）变压器油：又称绝缘油，是碳氢化合物，属于矿物绝缘油。在高压发生器油箱和 X 射线管管套内，起绝缘和散热作用。主要特点为：①绝缘强度高，高压发生器内变压器油绝缘强度一般达 30kV，X 射线管管套内变压器油的绝缘强度要求达到 40kV；②燃烧点高，在 150～160℃，闪燃点高，在 135～150℃；③导热系数高；④化学性能稳定；⑤黏度低；⑥凝固点低，一般要求为 –45～–15℃，变压器油凝固点温度即油的标号，如 45 号油的凝固点为–45℃；⑦颜色一般为浅黄、暗红或水白，透明无悬浮物。

绝缘强度是变压器油最主要的技术参数，与含水量有关。试验证明，干燥时变压器油击穿电压若为 60kV，当含水量为 0.001%时，击穿电压下降 1/2；当含水量为 0.01%时，击穿电压下降到 10kV 以下。维修 X 射线管、高压发生器时要迅速，避免长时间将变压器油暴露在空气中吸潮而降低绝缘强度。

（8）高频高压变压器：工频 X 射线机存在体积大、纹波系数高、曝光参量准确性和重复性差、X 射线剂量不稳定、软 X 射线成分多等缺点。目前多采用高频（20～100kHz）技术，高频 X 射线机具有以下特点。

1）提高 X 射线质量：单相全波整流工频 X 射线机的高压发生器输出高压脉动直流，纹波系数为 100%，软 X 射线成分较多。高频高压变压器输出高压近似于恒直流，波纹系数＜±5%，提高了 X 射线的高能性和单色性，有效降低了被检者的辐射剂量。

2）提高成像质量：物质对单能窄束 X 射线吸收遵守指数规律，X 射线透过物质后只有光子数量的减少，没有光子能量的变化，有利于提高成像质量。

3）增加输出剂量：高频 X 射线机是恒直流曝光，均为有效峰值，而对于单相全波整流工频 X 射线机，一个高压脉冲周期为 10ms，大于 70.7%峰值的有效持续时间约 5ms，因此相同曝光时间内，高频 X 射线机 X 射线输出剂量高于工频 X 射线机。

4）实时控制：高频 X 射线机由计算机系统采用闭环控制方式，实时监测管电压值和管电流值，通过采样值与设定值进行比较并修正，提高曝光参数精度。

5）减小体积、重量：根据变压器工作原理，变压器初级绕组匝数和铁芯截面积的乘积与初级电压和电源频率之间的关系为

$$NS=E/(4.44fB) \tag{2-4}$$

式中，N 为初级绕组匝数；S 为铁芯截面积；E 为初级电压；f 为工作频率；B 为磁通密度。式中 f 变大，NS 变小，所以高频高压发生器体积、重量比工频高压发生器小得多。

6）短时曝光：高频 X 射线机的高压波形上升沿很陡，一般为十几至几十微秒，最短曝光时间可达 1ms。而工频 X 射线机的高压波形为正弦波，上升沿很缓。三相全波整流 X 射线机最短曝光时间为 3ms。

7）向智能化发展：高频 X 射线机使用计算机对设备进行管理，实时监测控制设备的运行状态、故障报警及故障代码显示、曝光数据存储等，这些都为 X 射线机的数字化和智能化创造了必要条件。

3. 控制台结构及工作原理　控制台系统最初以实现 X 射线管工作时的管电压（kV）、管电流（mA）和曝光时间（s）三个参量的控制为主要任务，称为三钮制控制台。

1950～1960 年，出现了二钮制控制台，曝光前只选管电压和电流时间乘积值。

1970 年以后，出现了单钮制控制台，曝光前只需选择管电压值，配合负载自动降落系统，大大简化 X 射线曝光参量的调节和操作程序。

随着计算机技术在 X 射线机领域的应用，出现了零钮制控制台。将人体各组织、脏器设置对

应的选择按钮，将对应的体型、曝光参数、正侧位等条件预先存储在存储器中。摄影时，只需选择对应部位按钮即可，进一步简化操作程序。为满足摄影条件灵活搭配的需要，三钮制控制台仍被普遍使用。

进入数字化时代，控制台出现液晶触屏式操作，工作人员只需选择摄影部位程序，X 射线机会自动检测被检部位的体厚并给出匹配的曝光参数。

（1）对电路的基本要求：能够调控 X 射线管辐射 X 射线的“质”和“量”。

1）可调管电压：给 X 射线管提供一个很高且可以调节的管电压，使 X 射线管灯丝发射的电子高速运动以轰击阳极靶面产生 X 射线，达到控制 X 射线“质”的目的。

2）可调管电流：给 X 射线管灯丝提供一个在规定范围内可以调节的加热电压，以改变 X 射线管灯丝的加热温度，达到控制 X 射线“量”的目的。

3）可调曝光时间：控制 X 射线管的高压在规定的时间内“通”和“断”，达到准确控制 X 射线产生时间的目的。

（2）基本电路：一般由下列四个单元电路构成。

1）电源电路：为 X 射线机各单元电路提供所需的各种不同电压的交流电或直流电。电源电路由电源刀闸或空气开关、电源保险丝（熔断器）、电源线、开关机按钮和接触器等元器件构成。一般设有电源电压表及电源电压调节旋钮，有的设备设有电源电压自动调整装置等。

2）灯丝加热电路：为 X 射线管提供可调的灯丝加热电压，以调节管电流值，包括灯丝变压器初级电路、次级电路，设有稳压电路、空间电荷补偿电路、冷高压保护电路等。

3）高压发生电路：为 X 射线管提供所需的管电压，包括高压变压器初级电路、次级电路，设有不同形式的高压整流电路、高压交换闸电路和管电流测量电路等。

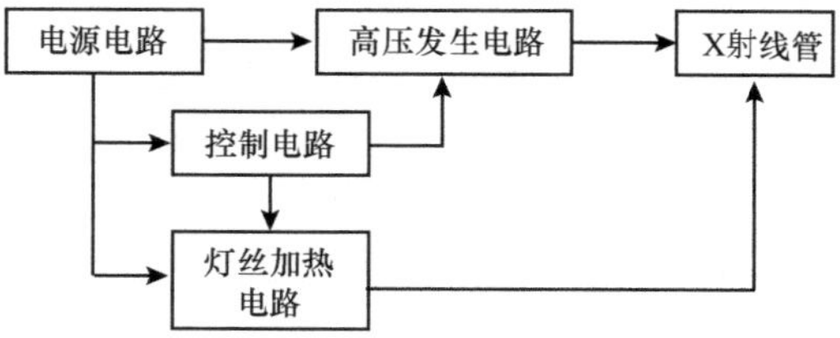

图 2-18　基本电路构成方框图

4）控制电路：控制各单元电路工作，所用元件最多、结构最复杂，包括手闸、脚闸、各种接触器、继电器和限时器等基本元件，还设有透视、点片摄影、滤线器摄影、断层摄影等操作控制电路。

各单元电路有机组合起来，彼此独立又相互制约，相互配合，任何电路发生故障，都将影响 X 射线机的正常工作，各单元电路的关系如图 2-18 所示。

为完成不同的临床检查需要，X 射线机还配备各种辅助装置。常见的辅助装置电路包括诊视床电路、摄影床电路、X 射线管支持装置电路以及 X 射线电视（X-ray television，X-TV）、高压注射器等装置的电路。

4. 影像接收器

（1）屏-片系统结构及工作原理：X 射线胶片是模拟 X 射线机摄影影像信息的主要记录和显示载体。胶片光密度直接取自 X 射线的能量不足 10%，其余需借助增感屏受 X 射线激发后发出的可见光获得，两者组成屏-片系统。

1）胶片：X 射线胶片分单面结构和双面结构，单面乳剂胶片由保护层、乳剂层、结合膜层、片基层构成。为防止荧光光子透射乳剂层后再反射回来，多在片基层下涂有防光晕层，常为带有特定颜色的明胶涂层，吸收透射光线，提高图像清晰度。双面乳剂胶片共 7 层，以片基层为中心，两侧为结合膜层、乳剂层、保护层对称排列（图 2-19）。

片基层：X 射线胶片的支持体，主要有聚酯片基、纤维素酯片基，表面涂有不感光的乳剂，使胶片具有适当的硬度和平整度，便于拿取。

结合膜层：介于片基层与感光乳剂层中间，使乳剂层与片基层牢固黏合。

乳剂层：主要由卤化银、明胶组成。卤化银晶体具有感光性能，悬浮在明胶中形成感光乳剂，记录影像。

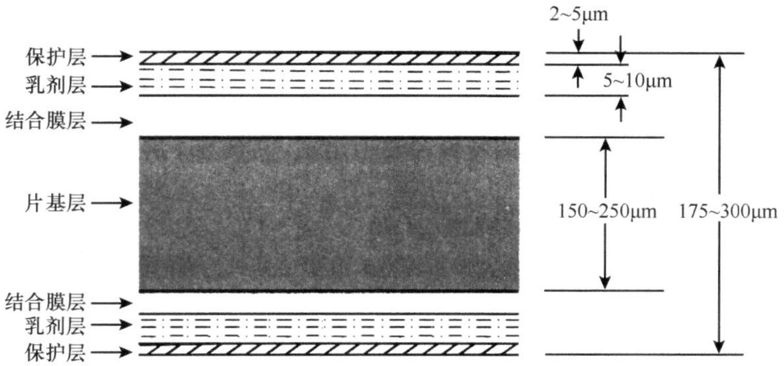

图 2-19 双面 X 射线胶片基本结构

保护层：由高分子聚合材料制成。保护乳剂层，具有防静电、防粘连等作用。

2）增感屏：由基层、反射层（或吸收层）、荧光层及保护层组成，多固定在暗盒内使用（图 2-20）。双面胶片采用前、后两张增感屏，胶片夹在两张增感屏之间进行曝光；单面胶片使用单面增感屏。

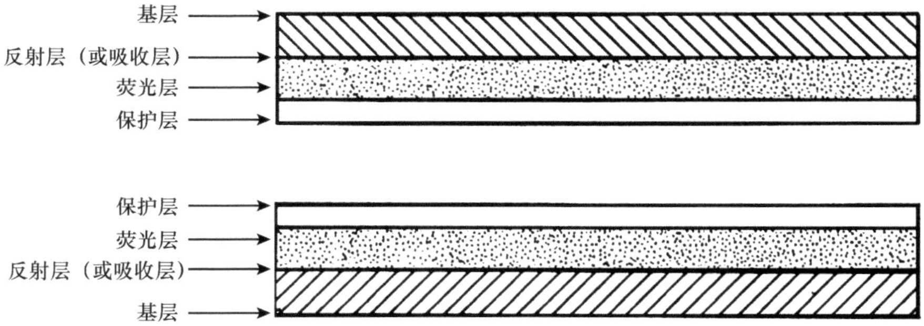

图 2-20 增感屏结构示意图

基层：是荧光体的支持层，大多采用聚酯、聚苯乙烯材料制成。

反射层（或吸收层）：用于高感度增感屏时，在基层上涂一层光泽明亮的无机物（如氧化镁、二氧化钛等），起反射荧光、提高感光效率的作用。用于高清晰增感屏时，在基层上涂一层吸收物质（如颜料、炭黑等），吸收由荧光体向基层照射的荧光，防止荧光反射回胶片，提高影像清晰度。

荧光层：主要组成物是荧光体，悬浮于胶结剂中。还含有保证塑料弯曲时不致断裂的物质。

保护层：防止荧光物受到污染及机械损伤。由能透过荧光、表面光滑、耐磨防水的薄塑料或醋酸酯等物质组成，防尘、防静电。

（2）影像增强器（image intensifier，I.I）结构及工作原理：I.I 是 X-TV 的重要组成部分，其质量优劣直接决定 X-TV 的性能及图像质量。I.I 由电源、壳体和增强管三部分构成（图 2-21）。

1）结构：增强管由输入窗、闪烁体（碘化铯）、光电阴极、聚焦电极、输出荧光屏、输出窗、管壳等构成（图 2-22）。能将 X 射线图像转换成荧光图像，经增强管进行影像增强后，在输出荧光屏上获得亮度大大增强的荧光图像，故增强管也称为 X 射线影像增强管。

输入窗：是 X 射线入射窗口，由球面（或双曲面）状玻璃或对 X 射线衰减系数小的薄金属板等构成。

闪烁体：是 X 射线换能器，将 X 射线图像转变成荧光图像。多采用碘化铯（cesium iodide，CsI）作为闪烁体，将 X 射线转换成蓝光，蓝光强度与入射 X 射线强度成正比。

光电阴极：是一层极薄的光电发射膜，受光照射时发射光电子，光电子密度与入射蓝光强度成正比。

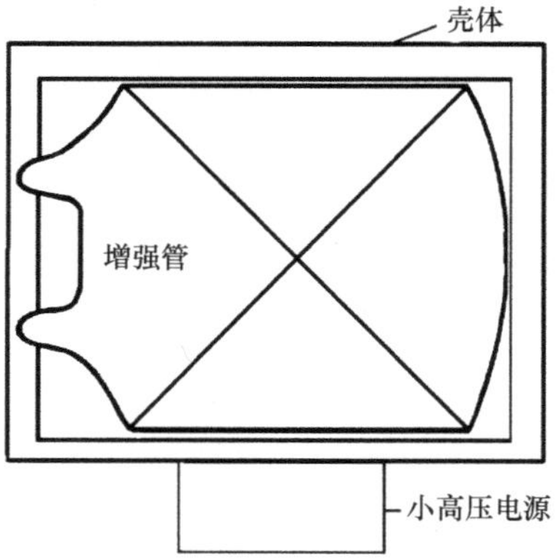

图 2-21 I.I 的结构示意图

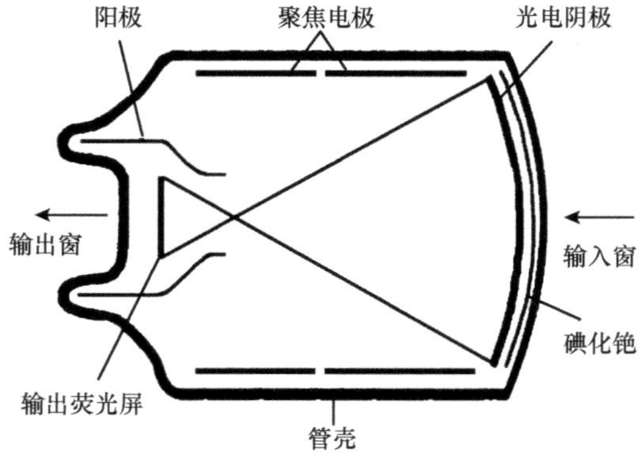

图 2-22 增强管的结构示意图

电极：管内一些特制金属零件称为电极，靠近输出窗的为阳极，中间为栅极，靠近输入窗的为光电阴极。在光电阴极和阳极之间加正直流高压，对光电阴极发射的光电子进行加速。在栅极上加一定直流电位，对光电阴极发射的电子流起聚焦作用。

输出荧光屏：在玻璃基板上涂一层荧光粉，敷有一层铝膜，高速电子可通过铝膜打到荧光粉层，电子能量将转换成可见荧光。铝膜防止光反向传播并给电子提供电气通路。

输出窗：由光纤或面板玻璃制成，为荧光图像输出窗口，供摄像头摄取。

管壳：由输入窗、管身（玻璃或金属）、输出窗等构成，是一个大型真空器件。高真空条件下，只有光电阴极发射的光电子到达输出荧光屏时不会与任何气体发生碰撞，增强管才能正常工作。

2）工作原理（图 2-23）：输入屏将透射人体的 X 射线图像转换成亮度很低的荧光图像，该荧光图像使光电阴极发射光电子，光电子得到光电阴极与阳极之间直流高压加速及栅极聚焦电的聚焦，高速轰击到输出荧光屏上，在输出荧光屏上可获得缩小到几十分之一的、亮度比普通荧光屏强几千至上万倍的荧光图像。

增强管的有效视野一般为 6″～14″，最常用视野为 9″。有些增强管的视野是可变的，如 11″/7″、10″/6″、9″/5″的可变视野增强管。

5. 辅助装置

（1）遮线器结构及工作原理：遮线器又称束光器，安装在 X 射线管管套窗口下方，通过调节铅板间隙，改变 X 射线照射野的形状及大小，遮去不必要的原发 X 射线，降低被检者皮肤辐射剂量。

遮线器结构类型有多种，效果与用途也不尽相同。摄影用遮线器内部设有光源和反光镜，用于模拟 X 射线管焦点位置，以及照射野和中心线的指示（图 2-24）。可手动或电动控制改变照射野。

1）遮线板：在 X 射线管管套窗口附加一块铅板，铅板中心开有圆口或方口，开口中心与 X 射线中心线重合。可同时附加多块开有不同孔径的遮线板，以满足不同距离、不同照射野的需要。

2）活动遮线器：由两对铅板组成，安装在上、下两层内且相互垂直。每对铅板均以 X 射线中心线为对称轴同时进行开合。根据需要调整不同长宽比例的照射野。

3）多层遮线器：由两组遮线板组成，同方向的一组中多对遮线板同步运动，它们到焦点的距离不同，离焦点近的遮线板活动范围小，离焦点远的遮线板活动范围大，但它们拥有相同的照射野。设有铅质方筒，吸收散射线，减少向四周的散射线。同时，遮线器外壳也具有一定吸收散射线的能力。多层遮线器还设有软射线滤过板更换轨道，多为插槽式和转盘式。

4）可变圆形照射野遮线器：结构有单片遮线板式和叶瓣式，配合 I.I 用，叶瓣式可由电动控制改变照射野直径，使照射野与影像增强器圆形输入窗对应，叶片均为铅质，有效吸收不必要的原发射线。

（2）滤线器结构及工作原理：曝光过程中，当 X 射线与人体组织、器官发生作用时会产生散射线，散射线与原发射线不同向，被检部位越厚，散射线产生越多。散射线会使胶片产生灰雾现象，降低 X 射线图像质量。滤线器可滤除部分散射线，提高图像的对比度和清晰度，主要组成部分为滤线栅。

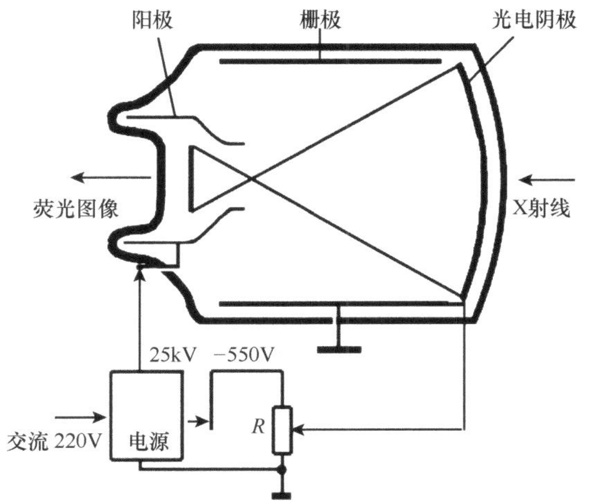

图 2-23　I.I 的工作原理示意图

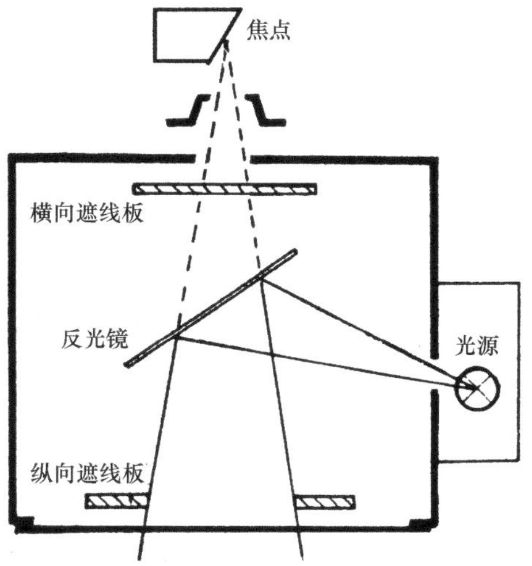

图 2-24　照射野指示灯原理图

1）滤线栅结构：滤线栅也称滤线板，多为聚焦型，结构如图 2-25 所示。滤线栅外观为长方形平板，厚度为 4～8mm，内部为许多薄铅条向焦排列。相邻两铅条间填充木条、纸条或铝条等对 X 射线衰减作用小的物质并黏合到一起。上下用薄铝板封装而成。滤线栅中心两侧的铅条向中心倾斜不同的角度，将所有铅条所在平面沿倾斜方向延长，会聚成一条线，称为会聚线。会聚线与滤线栅平面中心垂直线的交点称为滤线栅焦点。聚焦的一面称为聚焦面，是正面，印有文字或图形标记，另一面称为背焦面。

使用时栅板位于被检者与暗盒之间，X 射线管焦点位于会聚线上，原发射线的辐射方向与铅条方向平行，可直接透过铅条间隙。而散射线方向随机，大部分与铅条方向不平行，被铅条吸收，起到滤除大部分散射线的作用。

2）技术参数：滤线栅的技术参数主要有焦距（f_0）、栅比（R）和栅密度（N）。

焦距：指铅条会聚线到滤线栅中心的垂直距离。常用栅焦距 f_0 有 80cm、100cm、120cm、150cm 等，该指标表明栅板的使用距离。

栅比：指铅条高度与相邻铅条间隙之比（图 2-26），即 $R=b/a$，b 为铅条高度，a 为相邻铅条间隙。栅比越大，滤除散射线的效果越好，但对原发射线的吸收量也越大，故应根据管电压选择合适栅比的滤线栅。一般 100kV 以下选用栅比（5～8）：1，100kV 以上选用栅比（12～14）：1。

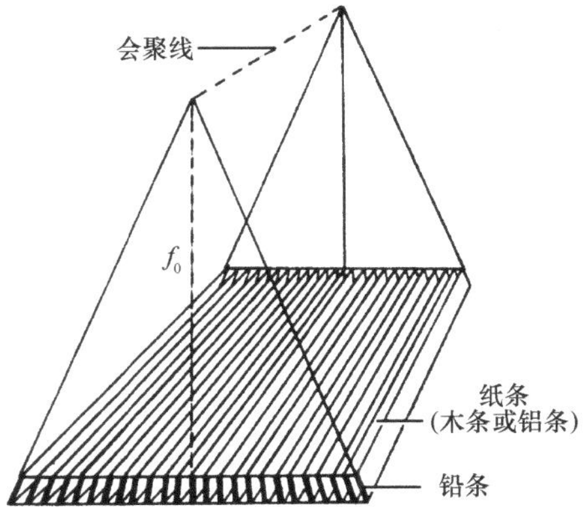

图 2-25　滤线栅结构示意图

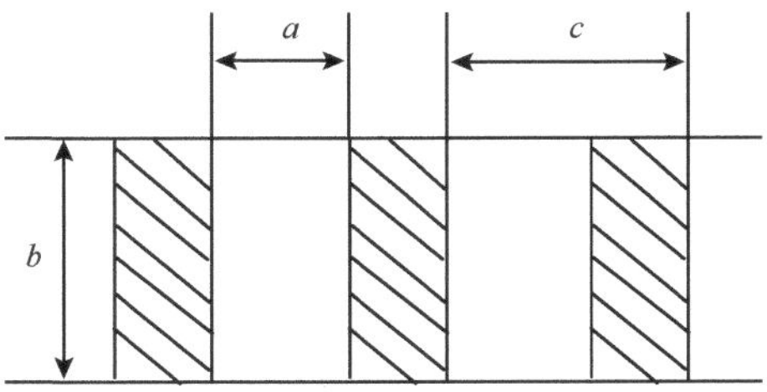

图 2-26　栅板规格结构示意图

栅密度：指每厘米宽度范围内排列的铅条数，单位是条/cm。栅密度的大小为 $1/c$（图 2-26），c 为相邻两根铅条之间的距离。同样栅比的栅板，栅密度越大，铅条越薄，吸收散射线效果越好。当栅密度超过 60 条/cm 时，人眼即看不到照片上的铅条图像。一般摄影用活动滤线栅的密度为 20～30 条/cm，固定滤线栅的栅密度为 40 条/cm 以上。

3）滤线器种类：分为固定滤线器和活动滤线器两大类。

固定滤线器：可以直接用于 X 射线摄影，使用时，将其置于被检者和暗盒之间，达到滤除散射线的目的。使用方便，但栅密度较小时，易产生铅条图像。

活动滤线器：滤线栅在曝光之前的瞬间开始运动，曝光结束后才停止运动。运动方向与铅条排列方向垂直，既能滤除散射线，又不易形成铅条图像。在数字 X 射线摄影时，即使固定滤线器的栅密度超过 60 条/cm，经过边缘增强处理，铅条图像还可显现，所以活动滤线器作用很重要。

4）滤线栅的切割效应：指滤线栅条对原发 X 射线的吸收作用。产生原因有滤线栅反放、横向倾斜或偏离栅焦距、焦–片距超出允许范围等。

5）滤线栅的暗条效应：指活动滤线器在使用过程中，因故障或滤线栅运动速度与电源频率巧合地满足某种关系，导致不同位置的铅条重复在胶片的同一位置上投影，形成铅条影像。

为消除暗条效应，目前活动滤线器常用的运动方式有：①电动机式，由小型电动机通过凸轮带动滤线栅往复运动；②弹簧减幅振荡式，滤线栅由四个弹簧片支撑悬浮。在摄影准备时，电磁铁线圈得电，将滤线栅拉向一侧，曝光命令开始后，线圈失电，储能弹簧带动滤线栅开始减幅振荡，时间不少于 15s。

（3）虚拟滤线器的工作原理及工作过程：滤线栅虽然能够降低散射线辐射，提高成像质量，但存在切割效应。为消除这种不利影响，须增加 X 射线的辐射剂量。这样会使被检者与医务人员所受的辐射损伤变大，同时也提高了对 X 射线管和高压发生器的要求，增加了设计及制造成本。人们通过研究发明了“虚拟滤线栅”成像方法，应用于数字 X 射线成像中。

1）虚拟滤线器的工作原理。摄影过程中产生的散射线不做任何滤除，采集全部原发射线和散射线数据，然后对散射线分量进行分离与抑制，以消除散射线的影响。

2）虚拟滤线器的工作过程。①图像分解：将输入的数字图像分解成拉普拉斯图像金字塔，其每一层代表不同频段的图像，从高频至低频分解图像，推荐分解 4～8 层，层数太少难以消除散射辐射的影响，层数太多运算过程太复杂。②去散射线：图像的散射分量主要分布在低频段图像中，图像亮度越小的区域，散射线越多，削弱的程度越大。③图像增强：由于散射线的影响，图像的对比度降低，造成图像细节模糊。需对图像进行增强处理，以提高图像对比度。对比度小的像素点，代表图像细节，需要较大的放大倍数。对比度大的像素点，代表图像边缘，需要较小的放大倍数。由于图像的细节主要位于高频段，因此高频段图像的放大倍数要大于中频段图像的放大倍数。④图像融合：将②、③处理后的各频段图像进行融合，形成新的 X 射线图像。利用这一过程进行插值增频采样，使图像大小扩展一倍，然后进行高斯卷积内插，按照这一方法逐层向上作相同处理，就可得到原始图像大小的处理后图像。

本方法能有效地消除散射线的影响，同时大幅度降低辐射剂量，在得到相同图像亮度的情况下，辐射剂量是普通滤线栅的 1/3。虚拟滤线器与普通滤线器的比较见表 2-1。

表 2-1 虚拟滤线器与普通滤线器的比较

	普通滤线器	虚拟滤线器
所需 X 射线剂量	是虚拟滤线器的 3 倍	是普通滤线器的 1/3
空间频率造成畸变	无法避免滤线栅对图像的干扰	无空间频率畸变
焦点到影像接收器的距离	要求严格，焦距范围小	无要求，焦距范围大
X 射线系统的复杂程度	需要实物，精细调整滤线器与影像接收器的位置关系	无实物，无须调整滤线器
应用范围	应用广泛，可用于屏–片系统和数字 X 射线成像设备	仅用于数字 X 射线成像设备
制造成本	需要实物，成本高	软件运算，成本低
环境影响	高剂量 X 射线照射，对环境有较强的辐射污染	低剂量 X 射线照射，对环境的辐射污染小

（4）检查床结构及工作原理

1）摄影床（图 2-27）：在普通 X 射线摄影时，摄影床用于安置被检者，摆放体位，一般配有活动滤线器。摄影床主要由床架、床面构成。床面分为固定式，纵轴方向移动式，以及纵、横轴移动式，移动式床面靠电磁铁吸合固定或手柄机械固定。床面应有一定的承重能力，密度均匀，对 X 射线衰减作用小，常用的床面材料是胶合木板、酚醛聚板和有机玻璃等。

2）诊视床（图 2-28）：它是胃肠 X 射线机的必要组成部分，用于透视和点片摄影。诊视床由床体、点片架组成。床体由底座、床身和床面组成。点片架供透视和点片摄影使用，也称为点片摄影装置。床身的回转、床面的伸退分别由电动机驱动实现。基本功能如下：①床身可在 −30°～90°范围内转动，部分胃肠 X 射线机诊视床可在±90°范围内转动；②床面一般可向头端伸出 50～100cm；③点片架可手动向上下、左右、前后等方向移动，电动锁止器可将其锁止于所需停止的位置。

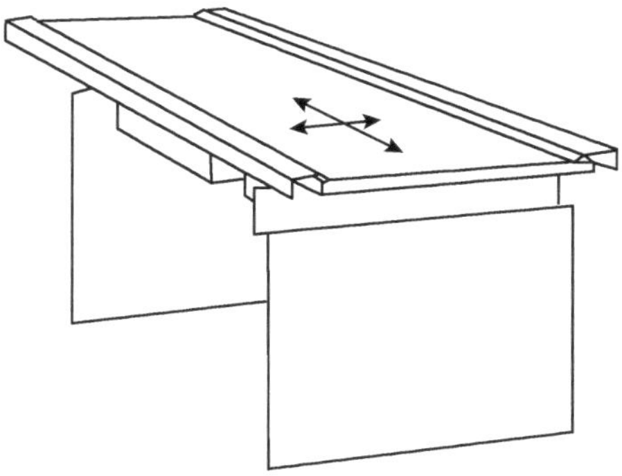

图 2-27 摄影床结构图

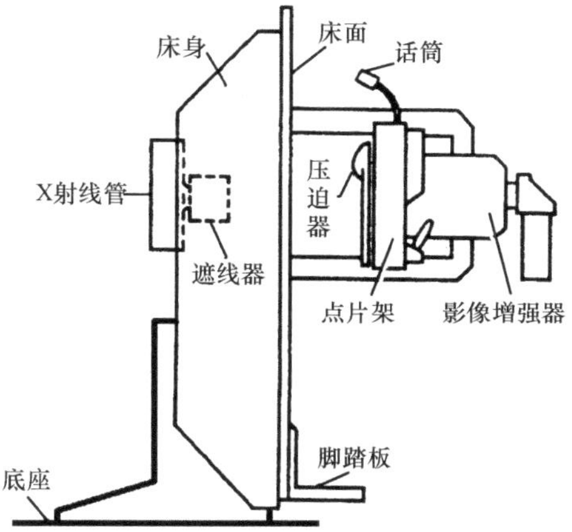

图 2-28 诊视床的基本结构

3）遥控床：它具有普通诊视床的各项功能，是 X-TV 和诊视床的有机组合，将医生由暗室操作转入明室操作，降低医生所受的 X 射线辐射剂量。遥控床床身回转、床面伸退、点片架三维运动和锁止、压迫器动作、缩光器调节等都采用电动遥控控制。为防止机械运动过位，在极限位置均设有限位和极限保护。

（5）自动曝光系统结构及工作原理：自动曝光控制（automatic exposure control，AEC）在单钮制控制系统中使用，采用自动曝光控制摄影时，X 射线透射人体到达胶片的同时照射到光电倍增管（photo-multiplier tube，PMT）或电离室等转换元件上，将带载人体信息的 X 射线转换成电信号，信号强弱与透射 X 射线的强度成正比，当胶片感光达到理想时，自动切断高压。

6. 乳腺、口腔摄影 X 射线机成像设备与成像理论

（1）乳腺摄影 X 射线机：主要用于女性乳腺的 X 射线摄影检查，也可用于非金属异物和其他软组织的摄影，如血管瘤、阴囊等。乳腺摄影 X 射线机的特点如下：①管电压调节范围小，一般为 20～50kV；②使用钼靶 X 射线管，以产生软 X 射线；③配有对软 X 射线吸收率低的铍窗；④焦点小（0.3～0.6mm），成像质量高；⑤配有乳腺摄影专用支架。摄影时被检者取立位，专用支架可沿立柱上下移动，以适应不同身高的被检者。支架可由垂直方向转换成水平方向，并固定在任意角度，用于乳腺各方向的摄影。支架上设有乳腺夹持板，起压薄乳腺和固定位置的作用。

随着技术的不断进步，出现了全视野数字乳腺摄影（full-field digital mammography，FFDM）X 射线机（图 2-29）。FFDMX 射线机采用平板探测器（flat panel detector，FPD），具有曝光宽容度较大、动态范围宽、辐射剂量低、对比度高、分辨率高、图像质量高等特点，可进行图像后处理，便于数据传输，有利于远程会诊，数据可存储，减少存放空间及胶片的使用。

传统乳腺摄影 X 射线机又称钼靶 X 射线机，随着材料技术的不断进步，乳腺摄影 X 射线机 X 射线管阳极靶面还包括钼铑双靶、钼钨双靶，以及单独钨靶等。

乳腺摄影 X 射线机广泛应用于乳腺癌的筛查与诊断，近年来出现了许多新技术，包括对比增强数字乳腺摄影、数字乳腺断层摄影、双能量减影等。

（2）口腔全景摄影 X 射线机：是把呈曲面分布的颌部展开排列在一张 X 射线片上的摄影方法，也是一种体层摄影。机架由立柱、升降滑架、转动横臂组成。部分机架还配有测量头颅的摄影组件，机架结构的外形图如图 2-30 所示。

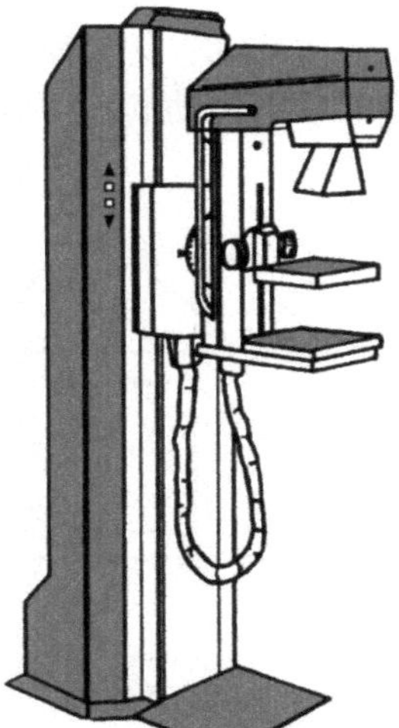

图 2-29 全视野数字乳腺摄影 X 射线机外形图

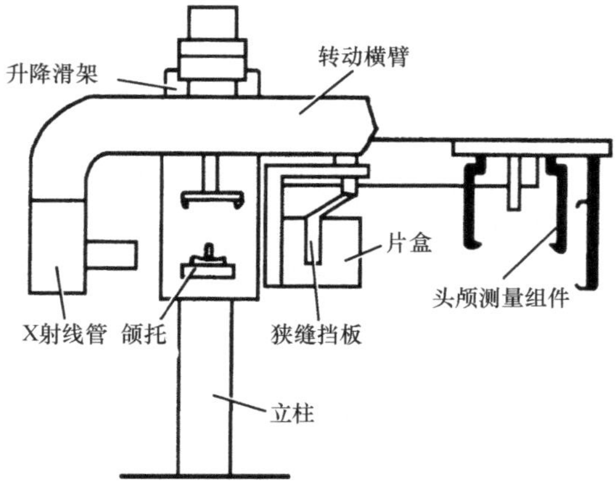

图 2-30 口腔全景摄影 X 射线机的机架外形图

口腔全景摄影原理如图 2-31 所示，O_1、O_2 等圆，以相反方向等角速度转动。X 射线贯穿 O_1、O_2 方向辐射，则圆 O_1 上的 A 点在圆 O_2 上有投影点 B，虽然 X 射线呈锥形辐射，但两点在一定范围内仍保持同步运动。而随着转动，与 A 点在同一直径上的其他点的投影无法与 A 点保持同步，在圆 O_2 上没有固定投影点。

假设颌部基本呈半圆形，并置于圆 O_1 位置，把胶片弯曲成半圆形，置于圆 O_2 位置（图 2-32），X 射线管固定不动，按箭头方向同步转动被检者和胶片，就能得到颌部的展开像。在胶片与颌部之间设置铅板窄缝，使胶片只在转到窄缝期间曝光，与胶片同步转过窄缝的部位被投影，狭缝一般宽 6～10mm。

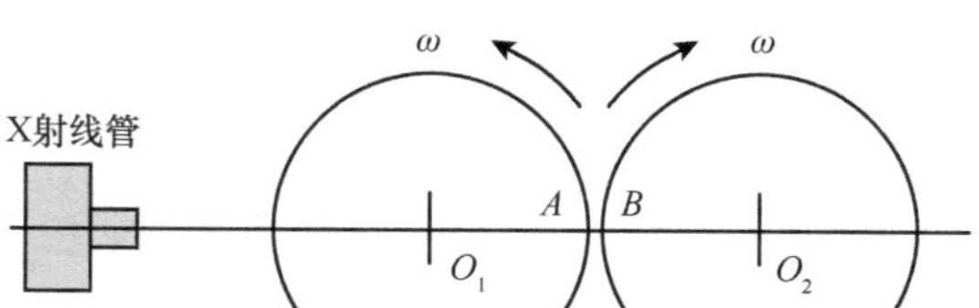

图 2-31 口腔全景摄影原理图

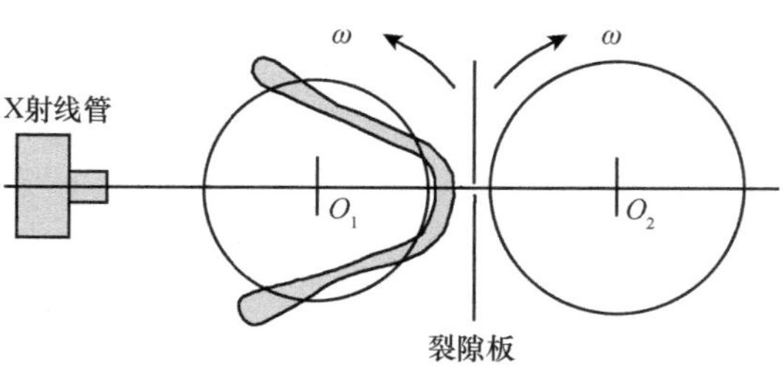

图 2-32 口腔全景摄影示意图

为保证摄影图像质量，根据颌骨的解剖形态及设备操作的实用性，口腔全景摄影 X 射线机分为单轴转动方式、三轴转动方式和连续可变轴方式三种。

二、X 射线机成像设备的安装调试

（一）机房面积

X 射线机机房面积应以能充分发挥 X 射线机功能为宜，需考虑以下几点：①使 X 射线机的全部装置得到合理的布局；②方便医生的操作和被检者、推车、担架等进出；③有利于工作人员和被检者的防护。

机房面积参考如下：小型 X 射线机机房面积 20～25m^2；中型 X 射线机机房面积 25～35m^2；大型 X 射线机机房面积 40m^2 以上；大型 DSA 的机房面积需增大到 60m^2 以上。

机房的装修应考虑灯光的颜色和亮度、空气的温度和湿度、增加壁画或屋顶画（如自然风景），使被检者情绪放松、心情舒适。

（二）机房防护

X 射线会对人体造成辐射损伤，不同的 X 射线剂量会使人体组织产生不同程度的生理反应，使组织细胞功能受到抑制、损害或破坏。完善和加强 X 射线机机房的防护，是防止和减小 X 射线对工作人员、被检者、候诊被检者以及相邻房间、走廊人群损伤的必要措施，以确保 X 射线辐射剂量在国家标准规定范围内。

根据机房的具体位置、X 射线辐射与周围环境的利害关系，决定机房哪个面需要防护，例如，没有地下室的一楼机房，地面无须防护。机房墙面、屋顶、地面需要防护的标准一致，达到 2mm 铅当量。

防护材料为铅皮，但由于造价过高，现多选用混凝土与硫酸钡粉末按一定比例混合涂 1～2cm 厚墙面。简易控制室、防护门均由专业生产企业制造，采购方便。如果机房面积允许，可进行间隔，将控制室、检查室分开，隔断墙的墙体、门窗防护同样需要达到国家标准。

（三）电源、地线

1. 电源 X 射线机等大型医学影像设备对电源质量要求较高，供电电源的质量直接影响设备的性能发挥及使用寿命。有条件的医院会选择配备独立供电变压器，避免使用公共变压器而受到其他大功率用电器的影响。X 射线机对电源的要求主要包括电源电压、电源频率、电源容量和电源内阻四个参量。

（1）电源电压：常用供电电源有单相电和三相电。我国标准电压有单相 220V、单相 380V、三相 380V。国外供电电源有单相 110V、单相 200V、三相 220V。出口到我国的 X 射线机均按照我国供电参数设计，无须考虑变压的问题。

（2）电源频率：国产 X 射线机的电源频率均按 50Hz 设计，其允许误差为≤±0.5Hz。部分国家 X 射线机的电源频率为 60Hz，但出口到我国的各种医疗设备均按照我国的电源频率进行设计。

（3）电源容量：是指为 X 射线机提供电源的专用供电变压器的容量，其单位是 kV·A。容量大小应按照 X 射线机的技术参数进行选择，以保证 X 射线机在满负荷时工作稳定、输出准确。同时应考虑诊断 X 射线机、治疗 X 射线机的工作特点不同，连续低负荷、瞬时高负荷的功率不同，单台 X 射线机、多台 X 射线机的电源容量不同等因素。

（4）电源内阻：包括供电变压器内阻和电源导线电阻两部分，即

$$R_m=R_0+R_L \tag{2-5}$$

式中，R_m 为电源内阻；R_0 为供电变压器内阻；R_L 为电源导线电阻，即供电变压器输出端至 X 射线机电源墙闸之间的导线所具有的电阻（图 2-33）。

若电源内阻增大，其输出端电压一定下降。不同 X 射线机，在统一规范标准下由于设备性能、结构差异，对电源内阻的要求也不完全相同。在设计供电电源时，应严格执行设备说明书对电源内阻的要求。

2. 地线 X 射线机均设有防触电保护装置，须严格按标准进行制作与安装。

（1）接地的意义：①工作接地，满足某些电路的工作需要，将电路中的某点与大地进行电气上的连接，如高压变压器次级中心点接地等；②保护接地，将 X 射线机机壳以及与其相连的金属部件良好地连接到接地装置上，防止 X 射线机机壳因故障带电时，被检者或工作人员不小心接触而发生电击事故。

（2）接地装置：是连接电器与大地间的过渡装置，由接地电极（接地体）和接地线两部分组成，用于泄放接地短路电流。

1）接地电极：是直接埋入地中并与大地接触的一个导体或几个导体的组合。接地电极可用铜板、钢管或圆钢制成。推荐使用铜板制作，厚度应＞3mm，面积应＞0.25m^2；若用钢管、圆钢制作，其长度应＞2m，直径应＞50mm，接地电极的形式如图 2-34 所示。

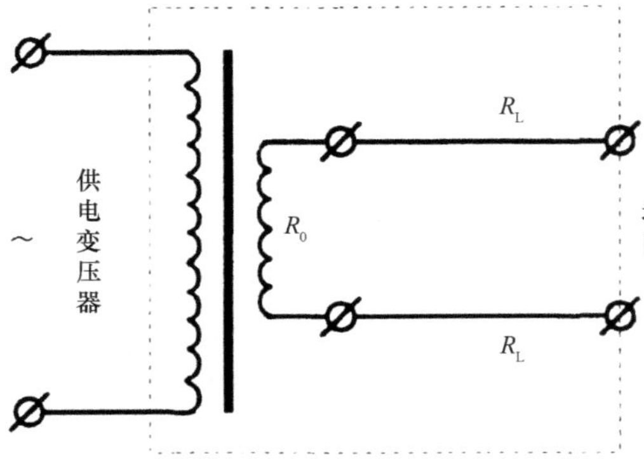

图 2-33　电源内阻

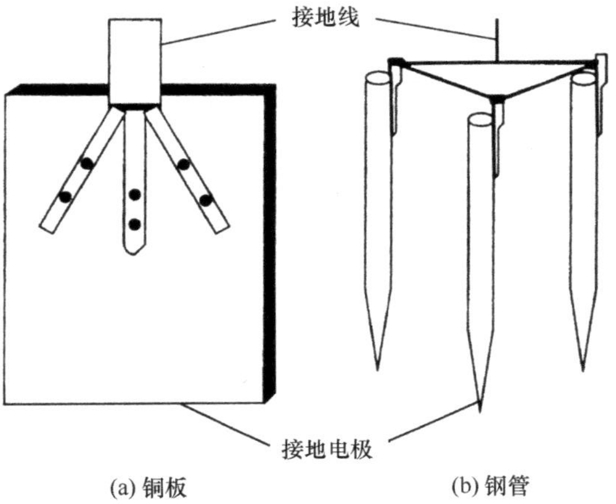

图 2-34　接地电极的几种形式

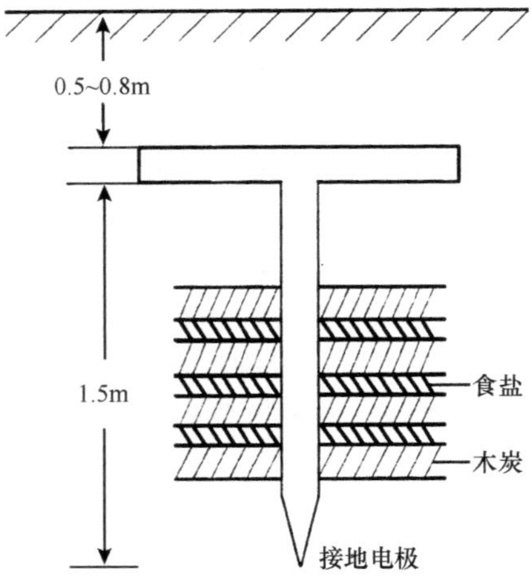

图 2-35　接地电极的埋设

2）接地线：是连接接地电极与 X 射线机机壳间的导线。此线使用截面积≥4mm^2 的多股铜线或截面积≥12mm^2 的铁丝均可。接地线与接地电极应焊接牢固。

3）接地电极的埋设：接地电极应埋设在建筑物以外 3m，埋设深度应≥1.5m。若采用铜板，则水平放置于深度≥1.5m 的深坑底部，焊牢接地线，埋好即可。若采用钢管、圆钢，则垂直埋设，先在地面挖 1m 左右深的沟，将接地电极垂直砸入地下，保留 10～30cm，以便焊接接地线，焊点接触面积一般≥10cm^2。

接地电极周围可交替铺撒木炭、食盐等吸水物质约 0.5m 厚，以保证接地电极周围湿润，增加导电性（图 2-35）。接地线应敷设于地下进入机房，与 X 射线机各部分装置外壳并联连接，或通过地线分线板与机器各金属外壳相连接（图 2-36）。

4）接地电阻：包括①接地线电阻；②接地电极电阻；③接地电极与土壤之间的过渡电阻；④土壤的溢流电阻。当机壳带电时，有电流流入大地，此电流称为接地电流，接地电流从接地电极向四周流散，在距接地电极 15～20m 处电压降已极小，其电位可视为零。

5）接地电阻的测量：我国规定 X 射线机的接地电阻应＜4Ω，因此在完成接地装置的埋设后，必须对接地电阻进行测量。现多采用接地电阻测量仪进行测量，操作简单，数据精确。

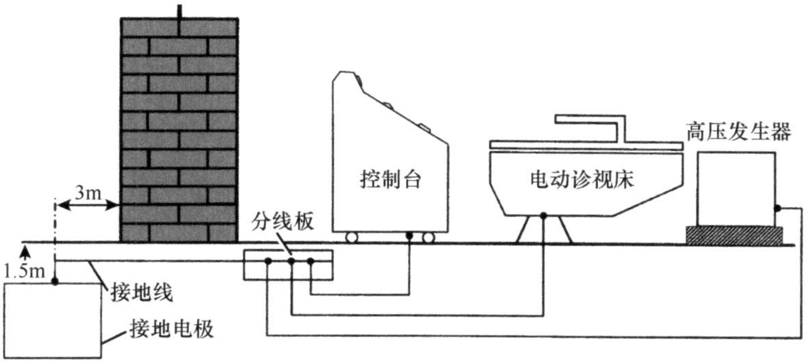

图 2-36 接地线的连接

（四）机房环境

1）机房内温度应保持在 18～27℃。

2）机房内相对湿度应为 40%～60%。

3）机房应有良好的通风系统，既可以保持室内空气新鲜，减少交叉感染，又可以及时将 X 射线机工作时产生的热量散发出去。

（五）安装调试及验收

1. 前期准备 医院应与厂家协商制定安装计划，并按合同要求进行现场环境的各项准备：机房位置、机房面积、机房防护、电源系统、专用地线、空调系统等。

2. 开箱清点验货 设备到货后，及时开箱检验，根据装箱单，认真清点机件是否齐全、是否完整无损。对电气部分，也需要进行必要的检查。

3. 设备安装 X 射线机通常由厂家派遣专业技术人员负责安装与调试。医院器械科的技术人员应积极配合，对机器组成、连接和运行等情况进行全面了解、熟悉，并代表医院进行现场监督、验收。

4. 通电试验 设备安装完毕后，需进行通电试验。通电试验应按低压空载、高压空载、高压负载的顺序进行。先切断各单元电路间的连接，分别通电试验，再整机相连通电试验，避免因局部电路故障而造成其他电路的损坏。

5. 参数调整 由于医院与设备厂家的电源条件不同，新安装的 X 射线机电路参量将会发生改变。待通电试验后，需对主要技术参数进行检测与调整，目的是在新的电源条件下，对各电路进行调整，使之达到 X 射线机的设计要求，以保证 X 射线机在正常安全使用范围内有最大的输出，达到最好的使用效果。

6. 检测验收 设备安装调试后，各项性能指标应符合说明书规定或合同规定，由厂家技术人员演示设备的全部功能，确认其硬件、软件配置符合合同规定，并利用模体对 X 射线机各项性能指标、物理参数进行检测，其结果应符合要求，图像清晰度良好。设备运行稳定、性能合格后，由使用科室签署验收报告，保修期由验收报告签署之日起开始计算。

【案例 2-2】

腹部 X 射线片摄影时，采用模拟 X 射线机并加用滤线器，调整好曝光参数[管电压（kV）、管电流（mA）、曝光时间（s）]，按曝光手闸Ⅰ挡、Ⅱ挡，曝光正常进行，但是获得的图像上出现金属条形伪影。

【问题 2-2】

（1）金属条形伪影产生的原因是什么？

（2）如何消除这种金属条形伪影？

【案例 2-2 分析讨论】

对较厚的部位（如腰、腹部）进行 X 射线片摄影时，需使用较高的管电压（kV）增加 X 射线的“质”，此时康普顿散射效应增强，会在胶片上形成灰雾，降低图像对比度，因此，需要选择滤线器吸收散射线，减少灰雾以提高图像质量。由于摄影前工作人员都会告知被检者除去身上的高密度物体，所以胶片上的金属条形伪影应为由活动滤线器发生故障而产生的暗条效应所造成的。活动滤线器长期使用，可导致支撑弹簧片的固定螺丝松动，四根弹簧片在滤线器左右摆动时失去一致性，并引起相互牵制，造成滤线器在活动过程中快速停止，滤线器内部的铅条就投影在胶片上，形成暗条效应。将滤线器的螺丝复位紧固后，故障解除，金属条形伪影消失。

第二节　数字 X 射线摄影设备与成像理论

一、CR 设备与成像理论

【案例 2-3】

男性，56 岁，3 年前开始出现左髋关节疼痛，天气变化及劳累后症状明显加重，休息时症状稍轻、缓解，偶尔出现左下肢前侧至膝关节疼痛。1 年前疼痛加重并行走困难，出现臀部、腹股沟等部位反复疼痛，还出现走路一拐一拐的情况，伴随跛行、下肢腿麻木无力，下蹲及蹲下再起来困难等症状，到医院就诊，医生要求进行髋关节 CR 检查。

【问题 2-3】

（1）数字 X 射线摄影设备给被检者带来了什么好处?

（2）数字 X 射线图像具有哪些优势?

【案例 2-3 分析讨论】

数字 X 射线摄影设备由于量子检出效率高，曝光剂量远低于模拟 X 射线机，大大降低了被检者的辐射剂量，减少了 X 射线对被检者的辐射损伤。同时由于对比度/分辨率高、动态范围宽，所以数字 X 射线图像质量高，更有利于医生诊断。

数字 X 射线图像可利用大容量光盘存储，消除用胶片记录 X 射线影像带来的诸多不便，并能进入 PACS，可进行互联网通信，实现图像的储存、传输和远程诊断。

CR 设备主要由信息采集、信息转换、信息处理、信息存储和记录四部分组成。用影像板（IP）作为探测器进行信息采集。

（一）CR 设备的基本构成

1. IP 的结构及特性

（1）IP 结构。

IP 结构示意图如图 2-37 所示。

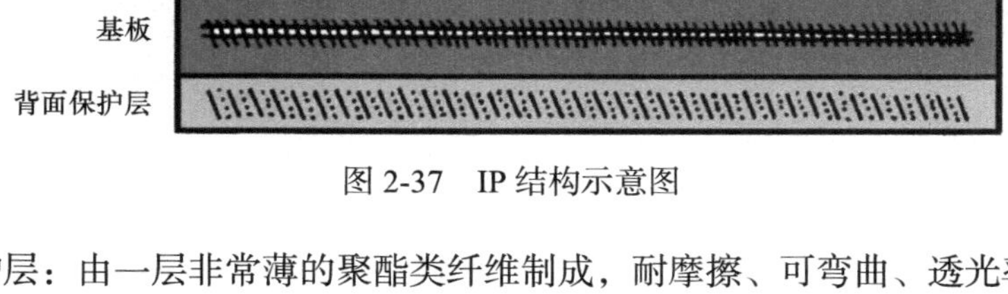

图 2-37　IP 结构示意图

1）表面保护层：由一层非常薄的聚酯类纤维制成，耐摩擦、可弯曲、透光率高，保护荧光层免受外界温度、湿度的影响，防止其在使用过程中受到损伤。

2）荧光层：由光激励发光（PSL）荧光物混合于多聚体溶液中，涂在基板上制成。PSL 荧光物能记录 X 射线信号，当用激光进行二次照射（激发）时，就会发出与照射它的 X 射线能量成正比的荧光信号。

3）基板：用聚酯纤维胶制成，具有较好的平整性、柔韧性和良好的机械强度。基板的作用是保护荧光层免受外力损伤，延长 IP 的使用寿命。

4）背面保护层：与表面保护层材料相同，避免 IP 在使用过程中的摩擦损伤。

（2）IP 特性

1）发射光谱与激发光谱（图 2-38）：PSL 荧光强度与所发荧光波长之间的关系曲线称为发射光谱。峰值波长为 390～400nm，要保证 PMT 在 400nm 波长处有最高的检测效率，以提高图像的信噪比。PSL 荧光强度与激发它的激光波长之间的关系曲线称为激发光谱。用波长为 600nm 左右的红色氦-氖激光读取时效果最佳，PSL 荧光物将发出强度与 X 射线强度成正比的蓝-紫色荧光。

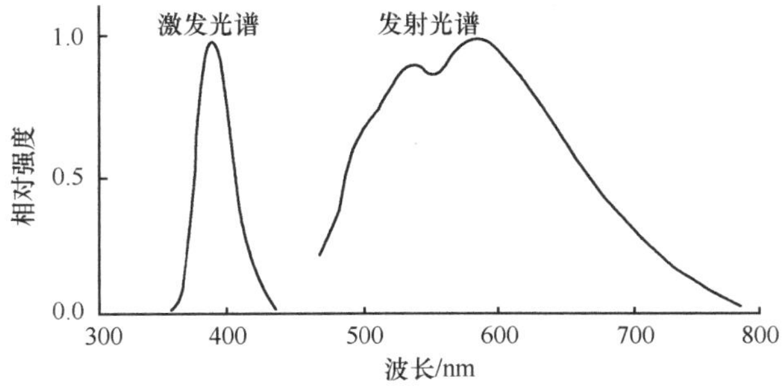

图 2-38　IP 发射光谱与激发光谱

2）时间响应：当激光停止照射时，IP 的 PSL 荧光强度很快衰减，不会发生采集和读出信息的重叠，具有很好的时间响应特征。

3）动态范围：PSL 荧光强度与入射 X 射线强度成正比，在（1×10^4）：1 的范围内具有良好的线性，IP 的动态范围比屏-片系统宽得多，可精确地检测摄影中各组织间 X 射线吸收的差别。

4）存储信息的消退：IP 在 X 射线激发后形成潜影，在读出前的存储期间，有一部分逸出电子被俘获，当使用激光二次激发时，PSL 荧光强度减少，这种现象称为消退。由于 CR 对 PMT 有一定的增益补偿，按标准条件曝光的 IP 在规定存储时间内几乎不受消退的影响。但 IP 曝光条件不足或存储时间过久，会导致噪声增大，因此，最好在 X 射线激发后的 8h 内读取 IP。

5）天然辐射的影响：IP 不仅对 X 射线敏感，对紫外线、γ 射线等电磁波也很敏感，随着射线能量的积蓄，在 IP 上会以图像伪影信号的形式被检测出来。长期存放的 IP 上会出现小黑斑，使用前应用可见强光照射 IP，以消除影响。

2. CR 系统阅读器的基本结构

（1）激光光源：用来激发 IP 内的荧光物，使潜影能量转换成可见荧光。早期多采用气体激光，目前 CR 系统均采用激光二极管，能得到与荧光物激发光谱和灵敏度匹配很好的激光波长与输出功率。

（2）PMT：点对点采集 IP 受激光二次激发所得到的荧光，并按顺序转换成电信号。

（3）模数转换：由 PMT 转换而来的电信号为模拟信号且强度比较弱，不便于信号的传输、处理，必须进行放大处理。再利用模数（A/D）转换器（analog to digital converter，ADC）量化处理成数字信号，传输给计算机进行下一步运算处理。

（4）擦除装置：激光二次激发读取 IP 潜影时，不会将全部潜影读完，尤其当曝光剂量较大时，会有未被释放的信息，称为残影。在下一次使用前必须将残影擦除，避免与之后的摄影形成的潜影混合，造成误诊。目前大多采用高强光的卤钨灯作为擦除光源。

（二）CR 成像理论

1. IP 成像原理 射入 IP 的 X 射线光子被荧光层内的 PSL 荧光物吸收，释放出电子。其中部分电子散布在荧光物内呈半稳态，形成潜影，完成 X 射线信息的采集和存储。当用激光二次激发已形成潜影的 IP 时，半稳态的电子转换成可见荧光，即发生 PSL 现象，也称为光致发光现象。所产生的荧光强度与第一次入射的 X 射线强度成正比。荧光图像还需光电转换和 A/D 转换，再经计算机图像处理后，才能形成数字图像。

2. CR 工作流程 CR的工作流程与传统的屏-片系统工作流程基本一致，只是用IP替代了胶片。

（1）被检者基本信息登记，包括姓名、性别、年龄、选择摄影部位、图像扫描方式等。

（2）IP 代替胶片采集人体信息，形成潜影。

（3）由图像读取装置进行信息转换，形成数字信号并传输给计算机。

（4）由图像处理系统完成对数字图像的各种后处理，如缩放、大小测量、灰阶处理等，最后完成图像的显示、存储与打印。

3. 影像读取原理 IP 由高精度传输马达带动产生匀速移动，激光束经反光镜反射，对 IP 进行精确而均匀的逐行扫描（图 2-39）。受激光二次激发而产生的 PSL 荧光被导光器采集并传输到 PMT 的光电阴极上，经光电转换和放大后，再经 A/D 转换获得数字信号。这一过程反复进行，扫描完整张 IP 后，即可得到一幅完整的数字图像。

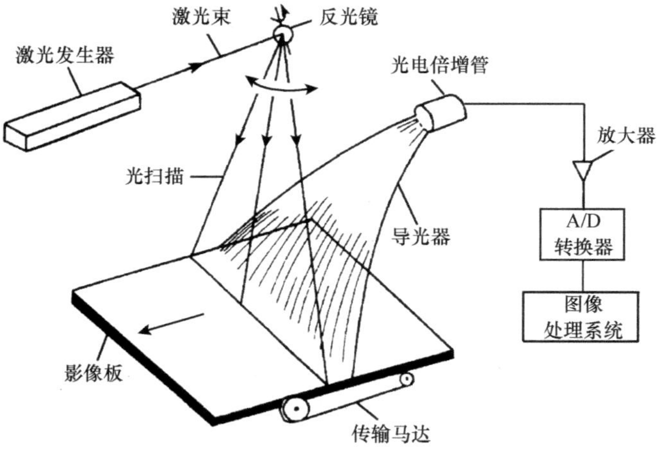

图 2-39 IP 读取方式示意图

4. CR 图像后处理 主要包括动态范围压缩处理、灰阶处理、谐调处理及空间频率处理。

（1）动态范围压缩处理：分为以高密度区域为中心压缩和以低密度区域为中心压缩两种，前者使高密度区域的密度值降低，后者使原始图像低密度区域的密度值增高，两者都将使图像的动态范围变窄，使图像细节显示更加清晰。

（2）灰阶处理：将 CR 系统中的 IP 潜影读取转换成数字信号，可以调整数字信号在一定范围内以黑白密度再现，即灰阶处理。通过调节窗宽、窗位，使图像显示符合临床诊断要求。灰阶处理中，关键是选择合适的灰阶变换函数。

（3）谐调处理：也称层次处理，主要改变影像的对比度、调节影像的整体密度。通过谐调处理，将读出的曝光过高或过低的 IP 影像调节成符合临床诊断要求的图像。

（4）空间频率处理：通过频率响应的调节来改变图像的锐利度。边缘增强是较常用的技术，通过增加高频响应使感兴趣区结构的边缘得到增强，以突出轮廓。空间频率处理和灰阶处理通常结合使用，可获得较大层次范围并实现边缘增强。

二、DR 设备与成像理论

DR 设备研究始于 20 世纪 70 年代末，在 I.I-TV 系统的基础上，利用 A/D 转换器将模拟视频信号数字化，进行计算机图像处理。随着微电子、光电子和计算机技术的发展，X 射线 FPD 得到快速发展，DR 设备辐射剂量低、空间分辨力高、工作效率高、图像质量高等优点得到进一步完善与提升。

（一）DR 设备的基本结构

1. X 射线发生系统　X 射线发生系统配有旋转阳极 X 射线管，大多采用高频逆变发生器。具有输出剂量大、辐射剂量低、可超短时曝光、能够实时控制等优点。

2. X 射线采集系统　它是 DR 设备的核心部分，FPD 是其最重要的组成部件，主要完成 X 射线信息采集、信息转换量化、信息传输等。FPD 安装在摄影床下或立位摄影架中，一般与滤线器和自动曝光控制装置组合使用。

3. 图像处理　DR 图像可通过医学图像软件进行处理，如窗宽、窗位、图像缩放、移动、旋转、翻转、反像、标注、测量（长度、面积）等，从而获得高质量的摄影图像，满足临床诊断要求。DR 设备还可通过专用软件完成图像减影、图像拼接、融合体层等特色处理。

4. 图像显示　图像显示分为显示器显示和胶片显示两类。

（1）显示器：用于摄影图像的重现、软阅读，根据临床诊断的要求不同，选择的医用显示器具有不同的分辨率。如普通 DR 图像选用 2～3 百万像素（megapixel，MP）医用显示器，乳腺图像选用 5MP 医用显示器。根据摄影部位及阅读习惯可选用横屏或竖屏显示器。

（2）胶片：在没有 PACS 的医院，数字 X 射线图像可通过打印机输出胶片，再利用观片箱进行阅片。

5. 控制台　控制台趋向集成化、智能化、程序化，主要包括：①被检者基本信息登记录入；②摄影部位的自动调节，滤过板和照射野选择；③自动曝光控制；④摄影参数的可视化和自动化；⑤设备自检、故障报警及故障代码显示。

6. 检查床和立位摄影架　检查床多为移动式，四角滚轮带有机械制动装置。床面要求 X 射线衰减系数小、机械强度高、负重能力强；立位摄影架调整灵活，操作简单，与 X 射线管智能联动，两者中心始终保持重合。

7. 管球支撑装置　管球支撑装置逐步向专用化、多功能化方向发展，机械结构的设计更加科学，满足临床各种 X 射线摄影检查的需要。

（二）DR 的分类

1. 直接转换方式　直接数字 X 射线摄影（direct digital radiography，DDR）原理是：透射人体的 X 射线照射到 FPD 上，光导半导体材料采集到 X 射线光子后，直接把 X 射线影像信息转换成数字图像信息。常用的光电半导体材料有非晶硒、碲化镉、溴化铊等。

2. 间接转换方式　间接数字 X 射线摄影（indirect digital radiography，IDR）原理是：透射人体的 X 射线照射到 FPD 上，由某种闪烁发光晶体物质吸收 X 射线能量并产生荧光，再由光电二极管采集并将荧光转换为电信号，经过 A/D 转换获得数字图像。常用的发光晶体物质有 CsI、硫氧化钆（$Gd_2O_2S:Tb$）。

（三）DR 的特点

1. 图像质量　DR 系统 X 射线图像的空间分辨力直接由探测器像素的大小决定。目前 DR 探测器像素尺寸可达 127μm，灰阶等级可达 12～16 bit。

2. 辐射剂量　DR 系统的量子检出效率（detective quantum efficiency，DQE）达 60%以上，远高于 CR 系统（20%）和传统胶片。大大提高了 X 射线能量的利用效率，降低了辐射剂量。

3. 成像速度　DR 系统的成像环节少、速度快、工作效率高。一般从曝光开始到显示图像只需几秒，而 CR 系统和传统 X 射线摄影需要几分钟。

4. 动态范围 动态范围是指探测器能将输入 X 射线剂量线性地转换为电信号，其剂量的最高值与最低值之比。DR 的动态范围可达（1×10^4）：1。相对于传统的屏-片系统，CR 和 DR 由于均采用数字技术，都有很大的曝光宽容度。

5. 图像后处理 图像后处理能力决定了数字图像的软阅读能力，后处理功能的实现涉及软、硬件的恰当配置。

图像后处理大致包括①图像处理：图像缩放、移动、旋转、测量、滤波；②显示器功能菜单：图像、文字一体化显示，多级菜单模块化设置；③增值服务：时间减影、能量减影、骨密度测量；④图像属性：图像文件格式可转换；⑤图像基本信息的提取：曝光剂量、摄影参数、信息直方图。

（四）非晶硒 FPD 成像理论

1. 非晶硒物理特性 静电放射成像利用了非晶硒（a-Se）的光导特性，即在黑暗的条件下非晶硒的电阻非常大，近似于绝缘体；在光照条件下，非晶硒的电阻非常小，近似于导体。这种物理成像方法的过程如下。

（1）将带有非晶硒的导电板置于高压静电场中，利用电晕放电使非晶硒膜均匀地带上“+”电荷。

（2）将带“+”电荷的导电板置于暗盒内。

（3）将暗盒放在 X 射线管下，放上铅字，进行曝光。

（4）经 X 射线感光后，原本带电均匀的非晶硒膜上的静电荷发生变化；对于完全感光部分，非晶硒膜上的静电荷全部消失；对于部分感光部分，非晶硒膜上的静电荷丢失一部分，残留一部分，静电荷丢失量与光照强度成正比；对于未感光部分，非晶硒膜上的静电荷全部留下。这样在非晶硒膜上就形成了肉眼看不见但非常完整的静电电位“潜影”图像，图像的每个像素都用静电电位来表示，所以是一个完全数字化的电位图像。

（5）如果把非晶硒膜做在导电板上，用静电吸附原理，将带同一种电荷的显影粉粒喷洒到静电“潜影”图像上，使肉眼看不见的“潜影”变成可见图像。根据同性相斥的静电原理得到的是负像，即射线片。

（6）若将带相反电荷的显影粉粒喷洒到“潜影”图像上，根据异性相吸原理得到的是正像，再经过转印、热定影就完成全过程。

2. 非晶硒 FPD 结构 主要由集电矩阵、硒层、电介层、顶层电极和保护层等构成（图 2-40）。

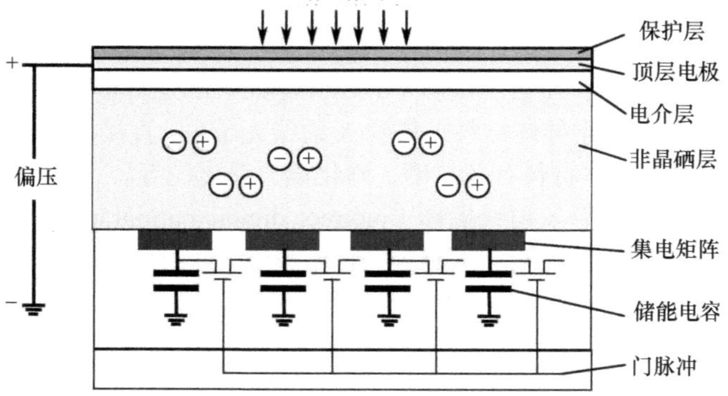

图 2-40 非晶硒 FPD 结构示意图

3. 非晶硒 FPD 成像原理 透射人体的 X 射线光子在硒层中产生电子-空穴对，在顶层电极和集电矩阵间外加高压（5～10kV）电场的作用下，电子和空穴定向移动，形成信号电流，被对应像素单元的接收电极所收集，形成信号电荷，存储在电容中，电容存储的电荷量与入射 X 射线强度成正比。每个像素都有一个起开关作用的场效应管。在读取信号的控制下，场效应管逐行依次导通，相应行内各像素电容存储的电信号通过数据线被同时读出，经放大器和乘法器放大输出，再经 A/D 转换器转换成数字信号，传送到计算机并形成数字图像信号。

（五）非晶硅 FPD 成像理论

1. 非晶硅物理特性　将X射线照射下激发出可见光的发光晶体物质统称为闪烁体(scintillator)或荧光晶体，这两类晶体的划分主要与荧光消退时间相关。

医学影像设备中使用的发光晶体物质均为人工合成的晶体化合物。能有效地吸收外界施加的能量，并在瞬间以可见光的形式（荧光/磷光）将能量释放出来。闪烁体在 X 射线的照射下可产生荧光现象和闪烁现象。

试验证明，不同的发光晶体物质与 X 射线相作用时，其能量转换能力差异很大。优良的发光晶体一般具有稳定的化学性能和较高的原子序数，对 X 射线高度敏感，能最大限度地吸收不同频率和不同能量的射线，并高效率地转换为可见荧光。目前非晶硅 FPD 使用的发光晶体主要为 CsI 晶体和硫氧化钆晶体。

发光晶体的光能传导效率直接关系到光信号的利用率，当受到 X 射线激发时，所产生的荧光会无规律地释放出来，只有沿着一定方向播散的荧光才能被探测器感光元件捕获，成为有用光信号。为了有效地采集到荧光，提高 X 射线利用率，现在所有 X 射线探测器都采用了材料技术或光学传导技术，如空心柱状结构传导技术、荧光反射层反射技术、高光洁度镜面反射技术、多路光传导技术等，以便能够使播散的荧光沿着规定的光路传导到感光元件上。

2. 非晶硅 FPD 结构　非晶硅 FPD 结构主要由保护层、反射层、闪烁体层、探测器矩阵、行驱动电路及图像信号读取电路、支撑层等构成（图 2-41）。

3. 非晶硅 FPD 成像原理　透射人体的X射线光子照射到非晶硅 FPD 上，由 CsI 晶体层将 X 射线图像转换成荧光图像。荧光传递到非晶硅光电二极管构成的探测器矩阵上，将荧光图像转换成信号电荷数量不等的图像。由计算机控制读出电路，逐行读取电荷信息，经 A/D 转换器转换获得数字图像信号，传送到图像处理器进行处理和存储后，在监视器上显示。

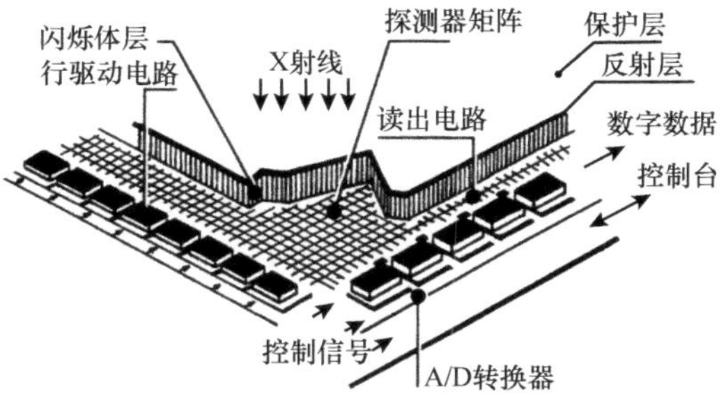

图 2-41　非晶硅 FPD 结构示意图

（六）CCD 探测器成像理论

1. CCD 物理特性　电荷耦合器件（charge-coupled device，CCD）是一种光敏半导体器件。由 Willard Boyle、George Smith 于 1969 年发明。两人于 2009 年因发明 CCD 图像传感器件而获得诺贝尔物理学奖。金属-氧化物-半导体（metal-oxide-semiconductor，MOS）是构成 CCD 的基本单元，是一个半导体器件。当入射光子被 MOS 硅衬底吸收时，会产生电子-空穴对，这时在 MOS 栅极上施加偏压，以在 MOS 内部形成耗尽区，进而形成一个电子势阱，势阱会将光照射产生的电子全部吸收，变成电信号，形成影像信息。

2. CCD 探测器结构　CCD 探测器主要由大面积 CsI 荧光板、反光板和 CCD 摄像机组成。

3. CCD 探测器成像原理　透射人体的X射线到达 CsI 荧光板，将 X 射线图像转换成荧光图像，荧光经过一组反射镜折射进入 CCD 摄像机光敏区，由 CCD 摄像机将荧光图像转换成数字图像信号，送至图像处理器进行图像后处理、存储，由显示器显示或激光相机打印。

（七）DR 特殊成像理论

1. 双能减影成像　人体不同组织对 X 射线的衰减系数不同，不同原子序数的物质对 X 射线的吸收作用不同。物质的光电效应和康普顿效应是能量减影的理论基础。短时间内对人体同一部位分别进行高管电压摄影和低管电压摄影，获得两幅图像数据，通过软件进行图像减影或数据分类，选择性地去除骨组织信息或者去除软组织信息，得到标准像、软组织像、骨组织像三种不同效果的图像，提高对疾病的临床诊断准确率。

2. 数字体层摄影 随着大尺寸动态探测器的应用及计算机成像技术的不断提高，数字体层摄影（digital tomosynthesis，DTS）出现，使得模拟 X 射线体层摄影发生了质的飞跃，临床应用价值不断提高。DTS 的原理是 X 射线球与探测器做同步平行于被检者的反向运动，X 射线管在运动位置上多角度连续投照，在 X 射线投射轨迹中产生任意数量的目标体层，探测器快速采集一系列的投影数据，基于像素偏移-叠加或滤波反投影的程序完成图像重建，可实现任何设定高度的体层图像重建。数字体层摄影与模拟 X 射线体层摄影的比较见表 2-2。

表 2-2 数字体层摄影与模拟 X 射线体层摄影的比较

	数字体层摄影	模拟 X 射线体层摄影
采集方式	X 射线管与探测器相对反向运动	X 射线管与屏-片相对反向运动
图像特性	获得重建图像（间接）	获取模拟图像（直接）
图像数量	多层面图像	单一层面图像
可重复性	可任意重复	不可重复

3. 组织均衡 DR 系统有很大的曝光宽容度、较高的 DQE，图像层数丰富。但人眼只能识别 16bit 灰阶，在同一曝光范围内，如果观察高密度组织，则损失低密度组织，反之相反。对于密度差或厚度差较大的成像区域，常规的 DR 会出现曝光不足或曝光过量的现象。组织均衡技术将标准的 DR 图像分解成许多不同密度区域的图像，然后加权整合得到新的图像，在新的图像里，不同体厚的细节均可清晰显示，避免了反复调节窗宽、窗位来观察密度偏高或偏低的部分，提高了工作效率，使操作更加简便。

4. 图像拼接 利用处理软件进行智能影像拼接，将被检者相邻部位多次不同曝光区域的影像自动拼接，从而突破了探测器尺寸的限制，可获得上下肢、胸腹部的整体图像。

三、DSA 设备与成像理论

【案例 2-4】

男性，56 岁，因胸痛、胸闷入院，既往有高血压、糖尿病史，身高 170cm，体重 92kg，体重指数（body mass index，BMI）为 31.8。入院后拟行冠状动脉造影术和支架植入术。术中介入手术医生总是反映图像质量不佳。

【问题 2-4】

（1）图像质量不佳，需考虑哪些原因？

（2）如何调整才能改善？

【案例 2-4 分析讨论】

影响 DSA 影像质量的因素来自诸多环节，包括设备因素、成像方式、图像噪声控制、操作技术因素、患者因素等。设备因素：应定期做设备的维修保养，检测设备 X 射线剂量的准确性。成像方式：应选择超脉冲成像，获得快速的动态图像。图像噪声控制：被检者体重指数为 31.8，非常肥胖，X 射线穿透力不够，使得图像噪声大，图像不清晰，可选择高 X 射线剂量档，增加 X 射线剂量，提高信噪比。操作技术因素：检测导管是否与靶血管吻合，将血管位于图像显示中心，选择合适的对比剂推注压力、流率及总量。选择合适的采集速率，合理应用遮光器和密度补偿装置。患者因素：被检者非常肥胖，X 射线剂量大，应做好术前宣教工作，取得患者的术中配合。

（一）DSA设备的基本结构

DSA设备主要由X射线发生系统、影像采集装置、图像处理与显示系统、附属装置等部分组成（图2-42）。

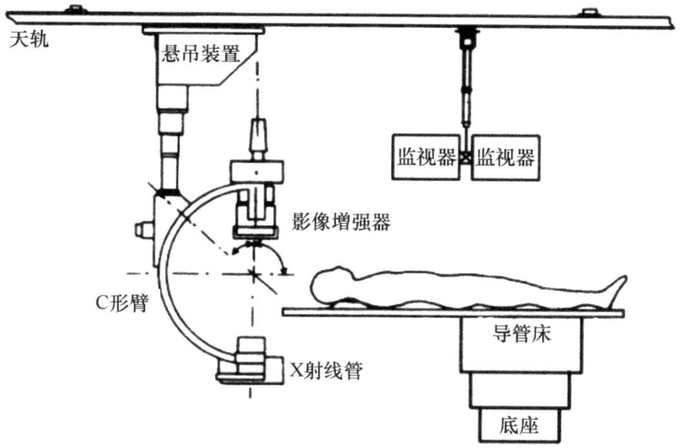

图2-42　DSA设备结构图

1. X射线发生系统　X射线发生系统主要包括X射线管、X射线高压发生器（图2-43）。

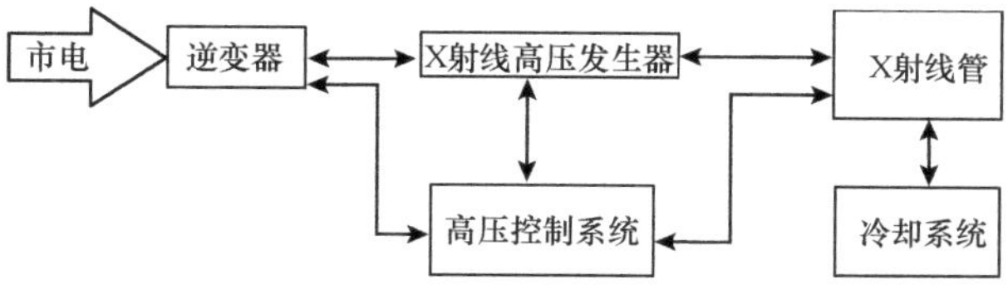

图2-43　DSA X射线发生系统

（1）X射线管：X射线管的结构由阴极、阳极和玻璃外壳组成。其结构组成同本章第一节中所述。DSA设备X射线管为旋转阳极X射线管，采用油加水循环冷却。为满足连续脉冲曝光、采集高品质动态影像的要求，DSA系统使用小焦点、高热容量、高负荷、高转速、散热率高的X射线管。目前最先进的是采用液态金属轴承技术，避免了普通球管在高转速情况下的轴承磨损，不仅散热效率增加，更大大提高了X射线管承受连续负荷的能力，延长了球管的寿命，同时降低了设备的本征噪声，提高了图像的信噪比。一些综合技术的应用提高了影像质量并减少了被检者和检查者的辐射剂量，如铜滤过技术（X射线管窗口处附加铜滤过片，对X射线光谱进行滤过，减少低能量软射线，提高输出X射线束的平均能量）、光栅控制技术和密度补偿滤过技术等。

（2）X射线高压发生器：其结构组成同本章第一节中所述。DSA系统采用的是高频逆变高压发生器，分为连续式高频逆变高压发生器和计算机控制的脉冲式高频逆变高压发生器。连续式高频逆变高压发生器脉冲采集时的脉冲波依靠X射线管内的栅极开关控制产生；计算机控制的脉冲式高频逆变高压发生器脉冲采集时的脉冲波直接由高压发生器产生。DSA系统通常采用微机控制的大容量脉冲式高频逆变高压变压器，功率达100kW，高压范围为40～125kV，最大电流为1000mA（100kV），具备脉冲透视功能，满足超短时间、低电压、大电流连续脉冲式动态采集的需要。同时还能自动根据成像区衰减状态调整管电压、管电流等参数，使X射线管保持最佳负荷状态，在安全辐射剂量范围内获取最佳图像质量。

2. 影像采集装置　DSA的影像采集装置有影像增强器、固体半导体型探测器、数字平板探测器。

（1）影像增强器：同本章第一节所述。

（2）固体半导体型探测器：主要部件为电荷耦合器件（CCD），是一种光敏半导体器件，基本单元结构是金属-氧化物-半导体电容（俗称 MOS 电容），在光照条件下能够产生电子电荷，这些电荷在序列脉冲驱动下可以按规定方向转移，形成图像视频信号。常用的光敏元件有 MOS 电容器和光敏二极管两大类。

（3）数字平板探测器（FPD）：DSA 数字平板探测器主要分为两大类，即非晶硅数字平板探测器和非晶硒数字平板探测器，常用非晶硅数字平板探测器。结构及工作原理已在本章第一节描述。

3. 图像处理与显示系统 DSA 图像从 X 射线采集到最终在显示器上显示，需要经过模数转换，由计算机进行高速的数字逻辑运算，最后通过数模转换器转换成模拟图像显示（图 2-44）。

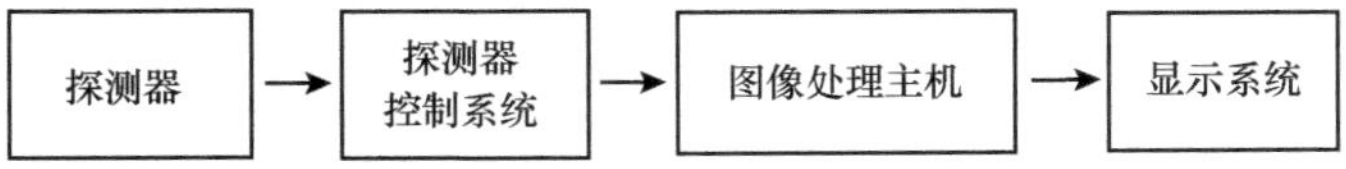

图 2-44 DSA 图像处理与显示

（1）模数转换器（ADC）：是一个大规模的集成电路，把连续的模拟电信号分解为彼此分离的“灰阶”信号，并赋予每个灰阶相应的数字量级，用二进制“1”表示高电压信号，“0”表示低电压信号。图像在二进制 0-1 的变化中，每个数字值经接通电子开关的开和关即可被记录，把电视摄像机所拍摄的模拟 X 射线图像信号转化为数字信号。

（2）数字逻辑运算：模拟图像信号通过 ADC 转换成数字信号后被存储，经复杂的逻辑运算单元处理，得出相应的数字信号并存储。经数字化处理，从一个影像减去另一个影像仅需 33 ms 或更短时间。一个运算逻辑单元可在 1s 的 200 亿分之一内完成两个二进制数的加法或减法。从两个正的影像开始，第一个影像的每个像素的数字首先逐个地颠倒和加 1，这样处理后产生一个负影像。然后，组成这个负影像的二进制数字再逐个像素地与第二个正影像相应的数相加，产生第三个影像，即减影影像。

（3）数模转换器（digital to analog converter，DAC）：数字影像的像素亮度值是离散的、不连续的。经模拟信号数字化和减影运算处理后得到的数字影像信号，必须转换成模拟影像显示在电视屏幕上，这个过程为数模转换，完成这个转换过程的元件为数模转换器。在数字 X 射线摄影中，常使用过滤反投影法重建数字图像，即通过计算机对数字图像的基本数据组进行数字褶积实现图像重建，也有的使用迭代重建方法处理图像。

（4）图像显示系统：为黑白高分辨率液晶显示器，显示矩阵为 1600×1200，显示器亮度 ≥700cd/m^2，且亮度恒定。支持 DICOM PART14 的标准，支持灰阶显示，有 10bit 的输出灰阶。

4. 附属装置

（1）机架系统：机架系统包括 C 形臂和导管床，是整个系统重要的组成部分。C 形臂系统主要分为落地式和悬吊式。要求具有旋转角度大和旋转速度快、C 形臂运动轻巧顺畅等特点。在检查床方面，除床面的各种运动方式外，承重也是一个重要参数。特别是在抢救时心肺复苏的承重参数，要求具备 80kg 以上的心肺复苏承重。

（2）辐射防护屏：有床边防护屏和顶挂式床上防护屏两种。

（3）双臂托、导管插入术臂托、检查灯等。

（4）高压注射装置。

（二）DSA 成像基本理论

1. 影像增强器原理 数字减影血管造影指利用影像增强器将透过人体后已衰减的未造影图像的 X 射线信号增强，再用高分辨力的摄像机对增强后的图像进行一系列扫描。所得到的各种不同的信息经模数转换器转换成不同值的数字存储起来，同理，得到造影图像的数字信息并存储，把造影图像的数字信息与未造影图像的数字信息相减，获得不同数值的差值信号，经数模转换器转换成各种不同的灰阶，在阴极射线管上构成图像。由此，骨骼和软组织的影像被消除，仅留下含有对比剂的血管影像。常见的矩阵有256×256、512×512、1024×1024，每组数字表示矩阵的像素数，即信息量。一个典型的影像含有约25万个这样的像素。对于正方矩阵来说，像素的数目与矩阵的行数或列数的平方成正比。

DSA的减影过程基本按下列顺序进行：①摄制普通片；②制备mask片，即素片、蒙片、掩模片、基片；③摄制血管造影片；④把mask片与血管造影片重叠在一起翻印成减影片。①与③为同部位同条件曝光。制备mask片是减影的关键，mask片是与普通平片的图像完全相同，而密度正好相反的图像，即正像，相当于透视影像（图2-45）。

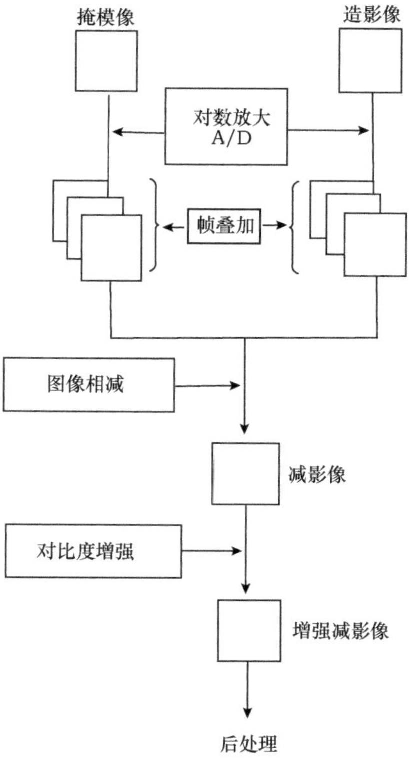

图2-45　X射线数字减影流程

减影技术的基本内容是把两帧人体同一部位的图像相减，从而得出它们的差值部分。造影前的图像，即不含对比剂的图像称为mask像。广义地说，mask像不一定是造影前的图像，mask像是要从其他图像中减去的基准图像，造影过程中任一幅图像都可以作为mask像。注入对比剂后得到的图像称为造影像，广义地说，造影像是指要从中减去mask像的图像，造影系列中任何一幅图像都可以作为造影像，mask像与造影像的确定依据所观察的血管期而定，如动脉期、毛细血管期、静脉期等。

2. 平板探测器原理　同本章第一节第二部分“DR设备与成像理论”。

3. DSA信号与图像采集

（1）DSA信号：DSA使用摄影X射线成像，经减影形成仅含有对比剂的血管影像。在造影期间进行两次曝光，一次是在对比剂到达感兴趣区之前，另一次是在对比剂到达感兴趣区并出现最大浓度时，相应的图像称为mask像和造影像。被检者在曝光过程中保持体位不移动，则两影像之间的唯一差别就是是否含有对比剂的血管，它们两者的差值就是DSA的信号。这个信号与整个未减影的视频信号范围相比是非常小的，但可以经过对数或线性放大、窗口技术等处理将差值信号放大到充满整个亮度范围，这就是通常所说的DSA具有探测非常小的信号等级的能力，被描述为对比灵敏度或对比分辨力。

与此同时，减影虽然消除了来自静止背景结构的信号，但增加了图像噪声。若mask像和充盈像各自具有的噪声等级为σ，那么它们的差值图像具有$\sqrt{\sigma^2+\sigma^2}=1.4\sigma$的噪声幅度，噪声增加了40%。DSA差值图像的信噪比比未减影的含对比剂的图像差。

在DSA中，影像对比度百分比被规定为差值信号的数值与mask图像中同一点所测的信号百分比，即

$$图像对比度\%=\frac{S-S'}{S}\times 100\% \quad (2\text{-}6)$$

式中，S为mask图像中某一点的信号值；S'为注入对比剂后同一点的信号值。

对于DSA中较小的血管成像，图像对比度通常在1%～10%，然后通过放大等技术使对比度增强。在X射线成像中，图像的对比度由物质密度和X射线束沿该物质路径的实际长度的乘积决定；DSA图像的对比度是血管内碘浓度（P^{I}）与血管直径（d）的乘积，随着P^{I}和d的增加，DSA差值信号也增加。由此可见，DSA的信号是由对比剂的摄影浓度$P^{\mathrm{I}}d$决定的。因为碘浓度的单位是

mg/cm^3，直径单位是 cm，所以 DSA 信号的相关物理单位则是：mg/cm^3×cm=mg/cm^2。

物体对比度与 $P^{\mathrm{I}}d$ 有如下关系：

$$\text{物体对比度\%}=\frac{u}{P^{\mathrm{I}}}P^{\mathrm{I}}d\times 100\% \tag{2-7}$$

式中，u/P^{I} 是 X 射线光谱成像时碘的团块衰减系数，此值可以从 X 射线指数衰减的基本物理规则中推导出来。在实际 DSA 图像中测得的图像对比度绝对不会大于物体对比度，这是 X 射线散射线和系统调制传递函数（modulation transfer function，MTF）衰减影响的结果。探测器所探测的摄影碘浓度可能来自一支以上的血管，当两支含对比剂的血管横交时，在相关点上所测得的摄影碘浓度增加，信号也增加，如果窗口技术运用得当，就可以显示一支血管位于另一支血管的上方或下方。

（2）DSA 的信号幅度：在造影过程中，利用 DSA 设备附有的视频密度计可以把记录到的视频信号量转化为视频密度值，以时间为 x 轴，以视频密度为 y 轴作图，即得到时间-视频密度曲线。视频密度值是影像增强器输入端接收的射线强度的模拟，一个感兴趣区的时间-视频密度曲线反映的是透射该感兴趣区的 X 射线衰减的时间变化。在 X 射线管输出能量不变的情况下，透射任何感兴趣区的射线的衰减，主要决定于感兴趣区结构的密度和厚度。

在血管造影中，同一感兴趣区不同时相的影像对射线衰减的变化，取决于感兴趣区内的碘含量。时间-视频密度曲线则间接地反映该感兴趣区血管内碘的廓清过程。但是，DSA 探测到的视频密度值为亮度值或称为灰度，其亮度值是由感兴趣区所含的碘信号与 X 射线透射量共同决定的。时间-视频密度曲线与时间-浓度曲线相关，最理想的时间-浓度曲线是高的脉冲峰值和窄的脉冲宽度。

静脉数字减影血管造影（intravenous digital subtraction angiography，IV-DSA）中，静脉内给药，使动脉显影，因对比剂团块在整个体循环和肺循环中稀释，静脉给药提供的峰值动脉碘浓度与直接动脉给药相比是相当小的。所以，IV-DSA 提供的是明显降低的 DSA 差值信号，出现低峰宽底的时间-视频密度曲线。

动脉数字减影血管造影（intraarterial digital subtraction angiography，IA-DSA）中，特别是在选择性和超选择性血管造影中，血管内碘浓度很快达到峰值。因此，IA-DSA 提供的是高峰窄底的时间-视频密度曲线。

在 DSA 中，血管显影所需的最低限度的含碘量与血管直径成反比。对于较大血管显示，于显影高峰期间增加碘浓度使之超过最低限度值并无助于获取更多的信息。相反，对于直径较小的血管，增加血管内的碘浓度将获得更多的影像信息。

（3）DSA 的曝光条件

在选择 DSA 的相关参数时应明确一条基本规律，即 DSA 显示血管及病变的能力（图像质量或信噪比）与血管内的碘浓度及 X 射线曝光剂量的平方根的积成正比，即

$$\text{SNR（信噪比）}\propto\text{碘浓度}\times\sqrt{\text{X射线曝光剂量}} \tag{2-8}$$

提高 X 射线曝光剂量可以相应地改善图像质量，更好地显示小血管。例如，要使内径 2 mm 的狭窄血管与一支直径 4 mm 的血管显示图像质量相同，则需要将碘浓度加倍或将曝光剂量增加 4 倍。当然，在这种情况下增加碘浓度更可取。

1）X 射线光谱：X 射线探测器和成像物质（碘）的吸收特性影响 DSA 所需的 X 射线光谱的选择。碘作为对比剂的一个重要原因是碘在物理性能上具有很理想的 K 层结合能（33 keV），这是诊断 X 射线的平均能量。用碘作对比剂，比原子序数更高的其他物质可以吸收更多的射线，产生高的对比图像。在诊断 X 射线能量范围内以及 X 射线与碘的相互作用中，光电吸收占 80%以上。DSA 成像时能使隐含大量软组织和致密骨组织中的小量碘对比剂显影，将人体软组织和骨组织的衰减系数同碘的衰减系数作比较。软组织和骨组织的衰减系数随着射线能量的增加而平稳地下降，因为软组织为碳水化合物，碳和氧的 K 层结合能分别为 0.283keV 和 0.531 keV，骨骼的 K 层结合能为 4.038 keV。而碘的衰减系数在 33 keV 时，物质衰减系数迅速增至 6 倍，这种不连续状态即碘的 K 缘，它是由入射 X 射线能量与碘原子 K 层电子的结合能作用产生的。碘的 K 层结合能为 33.164 keV，

当 X 射线的能量恰好达到碘物质 K 层电子结合能时，光子透过率发生突变，透过的概率几乎为零。

采集图像时管电压的选择很重要，因为增加射线能量，就增加了透过光子的百分数。当能量增加时，光电吸收下降到只剩下散射吸收。光电效应与光子能量的三次方成反比，因此低电压技术能扩大组织间的射线对比度，获得较高的对比度图像。

2）曝光要求：DSA 曝光剂量的选择应根据感兴趣区血管的大小、病变部位及病变观察的细致程度等决定。感兴趣区血管越小，对比度越低，所需的曝光剂量越大。辐射剂量依赖管电压的设置、遮光器的运用、滤线栅的应用及采像帧率等。采集的影像越多，可供存储和利用的信息越多，曝光剂量就越高。每次采集曝光剂量与帧率成正比。

（4）DSA 图像采集：DSA 的图像采集需设置各种检查参数、DSA 方式、注射参数等（图 2-46）。DSA 检查前各参数选择如下。

1）一般资料输入：被检者进行 DSA 检查治疗前，应将有关资料输入计算机内，便于检查后查询、图像分析。为复诊提供依据，也为图像复制或激光相机打印留下文字记录。

2）确定 DSA 方式：仔细阅读病历资料，根据不同的病情需要及诊断要求，选择与造影部位和被检者状态相适应的减影方式。减影方式有时间减影、能量减影和混合减影。

3）采集时机及帧率：采集时机及帧率的选择原则，是使对比剂的最大浓度出现在所摄取的造影系列图像中，并尽可能减少被检者的曝光剂量。

采集时机有采集延迟和注射延迟两种。采集延迟就是先注射对比剂，然后曝光采集图像；注射延迟则先曝光采集图像，后注射对比剂。延迟的选择取决于造影方法及导管头端至感兴趣区部位的距离，IV-DSA 或导管头端距感兴趣区较远时，应使用采集延迟；IA-DSA 特别是选择性和超选择性动脉造影时，应选用注射延迟。

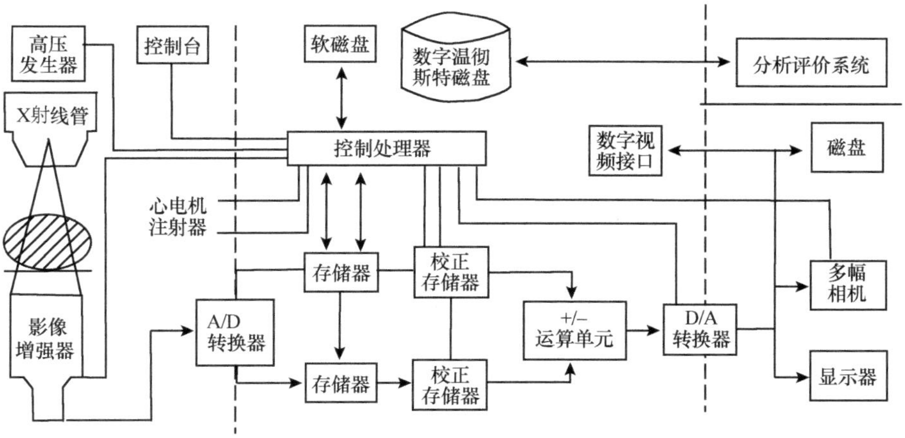

图 2-46　DSA 成像示意图

采集帧率依 DSA 装置、病变部位和病变特点而定。大多数 DSA 装置的采像帧率有 2 帧/s、3 帧/s、4 帧/s、6 帧/s、7.5 帧/s、12.5 帧/s、15 帧/s、25 帧/s、30 帧/s 等。有的超脉冲式和连续方式的采像帧率高达 50 帧/s。这些帧率在造影前进行选定，输入计算机内执行。

4）其他相关技术参数：DSA 检查前都要选择减影方式、矩阵大小、影像增强器输入野的尺寸（放大率）、摄像机光圈大小、X 射线焦点、X 射线管的负载、X 射线脉冲宽度、X 射线管电压和管电流值、mask 像的帧数、积分帧数、放大类型、对比剂总量和浓度、注射流率、噪声消除方式等。这些参数的选择依据 DSA 装置的不同而不一样，有的参数由机器自动进行调节，有的参数有些机器没有设置，有的参数则在操作时选定。

此外，应用附加设备补偿滤过，采像时应将视野内密度低的部分加入一些吸收 X 射线的物质，使 X 射线在被照射区域内的衰减接近均匀，以防止产生饱和状伪影。

5）mask 像的选择与充盈像的相减组合：采像的减影图像在监视器上显示，其效果取决于选择 mask 像与充盈像相减的组合。mask 像和充盈像的相减组合可在造影前设定，若出来的差值图像不理想，还可在后处理中重新选择 mask 像和充盈像，并进行配对减影。mask 像既可选在对比剂出现之前，也可选择在对比剂从血管中消失之后，还可选择在对比剂充盈最佳时。若对比剂出现之前的 mask 像由于被检者运动，减影图像出现模糊，可选对比剂从血管中消失后的图像作 mask 像。若对比剂出现之前或消失之后的 mask 像噪声很大，还可以将多帧 mask 像叠加进行积分，以提高图像的信噪比。充盈像的选择以对比剂在兴趣区血管内充盈最佳为好。

4. DSA 图像后处理 DSA 常用的影像后处理方式包括窗口技术、再蒙片与像素位移、图像的合成与积分、补偿滤过、界标与感兴趣区的处理等。

（1）窗口技术：窗口技术（window technique）是以一个系数乘以图像每个像素的强度，像素强度的变换是在一个规定的公式上进行的，即用窗口技术来控制每个像素的强度转换。人眼在一幅图像上对明暗度变化的探测能力约为 3%，运用窗口技术后就能使低对比度的病变信号增强。

窗口技术是通过窗宽（window width，WW）和窗位（window level，WL）来调节的。窗口技术有分档式和随意式，前者窗宽、窗位的数据在进行 DSA 检查前已输入计算机内，该数据是根据不同部位所需要的灰度级进行设计的，相邻档次的数据有一定的间隔；后者的窗宽、窗位调节是在 DSA 检查完后进行的，根据影像的要求、病灶的显示、诊断的要求、与拷贝片的匹配等，通过调节键分别对窗宽、窗位进行随意选择，调节比较细致。

窗宽是指显示图像时所选用的灰阶范围，只有在这个规定范围内的不同数值才有灰度级变化，而在这个范围的最低值和最高值以外，分别显示黑色或白色的影像。灰阶在较低的窗宽范围显示黑色（暗），灰阶在较高的窗宽范围显示白色（亮）。改变窗宽则可增加图像反差，窗宽的大小直接影响图像的对比度和清晰度，窗宽小，显示的灰阶范围小，图像的对比度强，适用于显示密度差别大的组织结构，如大血管的疾病等。反之，窗宽较大时，显示的灰阶范围大，图像的对比度差，但影像的轮廓光滑，密度也较均匀，层次丰富，适用于显示密度较近的组织结构。窗位也称“窗高”“窗平面”，是窗宽的上限及下限的平均值，为选择窗宽范围的一个“段落”，其数值可由窗宽的最高值与最低值相加除以 2 而得。应根据检查的要求，采取要观察的组织器官的最佳密度值为窗位，再根据图像对比度的要求，选用适当的窗宽进行图像观察，即可得到比较满意的图像效果。总之，窗位为显示组织器官灰度范围的中心，窗宽则以窗位为中心，选择适当的范围调节影像灰度。

（2）再蒙片：再蒙片就是重新确定 mask 像，是校正减影图像配准不良的后处理方法，可以弥补造影过程中被检者轻微运动所造成的减影对错位。其机理如下：在造影期间，对比剂团流经血管时，产生一个曝光序列，假定第一次曝光被设定为 mask 像，而其后的则为含有对比剂的造影像，从每个造影图像中减去 mask 像，就得到了一系列的减影像。一旦在曝光期间被检者发生了移动，则该减影对（mask 像与选择的减影像）的影像不能精准重合，即产生配准不良。一个简单的补救方法是改变减影对，通常是先观察造影的系列图像，然后用试凑法选择两帧相减以形成理想的减影图像。再蒙片的局限性是替换的 mask 像本身含有一些对比剂，这就使得减影后的差值信号降低。

（3）像素位移：像素位移（pixel shift）是通过计算机内推法程序来消除移动伪影的技术。其主要用于消除被检者移动引起的减影像中的配准不良。机理是：对于 DSA 成像的两帧相减的图像，第一帧仅包括骨和软组织结构，第二帧包括来自含碘的血管信号，假定两帧图像中有骨移动，那么减影图像中将产生一个骨配准不良的伪影。为了改善减影对的配准不良，可以将蒙片的局部或全部像素向不同方向移动一定距离，使之与对应的像素更好地配准，再经减影，骨信号将被消除，仅留下血管影像。

在实际应用中，按校准键一次，就可移动一个像素。像素位移可以上、下、左、右及斜向进行。

然而，影像中可有数十万个像素，这种像素位移仅在两维空间的图像上进行，而被检者移动方式可能很复杂，是多维的。因此，通过像素位移改善伪影的能力是有限的。

（4）图像的合成与积分：图像的合成与积分是一种空间滤过处理，即来自一系列图像的所有像素值被累加，形成一个新的像素值。一般是将全部或部分 mask 像和含对比剂的充盈像分别累加，这种合成与积分可在 1～16 帧图像之间进行，即 2、4、8、16。例如，积分是 2，就是 2 帧合成一幅图像；积分是 8，则是 8 帧合成一幅图像。积分因素越多，图像噪声越低，图像积分能有效地使一幅图像更细腻，减少图像噪声。

在 DSA 检查的序列曝光中，可采集十几帧至几十帧的影像，而用作减影的仅为其中一对或几对，其他帧幅都被浪费掉了，从 X 射线曝光的利用来考虑是低效率的。若将多帧 mask 像积分，并作一个负数加权（如–1），将若干帧含对比剂的图像帧幅积分，并作一个正数加权（如+1），再用这两个分别经积分和加权后得到的影像作减影，便得到积分后的减影像，是若干帧幅影像加总后的平均。图像合成时的 mask 像与充盈像的数目不必相等，但权数的总和必须是零，以保证消除静止的背景结构。

图像合成与积分的特征有：①提高信噪比，改善图像质量；②因 mask 像由多帧合成，主动地将 mask 像变得模糊，随之运动伪影也变得模糊，降低了对运动性模糊的敏感性；③碘对比信号相对提高；④图像积分过多，会增加合成时间，使时间分辨力下降；⑤帧幅的积分需要增加影像处理机的存储能力，2 帧积分需要 9 bit 的存储器，4 帧积分需 10 bit 的存储器，而 8 帧积分需 12 bit 的存储器。

（5）补偿滤过：补偿滤过是在 X 射线管与被检者之间放入附加的衰减材料，在成像区域内选择性地衰减特定的辐射强度区域，以提供更均匀的 X 射线衰减。使视屏范围内的密度趋于一致，避免在 DSA 图像上产生饱和状伪影，影响减影血管的观察。常用的滤过材料有铝片、铜片等。

（6）界标与感兴趣区的处理

1）界标：界标（landmark）技术主要是为 DSA 的减影图像提供一个解剖学标志，对病变区域或血管准确定位，为疾病诊断或外科手术提供参考。减影图像只含有对比剂的血管影像，解剖定位不明显。如果需要体内标志，可用一个增强了亮度的 DSA 减影像，与原始的未减影像重合，这样得到的图像可以同时显示减影的血管与背景结构，即界标影像。

2）感兴趣区的处理：随着技术的发展，医学影像学的诊断不是单纯的解剖定位诊断，已发展到定性诊断，乃至定量诊断。DSA 技术不仅可以对某些疾病做出定位诊断，还可以通过某些征象分析、各种参数的测定及曲线分析做出定性和定量诊断。

对病变局部的处理方法有：①对病变范围进行勾边增强，显示图像的轮廓，突出病灶，便于诊断和测量；②对病变区域进行系列放大、灰度校准及转换、附加文字说明；③对病变区进行数字运算、图像换算，以便观察图像的细致程度；④病变区的计算统计，包括图像密度统计，计算两个感兴趣区的密度比率，建立病变区直方图，计算直方图密度统计曲线；⑤建立时间-密度曲线，病变区作为时间的函数，x 轴是采像时间，y 轴是所选病变区内的总密度；⑥确定心脏功能参数，测定心室容积和射血分数、室壁运动的位相和振幅；⑦研究对比剂流过血管的情况，从而确定血管内的相对流量、灌注时间和血管限流，同时可以测出血管内狭窄的程度、大小、相对百分比，以及狭窄区的密度改变等。

5. DSA 特殊成像 随着 DSA 成像技术的发展，数字平板探测器应用日益广泛，近几年 DSA 的一些新功能也应用于临床。

（1）旋转 DSA 技术：旋转 DSA 技术是利用 DSA 机的 C 形臂旋转来达到检查要求的新技术，它可以多方位显示感兴趣区的减影血管解剖。旋转 DSA 成像时，DSA 机的 C 形臂做两次旋转运动，第一次旋转采集一系列蒙片像，第二次旋转采集含有对比剂的影像，对在相同运动轨迹下采集的两帧图像进行减影，以获取序列减影图像。

旋转 DSA 技术的优点是可获得不同角度的多维空间血管造影图像；增加了血管影像的观察视角，从多方位观察血管的正常解剖和异常改变，提高了病变血管的显示率。该技术是对正侧位 DSA

检查的重要补充，旋转起始位置及方向、旋转角度、注射对比剂参数及对比剂总量与旋转角度匹配等都影响病变血管的显示效果，旋转速度与图像质量有关。旋转 DSA 目前主要应用于以下几方面。

1）头颈部血管性病变，尤其是颅内动脉瘤的诊断，应用旋转 DSA 可提高病变的检出率，并可清晰地显示动脉瘤的瘤颈，有利于治疗方法的选择和治疗方案的确定。

2）腹部血管病变，尤其是肝脏疾病的诊断，应用旋转 DSA 可以清楚地显示肝脏肿瘤的供血动脉。

（2）3D-DSA 技术：3D-DSA 技术是近几年在旋转 DSA 技术上发展起来的一项新技术，是旋转 DSA 技术、DSA 技术及计算机三维图像重建技术相结合的产物。其作用原理为通过二次旋转 DSA 采集图像，将图像传至工作站进行容积再次重建、多曲面重建和最大密度投影（maximum intensity projection，MIP）等处理，这些后处理方法主要是为了对感兴趣区的病变进行任意角度观察，以便提供比常规 DSA 更丰富的诊断信息，在一定程度上克服了血管结构重叠的问题，可任意角度观察血管及病变的三维关系。3D-DSA 技术目前主要应用于以下几方面。

1）应用于脑动脉病变的诊断与治疗，清晰显示脑动脉狭窄、动脉瘤的载瘤动脉、瘤颈等影像信息。

2）对胸、腹盆部血管狭窄及变异、肿瘤的供血动脉，以及异常血管的起源及走行等可清晰显示。

3）清晰显示骨肿瘤的供血动脉，以及肿瘤病变组织与骨骼的关系，有利于治疗方案的确定。

（3）岁差运动 DSA 技术：岁差运动 DSA 技术是旋转 DSA 技术的另一种运动形式，利用 C 形臂支架两个方向的旋转，精确地控制 C 形臂支架的转动方向和进度，形成了 X 射线焦点在同一平面内的四周运动，影像增强器则在支架的另一端做相反方向的圆周运动，从而形成岁差运动。在运动中注射对比剂，进行曝光采集，形成系列减影像。它对于观察血管结构的立体关系十分有利。

岁差运动 DSA 技术在临床上主要用于观察腹部和盆腔重叠的血管，以显示血管的立体解剖图像。在肝脏肿瘤的治疗中，应用岁差运动可清晰显示肿瘤的供血动脉，利于指导超选择性插管，对肝段亚肝段栓塞进行治疗。

（4）实时平滑蒙片 DSA 技术：实时平滑蒙片（real-time smoothed mask，RSM）DSA 技术利用间隔很短的两次 DSA 曝光（第一次曝光时影像增强器适当散焦）获得一帧适当模糊的图像，间隔 33ms 再采集一帧清晰的造影图像，两者进行减影可以获得具有适当骨骼背景的血管图像。免除了旋转 DSA 需要两次运动采集的麻烦和两次采集间被检者移动造成失败的可能。由于蒙片像随时更新，且间隔仅为 33ms，因此不会产生运动伪影。RSM 可用于盆腔部出血的诊断，尤其适合如下几种情况。

1）应用于胸、腹盆腔部位病变，被检者处于休克前期或其他特殊情况（如高龄、幼儿等），不能屏气而需要进行 DSA 检查者。

2）应用于下肢血管性病变，DSA 检查时不能控制下肢抖动者。

（5）步进 DSA 技术：步进 DSA 技术采用快速脉冲曝光采集，实时减影成像。在注射对比剂前摄制该部位的蒙片，随即采集造影图像进行减影，在脉冲曝光中，X 射线管组件与探测器保持静止，导管床携人体自动匀速地向前移动，以此获得该血管的全程减影图像，即下肢血管造影的跟踪摄影。为了控制床面移动速度，分段采集血管造影图像，计算机减影后拼接连成整体图像，并实时显示 DSA 图像。

步进 DSA 技术提供了一个观察全程血管结构的新方法，解决了以前的血流速度与摄影速度不一致，而出现血管显示不佳或不能显示的问题。该技术可以在不中断实时显示血管对比剂中进行数据采集，在减影或非减影方式下都可实时地观察摄影图像。操作者可采用自动控制速度进行造影跟踪摄影，或由手柄速度控制器人工控制床面的移动速度，与对比剂在血管内的流动速度相匹配。

步进 DSA 技术的特点是对比剂用量少，一个序列曝光显示全程下肢血管影像，适用于不宜多用对比剂的被检者。目前应用于临床的步进 DSA 技术有单向的，即从头侧至足侧观察被检者；也有双向的，既能从头侧向足侧，也可以从足侧向头侧观察被检者。该技术适用于双下肢血管性病变的诊疗。

（6）自动最佳角度定位 DSA 技术：自动最佳角度定位 DSA 技术是从两个投影角度大于 45°的血管图像中计算出某一血管段在 360°球体范围内的最佳展示投影角度，在临床应用中可利用 DSA 的正侧位图像，经计算机处理，算出某一段迂曲走行血管的最佳投射角度，以此血管的最佳角度来显示此段血管。清晰显示此段血管有无病变，有助于制定治疗方案。

（7）C 形臂 CT 成像 DSA 技术：DSA 的 C 形臂 CT 成像 DSA 技术是平板探测器 DSA 与 CT 结合的产物，不同的厂家名称不一样。它们利用 DSA 的 C 形臂快速旋转采集数据，然后重建成像，一次旋转可获得多个层面的图像。

C 形臂 CT 成像 DSA 技术的图像采集与旋转 DSA 基本类似，旋转角度一般大于 180°，图像采集过程中也需注射对比剂。采集到的系列图像存放在存储单元中，在后处理工作站上由技术人员或放射医师根据要求选择不同处理技术获得不同的三维图像，可以任意角度进行观察，可获取去骨血管的三维图像、只有骨骼与血管的图像、只有骨骼的图像等，还有虚拟内镜、导航等诸多技术，使过去只能在 CT 上实现的许多功能，能在 DSA 成像设备上实现，所以称为 C 形臂 CT 成像 DSA 技术。

由于平板探测器每个像素的面积很小，采集数据的信噪比差，其密度分辨力不及 CT 图像，但空间分辨力优于 CT，可与 3D 血管图像相重叠，更直观。目前临床上主要用于头颅 DSA，它可以观察栓塞效果，尤其是在脑动脉瘤栓塞中，观察有无再次出血及显示微弹簧圈的位置，弹簧圈有无外逸出动脉瘤腔显示更清晰。该成像技术与导航技术结合应用，给介入治疗带来了极大的方便。这种应用解决了介入治疗过程中需进行 CT 检查的不便。

（8）3D 路径图 DSA 技术：最初的路径图采用“冒烟”和峰值保持技术，将导管前端血管分布图像与连续透视图像重合，便于指引导管及导丝便捷地送入病变部位的血管内，这个过程中不能改变机架的位置。3D 路径图 DSA 技术则是对该部位进行血管重建，形成三维血管图像后，随着进行三维图像的旋转，C 形臂支架则自动跟踪，自动调整为该投射方向的角度，使透视图像与三维图像重合，以便最大限度地显示血管的立体分布，便于指引导管或导丝顺利地进入靶血管内，顺利高效地完成整个介入治疗过程。

除此之外，还有实时动态 3D 路径图功能。它将重建的 3D 容积图像与实时透视的 2D 数据相套叠，就如同一个立体的路径图。该技术对神经介入治疗有重大意义。3D 路径图功能是完全动态的，操作医师可在术中自由改变视野、机架旋转参数等。

（9）虚拟支架置入术：虚拟支架置入术是血管介入治疗的重要手段之一，手术成功的关键是正确选择合适的置入支架，支架大小选择的参考依据有 CT 测量的数据和血管造影的测量结果，但不管是 CT 测量还是血管造影测量，两者都受到主观因素的影响。

根据临床上的实际需要，虚拟支架置入系统应运而生，该系统可在有待进行支架置入的病变血管部位形象地展示支架置入的效果，可清晰地模拟显示支架置入后的情况，包括支架置入的位置、大小、支架贴壁情况，若不合适可再次更换支架，直至对待置入支架十分满意。然后选择同样支架置入体内，取得了良好的治疗效果。

目前的临床应用报告中，认为虚拟支架置入系统在提高待置入支架的几何学准确性方面具有有效性、快速性和可观性等优点，能更好地指导血管内介入治疗的操作。另外，该系统还可用于介入治疗的医师培训。

【案例 2-5】

女性，65 岁，胸痛、胸闷一周入院，拟诊断急性冠脉综合征。医生要求进行 DSA 检查，即冠状动脉造影检查，以明确诊断及确定治疗方法。但是患者顾虑很多，认为该检查副作用大且有 X 射线辐射，对身体不好。

【问题 2-5】

（1）被检者的这种想法正确吗？

（2）应该如何对被检者进行详细的解释和说明？

【案例 2-5 分析讨论】

被检者的这种想法是错误的。

目前冠状动脉造影是诊断冠状动脉粥样硬化性心脏病（冠心病）的一种常用而且有效的方法。选择性冠状动脉造影就是利用 DSA 机，通过特制定型的心导管选择性插入左或右冠状动脉口，注入对比剂，显示冠状动脉主干及其分支。了解血管有无狭窄病灶存在，对病变部位、范围、严重程度、血管壁的情况等做出明确诊断，决定治疗方案。这是一种较为安全可靠的有创诊断技术，现已广泛应用于临床，被认为是诊断冠心病的“金标准”。

DSA 机正向高度一体化、系统化、程序化、自动化、数字化、网络化、简便化方向发展。图像存储容量大，实时处理速度快，图像质量高，操作简便。机器性能不断改善，功能不断增加，各种低剂量技术不断应用。这种技术可动态地显示血管壁病变及血流功能性变化，不仅可以为疾病诊断服务，而且为疾病治疗提供了先进的手段。在 DSA 检查防护措施中，除了 DSA 机本身和机房设计的固有防护，在不影响诊断的前提下，将患者的非曝光区域用防护铅皮进行辐射防护，加上严格的介入准入管理制度，操作者的介入诊治技术不断提高，X 射线剂量都在安全剂量范围内。

数字减影血管造影技术可能出现的不良反应有对比剂过敏、对比剂肾病、血管并发症等。对比剂过敏是个人体质问题，非离子对比剂发生率极低，且有严格的对比剂安全管理制度。对比剂肾病发生率极小，通常术前或术后水化治疗都可避免。随着介入技术的不断成熟与发展很少出现血管并发症。数字减影血管造影技术安全，副作用小，X 射线剂量都在可接受的安全范围内，通过检查可确诊病因，有利于对症治疗。

第三节　X 射线成像设备影像质量控制与维护

一、X 射线成像设备影像质量控制

（一）模拟 X 射线成像设备影像质量控制

【案例 2-6】

女性，21 岁，外伤后右肘关节活动受限，到某卫生院就诊。医生查体：右侧肘关节成畸形，怀疑关节脱位，建议患者行 X 射线检查。患者听从建议后遂到放射科进行 X 射线检查，确诊为右肘关节脱位。经医生复位后再次到放射科进行 X 射线检查，X 射线片显示右肘关节复位。当患者拿到前后两张 X 射线片时，发现两张 X 射线片黑度不一样，于是怀疑医生的诊断是否正确。

【问题 2-6】

（1）患者的怀疑是否合理？

（2）造成前后 X 射线片黑度不一样的原因是什么？

【案例 2-6 分析讨论】

患者的怀疑是不合理的。

造成前后两次 X 射线片上的影像黑度不一致的原因很多，该卫生院使用的是普通 X 射线成像设备，其 X 射线片是 X 射线机、屏-片系统和洗片等环节组成的。如果一个环节操作不一致均可影响图像前后的黑度，本案例 X 射线片前后黑度不一致的可能原因存在：①曝光参数前后设置不一致（包括管电压、照射量），均会影响照片密度；②投照时选择的焦-片距前后不一致，其增加或减小均会对照片密度产生影响；③照片在冲洗环节中，如果是人工洗片，可能显定影时洗片时间长短不一致，导致密度出现差异。正是基于以上影响因素，所以本案例中前后两次 X 射线片黑度会不一致。

1. X 射线影像光学密度与照片密度的影响因素

（1）X 射线影像光学密度：胶片中感光乳剂（卤化银）在光（或辐射线）作用下致黑的程度称为照片的密度，又称光学密度或黑化度。光学密度是形成 X 射线影像的基础，X 射线影像都是由黑白不同的密度组成的。可以用光学密度计测量照片上的密度，但在日常诊断工作中可以用肉眼的识别能力来判断，一般 0.25～2.0 是适合诊断的密度范围，密度为 0.7～1.5 的照片影像提供的诊断信息较丰富。密度过高或过低均可影响照片影像质量，不同摄影部位的标准 X 射线影像的密度值范围不同。

（2）照片密度的影响因素

1）照射量：管电流与曝光时间的乘积即 X 射线照射量（mA · s），是控制照片密度的主要因素。在正确曝光下，照射量与密度成正比，但在曝光过度或不足时，相对应的密度变化小于照射量变化。这说明影像密度的大小取决于照射量因素，还取决于 X 射线胶片对其照射量的反应特性。

2）管电压：管电压的增加可以增加 X 射线硬度，使 X 射线穿透物体到达胶片的量增多，即照片的密度值增加。

3）焦-片距：在其他摄影条件不变时，照片的密度随焦–片距增加而减小。X 射线强度与焦-片距的平方成反比，摄影距离增加一倍 X 射线强度减少为原来的 1/4。

4）屏-片系统：增感屏是将 X 射线转换成对胶片更敏感的可见光的一种换能器件，从而增强感光效应，提高照片密度，但同时也会降低影像锐利度。一般中速钨酸钙增感屏的增感效率在 20 以上，稀土增感屏的增感效率则在 100 左右。

5）胶片感光度：胶片对影像密度的表现与胶片的感光特性有关，在同一照射量下，感光度高的胶片获得的影像密度大。在进行 X 射线摄影时，增感屏与胶片组合使用，其相对感光度高，影像密度大。

6）其他因素：被照体厚度、密度，以及照片冲洗环节等因素均可影响照片密度。

2. 感光效应及其影响因素　感光效应（sensitization effect）是指 X 射线对胶片的感光作用，即 X 射线通过人体被检部位后，使感光系统（屏-片系统）感应有效 X 射线，并由此产生诊断所需的影像效果。X 射线对胶片的感光效应（E）可用式（2-9）表示：

$$E = K \cdot \frac{\mathrm{kV}^n \cdot I \cdot t \cdot S \cdot F \cdot Z'}{R^2 \cdot D \cdot B \cdot Z'} \cdot \mathrm{e}^{-\mu d} \tag{2-9}$$

式中，kV 代表管电压；n 代表管电压的指数；I 代表管电流；t 代表曝光时间；S 代表胶片感光度或成像因素；F 代表增感屏的增感率；Z 代表靶物质原子序数；R 代表焦-片距；D 代表照射野的面积；B 代表滤线栅的曝光倍数；Z' 代表被照体的原子序列；e 代表自然对数的底；μ 代表被照体的 X 射线吸收系数；d 代表被照体的厚度；K 是其余相对固定不变的感光因素常数。

影响感光效应的因素很多，包括不变因素和可变因素，不变因素有电源设备、高压发生装置、胶片特性、增感屏及屏-片组合等。可变因素包括管电压（kV）、照射量（mA · s）、摄影距离、被照体厚度、密度和有效原子序数、照射野面积、照片冲洗因素等。

3. X 射线影像对比度及其影响因素

（1）X 射线影像对比度：对比度（contrast）是构成 X 射线影像的基础。X 射线穿过被照体后，因人体组织结构差异，对 X 射线吸收系数不同，穿过被照体的 X 射线强度分布不均，即产生了 X 射线对比度，形成了 X 射线影像。

（2）X 射线影像对比度的影响因素

1）被照体因素：被照体对 X 射线的吸收主要是光电吸收，光电吸收随物质原子序列数的增加而增加，组织内的有效原子序数越高，光电吸收越多，X 射线对比度越高。同时被照体的组织密度与厚度差异明显，穿过被照体后的 X 射线强度分布差异就明显，则照片影像具有较好的对比度；反之，照片影像对比度较差。

2）胶片因素：X 射线对比度通过胶片对比度放大之后显示出来。一般胶片的 γ 值（胶片对比系数）表示胶片对 X 射线对比度反应能力的大小。采用不同 γ 值的胶片摄影时，得到的照片影像对比度不同。胶片 γ 值越高，对 X 射线对比度的放大能力越大。一般 X 射线胶片的 γ 值在 2.7～3.5。

3）射线因素：X 射线对比度的形成主要由被照体对 X 射线的吸收差异决定。被照体吸收 X 射线差异小，影像对比度就小，可以通过改变 X 射线的“质”和“量”来调整照片影像的对比度。

4. 焦点、被照体与胶片的投影关系 中心线对被照体的投射方向，以及被照体与胶片的位置关系决定了被照体在照片上的影像，只有中心线垂直于被照体和胶片，被照体影像才无变形失真。

（1）有效焦点的大小及射线量的分布：X 射线管阳极靶面接收高速运动电子撞击的面积称为实际焦点，简称焦点。焦点大小是 X 射线机成像性能的重要参数之一。X 射线管焦点对各方向的投影均称为有效焦点，垂直于窗口方向的投影为 X 射线管标称有效焦点。同一个 X 射线管的有效焦点大小随 X 射线投射的方向而不同，X 射线量的分布也不均匀。在 X 射线管的纵轴上，近阴极端的有效焦点大，X 射线量分布多；近阳极端的有效焦点小，X 射线量分布少。

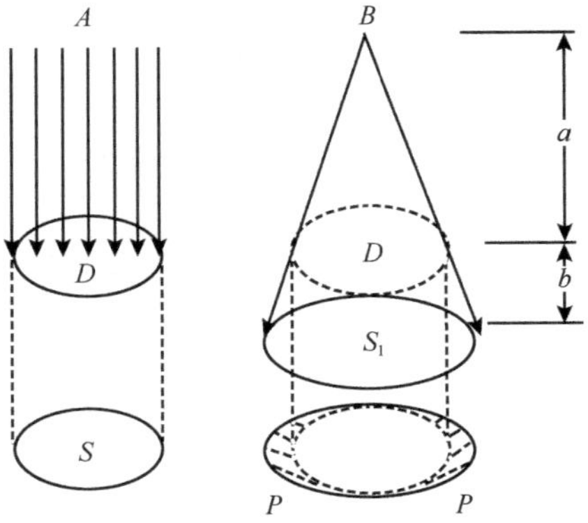

图 2-47 影像放大几何成像示意图

（2）影像放大（图 2-47）与失真：图中 A 代表平行光线，B 代表点光源，S 代表平行光线产生的影像，S_1 代表点光源扩散产生的影像，P 代表 S_1 较 S 放大部分，D 代表被照体，a 代表焦-肢距，b 代表肢-片距，$a+b$ 代表焦-片距。

在 X 射线投影过程中，只有 X 射线呈平行线束且垂直照射于被照体和胶片时，影像才不会产生放大和变形。实际上 X 射线束是以焦点为顶点的锥形放射线束，被照体在胶片上的 X 射线影像是放大的，放大率（M）为影像与物体的比值，它等于焦-片距与焦-肢距的比值[式（2-10）]：

$$M=\frac{S_1}{D}=\frac{a+b}{a}=1+\frac{b}{a} \tag{2-10}$$

为减少被照体影像放大，摄影时尽量使被照部位靠近胶片，并在机器条件许可的条件下尽量延长焦-片距。将照片影像较原物体大小及形状的改变称为失真（distortion），其改变程度称为失真度。如果 X 射线束中心线与被照体的中心偏离，造成影像与被照体产生差异，称为歪斜失真；若被照体未与胶片平行，导致被照体各部分放大率不一致，则称为放大失真；如果被照体的组织结构重叠，导致影像很难把组织器官的病灶全部显示出来，称为重叠失真。

5.X 射线影像模糊 X 射线影像除了要有较好的对比度，还要有良好的清晰度。清晰度是指影像边缘的锐利度，若影像边缘不锐利，则变得模糊。影像的模糊度越大，清晰度就越差，反之影像的模糊度小，则清晰度好。影像产生模糊的常见因素主要有几何学模糊、运动性模糊、屏-片系统产生的模糊以及散射线性模糊。

（1）几何学模糊：X 射线管靶面不是点光源，其有效焦点具有一定的几何面积。根据光学原理，有效焦点面积越小，产生的半影（penumbra）越小，影像越清晰；反之，有效焦点面积越大，产生的半影越大，影像就越模糊，这种模糊称为几何学模糊（图 2-47）。半影的大小称为模糊度（P），其公式为

$$P=F\cdot\frac{d}{H-d} \tag{2-11}$$

式中，F 代表有效焦点的大小；d 代表肢-片距；H 代表焦-片距；$H–d$ 代表焦-肢距。显然，模糊度与有效焦点 F 成正比，与肢-片距 d 成正比，与焦-肢距（$H–d$）成反比。

（2）运动性模糊：X 射线摄影中，X 射线管、被照体及胶片三者应保持静止。若其中任何一个因素发生移动，则影像必然出现模糊，这种模糊统称为运动性模糊，其中以被照体运动最为突出，且不易控制；而 X 射线管台面、滤线器、暗盒等运动较易控制。被照体产生的移动通常包括：①生理性移动，包括呼吸、心跳、胃肠蠕动及痉挛等；②意外性移动，如体位移动等。运动模糊度

大小与 X 射线曝光时间成正比。曝光时间越短，被照体移动越小，运动模糊度越小。

（3）屏-片系统产生的模糊

1）荧光体的光扩散：X 射线光子在荧光体层内的吸收点到胶片有一定的距离，产生的荧光向各方向扩散。其间存在光晕和光渗两个因素的影响，光晕是指吸收了 X 射线的荧光粒子发出的光，通过增感屏表面等的反射而产生；光渗是接收 X 射线的荧光体粒子散射而产生的。

2）X 射线斜射效应：当 X 射线倾斜射入屏-片系统时，就会在胶片乳剂膜两面上分别记录下前两屏被分开的影像，整个照片影像就会出现模糊 X 射线中心线的倾斜角度增大，使前、后增感屏发光点的错开幅度增大，胶片前、后乳剂层合成密度的分布出现双峰状大幅度移行，当 X 射线垂直射入屏-片系统时，不出现上述斜射效应。

3）增感屏与胶片的密着状态：增感屏与胶片的组合使用，存在增感屏与胶片的密着状态对影像清晰度的影响问题。密着不好必然导致影像清晰度下降。

（4）散射线性模糊：从 X 射线管发射出的射线穿过被照体后，一部分是获得信息的有用射线，另一部分是波长较长、方向不定的散射线，这些散射线作用于胶片上，使胶片感光产生灰雾，影响影像的清晰度。因此，投照时可以选用遮线筒或缩光器改变照射野的大小，也可使用遮线器抑制或消除这类散射线。

6. X 射线摄影技术

（1）投照时根据被照体大小选择适宜尺寸的暗盒与胶片，确定是否使用滤线器，做好方位和日期的标记，再根据设备性能及检查部位与目的确定曝光条件（包含焦点、电压、电流、时间、焦-片距等），在不影响 X 射线管安全的原则下，尽量采用小焦点投照，以提高影像清晰度。

（2）检查部位的准备及摆放原则如下，投照部位要去除一切能影响 X 射线穿透力的外在物质（如金属、膏药等），并将检查部位以标准体位放置于暗盒中心，与胶片平行，并尽量紧贴暗盒保持不动。

（3）完成上述各项步骤后，开启 X 射线机，再次核对曝光条件，然后进行曝光，曝光完成后嘱被检者在候诊室稍等，待胶片洗出后确认满意时再嘱被检者离开。

7. 洗片机洗片 首先应保持洗片暗室与外界光源隔离，然后要熟悉洗片机的工作原理，洗片时要注意显、定影液量及其温度与浓度。水洗的环节中要保持漂洗槽内的水清洁；干燥时温度一般控制在 45～55℃最佳。洗片完毕，要注意暗室通风干燥，保持电器元件清洁干燥，以免药液侵蚀。

（二）CR 设备图像质量控制

【案例 2-7】

男性，72 岁，因车祸伤就诊某乡镇医院。医生怀疑肋骨骨折，让患者进行胸部 X 射线检查。该医院放射科使用的是一台 CR 设备，技师给患者进行了胸部 X 射线摄影检查后，马上打印了胶片交给患者。医生查阅胶片之后认为图像不清晰，胸片上有股骨的重叠影，要求重新投照。

【问题 2-7】

（1）医生的要求合理吗?

（2）这种现象是什么原因造成的?

【案例 2-7 分析讨论】

医生的要求是合理的。

CR 是 X 射线管曝光后，X 射线穿过人体使 IP 产生图像潜影，再将 IP 送入激光扫描器内进行扫描，在扫描器中 IP 的潜影被激化后转换成可见光，读取并转变成电子信号，再传输至计算机将数字图像显示出来的过程。任何一个环节有疏漏都可以导致图像质量出现问题。本案例中胸片图像上出现股骨的重叠影是一种伪影，产生的原因是，当第一次摄影时条件过高而 IP 擦除能量或时间不够，接着第二次摄影时 X 射线剂量偏低，就会同时读出 IP 上第二次摄影的信息以及第一次摄影时储存较强的信息而显示为重叠影像，即“记忆伪影”，这样就导致在胶片上出现伪影。这种现象通过等待 IP 上原有信息擦除干净之后再次投照就可以避免了。

CR 是早期 X 射线摄影数字化的技术方法，其成像的核心技术由 IP 成像与 IP 阅读组成，因此，其图像质量控制要点包括如下几点。

1. IP 的空间分辨力 IP 的空间分辨力（spatial resolution）也称为高对比度分辨力，是指在高对比度的情况下 IP 鉴别细微结构的能力。影响因素包括荧光板的结构和厚度、激光点的大小、荧光体内由于调制而引起的可见光散射以及预采样信号的损失。

2. IP 的对比度分辨力 IP 的对比度分辨力（contrast resolution）是指当细节与背景之间的对比度低时，将一定大小的细节从背景中分辨出来的能力，也称为低对比度分辨力。在大多数 CR 系统中，像素值随着光激励发光的对数值变化而变化，或者等于 IP 的辐射剂量对数值。因此，像素值之间的差异就是对比度。CR 系统的对比敏感度（contrast sensitivity）或探测能力（detectability）不仅取决于用于表达每一个像素的位数，还取决于系统增益（如每个 X 射线光子对应的电子数、每个模数转换单元的 X 射线光子数）和相对于对比差异的整体噪声幅度。区分影像中信号的能力主要取决于固有物体对比度（管电压、散射线接收）噪声量（X 射线、亮度、电子、固有噪声源）、影像观察条件和观察者辨别小尺寸对比区域的能力。

3. 量子检出效率 量子检出效率（DQE）是与空间频率相关的信息探测效率，它取决于荧光屏的量子检出效率和形成最终影像中的每个步骤的噪声，包括每吸收一个 X 射线光子所俘获的电子数量、潜影激励和发射过程的噪声、电子信号的转换噪声、与数字化相关的噪声以及最终输出影像显示的噪声。

4. 影像显示 激光胶片打印机模仿传统屏-片摄影的模式将数字影像转换成照片影像，通过网络传输到显示器进行观察。在一些 CR 系统中，影像必须按照荧光板尺寸和输出胶片的格式，缩小到规定的尺寸范围。

5. 伪影 伪影（artifacts）是指原本受检体并不存在却在图像上出现的其他影像。这些影像可由硬件（如 X 射线系统、滤线栅、阅读装置、IP）、软件（如假信号、算法）、成像体（如摆位、运动等）等因素产生。

（1）硬件伪影：主要产生于 IP、影像阅读器、影像打印机。最常见的是 IP 中的暂时缺陷，如灰尘颗粒、污物和幻影（擦除不完全），这些伪影可以通过清洁和/或擦除 IP 而校正。持久的 IP 伪影可考虑有刮擦痕或使用寿命过长，需更换影像阅读器。同时，随着时间的推移，激光功率也会逐渐减弱至校正范围外（具体由使用情况而定），然后需要更换激光子系统。残留在柱状反光镜或激光装置内的灰尘颗粒可以表现为影像的衰减伪影。

1）IP 污染伪影：为了减少此类现象的发生，IP 必须定期或出现这些问题时进行清洁处理。清洁频率取决于 IP 的存储和使用环境。清洁时通常使用脱脂棉纱和镜头清洁剂。

2）IP 裂隙伪影：IP 通常分为两种类型：柔性 IP 和刚性 IP。柔性 IP 因其在扫描过程中要被动弯曲，长时间使用后易形成线性裂隙，但通常难以检测。这种裂隙有可能最先出现在 IP 的边缘，并不断变宽，最终出现在靠近有临床价值的影像区域。因此，在购买柔性 IP 时，应仔细检查并选择柔性好、质量高的 IP。刚性 IP 可以避免此类伪影的出现。

3）IP 维护不当伪影：表现为分散的斑点状伪影，形似于霉斑。这是由于 IP 清洁保养时，用纱布蘸 75%乙醇擦洗后未待干燥便放入暗盒而形成的。因此，清洁 IP 时使用专用的 IP 清洁剂，且待清洁剂干燥后再放入暗盒中。

4）阅读器机械故障伪影：当在阅读器中读取 IP 时，由于 IP 中激发的荧光非常弱，因此采集装置距离 IP 表面很近，当设备振动或采集部件故障时，IP 的表面和荧光体层可能被划伤，从而产生伪影。这种损伤无法恢复，只能淘汰 IP。

5）IP 边缘分层伪影：对于 CR 读出设备分为暗盒型（cassette type）与无暗盒型（non-cassette type），暗盒型会产生此伪影。其原因在于，通常 IP 放入对应尺寸的暗盒内，每次技术人员在将 IP 取出清洗时很困难，会借用指甲或其他物来取出，长时间下致使 IP 四角出现分层现象，从而增加了 IP 的厚度，出现分层伪影。因此，在取 IP 时不要损坏边缘，以免影响图像的质量。

6）摄影条件不当伪影：摄影条件过高或过低都可能产生伪影。在 CR 系统中，X 射线量子噪声是 X 射线在 IP 吸收过程中产生的噪声，噪声量与 IP 检测到的 X 射线剂量成反比，即入射的 X 射线剂量越大，X 射线量子噪声越小。因此，在摄影中的曝光条件不能太低，否则处理后的图像可能有斑点状的噪声伪影。同时摄影条件也不宜偏高，因为暗盒后面物体的散射线会对 IP 曝光，导致暗盒后的物体产生影像。

另外，当 X 射线摄影条件太高且擦除能量或时间不足时，在随后的第二次摄影且 X 射线剂量偏低时，会同时读出 IP 上原有储存较强的信息而显示为重叠影像，有时称为“记忆伪影”。为了消除或减少这种伪影的产生，要控制好两次曝光的时间间隔以及前后两次曝光剂量的差异，同时应用高强度和长时间的可见光来擦除过度曝光的 IP。

7）X 射线散射与紫外线伪影：由 IP 暗盒暴露在 X 射线室中易受散射光线影响所致；同时 IP 对紫外线、γ 射线、α 射线、β 射线以及电子射线等同样敏感；如果 IP 存放在这些环境中时间过长，也会积蓄外来射线的能量，并以影像的形式被 CR 系统所阅读，表现为一种黑斑点阴影。因此，IP 应尽可能地屏蔽，最好在使用前进行强光擦除。

8）IP 老化伪影：IP 中的荧光体颗粒随着曝光次数和激光激励次数的增多，其 X 射线探测效率和转换效率会逐步下降，出现老化现象。在制造刚性板的过程中，会使用黏合剂将荧光体层粘贴在金属板上，随着时间的延长，黏合剂与荧光体层之间可能发生一些化学反应，导致伪影的出现。

（2）CR 信息转换（transformation of information）伪影：CR 信息转换部分主要由激光扫描器、光电倍增管和 A/D 转换器组成。

1）激光扫描操作不当的伪影：这是在 IP 扫描过程中，无意触碰了阅读器的前进、暂停或反向键，导致 IP 在扫描过程中暂停，然后继续扫描的结果。原因是前一张 IP 还未扫描完毕，便将下一张 IP 放入阅读器中，导致前一幅影像的失误。一旦产生这样的图像，将无法挽回。因此，要求工作中严谨，无关人员不得进入计算机房，建立操作室规章制度。

2）激光扫描灰尘产生的伪影：由于灰尘进入阅读器内，在扫描过程中 IP 的电阻增加，出现 IP 的短暂停滞而形成伪影。为了防止这种现象出现，需定期使用纱布蘸取 75%乙醇清洗阅读器内部的辊轴以消除灰尘。

3）辊轴紧密度不适的伪影：阅读器辊轴太紧，造成 IP 扫描中出现停滞。因此，IP 扫描时应调节好其通过辊轴之间的紧密度。

4）阅读器擦洗未干的伪影：这是由于在擦洗灰尘后未待其干燥便进行扫描，造成阻力降低，行进速度加快所致。处理方法是待其干燥后再进行扫描。

5）光电倍增管匹配伪影：CR 阅读器的光电探测器将发射荧光光子转换为电信号，多个 PMT 分别将各部分荧光放大，然后将它们组合在一起形成一幅图像，由于 PMT 机械设置不匹配，产生条状伪影。

6）影像读取伪影：当 IP 扫描时，由光收集装置收集的荧光在 PMT 处被放大，而 PMT 对信号的放大程度由主控制板发送指令。当控制面板和 PMT 之间连接不良时，机械装置的轻微振动会引起放大指令信号传输不稳定，在图像中会产生信号跃迁的断续伪影。

7）扫描装置灰尘伪影：阅读器中光导管的作用是收集 IP 被激光扫描时发出的可见光，如果其表面被灰尘污染，输入信号时信号会被阻挡并减弱。因此，应定期对读取装置进行保养，清理内部灰尘及异物。

（3）软件伪影：处理菜单的选择不当导致直方图标准化、动态范围定标和输出照片密度的偏差，这是软件伪影产生的主要原因。直方图分析功能可能会错误地识别影像中的像素兴趣值。被照体的不正确摆位、高散射状况下准直边界的探测错误以及不常见部位的体位变化，都可能导致接收器上有用影像信息的识别算法产生混淆。系统软件造成的伪影很难消除，只能通过软件的更新换代和厂家提供不同的操作模式加以弥补。

（4）物体伪影：是由被照体摆位错误、扫描线与滤线栅形成明显干涉图、偶然信息丢失或高通频率处理引起的。如果调整不正确，模糊遮盖技术将在被照体的边缘上产生晕影效果。暗盒后存在散射体时，后散射会引起明显的对比度下降并可能形成幻影。由外来物所致伪影同常规 X 射线摄影所产生的伪影一样。这里强调摄影的规范化，除掉摄影部位的图像影响因素。

（5）照片伪影：CR 照片减少了常规 X 射线摄影中由漏光所引起的伪影，以及胶片本身所产生的伪影。其照片伪影由灰雾、压痕、静电、激光打印机中胶片上下颠倒放置等导致。同时激光硬拷贝打印机失调和（或）胶片传送装置故障可以引起扫描线不均匀分布、影像畸变或阴影等。

6. 选择匹配最佳的打印设备 将最终图像制作成硬拷贝（胶片、激光纸介质等），则 CR 系统应与打印设备的多项关键参数做到最佳匹配。

（三）DR 设备图像质量控制

【案例 2-8】

女性，45 岁，因咳嗽、胸闷不适，到当地医院就诊，医生查体发现肺部呼吸音较粗，建议患者行胸部摄片检查排除肺部感染。患者听从建议后遂到放射科行胸部 DR 检查，检查完毕，报告提示右上肺野阴影。为进一步明确诊断，医生建议患者行胸部 CT 检查。患者 CT 检查后，报告提示胸部未见异常，于是患者认为放射科 DR 存在误诊，要求给说法。

【问题 2-8】

（1）出现这种现象的原因是什么？

（2）如果你是放射科工作人员应该怎样和患者沟通出现这种现象的原因呢？

【案例 2-8 分析讨论】

出现这种现象的原因有可能为伪影干扰。

胸部 X 射线摄片与胸部 CT 检查的成像原理不一样。胸部 X 射线片是胸部所有器官结构前后重叠的图像，容易受到体外异物、平板探测器、激光打印机、后处理等伪影干扰，在胸部 X 射线片上表现出阴影，导致医生误认为肺内有病灶存在；而胸部 CT 图像为横断位图像，胸部器官无重叠，不易受上述伪影干扰，因而能够明确有无病变。因此本案例中出现这种现象，分析有可能是患者自身体外异物或者硬件设施导致形成。作为放射科工作人员首先应该查找出现这种现象的原因，以便能够更好地与患者解释和杜绝下次再次出现类似现象。

DR 作为直接数字化 X 射线摄影，由于其先进性，目前已广泛应用于临床，成为目前 X 射线摄影的主流设备，其图像质量控制尤为重要。

1. 影响图像质量的因素

（1）设备的性能和稳定性：数字摄影图像质量与设备的性能和参数的稳定性有关，除一般 X 射线机共有的 X 射线管焦点尺寸、机器结构的精确度等因素影响外，数字图像的质量还与矩阵大小、图像基础模糊度、位深及噪声有关。矩阵小，数字图像分辨率低。像素的密度由不同位数的二进制数位深表示，像素大小或位深大小都会影响图像的质量。探测器像素尺寸和矩阵大小决定了图像的最大空间分辨力。采用非晶硒材料的直接转换探测器的空间分辨力要比使用闪烁材料的间接转换探测器的空间分辨力高。

（2）环境因素：环境中的尘埃、温度、湿度等对机器设备都存在影响，特别是对平板探测器的影响更大，这些环境因素会不同程度地降低整个系统的性能，导致图像质量的稳定性变差。

（3）人为因素：检查信息录入不正确、摆位不标准、选择曝光野过大或者过小、中心线使用不准确、标记错误等都会影响图像的质量。

（4）摄影条件：DR 系统图像具有动态调节的优越性，但存在一定的调节范围。如果摄影剂量过大或过小，超过一定的调节范围，就会使图像后处理调整范围变窄，导致噪声及对比度下降，从而引起图像质量下降，导致病变部位显示不清晰。

（5）后处理技术：图像后处理参数设置不恰当或调用不合理的参数组合，都将一定程度上影响图像的质量。

（6）伪影：包含体外或体内异物伪影、平板探测器伪影、激光打印机伪影、后处理伪影等。

（7）滤线栅：DR设备一般都配有不同焦片距下使用的固定高密度滤线栅，使用不当可影响图像质量。

（8）屏幕显示一致性：这是医用电子显示系统的先决条件，临床工作要求医用电子显示系统中相同的图像在不同显示装置上必须显示一致或非常相似。

（9）激光打印机输出：激光打印机参数设置与屏幕显示存在差异、多棱镜的尘埃、热鼓过热损坏、胶片存放不当等因素均可导致打印输出的图像质量下降。

2. 图像质量控制措施

（1）提高技师素质：提高技师思想素质和专业技术水平，定期培训。完善科室管理制度和设备操作规范，严格遵照操作规程，建立读片制度，纠正技术操作中的错误，提高业务能力。

（2）曝光参数的选择：合理选择曝光参数是提高图像质量的一项重要技术，参数的选择以改变管电压、管电流及曝光时间三个参数为基础，结合数字成像的特点进行参数调整，避免过度曝光或曝光不足，影响图像质量。

（3）后处理技术的使用：DR后处理技术指借助计算机功能对获取的原始影像进行进一步的完善，弥补摄影中的不足，提高输出影像的质量，获得最佳显示。图像处理程序在使用中可以人为修改，因此要定期检查和校正参数，在实际工作中不断探索和总结改进。

（4）消除伪影：伪影是影响DR影像质量的重要因素，在检查前除去被检者身上的金属物、毛衣等异物。对于其他原因，应针对伪影出现的情况进行分析和总结，并及时纠正。

（5）显示器校准：软拷贝显像存在诸多变数，包括最基本的黑白与彩色显示及电子显示技术的多样化，如阴极射线管（cathode ray tube，CRT）和液晶显示等。电子显示技术的一个重要特点是在不同显示系统中，从计算机中的数据资料到显示器的亮度都可能不同，因此有必要定期调整和校准，以保证图像在不同的工作站上显示一致。

（6）激光打印机校准：激光相机的质量控制是得到优质图像的重要环节，应认真做好激光打印机的调试和校准。激光打印机与主机监视器图像的一致性尤为重要，注意图像的输出与激光相机相匹配。建立激光打印机验收、检测及质量控制的概念，调整好激光打印机的背景密度、灰阶响应、图形几何结构等指标，调整好最大密度值，还应注意激光相机的密度调节与胶片的感光度相协调。同时每更换一批次胶片，必须进行一次自动校准。

（四）DSA设备图像质量控制

【案例2-9】

男性，60岁，因胸痛不适3h到某医院心内科就诊，经医生询问和查体后，怀疑冠心病，立即做床旁心电图显示S-T段抬高，为进一步明确诊断，建议患者立即做冠状动脉DSA检查，经患者同意后立即行DSA检查，在检查中冠状动脉血管显示不清晰。

【问题2-9】

（1）检查中冠状动脉血管显示不清晰的原因有哪些？

（2）出现这种现象时，操作中应注意些什么？

【案例2-9分析讨论】

检查中冠状动脉血管显示不清晰的原因有多种，包括设备成像方式、噪声、操作技术、伪影、造影方法、对比剂浓度以及患者自身因素等。

DSA的影像质量与其成像中的每项因素都密切相关，出现这种现象时，操作中应注意：①检查前向患者说明检查过程和注意事项，取得患者配合，以减少运动伪影的产生；②根据X

射线摄影学原理和诊断要求，设计最佳的摄影体位；③根据病变部位与结构特点，制定合理的曝光程序、曝光参数，选择合适的成像方式、减影方式及适宜的帧频等；④根据病情和病变部位，决定造影导管前端的放置位置，以及对比剂的浓度、流率、用量、注射压力及延迟方式；⑤正确使用遮光栅、密度补偿器，以减少空间过度对比，防止产生饱和性伪影；⑥充分发挥设备的设计效能和图像后处理功能，使影像符合诊断要求。

1. DSA 图像质量的影响因素

（1）设备因素：DSA 图像的形成与设备参数、性能、整个影像链的工作状态有关，包括硬件、软件系统。硬件包括 X 射线管、影像接收器、数字成像系统及显示系统等，软件系统包括图像数字处理系统、后处理系统等。

1）X 射线管：DSA 设备的关键部件是 X 射线管。因 DSA 的图像要以每秒几帧至几十帧的速度采集，就要求具有产生高管电压、短脉冲和恒定输出的高压发生器和大容量的 X 射线管，并配置功能完善的遮线器和 X 射线滤过装置。若 X 射线管功率过小，不能产生较窄的短脉冲，对快速运动器官的图像采集有很大的影响。若 X 射线的线质不均匀，则易产生硬化伪影。

2）影像接收器：DSA 的影像接收器包括影像增强器（I.I）和数字平板检测器（FPD），是决定图像质量的主要部件。影像接收器应具有较高的影像分辨率和最小的失真度，较高的量子检出效率（DQE），理想的光敏度，较高的图像刷新率，30 帧/s 以上的显像能力，以及适应不同部位使用的可变输出野。

3）数字成像系统：应有较高的动态范围，以获得较好的对比度和层次丰富的图像。应有快速的影像链，应使得高分辨率的图像快速处理与传输。

4）显示系统：DSA 图像质量最终通过显示系统来表达，它的质量对图像的影响是不可忽视的。要求配备主频频率高、分辨率高、屏幕大、高清晰的显示屏。

（2）成像方式：目前 DSA 设备一般采用脉冲方式来获取蒙片和充盈像，用于实时减影的成像方式包括脉冲成像、超脉冲成像、连续成像和时间间隔差成像四种。各种成像方式各有优势，选用正确的成像方式能有效地提高 DSA 的图像质量。选用脉冲成像方式时，每帧减影的影像间隔时间长（约 0.15s），主要用于活动较缓慢的部位，如头颈部、四肢等。选用连续成像方式则恰恰相反。超脉冲成像是在短时间内进行 10～30 帧/s 的 X 射线脉冲摄像，然后逐帧高速重复减影，获得快速的动态减影图像，具有频率高、脉宽窄、动态显像的特点，主要用于心脏、肺动脉及冠状动脉等。时间间隔差成像方式主要用于快速运动的脏器，能够消除相位偏差造成的图像运动伪影。因此，造影时应根据受检部位和诊断要求选择最佳的成像方式，以获取高质量的减影图像。

（3）噪声：噪声包括系统噪声（X 射线源、探测器）、量子噪声（电子线路及 A/D 转换）、散射线噪声及其他噪声。噪声增加，影像的清晰度会随之下降，严重者甚至影响图像观看。提高信噪比可提高图像质量，如增加 X 射线剂量，可减少噪声。

（4）操作技术

1）检查医师：DSA 检查主要为血管造影，目前的血管造影大部分采用穿刺插管，即 Seldinger 技术进行股动脉或桡动脉插管，再将导管选择性插入靶血管。若导管位置错误或不能进入靶血管，则靶血管的对比剂量较少，造成图像质量欠佳；或者检查医师对图像的质量认识不够，图像显示未达到要求，严重影响 DSA 图像质量。

2）摄影条件：DSA 设备常设有自动曝光和手动曝光两种模式，目前以自动曝光模式为主。对体厚且密度高的部位选用自动条件，而对体薄且密度低的部位采用手动条件，适宜的摄影条件可避免曝光不足或过度曝光。

3）摄影体位：DSA 图像不仅要有良好的密度分辨力，还要有合适的体位；DSA 检查中常规把正、侧位作为基本体位，再加左、右斜位，必要时加上一些特殊体位。例如，对于血管，可以根据血管的形态选择不同的体位。

4）摄影技术因素：合理应用遮光器和密度补偿装置可使影像密度均衡，减少饱和失真度；正确选择照射野、焦点至人体的距离（焦-肢距）、人体至探测器的距离和焦点至探测器的距离，防止图像放大失真与模糊；采用一定的滤过技术减少患者的辐射剂量，同时提高图像的质量。

5）图像后处理：充分利用再蒙片、图像配准、图像合成、边缘增强和窗口技术等多种后处理技术，可消除伪影、减少噪声、提高感兴趣区的图像信噪比，以改善 DSA 图像质量。

（5）伪影：伪影是指病变及机体自身之外的高密度物质产生的异常影像，影响图像质量，甚至影响诊断。这些高密度物质包括体内物质和体外物质。体内物质有胃肠道内容物、金属内固定材料等；体外物质有异物、监护设施（如心电监护仪、呼吸机等）。在 DSA 检查过程中，尽量避免这些伪影对图像质量的影响。

（6）造影方法、导管选择与对比剂

1）造影方法：动脉法 DSA 可显著减少对比剂浓度和用量，提高密度分辨力和空间分辨力，缩短曝光时间，获取高信噪比、无血管重叠的清晰图像。其中，以选择性 IA-DSA 和超选择性 IA-DSA 成像最佳。

2）导管选择：所选导管头的形态应根据不同部位血管的走向不同而不同。正确选择造影导管，有利于对比剂短时间达到靶血管，使血管的对比剂浓度增加，血管快速充盈，从而提高图像清晰度。例如，较大血管的造影应采用多侧孔的猪尾导管，四肢血管采用单弯导管。

3）对比剂的影响：DSA 信号是感兴趣区（region of interest，ROI）的对比剂团流到达之前采集的蒙片，与对比剂充盈最佳时获得的造影片相减后分离出的对比剂差值信号。此差值信号随血管直径和血管内碘浓度的增加而增加，而血管显影所需的对比剂最低碘含量又与血管直径成反比。因此，使用对比剂时，应根据不同的注射速率和持续时间、造影方法和部位、导管的大小与前端位置等情况选择对比剂用量和浓度。

（7）患者因素：在 DSA 检查过程中，患者自主和不自主的移动，吞咽、呼吸或胃肠蠕动，心脏跳动等，均可形成运动伪影。因此，在检查前应与患者沟通，取得患者的配合；造影前对患者进行呼吸训练，以减少呼吸运动伪影的影响；对于患者不自主的移动、心脏跳动，应采用采集速率高的序列方式进行造影；对意识差或无意识的患者，应给予镇静或适当麻醉；对一些易活动的受检部位应固定等，并正确把握曝光时机，以避免 DSA 图像模糊。

2. DSA 图像质量的控制内容

（1）设备与环境：DSA 设备是比较贵重的医疗设备，对外部环境要求较高，必须要求合格的电源配置和良好的接地。同时，DSA 设备是一种电子产品，环境的干扰对 DSA 设备的成像有很大的影响。设备环境应保持恒定的温度，尤其是设备控制室的温度应在 22℃左右，相对湿度应在 45%～60%。同时，DSA 设备也是 X 射线辐射装置，也应按辐射防护的要求对机房、操作室进行有效的辐射安全防护。

（2）规范操作：DSA 设备的操作技术人员应具有一定的专业知识，必须是放射技术的专业人员，掌握一定的 X 射线成像设备、X 射线摄影及计算机等的相关知识，同时应有医学影像诊断的基础和 DSA 检查的专业知识。熟悉设备性能、操作流程及注意事项。操作人员必须具备相应的资质才能上岗；检查前做好充分准备，操作时根据不同的部位、检查目的及检查要求进行规范化操作，时刻保证 DSA 设备的安全运行，合理使用对比剂，缩短检查时间，缩小照射野，减少辐射剂量，提高工作效率。

（3）辐射防护：DSA 检查是一种 X 射线检查，检查医师往往在机房内进行操作，同时检查时间较长，患者接收的辐射剂量也相对较多，因此，在检查前必须做好自身与患者的辐射安全防护。

3. 改善 DSA 图像质量的措施　DSA 图像质量与其成像中的每项因素密切相关，改善 DSA 图像质量要从 DSA 成像中的可控因素入手：①检查前向患者说明检查过程和注意事项，取得患者配合，以减少运动伪影的产生；②根据 X 射线摄影学原理和诊断要求，设计最佳摄影体位；③根据病变部位结构特点，制定合理的曝光参数、曝光程序，选择合适的成像方式和减影方式，以及适宜的帧频等；④根据病情和病变部位，决定造影导管前端的放置位置，以及对比剂的浓度、用量、流率、注射压力等；⑤正确使用遮光栅、密度补偿器来避免空间过度对比，防止饱和性伪影的产生；⑥充分发挥 DSA 设备的设计效能和图像后处理功能，使影像符合诊断要求；⑦合理应用光测试方法，在保证影像质量的同时尽量减少不必要的照射；⑧正确匹配激光相机，并定期检测。

二、X 射线成像设备日常维护

【案例 2-10】

某医院放射科技师使用普通 X 射线成像设备给患者做检查时，室内空调未打开，在检查过程中，球管突然出现不曝光现象，经触摸球管温度较高，遂停止检查，打开空调。当球管温度降低后再次开机，曝光恢复。

【问题 2-10】

（1）球管不曝光的原因是什么？

（2）身为技师在日常工作中应该怎样做？

【案例 2-10 分析讨论】

球管不曝光的原因是：球管过热。

身为技师在日常工作中应该每天上班之前进行设备的日常维护：检查室内的温度、湿度，确保开机前机房内环境条件（温度、湿度等）符合设备的要求；开机后先检查机器是否正常，有无指示灯提示错误；机器使用时应先预热球管，然后开始工作。每日工作结束后，需清洗机器上的不洁物，并进行消毒。当设备使用过程中遇到异常情况时应及时切断电源，并请维修人员排查和维修，必要时联系生产商，由厂方派人上门维修。对设备故障的原因和修复过程，应及时记录入册；本案例中球管不曝光，分析其原因可能是环境温度过高，导致球管散热受限，球管温度过高而出现不曝光。

（一）模拟 X 射线机日常维护

正确使用模拟 X 射线机，加强日常维护管理是确保模拟 X 射线机正常运行的关键，因此每个上班的技师应熟悉普通 X 射线机的性能及安全注意事项，并要进行设备日常性维护。

1）每日使用模拟 X 射线机前，要确保机房内环境条件（温度、湿度等）符合设备的要求，开机后检查设备是否正常运行，指示灯有无异常提示等，若有异常情况必须预先排除。

2）每日使用模拟 X 射线机时均要严格遵守设备操作规程，使用过程中遇到异常情况时，应及时切断电源，并请专业检修人员检查、维修。

3）在每日使用模拟 X 射线机前均应预热球管，再开始日常工作；每日工作结束后，要清洗机器上的不洁物、尘土等，并进行消毒，同时保证室内环境清洁等。

4）每周检查一次模拟 X 射线机各固定部件与转动部位，固定部件主要查看螺钉是否有松脱现象，转动部位主要观察有无锈蚀和运转受限情况。固定螺钉有松动时及时紧固，转动部位有异常时可以增加机油润滑。

5）每月应对模拟 X 射线机内部进行清洁，并检查内部元件是否有受潮情况，插接件是否松动，操作台内是否有灰尘，特别是各类接触电器，观察有无腐蚀情况，一般情况下可以擦拭干净，个别程度严重者应进行更换，更换后应对有关数据进行调试后方可使用。

（二）CR 设备日常维护

定期对 CR 设备进行质量控制检测，必须检查系统性能，以保证设备正常运行和影像质量。按照质控要求应对设备加强日常维护，主要包括以下几个方面。

1）操作人员培训：技师至少需要一周的岗位培训，放射医师应与使用者沟通，按照影像诊断要求确定影像处理算法；物理师应关注处理算法功能，指导调整影像外观和创建检查算法；医院工程人员应接受简单预防性维护任务和对最小限度错误进行修复的培训。

2）每天使用 CR 设备前，要全面检查系统的工作状况，各系统显示、连接是否正常，以及 IP 的常规维护和残影的消除状态。

3）每天检查打片机是否已经打开、打片机内的胶片量、打片机的运行状态，存储系统的工作状态及其与网络系统的连接状况等。

4）每周检查一次 CR 系统和激光相机的滤过器与通风孔；擦除所有 IP；验证软拷贝，观察工作站的监视器校准情况，并将对比度/亮度设定在 0～5%和 95%～100%，小斑块都可见。

5）每月的维护：执行量化质量控制（quality control，QC）模体分析（如低对比度、空间对比度、信噪比等的“抽查”）；检查照片重拍率，概观曝光指数，确定不可接受影像的产生原因；检查 QC 数据库，确定问题产生的原因并执行校正措施。对所有 IP 执行线性/感度测试；视察/评估影像质量；抽查影像处理算法的适用性；执行验收检测步骤，以确定和（或）重新建立基准值。

（三）DR 设备日常维护

DR 属于直接数字化成像，减少了很多人为操作的中间环节，从而提高了工作效率和图像质量，但由于自身和环境的要求，需要日常加强维护，才能保证正常工作，其日常维护主要包括以下内容。

1）使用过程中需有专人做好机器的清洁和除尘工作，开机前用拧干的湿毛巾擦拭探测器的外壳及通风格栅。

2）控制站的计算机开机时应按照先外设、后主机的顺序进行。

3）要保持环境整洁，减少仪器静电对灰尘的吸附，以免造成计算机芯片损坏。

4）虽然计算机本身散热性能很好，但温度过高仍会限制计算机的散热，过高的温度仍然会使计算机散热受限，轻则缩短使用寿命，重则烧毁计算机。

5）平板探测器为高精密仪器，是 DR 系统的核心技术，对环境要求较高，温度应保持在 20～24℃，相对湿度为 40%～70%，这样才能使数字平板探测器散热良好，保障图像质量；当环境灰尘过多、工作量大时，设备散热差，也会自动切断 X 射线曝光系统，造成传输图像不全或遗失。

6）设定参数不要随意改动，设为默认值，这样图像处理只需要调节亮度即可。当计算机处理图像变慢时，要查看图像是否达到厂家设定的最大图像幅数，如果达到或接近则要删除部分图像，释放空间以保证图像处理和传输；同时每天 24h 使用设备时，一个星期要重启恢复 1 次，以保证计算机恢复到正常处理图像的速度。

7）定期对设备进行检测和校准，出现故障时要记录故障的情况和代码，并及时通知维修工程师。

（四）DSA 设备日常维护

DSA 设备作为常用的大型设备，其日常的维护必不可少，主要包括工作间维护、设备维护，以及清洁和防止污染。只有做好了日常维护，才能够确保检查迅速高效地完成。

1. 工作间维护　工作间维护是指介入治疗手术间、设备间和控制室的维护。介入治疗手术间设备工作环境的好坏，对维护保养有很大影响。工作环境满足要求，设备故障少，维护也较方便。介入机房的温度为 15～30℃，相对湿度为 20%～75%。考虑到室外环境因素影响，空调设定在 18～22℃，湿度在 40%～60%。机房内配备温度计和湿度计，以便工作中随时监测温度和湿度，发现偏差及时调整。机房内空调建议使用独立的柜式或壁挂式，这样在制热/制冷与除湿方面能够及时调整。机房设计要密闭，如果考虑通风，可以安装排风扇，这样房间内的温度、湿度比较容易控制，同时放射防护也比较安全。同时机房里要配置除湿机，每天要及时倒掉除湿机里的水。在设备间和手术间要进行层流净化设计，以减少灰尘，加大对设备的保护。控制室要求较低，有空调、带除湿机即可。

2. 设备维护

（1）电源和控制柜的维护：在使用DSA设备时要定期了解供电电源情况，打开控制柜清理电路板、滤网，定期给风扇除尘，检查风扇的运转状况。

（2）C形臂机架及显示器吊架的维护：在使用DSA设备前，应对C形臂进行归零并且对运行角度进行检查，若有偏差，则需进行电位器线性调整，重点是观察C形臂在运行中的情况。检查机架各运动功能、有无异常噪声，若有异常噪声应对C形臂机架的各运动零部件进行逐一排查。若多楔带、传动带、涡轮减速器、链条链轮及螺杆有异物、杂质，则用干净纱布进行擦拭，用润滑油进行润滑。检查减速器有无松动，检查传动带的松紧和偏移等情况。检查经过C形臂基座的电缆是否过紧、有无磨损及连接有无松动，保证C形臂机架的运动性能良好。检查平板的软件限位、碰撞保护等功能。检查显示器吊架各方向的运动情况和制动功能，并进行必要的调整。检查其平衡性，必要时可调节气压弹簧进行平衡调整。

（3）诊视床的维护：定期检查诊视床的紧急开关功能是否正常，床面液压升降系统若有漏油现象，应立即更换。清理床面纵向和（或）横向运动的导轨及各接触面。检查床体和底座的固定螺钉状况。将床体向左或右旋转90°分别检查各固定螺钉的状况。清理并润滑床体旋转的齿轮盘。检查所有电缆和地线的连接有无磨损。检查各极限位置的保护限位开关是否可靠。经常进行床面纵向和（或）横向运动制动检查和床面升降运动检查。

（4）X射线发生器的维护：检查高压电缆绝缘层及屏蔽层，清理高压电缆接头，更换硅脂垫，并涂硅脂封装。清理X射线发生器柜中电路板、电源及风扇等的积尘。检查在透视或摄影时显示器、吊架上的射线指示灯亮否，以及旋转阳极的启动和停止正常否。

（5）X射线管冷却水箱及平板探测器的冷却装置的维护：水冷系统是DSA设备冷却系统中重要的主机组成部分，其主要作用是带走球管热量，达到散热的效果。水冷系统的工作效率是影响球管寿命的重要因素，因此水冷系统的日常维修和保养尤为重要。检查球管和水箱两端的水管及接头，确保无漏水。经常清洁或更换水箱泵头滤网。检查水箱的水平面，及时加注蒸馏水。检查平板探测器冷却装置的制冷剂液面，及时加注制冷剂。

（6）图像处理的维护：图像处理分前处理和后处理，除一些接口电路外，都是计算机的应用。功能强大的应用软件都在后处理部分，很容易区分出它的硬件部分。前处理比较简单，有主板和中央处理器（central processing unit，CPU），但看不到硬盘，软件放在一些可擦编程只读存储器（erasable programmable read only memory，EPROM）板上。后处理部分则和家用计算机类似，有主板、CPU 和硬盘，硬盘是小型计算机系统接口（small computer system interface，SCSI）硬盘，同时期的SCSI 硬盘转速比电子集成硬盘高，在医疗领域常用于图像处理。但它的应用软件有很强的反克隆性，GHOST软件备份无法使用。出现“Digital processing not available”（数字处理不可用）大多是后处理电路问题；出现“Imaging not available”（图像不可用）大多是前处理电路问题。

3. 清洁和防止污染 清洁包括机房的清洁和设备的清洁。每天都要打扫机房，保持房间整洁，不留卫生死角；每天用中性清洁剂清洗设备表面，及时彻底清除留在设备上的血渍、患者的呕吐物和造影剂等污物，经常用吸尘器去除设备通风口滤网上和狭缝中的灰尘等。为了防止灰尘带入机房，最好让患者及进入机房的患者家属都穿上鞋套。在设备检查治疗过程中，为防止患者血液、呕吐物等污物和造影剂对设备的污染，要对近控台、球管和缩光器、影像增强器等组件套上防护罩。要突出强调机房的密闭性，封闭电缆孔和空调孔，防止老鼠进入机房造成污染和破坏。禁止在机房内吸烟、吃东西等。

三、常见故障分析

【案例 2-11】

某乡镇卫生院放射科技师使用普通 X 射线成像设备在给患者做 X 射线检查时，突然出现不曝光现象，触摸球管温度正常，检查室内温湿度也正常，且上班之前进行了日常检测，因此技师排除了外在因素导致的机器故障，考虑设备内部故障，立即通知设备科来进行维修，并告知患者设备出现故障，待故障排除后再通知检查。

【问题 2-11】

（1）放射科技师这样做合理吗？

（2）X 射线机故障出现的原因可能是什么？

【案例 2-11 分析讨论】

放射科技师这样做合理。

X 射线机故障出现的原因可能有：X 射线管两端无高压或 X 射线管灯丝未加热。

应首先检查 X 射线管灯丝亮度是否正常和受控，若灯丝不亮，或亮度极弱且不受控，则故障发生在 X 射线管灯丝电路上；若无异常，则故障发生在高压电路上。应该拆下高压变压器初级接线，进行曝光试验，测量高压变压器初级电压，若无数值，则是高压变压器初级接线有短路，应重点检查高压接触器的常开接点接触是否良好，或主可控硅是否导通。若数值正常，则故障发生在高压变压器次级接线上，把初级接线接好，将高压电缆从 X 射线管头端拔下并架在空中，在插头上系细棉纱，进行曝光，若棉纱飘起，则证明高压发生器有高压输出。若无，则说明高压发生器内有短路。

（一）模拟 X 射线机常见故障分析

模拟 X 射线机作为一种最基础的医疗设备，由于它使用率高，所以极易发生故障，其故障主要包括高压部分故障和低压部分故障，下面就这两种故障进行分析。

1. 高压部分故障　最常见的是球管损坏和高压电缆击穿或芯线断裂。使用低电压与低电流透视试机测试，如果仍出现电流表指针摆到头现象，要观察有无明显的电压下降，如果无明显电压下降，则要排除电流表电路故障。将高压初级电路摘掉试机，检查电流表有无指示。如果出现电流表指针摆到头现象，而电压降也明显，就要考虑高压故障。

2. 低压部分故障

（1）球管无 X 射线产生。

（2）球管不曝光：首先应检查灯丝初级电压，若正常再检查球管灯丝点燃情况，若灯线电路均正常，应检查高压初级电压或接负载试机，若均正常，故障出现在高压电路，不正常则故障出现在控制电路，包括时间电路、旋转阳极电路、滤线器电路等。通过以上故障原因分析，可以减少模拟 X 射线机故障发生率，降低其损坏程度，保证设备的完好使用率，须注意以下几点：①安装正规化，要求厂家或有资格的专业技术人员安装，对电源的容量机房的面积、防护、防潮、接地线等均有一定的要求。②操作程序化，制定模拟 X 射线机的操作程序表，要求各类人员上岗培训。③保养制度化，持续保持机器的清洁，定期检查各继电器、线路、螺丝等，发现问题应及时处理。④维修专人化，一般情况下要求专业人员专人维修，并且要有修理记录、机器档案等，更换代用配件或更改线路时要在图纸上标明。⑤监测标准化，每年要对模拟 X 射线机进行监测，包括 X 射线放射线量、中心线、焦点以及图像的清晰度等，并且要有标准，特别要对检修过的机器进行标准化监测，达不到标准者要重修或报废。

（二）CR 设备常见故障分析

CR 属于 X 射线技术数字化发展的重要过渡阶段，除了对其进行合理、科学、有效的保养、维护，还需了解各个部分的常见故障。保证 CR 系统临床应用中具有良好的工作状态，保障临床诊断中获取的影像学图像具有准确性。

1. 扫描系统

（1）CR 读取 IP 上的影像时有重影现象。有时机器工作正常，IP 第一次扫描所得到的影像是正常的，而 IP 第二次扫描所得到的影像有重影，仔细查看重影部分正是第一次的影像，第三次扫描时重影即前两次的影像，导致无法依据此影像做出正常诊断。分析原因：一种可能是 IP 使用时间过长，内部的荧光物质发生变化，对 X 射线成像无法正常记录与擦除；另一种可能是读片机多年没有维护保养，机器内部沉积较多灰尘，影响了读片机内部的光路系统，无法完全擦除 IP 上的影像信息，导致再次扫描所得的影像有重影。

（2）IP 扫描后无法回到暗盒（IP 卡片）。这是最常见的故障，通常在扫描器显示屏上会报错，显示错误信息代码：CODE247AA。处理方法如下：关机后打开右侧盖板，取出卡住的 IP。注意：取出动作要轻柔，勿将 IP 过度屈曲，以防损坏。分析其原因可能是辊轴上有污垢或吸盘上有灰尘，所以定期清洁辊轴及吸盘是非常必要的。另外由于长时间大流量工作，扫描器内部温度较高，这也会引起吸盘的老化和破裂，因此，要注意吸盘的更换和及时维护。

（3）扫描器显示屏上报错。显示错误信息代码：CODE216A7，此种现象常为网络连接故障。处理方法如下：检查 CR 网络连接，确保各接口连接正常，网线无中断，重新启动机器，一般即可恢复正常使用。

（4）异物进入。用来标记的铅号码或其他异物在扫描前未能从暗盒上取下，导致其进入扫描器内部，扫描完毕暗盒退出后（非扫描状态下）在显示屏上报错。处理方法如下：关机，取出铅号码等异物。

（5）暗盒在完成扫描后退至仓门边不出仓。用手推仓门不能开放，显示屏上报错并显示：第 4 个痕迹擦除灯有瑕疵，IP 信息未被完全擦除，请按“√”退出。错误信息代码为：CODE24790。处理方法如下：关机，断开电源，卸下 IP 抓板器单元，打开擦除灯仓，更换相应灯泡，重新开机即恢复工作。

2. 登记打号系统

（1）打号时屏幕跳出提示此暗盒已删除，该情况由卡板取出后未再次扫描即投入使用造成。发生 IP 卡板现象时，将取出的 IP 装入暗盒后常规扫描 1 次。

（2）图像后处理工作站一般很少发生故障，为防范故障发生，可要求供货方备用恢复盘软件，一旦系统崩溃，即可用该恢复盘重装系统；或要求对方直接在计算机中安装一键恢复系统。

（三）DR 设备常见故障分析

DR 设备利用 A/D 转换器将模拟信号数字化的原理开展工作。DR 设备属于精密度、集成度较高的设备，是临床诊断疾病的常用工具。为保障机器正常运行，减少停机时间，提高使用率，平时需要做好保养和维护工作，除保持使用环境的温度和清洁外，还需了解设备的一些简单故障。

1. 整机断电故障 DR 设备正常使用过程中突然整机断电，重新启动后，按下曝光手闸，仍能听见球管阳极旋转的声音，但曝光操作无法进行。故障处理：应检查 DR 机柜的图像处理工作站、连接盒以及滤线器部件之间的连接线，由此来判断整机断电故障并予以解决。

2. 曝光后无图像 首先要检查发生器有没有发出射线，如果没有发出射线应检查发生器，如开关是否坏了，发生器是否存在故障（可单独打开发生器软件查看），球管是否有问题。如果发生器正常曝光，就应该检查平板，如平板的网线或光纤是否连接正确，平板的同步信号是否正常等。

从这两方面查找故障可予以排除。

3. 自动跟踪故障 DR 设备在运行过程中无法使用自动跟踪功能。这类故障可以由反光片和传感器存在灰尘导致，也可以由传感器与反光片距离较远导致。因此平时要注意清除灰尘，同时也要保证传感器与反光片之间的正常距离，这样就能减少自动跟踪故障。

4. 图像不清晰 随着使用时间延长，图像会变得没有原来清晰。这种问题的原因一般是平板老化或者球管 X 射线剂量不足。因此应对机器定期进行保养，以有效防止平板老化速度，平板一般要求每 6 个月校准一次。球管 X 射线剂量不足的原因可能有：一者电压不够，检查发生器高压部分。二者电流不足，检查球管是否存在问题，或者高压发生器的灯丝部分是否有问题。

5. 图像出现伪影 图像出现伪影可归结为：一是平板本身出现坏点或者坏道；二是投照范围内有异物。投照范围内有异物很容易排查，只需将束光器、平板盖子、滤线栅等一个个拆除再拍照，拆一个拍一张图像，拆到哪个图像伪影没有了，异物就在哪个元件上。如果投照范围内的物体拆完拍出来还有伪影，那么就是平板有问题了。平板的坏点和坏道有些可以通过平板校准去除，对于不能去除者可以维修或者更换平板。

6. 图像发送不到 PACS 此故障一般由网络连接引起。网络连接需检查网络参数是否正确，如 IP 地址、端口号、AE Title 等，参数设置正确后，可以通过 Ping 服务器 IP 方法测试网络是否连通，不连通则检查网卡或者网线是否正常。

（四）DSA 设备常见故障分析

DSA 仪器作为常用的检查设备，在使用过程中难免会发生故障，本节列举一些常见的故障，并对其进行分析与解决，其故障包括：机器安装故障、仪器使用不当故障、机器老化故障、诊视床无法正常移动、图像无法采集、C 形臂与影像增强器无法运动。

1. 机器安装故障 该故障通常指开机使用一段时间后机器 C 形臂突然停止运动，机器进入保护状态，而 X 射线部分完好。首先应怀疑控制 C 形臂运动的环节是否出现问题，要进行逐一排查，特别是检查负责机架前后运动的限位保护开关固定螺钉是否松脱。这类故障往往是由于安装时没有拧紧固定螺钉，使其一端翘起，机架前后运动时，限位开关与天轨钢梁擦碰，从而造成限位开关短路，触发机架以及 C 形臂进入保护状态无法运转。处理方式：拧紧限位开关后，故障排除可予以证实，否则需进一步排查。

2. 仪器使用不当故障 这类故障指开机时导管床有继电器吸合的声音，但控制床无法运动。首先应怀疑控制床运动的环节出现问题，包括控制床运动的皮带是否断裂，皮带断裂往往是因为张力增加；控制床前后运动的不锈钢槽是否锈蚀，出现锈蚀大多因为手术时要更换压力换能器，而压力换能器就固定在导管床上，更换后的压力换能器在接入压力管路之前，护士均会使用生理盐水将管路中的空气排空，不注意时会导致生理盐水渗入导管床前后运动的不锈钢槽内，从而导致腐蚀生锈。

3. 机器老化故障 该故障常指 C 形臂运行中特别是旋转到角度较大的位置时突然卡住，系统进入保护状态无法运转。故障分析及处理：故障出现较频繁时，应怀疑 C 形臂与机座连接的大电缆连接头存在虚焊，导致 C 形臂运动到某种位置时电缆接头接触不良，从而使机器进入保护状态。更换整根大电缆后，故障排除。如果拆开拆下的大电缆后发现连接头焊点结实、不存在虚焊，要检查电缆的塑料外皮保护罩是否坚硬、不易弯曲，因为导管室经常用紫外线照射消毒而产生大量的强氧化剂——臭氧，臭氧长期作用于电缆会导致其外皮保护罩老化变硬，从而导致 C 形臂运动过程中电缆和外皮保护罩之间产生很大的摩擦力，造成带动 C 形臂运动的电动机阻力过大，使电动机电流瞬间增大，当电流太大超过设定限值时，机器就进入保护状态。此类故障会随着机器使用年限的增加而逐步增加。

4. 诊视床无法正常移动 DSA 设备在运作过程中会出现异味，主要是焦糊气味，并且诊视床无法通过按钮进行移动。出现这种情况时应先对诊视床下的磁铁线圈进行检查，明确是否存在 24V

电源。然后对控制柜进行检查，主要检查线圈供电板的保险和整流桥是否有烧坏迹象、是否需要更换等。如果整流桥在接通电源后逐渐发热并有灼烧感，则应检查线圈是否出现短路、线圈是否需要更换，以防止整流桥和保险被再次烧毁，从而保证诊视床正常、有序运行。

5. 图像无法采集 DSA 设备在进行图像采集的过程中经常会出现噪声，而无法形成正常影像。如果透视影像正常，则可排除显示器和 X 射线系统故障，此时可考虑减影系统出现故障。如果图像采集时，透视影像无法从监视器内传出，而 X 射线各指示灯显示正常，监视器内有光栅存在，影像增强器的观察窗有光亮，则可排除监视器和影像增强器故障，否则要对监视器和影像增强器进行检查。若以上故障均排除，则需对摄像机进行全面检查，首先应明确供电设备是否正常，其次应检查电源开关是否存在掉闸现象等。

6. C 形臂与影像增强器无法运动 C 形臂与影像增强器在 DSA 设备开机后无法正常运作，并且在控制台上出现错误提示。此时可先对系统进行重启，如果无法解决则强制关闭系统和电源，然后将球管上的安全蒙片打开，检查限位开关是否正常。如果正常则要打开 C 形臂外罩与臂托外罩进行开机观察，查看各电路插头是否松动。如果 C 形臂无异常，则需对电源进行检查，对电路板中的保险进行检测，观察是否出现熔断现象。

本章小结

X 射线机成像设备如模拟 X 射线机、CR、DR、DSA 等的影像质量控制，可通过调节照射量、管电压、管电流、胶-片距、屏-片系统、胶片感光度等对 X 射线影像光学密度与照片密度进行控制，消除各种伪影（硬件、软件、物体、胶片等产生伪影）、环境温湿度及灰尘、人为差错因素以及图像后处理不合理等，改善 X 射线影像质量；选择适当的摄影条件与正确的摄影体位，提高图像的对比度与分辨力，从而提升 X 射线影像质量。

X 射线设备维护包括日常对 X 射线设备机房环境进行（温、湿度）监测、设备清洁、零部件检查等，通过科学合理的保养维护，提高设备的稳定性，保障设备日常正常运行，提高图像质量；对于设备故障，包括使用不当，设备断电，球管、扫描系统、图像采集与传输以及检查床等出现故障，均需逐个分析、查找原因，排除故障，特别是一些比较简单的故障，以减少停机时间，提高设备使用率。

思考题

1. 试述普通 X 射线成像设备的基本结构和各组成部分的主要作用。
2. 简述缩光器的结构、原理及作用。
3. 简述滤线器的结构、工作原理、作用及使用注意事项。
4. 简述高压发生装置的基本结构及工作原理。
5. 简述 X 射线管焦点与图像质量的关系。
6. 简述 CR 影像板（IP）的工作原理及结构。
7. 简述 DR 非晶硅平板探测器的结构及工作原理。
8. 简述影响 DSA 图像质量的因素。

参考文献

韩丰谈，朱险峰. 2008. 医学影像设备安装与维修学[M]. 北京：人民卫生出版社.
韩丰谈，朱险峰. 2010. 医学影像设备学 [M]. 2 版. 北京：人民卫生出版社.
李真林，雷子乔. 2016. 医学影像成像理论[M]. 北京：人民卫生出版社.

秦维昌，李萌，余建明. 2011. 医学影像技术学 X 射线摄影技术卷[M]. 北京：人民卫生出版社.
石明国，韩丰谈. 2016. 医学影像设备学[M]. 北京：人民卫生出版社.
石明国. 2017. 医用影像设备成像原理与临床应用[M]. 北京：人民卫生出版社.
徐跃，梁碧玲. 2015. 医学影像设备学[M]. 北京：人民卫生出版社.
余建明，高剑波，李真林，等. 2015. 实用医学影像技术[M]. 北京：人民卫生出版社.
余建明，石明国，付海鸿. 2016. 放射医学技术高级教程[M]. 北京：中华医学电子音像出版社.

第三章　CT 设备与成像理论

学习要求

记忆：CT 设备的组成结构及各部分的作用，CT 的各种成像方式及特点。

理解：CT 成像的基本原理及基本过程，CT 图像重建的数学基础，特殊 CT 成像基本原理。

运用：各种 CT 图像后处技术的应用，CT 图像质量评价及影响因素，CT 的日常保养及维护。

20 世纪 70 年代，英国工程师 G. N. Hounsfield 在美国物理学家 A. M. Cormack 研究的基础上设计制造出世界上第一台 CT 机，并成功用于头部检查。CT 的发明是放射学发展历史上的又一里程碑，被称为自伦琴发现 X 射线以来放射学最重要的成就。CT 成像克服了普通 X 射线摄影中组织重叠的局限，实现了真正的断层成像，能清楚显示组织内部结构，极大地提高了影像诊断水平，推动了临床医学的发展。CT 的发展非常迅速，在短短几十年间，便历经了从头颅 CT 到全身 CT、从非螺旋 CT 到螺旋 CT、从单层（排）CT 到多层 CT、从单源 CT 到双源 CT 的发展过程。随着各种三维后处理、冠脉成像、能量与能谱成像、低剂量 CT 等新技术的应用，CT 已经成为临床医学中重要的、必不可少的影像检查设备。

第一节　CT 成像基本原理

一、CT 成像基础知识

【案例 3-1】

男性，63 岁，因上腹痛 1 个月，加重 1 周入院，入院后经超声、体格等检查诊断为胆囊结石，术前行常规胸片检查，影像报告疑右心膈角区病变（图 3-1），建议行 CT 检查。手术因此延期，家属不予理解，质疑 CT 检查的必要性。

【问题 3-1】

CT 成像与普通 X 射线摄影相比优势何在？本案例是否有必要做 CT 检查？

（一）CT 与普通 X 射线摄影

CT 的英文全称是“computed tomography”。其中“computed”具有“计算机运算处理”的含义，“tomography”指“体层摄影”。顾名思义就是“采用计算机运算处理的体层摄影”。中文名称一般为计算机体层成像或计算机体层摄影。CT 与普通 X 射线摄影均是利用人体组织对 X 射线的吸收差异进行成像，因此，部分文献中在 CT 前面加上“X”，称为 X-CT。临床应用中习惯简称 CT。

普通 X 射线摄影中，组织结构影像重叠，尤其是心影后方、脊柱旁、肺尖及肺底区病变，容易造成漏诊及误诊，即使发现病变，也很难对病变进行定性诊断。与普通 X 射线摄影相比，CT 成像的最大优势是能获得真正的体层影像；图像以断面解剖方式显示，具有较好的密度分辨力，能直观清晰地显示病变的具体位置、形态、大小以及内部结构；还可通过 CT 值进行定量测量，对病变进行定性诊断。案例 3-1 中胸片显示右心膈角区密度增高，病变与膈肌、肋骨、血管等其他正常组织影像重叠，难以明确其来源及性质。经 CT 检查明确为右肺下叶肿块（图 3-2），手术病理证实为神经内分泌肿瘤。

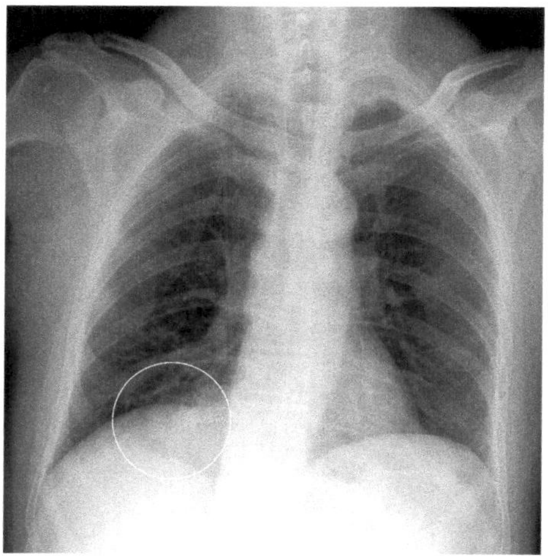
图 3-1　胸片显示右心膈角区密度增高

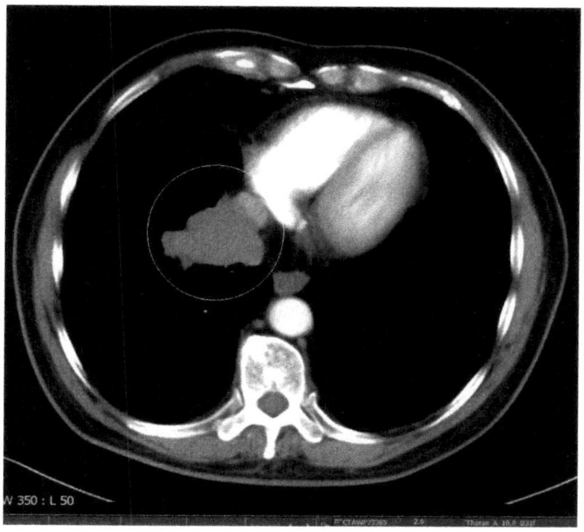

图 3-2　CT 显示右肺下叶肿块

（二）CT 图像的本质特点

CT 图像与普通 X 射线摄影成像均为灰阶影像，图像中的亮度或灰度与人体组织的 X 射线吸收系数密切相关。CT 成像采用计算机运算处理，获得的图像就是数字图像。CT 是 X 射线成像领域中最早实现数字化的影像设备，掌握数字化及数字图像的基本概念有利于 CT 原理的学习。

1. 像素与体素　CT 图像的本质是一幅二维灰阶数字图像，像素是构成数字图像的最小单元。描述一幅数字灰阶图像需要确定两个参数：像素的数量和每个像素的灰度值。像素的数量一般用矩阵表示。目前 CT 图像矩阵多为 512×512，部分 CT 支持 1024×1024 重建显示。尽管 CT 图像是二维断面图像，但实质上 CT 成像是利用 X 射线对人体一定厚度层面组织进行不同角度投射而成像的。因此 CT 成像从严格意义上说得到的也是重叠的影像。如图 3-3 所示，将人体一定厚度的断层组织按矩阵划分成若干个体积单元，每个体积单元称为体素。体素体积大小等于像素面积与层厚的乘积。CT 成像的本质就是获取二维矩阵中各个体素的 X 射线吸收系数（图 3-4），转换成对应二维平面中像素的灰度显示（图 3-5）。灰度指黑白或明暗程度，取决于人体断层组织中对应体素的 X 射线吸收系数。像素是一个二维概念，是二维图像的最小单元，体素是三维概念，是 CT 成像中划分的最小体积单元。

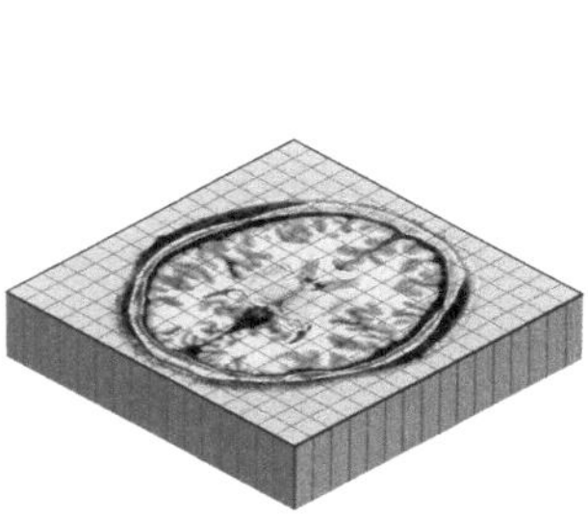
图 3-3　人体断层体素划分

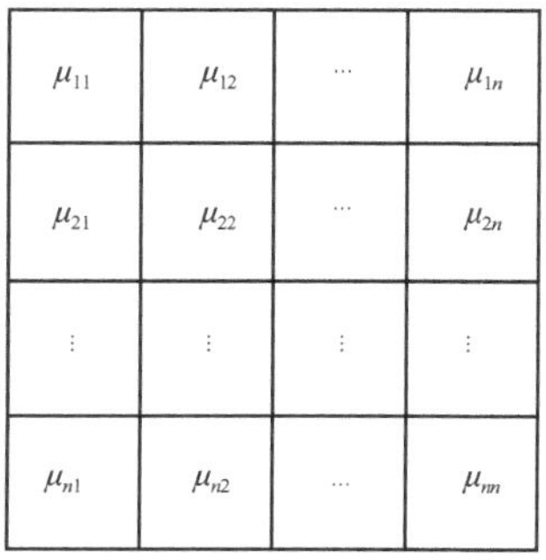

图 3-4　X 射线吸收系数二维矩阵

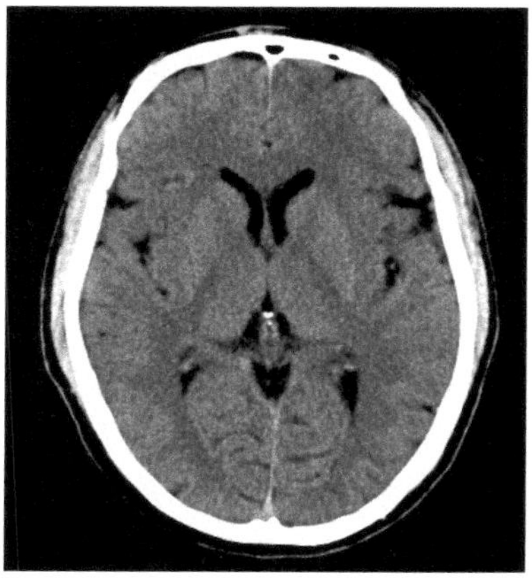
图 3-5　CT 图像

2. X 射线吸收系数与灰度值　当 X 射线光子能量在医用诊断范围（20～100keV）内时，X 射线与人体组织相互作用的主要形式为光电效应和康普顿散射。X 射线穿过人体时主要表现为三种情况：①没有发生任何作用，穿过人体继续前进；②发生光电效应被吸收；③发生康普顿效应被改变方向。人体组织对X射线吸收和散射的数量与组织的密度、原子序数及X射线自身的能量密切相关。人体组织器官由多种不同密度成分的物质构成，所以人体断层中各体素对X射线的吸收存在差异。CT成像本质上是X射线成像，反映组织之间X射线的吸收差异。如何获取人体断层中各个体素的X射线吸收系数是CT成像的关键。

试验证明，X射线穿过均匀物体时呈指数规律衰减，强度为I_0的X射线穿过厚度为d的均匀物体后，X射线强度I满足Lambert-Beer吸收定律：

$$I=I_0e^{-ud} \quad (3\text{-}1)$$

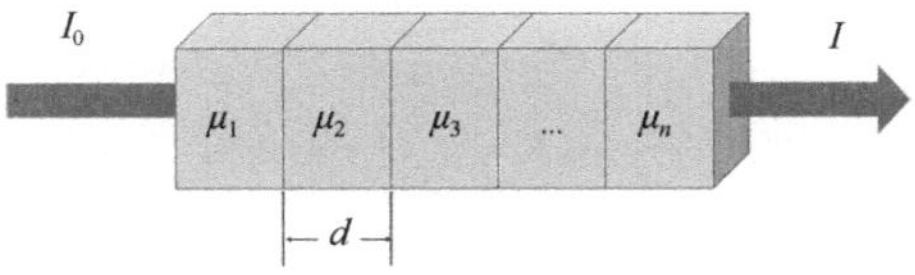

图 3-6 X射线穿过n个体素

图3-6为X射线经过人体断层中n个体素的情况。当入射X射线穿过第一个体素后，X射线的强度为：$I_1=I_1e^{-\mu_1 d}$。其中μ_1为第一个体素的吸收系数，各体素的厚度均为d。X射线穿过第二个体素后X射线强度I_2为：$I_2=I_1e^{-\mu_2 d}$。将I_1代入上式，可得：$I_2=(I_0e^{-\mu_1 d})e^{-\mu_2 d}$。同理可以推出，穿过第$n$个体素后X射线的强度$I_n$为：$I_n=I_0e^{-(\mu_1+\mu_2+\cdots+\mu_n)d}$。将上式经对数变换整理可得

$$\mu_1+\mu_2+\cdots+\mu_n=-\frac{1}{d}\ln\frac{I_n}{I_0} \quad (3\text{-}2)$$

式（3-2）中，X射线的入射强度I_0与透射后X射线强度I_n可通过探测器测量获得，体素厚度d人为设定。因此，X射线透射路径中各个体素的吸收系数之和可以通过简单地测量计算获取。

如图3-4所示，要获取图像矩阵中各个像素的X射线吸收系数，从数学理论上讲，可以通过建立n^2个类似式（3-2）的多元一次独立方程，然后联立解方程即可。

3. CT值与X射线吸收系数 由第二章X射线物理知识可知，体素的X射线吸收系数不但与人体组织的密度、平均原子序数等性能相关，同时与X射线能谱密切相关。定量地描述体素的吸收系数比较烦琐而且实际意义不大。医学成像中更关注组织之间X射线吸收系数的差异。为了便于计算和表达，CT成像用CT值表征X射线吸收系数，国际上将CT值定义为：CT影像中每个体素所对应的物质对X射线线性平均吸收量大小的表示。实际应用中，CT值为某种物质的X射线吸收系数与水的X射线吸收系数的相对比值。计算公式为

$$\text{CT值}=\frac{\mu_{物}-\mu_{水}}{\mu_{水}}\times 1000 \quad (3\text{-}3)$$

为了纪念CT的发明者，CT值的单位定义为HU（Hounsfield unit），又称亨氏单位，无量纲。

人体中各组织（含空气）CT值范围为-1000～1000HU，按CT值的定义，水的CT值为0HU，空气的CT值接近-1000 HU，致密骨的CT值约为1000HU；血液的CT值为12 HU，凝固血的CT值为56～76 HU，脑灰质的CT值为36～46 HU，脑白质的CT值为22～32 HU，脂肪的CT值为-100～-80 HU等。

CT值与物质的密度、X射线能量有关。在相同的X射线能量下，不同密度的物质的CT值不同，CT值反映物质的密度差异。CT值除了与人体自身密度相关，还与X射线管电压、探测器的温湿度环境等因素相关。人体组织中除了水，同一组织在不同X射线能量下的CT值是不同的。

采用CT值定标体系后，X射线吸收系数二维分布被转换为二维CT值矩阵。图像中像素的灰度与像素的CT值直接相关。

（三）CT成像的基本过程

CT成像的基本过程为：用X射线束围绕人体某部位一定厚度层面组织进行不同角度投射，由探测器接收透过该层面的X射线，将其转换为电信号，经模数转换器转换为数字信号，通过计算

机采用一定的数学方法计算出每个体素的 X 射线吸收系数，再将各体素 X 射线吸收系数转换成图像中对应的灰度显示。

CT 成像的基本原理可以概述为：投影重建图像，或用一个“算”字描述，即通过投影数据计算人体断层中各体素的 X 射线吸收系数。CT 成像过程根据数据流程可以分成四个阶段：①数据采集；②数据处理；③图像重建；④图像显示及后处理。

1. 数据采集 从球管发出的 X 射线穿过人体一定厚度的层面组织，探测器将透过的 X 射线转换成电信号，该信号是 X 射线投射路径上所有组织共同作用的结果，信息重叠。因此，需要从不同角度对人体进行多次投射，获取更多数据并建立数学方程。X 射线球管和探测器围绕人体进行不同角度照射的过程称为扫描（scan）。根据探测器与球管旋转运动的模式分为不同的扫描方式。不同的扫描方式对应不同的数据采集方式。

2. 数据处理 探测器采集到的信号属模拟信号，需要经放大器及 ADC 转换成数字信号以便计算机进行运算处理。由探测器接收经 ADC 转换得到的数据称为原始数据（raw data）。

3. 图像重建 对原始数据采用一定的数学方法，经计算机运算求解人体断层中各体素的 X 射线吸收系数后构建图像的过程称为图像重建（image reconstruction 或 image rebuilding）。重建图像所采用的数学方法称为重建算法或算法（algorithm）。

如图 3-4 所示的图像矩阵，理论上可以通过建立 n^2 个多元一次方程，然后直接求解矩阵方程即可获取每个体素的 X 射线吸收系数。实际应用中，当未知数 n^2 的数量达到一定程度后，计算量会急剧增加，对于早期的计算机运算速度来说，矩阵方程的求解几乎不可能实现，因此直接矩阵求解方法仅停留在理论上。1963 年，美国教授 Cormack 在 Radon 等数学家的研究基础上，完整地提出了通过 X 射线投影数据重建图像的数学方法。

4. 图像显示及后处理 图像显示就是把人体断层的二维 CT 值矩阵转换成肉眼可见的灰度影像。转换过程中可运用计算机处理技术对图像进行更多的处理，获取更多信息，帮助诊断。

二、CT 成像方式

CT 的发展非常迅速，其间更新换代实质上是成像方式的变化发展。CT 成像方式指 CT 成像中 X 射线束的扫描方式及数据采集方式。早期根据 CT 球管和探测器旋转运动方式不同将 CT 分为五代。目前临床应用的 CT 成像方式属于传统分代中的第三代，即球管与探测器同步旋转模式。自螺旋 CT 问世后，传统的分代方式已经失去意义。近年来，CT 的发展历经了三次大的技术革新，可分为从非螺旋到螺旋、从单层到多层、从单源到双源。

（一）非螺旋 CT 成像

1. 成像方式 早期 CT 受 X 射线管探测器等旋转部分供电电缆的制约，扫描时机架旋转部分需要往返运动只能进行逐层扫描即非螺旋扫描。非螺旋扫描方式是指扫描过程中检查床和患者保持不动，球管和探测器围绕人体旋转一周获取投影数据的扫描方式。不同厂家称呼不一，也称轴位扫描（axial scan）、序列扫描（sequence scan）、步进扫描、逐层扫描等。

只能进行非螺旋扫描的CT称为常规CT或普通CT，目前常规 CT 已经被淘汰。

在非螺旋扫描中，X 射线束轨迹呈环形闭合，各层数据独立，重建得到真正的断面影像，此时层厚等于准直宽度，如图 3-7 所示。

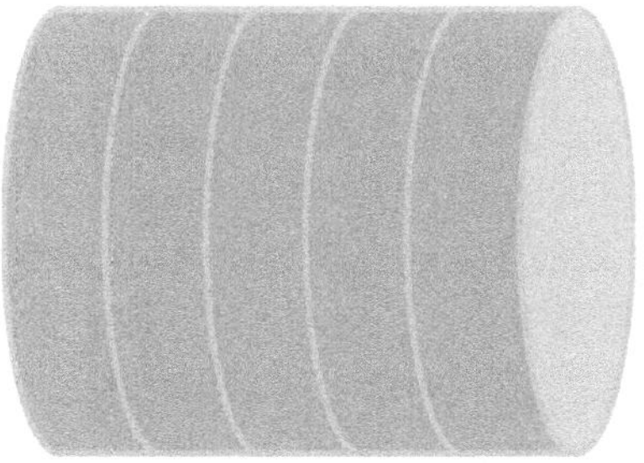

图 3-7 非螺旋扫描的投影闭合断面

2. 非螺旋扫描的优缺点 非螺旋扫描在临床应用中主要存在以下缺点：①存在漏扫和运动伪影，由于扫描时间长，受呼吸运动影响较大，胸腹部扫描中，容易引起相邻层间病变遗漏及运动伪影；②三维重组图像质量欠佳，由于数据采集间断进行，各层间数据独立不连续，三维重组图像存在阶梯状伪影；③增强检查效果差，扫描时间长，很难实现真正的多期扫描。

尽管非螺旋扫描方式存在上述诸多缺点，作为最基本的扫描方式，非螺旋扫描模式下 X 射线在人体表面的投影轨迹均为闭合曲线，获得的投影数据为真正断层数据，无其他层面的干扰。与螺旋扫描相比，非螺旋扫描具有更好的空间分辨力和密度分辨力，同时辐射剂量也较螺旋扫描低。因此，即使在最新的高端 CT 设备中，在头颅等某些部位扫描依然采用非螺旋扫描方式。

（二）螺旋 CT 成像

1. 螺旋 CT 的概念 扫描时检查床连续单向运动，X 射线束围绕患者连续旋转，投影轨迹类似螺旋管形，称为螺旋扫描。能进行螺旋扫描的 CT 称为螺旋 CT（spiral CT）。螺旋扫描采集到的数据不是平面数据而是容积数据，X 射线束在人体表面的投影轨迹为螺旋状（图 3-8）。

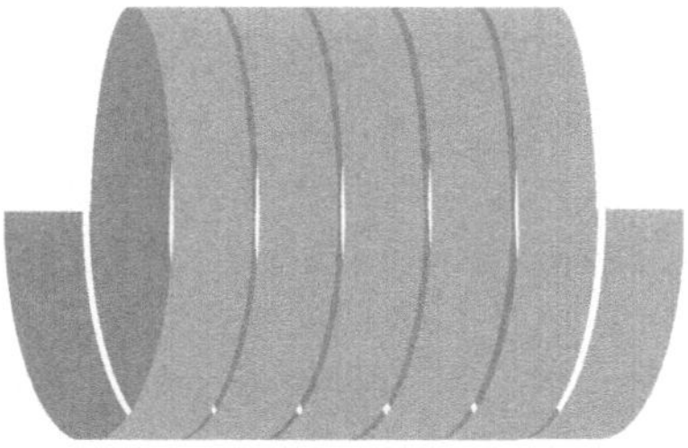

图 3-8 单层螺旋扫描投影轨迹

2. 硬件条件 螺旋扫描采用了滑环技术，由滑环和碳刷取代了 X 射线管与机架连接的供电电缆。滑环根据 X 射线管供电电压分为高压滑环和低压滑环，高压滑环的电压为 70～140 kV。高压经铜环和碳刷摩擦放电易产生高压噪声，影响数据采集系统和图像质量。低压滑环电压为几百伏，由滑环将电流送入高压发生器，再由高压发生器将产生的高压输送给 X 射线管。X 射线高压发生器位于扫描机架内，与 X 射线管同步旋转，增加了旋转部分的重量。因而要求 X 射线高压发生器体积小、重量轻。螺旋扫描时 X 射线管连续长时间曝光，需要热容量大的 CT 球管，也需要功率大的高频高压发生器。随着高频技术的应用，高压发生器的体积较小，低压滑环比高压滑环制造成本更低，应用更广，为大多数厂家所采用。随着电力电子技术的发展，部分高端 CT 采用耦合供电方式取代滑环技术。避免了滑环及碳刷相关故障，提高了机器运行的稳定性。

3. 螺旋扫描的技术特点 与非螺旋扫描相比，螺旋扫描技术的特点主要表现为四个连续：球管-探测器连续旋转；X 射线连续产生；检查床连续移动；探测器同步连续采集数据。

4. 螺旋扫描的关键参数 与非螺旋扫描相比，螺旋扫描相关参数也有所不同，螺距（pitch）是其中最关键的参数。螺距指机架旋转一周检查床前进距离与准直器（collimator）宽度之比。用公式表示为

$$螺距=\frac{床进距离/每周}{准直器宽度} \tag{3-4}$$

从螺距的定义可知，螺距越大，相同时间扫描范围越大，相同的成像范围所需时间越短，即增大螺距可以提高扫描效率。当螺距大于 1 时，投影数据存在间隙，可能遗漏小病变。由于投影采样不足，图像 z 轴方向分辨力下降。

5. 螺旋 CT 的优点 螺旋 CT 检查可连续曝光扫描，极大地提高了扫描速度。因为扫描速度快，一次可完成更大范围或多个部位的扫描，患者的呼吸运动伪影减少，对比剂的利用率提高，可实现真正的多期扫描；螺旋扫描采集可获得连续容积数据，三维重组质量极大提高。

6. 螺旋 CT 的局限 螺旋 CT 采集获得的数据非真正断层数据，需经差值补偿处理，使得图像 z 轴分辨力下降；螺旋 CT 对设备的要求较高，特别是 X 射线管，需要较高的热容量和较高的冷却率，以便适应长时间、高输出量的扫描要求。

（三）多层螺旋 CT 成像

多层螺旋 CT（multi-slice spiral CT，MSCT）指探测排数大于等于 2 的螺旋 CT，又称多排螺旋 CT。探测器的排数增加，X 射线管旋转一周，可获得人体多个层面的图像，X 射线的利用率极

大提高，同时也极大地缩短了扫描时间。

1. 成像方式 多层螺旋 CT 在 z 轴方向的探测器排数为多排，同时设有多组数据采集通道，机架旋转一周可以获得多个层面的投影数据（图 3-9）。

探测器的排数指探测器在物理结构上的数量，层数指机架旋转一周能重建的最大图像层数，与数据采集通道相关。目前临床常用的机型有 16 层、64 层、128 层、256 层、320 层等。

多层螺旋扫描时 X 射线束呈锥形，增加了扫描覆盖范围，部分厂家 z 轴覆盖宽度达到 160mm，曝光时不用移动检查床即可完成整个心脏范围的扫描。

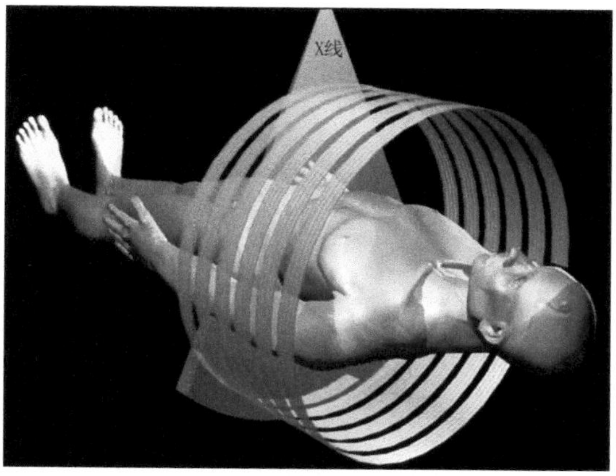

图 3-9 多层螺旋扫描示意图

在 64 层（排）以下多层螺旋 CT 中，一般探测器的物理排数大于层数。如 16 层螺旋 CT，多数厂家的探测器排数为 24。采用飞焦点技术后，可以提高 X 射线的时间与空间利用率，层数可大于排数。例如，部分厂家 128 层螺旋 CT 的探测器排数为 64。不同厂家的探测器排数和结构各不相同，根据探测器的排列方式分为等宽型和非等宽型。图 3-10 给出了 64 层螺旋 CT 两种不同的探测器排列方式。

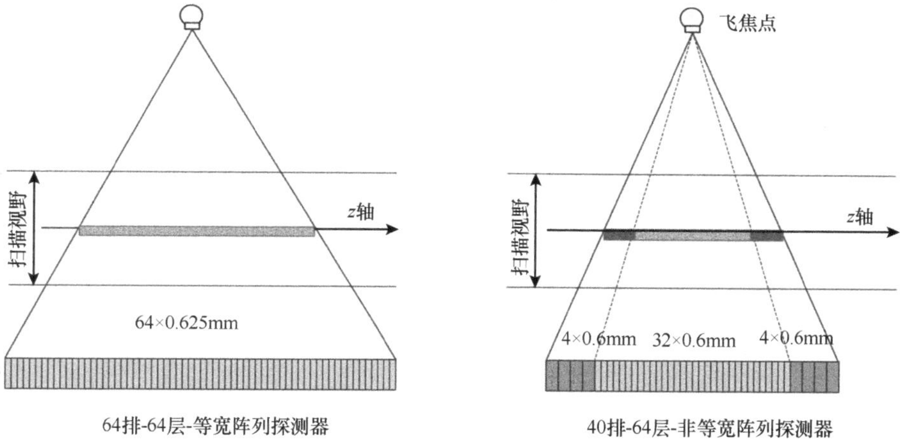

图 3-10 等宽型与非等宽型多排探测器

2. 多层螺旋 CT 成像的优缺点 多层螺旋 CT 与单层螺旋 CT 相比，扫描速度更快。探测器纵向覆盖范围增加，提高了 X 射线利用率，降低了 X 射线管的损耗。同时，随着排数增加，锥形束投影也加大了采集数据的几何误差，容易产生锥形束伪影。探测器越宽，影响越大，对相应的重建算法有了更高的要求。

（四）双源 CT 成像

双源 CT（DSCT）指采用两套球管–探测器系统同时旋转采集数据的 CT。

1. 成像方式 双源 CT 的机架结构如图 3-11 所示，由两套 X 射线发生装置和两套探测器呈一定角度安装在同一平面上，进行同步旋转扫描。两套 X 射线管既可发射同样能量的射线也可发射不同能量的射线，从而实现数据的整合或分离。组织的吸收系数与能量密切相关，通过两套球管探测器采集不同能量射线下的组织数据，可获得组织吸收系数关于能量变化的更多信息，从而可以区分或显示更多的组织差异，实现能量成像。如果两套系统以同样的曝光参数同时扫描，则可以将两组数据进行整合，极大地提高了数据采集效率，突破了普通 CT 的速度极限。

DSCT 有两种工作模式，即单源模式和双源模式，可通过控制台进行相关设置。

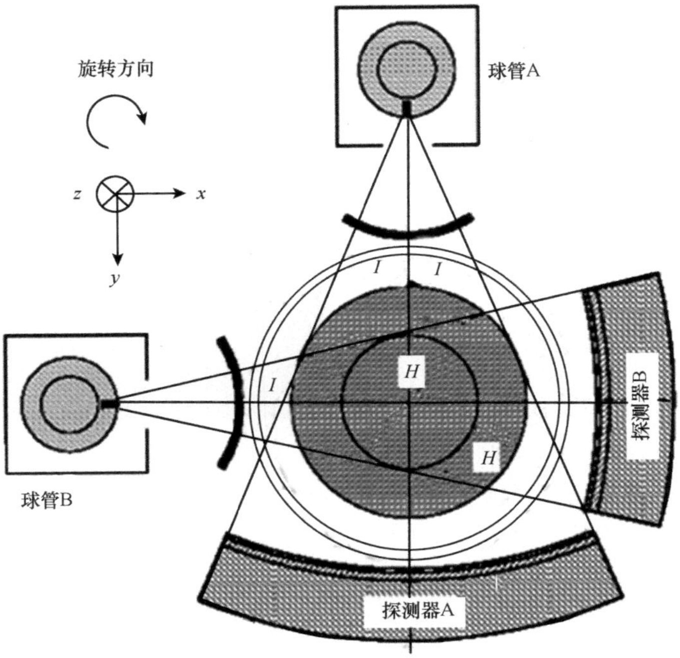

图 3-11　双源 CT 的机架结构

单源模式时，数据采集与重建系统 A 工作，数据采集与重建系统 B 处于关闭状态。此时与一台普通多层螺旋 CT 机无异，即由球管 A 发射 X 射线，经被检者衰减后被探测器 A 接收，然后经相应的图像处理和重建后产生相应部位的 CT 图像。1 次扫描（即 1 个采集周期）中球管和探测器组至少要旋转 180° 才能获得足够的数据，重建出图像。定位像及头颈部、胸腹部及四肢等的一些常规平扫、增强扫描常采用单源模式。

双源模式时，2 套球管与探测器组合，各自独立产生 X 射线，2 套数据采集系统同时工作，2 套数据采集系统获得的数据既可以重建出 2 组独立的图像，也可以重建出 1 组融合的图像，前者 1 个采集周期与单源模式相同，即球管和探测器组至少要旋转 180° ，主要用于骨骼及钙化的分离、鉴别组织与胶原成分等；后者 1 个采集周期球管和探测器组只需旋转 90° ，由 2 套数据采集系统获得 2 组数据，经相应的数学运算、组合后即可实现单源下旋转 180° 的效果，但时间分辨力提高了 1 倍，主要用于心脏等时间分辨力要求极高的检查。

2. 双源 CT 的临床应用　双源 CT 自 2005 年问世来，目前已发展到第三代，单周采集层数由 2×64 层提高到 2×192 层。机架转速提高到 0.25s/y，极大地提高了冠脉成像的效率和图像质量。双源 CT 配备双球管和探测器，很方便实现了双能量成像。

CT 的发展非常迅速，除了双源 CT，其他厂家也推出更多层数的 CT，如 256 层 CT、640 层 CT。不同厂家采用了不同架构和技术。无论是多源还是多层，CT 发展方向和目标是一致的，主要分为两大方面：一方面是提高 CT 的图像质量，高端 CT 的关键技术是如何提高时间分辨力，以满足心血管 CT 成像的要求；另一方面是研发低剂量 CT 成像技术，即如何用更低的辐射剂量获得更高的图像质量。除此外，CT 能量成像、CT 灌注成像等新技术的开发应用也是研究热点。

（五）多层螺旋 CT 常见的成像参数和概念

1. 多层螺旋 CT 螺距　在单层螺旋扫描中，由于射线束较窄，前后准直宽度与层厚差异可以忽略。而在多层螺旋扫描中射线束较宽，射线束以锥形束的方式从焦点出发穿过人体到达探测器，其中前准直、体层厚度、探测器采集宽度差异较大。螺旋扫描的重要参数——螺距需重新定义。

多层螺旋扫描螺距的定义及计算方法有两种：准直螺距（collimation pitch）和层厚螺距（slice pitch）。目前，大多数公司的多层螺旋扫描螺距采用准直螺距。

2. 准直螺距　准直螺距又称射线束螺距。其定义是机架旋转一周检查床移动的距离除以所使用探测器阵列的总宽度。例如，16 层螺旋 CT 每排探测器的宽度为 0.5mm，扫描时采集探测组合为 16×0.5mm，当旋转一周检查床移动的距离为 8mm 时，准直螺距为 1（16×0.5mm=8mm，8/8=1）。多层螺旋 CT 的准直螺距与单层螺旋 CT 螺距的概念及计算方法相同，计算中不考虑所使用探测器的组合及排数，只考虑参与采集的探测器的总宽度，即准直宽度。

3. 层厚螺距　层厚螺距的定义为：机架旋转一周检查床移动的距离除以扫描时所使用探测器单元排的宽度。例如，16层螺旋CT每排探测器的宽度为0.5mm，扫描时采集探测组合为16×0.5mm，当旋转一周检查床移动的距离为 8mm 时，层厚螺距为 16（8 /0.5=16）。又如，4 层螺旋扫描时机架旋转一周检查床移动 30mm，采用 4 排 5mm 的探测器阵列，则层厚螺距为 6（30/5=6）。后一个例子若按照准直螺距的计算方法应该是 1.5，即 30/20=1.5，层厚螺距的特点是着重体现了扫描时所使用的探测器排数权重影响。

$$\text{层厚螺距}=\frac{\text{床进距离}/\text{每周}}{\text{探测器单元排宽度}} \tag{3-5}$$

4. 层厚　在单层螺旋 CT 中，射线束宽度（准直器设定宽度）决定了扫描层厚，即在扫描的中心处 X 射线扫描层面的有效宽度。在临床应用中，根据扫描部位和病变大小选择螺距，为了避免漏掉微小病灶，采用小螺距，例如，对于呼吸运动影响较大的部位可适当增大螺距以提高扫描速度。

对于非螺旋扫描的图像，层厚不能通过再次重建处理改变，螺旋扫描的图像可采用小于层厚的重建间距或算法进行回顾性重建，改变图像的质量属性。

5. 层厚灵敏度曲线　层厚灵敏度曲线（slice sensitivity profile，SSP）指在扫描断层内，沿人体长轴（z 轴）方向不同层面组织对探测器信号的贡献程度。数学定义为机架扫描孔中心处点扩散函数（point spread function，PSF）的纵向 z 轴分布曲线。SSP 的形状近似钟形，左右分布基本对称。如图 3-12 所示，横坐标表示检测点距机架扫描孔中心的距离，纵坐标表示探测器采集的信号幅值。SSP 受插值算法、螺距等因素影响。随着重组层厚的增加，SSP 逐渐变平阔。当螺距（P）改变时，SSP 变化轻微。单层螺旋 CT 一般使用线性插值重建方法，随着螺距的增加，SSP 逐渐变得平阔。多层螺旋 CT 采用了更加先进的螺旋插值重建方法，随着螺距的变化，SSP 变化较小，从而保证了螺距不同时都可以高质量地完成三维图像重组。SSP 是螺旋 CT 成像系统的主要技术指标，对螺旋 CT 图像质量有着重要的影响。

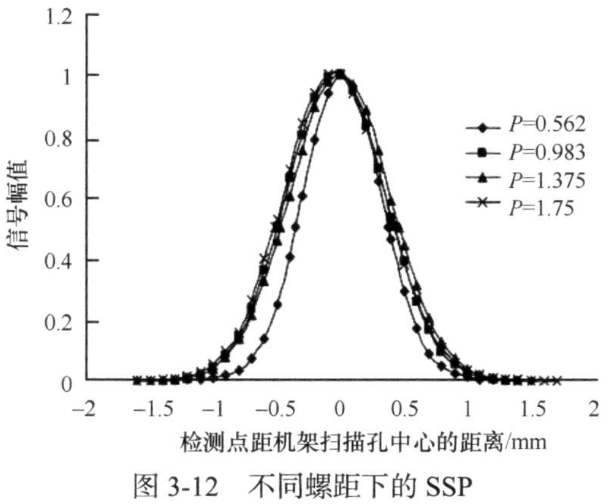

图 3-12　不同螺距下的 SSP

6. 有效层厚　有效层厚一般又用半高宽（full width at half maximum，FWHM）表示，半高宽指在 SSP 上，最大幅值 50%所对应曲线上两点间的横向距离。有效层厚也用于描述 CT 的 z 轴空间分辨力特性，有效层厚越大，z 轴空间分辨力越低；反之，z 轴空间分辨力就越高。

7. 层间距　层间距指两幅重建图像层面中心点之间的距离，又称为重建增量（reconstruction increment）。非螺旋扫描层间距为上一层面上缘到下一层面上缘的距离，它可以等于、小于或大于层厚。螺旋扫描层间距是被重建的相邻图像间长轴方向的距离。通过采用不同的层间距，确定重建图像层面的重叠程度，如层间距小于层厚即重叠重建。层间距的大小可影响重建图像的质量。在一定范围内，重建时缩小层间距可减少部分容积效应，可有效改善三维后处理的图像质量。

8. 插值 由于螺旋扫描采集到的投影数据为非闭合断面，要获得断面图像，需将采集到的数据进行处理转换成对应层面的闭合平面投影数据，为了近似获得该层面内的投影数据，目前通常采用数据插值法。

插值（interpolation）指通过已知数据采用数学权重的方法插入一个新的值用于图像重建。插值是螺旋扫描数据预处理的基本方法。

插值算法一般有两种：基于 360°线性插值和基于 180°线性插值。基于 360°线性插值指通过相邻两周中同一投影角度下的两个数据经过插值来获取。离成像平面中心越近的投影数据对图像贡献越大，因此计算中根据原始数据离成像平面的距离对其赋予不同的权重。基于 180°线性插值利用扫描投影数据中的对称性，将 360°数据采集分成两个半周，一个半周来源于直接扫描数据，另一个半周来自共轭采集的互补数据。直接数据和互补数据之间相差 180°，这样投影数据采集范围缩小至一周内，可有效改善图像的 z 轴分辨力，但同时增加了计算的复杂性。

三、CT 图像重建

（一）CT 图像重建的数学基础

1917 年奥地利数学家 Radon 从数学上证明了二维或三维物体可以通过其无限投影集合唯一重建物体影像。

1. 投影 X 射线穿过物体后，由于物体的吸收或散射作用，X 射线的强度发生衰减。X 射线穿过受检体后，某方向上被吸收的 X 射线的总和称为投影（projection）。X 射线束的强度衰减值称为投影值，投影值在空间的分布称为投影函数或密度函数。

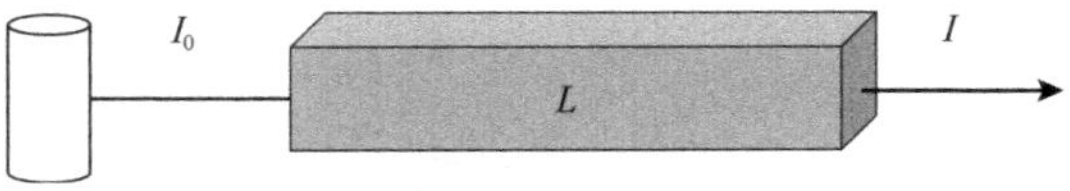

图 3-13 X 射线的衰减

将人体某断层定义在 xy 平面上，断层内各处组织对 X 射线的吸收系数或密度可以表达为函数 $f(x,y)$。先考虑单束 X 射线穿过人体情况，如图 3-13 所示，L 为 X 射线投射路径，由于路径上各处吸收系数是不均匀且连续变化的，X 射线沿 L 路径的投影可以用积分 P 表示。

由 Lambert-Beer 吸收定律得出关系式：

$$I = I_0 \cdot e^{\int_L f(x,y)dl} \tag{3-6}$$

在 CT 系统中，可以把 I_0 看作 X 射线在空气中扫描时探测器测得的数据，I 是 X 射线通过物体衰减后的数据，由于它们都是测量值，可以得

$$P = \int_L f(x,y)dl = \ln\frac{I_0}{I} \tag{3-7}$$

积分 P 为投影数据，将其推广得出，如果射线从不同方向投射，可获取全部对应路径上的投影数据集合。CT 图像重建就是利用投影数据集合来求解函数 $f(x,y)$ 的过程。

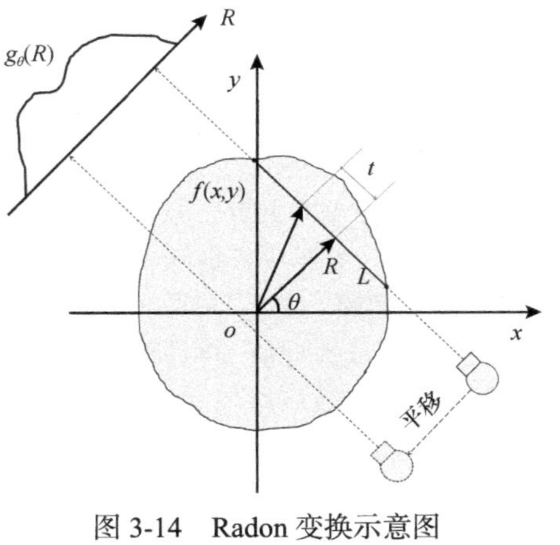

图 3-14 Radon 变换示意图

2. Radon 变换 如图 3-14 所示，$f(x, y)$ 是定义在直角坐标系 xoy 上的人体断层组织的 X 射线吸收系数函数。当 X 射线束围绕该层面的中心进行平移或旋转投射扫描时，投影 P 总是与线束路径 L 相关，通过 L 旋转角度 θ 及其与中心点的距离 R 可以唯一确定 L

路径。为了便于描述投影 P 与 X 射线束路径上各组织的密度函数 $f(x,y)$ 之间的关系，引入一个新的坐标系（极坐标）来描述 X 射线束路径 L 的位置。L 路径的直线方程可表示为

$$R=x\cos\theta+y\sin\theta \tag{3-8}$$

式中，θ 可以在 0～2π 变化；R 在中心点到人体层面最大外缘之间变化。

经过坐标变换后，X 射线束穿过吸收系数为 $f(x,y)$ 的物体在极坐标（R,θ）平面上的投影一定是坐标（R,θ）的函数。当投影角度一定时，投影函数 $g_\theta(R)$ 可表示为

$$g_\theta(R)=\iint f(x,y)\mathrm{d}x\mathrm{d}y \tag{3-9}$$

式（3-9）称为函数 $f(x,y)$ 的 Radon 变换。它将（x,y）空间中的函数与（R,θ）空间中的函数联系在一起。（x,y）空间中函数与（R,θ）空间坐标转换如下：

$$\begin{cases}x=R\cos\theta-t\sin\theta\\ y=R\sin\theta+t\cos\theta\end{cases} \tag{3-10}$$

经过变换，式（3-9）变为

$$g_\theta(R)=\int_{-\infty}^{+\infty}f(R\cos\theta-t\sin\theta,R\sin\theta+t\cos\theta)\mathrm{d}t \tag{3-11}$$

该变换即著名的 Radon 变换，将其进行求逆的过程即 Radon 逆变换。如果多次旋转平移投射，将投影数据覆盖整个（R,θ）空间，通过 Radon 逆变换即可求出人体断层 X 射线吸收函数 $f(x,y)$ 的分布，即可完成 CT 图像重建。

Radon 变换的贡献在于将人体断层的 X 射线吸收函数或密度函数通过积分投影到（R,θ）空间后，使得在 xoy 平面上看起来复杂错乱的投影数据变成（R,θ）平面中唯一对应的二维函数。Radon 变换与 Radon 逆变换从理论上证明了二维物体图像通过投影数据重建的可能性。由于 Radon 逆变换中的微分运算会带来高频信号噪声，同时存在奇异点，因此直到中心切片定理（the central slice theorem）提出之后，通过直接求解 Radon 逆变换来重建图像的方法才在实践中得到应用。

3. 中心切片定理 中心切片定理又称傅里叶切片定理，是由 Bracewell 于 1956 年在对射电天文学进行研究时提出的，它是当前医学断层图像重建的理论基础。

如图 3-15 所示，如果将投影函数 $g_\theta(R)$ 作一维傅里叶变换，就可以得到其在频域中对应的一维变换函数 $G_\theta(\rho)$。同时，如果将图中的密度函数 $f(x,y)$ 作二维傅里叶变换，可得到其在频域中对应的变换函数 $F(u,v)$，此频域函数也可用极坐标表示为 $F(\rho,\theta)$。二维图像的中心切片定理指出：密度函数 $f(x,y)$ 在某一方向上的投影函数 $g_\theta(R)$ 的一维傅里叶变换函数 $G_\theta(\rho)$，是该密度函数 $f(x,y)$ 的二维傅里叶变换函数 $F(\rho,\theta)$ 在 (ρ,θ) 平面上沿同一方向过原点的直线上的值。

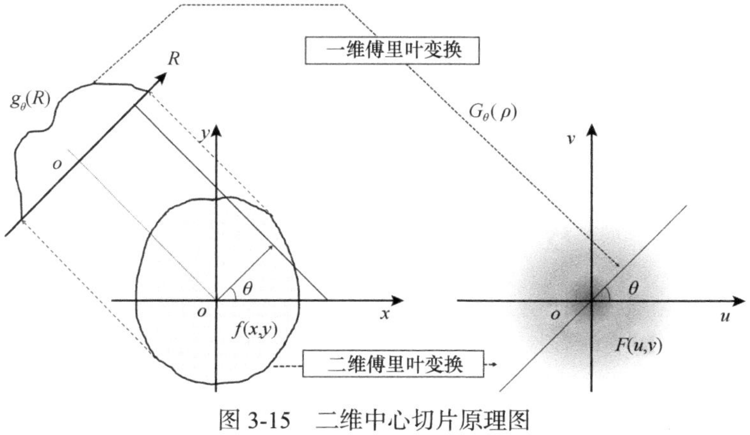

图 3-15 二维中心切片原理图

中心切片定理把物体空间与投影 Radon 空间通过傅里叶频域转换联系起来。图 3-16 显示了物体空间、Radon 空间、傅里叶空间的相互转换关系。

由上述可知，如果在不同的角度下取得足够多的投影函数数据，将其进行傅里叶变换后填满整个（u,v）平面，得到频域函数 $F(u,v)$ 或 $F(\rho,\theta)$ 的全部值，再将其进行傅里叶逆变换，就可得到密度函数 $f(x,y)$，即可进行图像的重建。

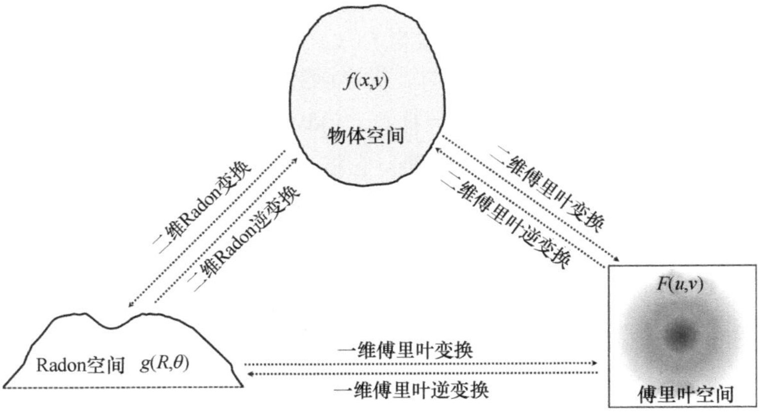

图 3-16　物体空间、Radon 空间、傅里叶空间的相互转换关系

中心切片定理通过 Radon 变换及傅里叶频域的中间转换，实现对密度函数 $f(x,y)$ 的重建，不单从理论上进一步印证了 Radon 变换及 Radon 逆变换重建图像理论的可行性，更为 CT 图像重建的实践提供了进一步的理论基础。

1963 年，美国物理学家 Cormack 进一步完善了用 X 射线投影重建图像的数学方法，并成功应用钴-60 作射线源、盖革-米勒计数管作探测器，对一个由铝和木材组成的模型进行扫描获得剖面图像，并通过计算获得了铝和木材对射线的吸收系数。Cormack 为 CT 成像技术的研究奠定了理论基础。在投影重建图像的思想启发下，Hounsfield 将其付诸实践并成功发明了 CT。

（二）图像重建算法

随着 CT 技术的飞速发展，CT 图像的重建算法得到广泛的研究与发展。自 CT 诞生以来，人们已经发展了众多的图像重建算法，但各种算法均存在各自的优缺点。从数学的角度，目前 CT 图像重建算法主要分为两类：一类是以 Radon 变换为理论基础的解析重建（analytic reconstruction，AR）算法，另一类是以解方程为主要思想的迭代重建（iterative reconstruction，IR）算法。

解析重建算法从 Radon 变换开始，经过几十年的发展，已经形成了一套严密和完整的理论体系。根据扫描重建形式的不同，解析重建算法又分为二维图像重建算法和三维图像重建算法。在二维图像重建算法中，傅里叶中心切片定理是理论基础。

迭代重建算法对于 CT 的发展历史来说是历久弥新的算法。世界上第一台 CT 设备正是采用了迭代重建算法。由于迭代重建算法的计算量大，对内存空间及运算速度要求较高，加上早期计算机技术的限制，一定程度上制约了迭代重建算法的发展和应用。随着计算机技术的发展，迭代重建算法速度慢的缺点成为次要矛盾。其低剂量扫描成像的优势越来越受到人们的重视，成为 CT 算法研究的热点。

图像重建算法与投影数据采集方式密切相关。根据投影射线束的形状大致分为三类：平行束、扇形束、锥形束，不同的射线束形状需采用不同的数学处理及重建算法。下面将对各种常见的算法分别进行介绍。

1. 反投影法　反投影法是 CT 图像重建最基本、最简单的算法。由 Kuhl 和 Edwards 首先应用在放射性核素成像中。其基本原理是利用投影数值近似地复制出吸收系数的二维分布。反投影法的数学模型是人体断层内某点的吸收系数等于平面内所有经过该点的射线投影的总和，因此又称总和法。反投影法的基本步骤为：获取投影—反向投影填充—运算求解。

下面以四体素（设 $\mu_1=1$，$\mu_2=2$，$\mu_3=3$，$\mu_4=4$）对应的四像素矩阵图像重建为例，对反投影法原理进行说明，如图 3-17 所示。

对四像素矩阵分别从 0°、45°、90°、135°进行投影，将投影值反方向回填原矩阵对应位置，把对应体素上各个方向的投影值相加，经过简单运算即可求出四体素各自的吸收系数。反投影法重建原理简单，运算速度较快。

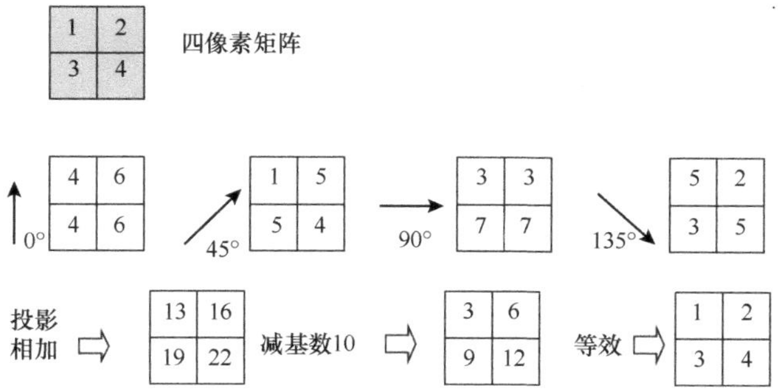

图 3-17　四像素矩阵反投影法

反投影法的缺点是存在图像边缘失锐（模糊）现象。反投影的过程并不是投影运算的逆运算，而是将投影值均匀按原路径回填，只能近似地模拟重现源图像。图 3-18 通过几何投影模拟示意图直观地给出了反投影法重建图像时边缘失锐的现象及原因。图 3-18（a）为某断层均匀组织中有一圆形高密度物体，X 射线分别从 90°、0°、45°、135°投射，图 3-18（b）～（e）为将投影数值反投影的情况。图 3-18（g）为经过各方向的投影值反投后获得的图像。由图 3-18（g）可知图像中物体不是圆形，变成了星状，边缘轮廓变形失真。

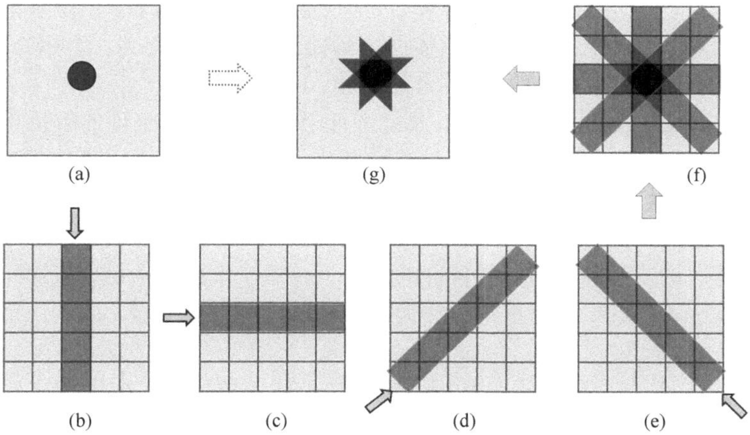

图 3-18　反投影法重建图像的边缘失锐现象及原因

2. 滤波反投影法　为了消除反投影法产生的图像边缘失锐现象，实际应用中常采用滤波反投影法（filtered back projection，FBP）。滤波反投影法与反投影法的区别是：先修正、再反投影。其基本原理为：获取不同投影角度下的投影函数后，先进行滤波处理，再作反投影，经运算重建出物体图像。图 3-19 为滤波反投影法消除边缘失锐现象的原理示意图，图 3-19（b）～（e）为将投影数值经过边缘改造处理后再反投影的情况。图 3-19（g）显示经反投影叠加后获得的图像基本保持圆形，消除了边缘失锐的现象。同时，滤波反投影法在改善图像边缘的同时也会带来一定的噪声。

滤波反投影法要解决的关键问题是：如何修正投影函数才能使反投影后重建出真实的原函数。滤波反投影法重建图像的步骤为：①对某一角度下的投影函数作一维傅里叶变换；②对变换结果乘以权重因子；③对加权结果作一维傅里叶逆变换；④用修正过的投影函数作反投影；⑤改变投影角度，重复上述步骤，直至完成全部180°下的反投影。

实现滤波反投影法的关键是滤波函数的选取，即权重因子的设计，不同滤波函数对图像的空间分辨率及噪声均有不同的影响。滤波函数的设计较为复杂，设计出来后还必须经过大量的临床试验验证。CT设备一般提供多种滤波函数，临床上针对不同部位采用不同的滤波算法。

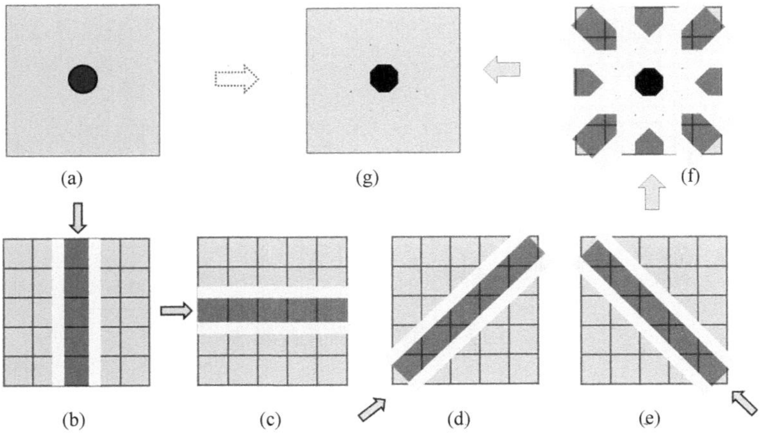

图3-19　滤波反投影法重建原理示意图

3. 卷积反投影法　卷积反投影法（convolution back projection，CBP）是采用卷积方法直接对投影函数进行修正后再反投影重建图像的方法。

与滤波反投影法相比，卷积反投影法避免了傅里叶变换运算。无论是滤波反投影法还是卷积反投影法，在重建图像过程中均无须所有数据采集完毕后再作处理。当CT扫描系统在进行其他角度的投影扫描时，计算机可以对已获得的投影数据进行处理（傅里叶变换、卷积处理或反投影）。扫描结束后只需进行较为简单的运算处理即可重建图像。

滤波反投影法和卷积反投影法均是基于Radon变换和中心切片定理的解析重建算法，从数学的角度看，其特点如下：①方程的导出运算是连续形式，到实现时才予以离散处理；②投影数据必须完全，分布必须均匀；③积分路径为直线；④重建算法计算效率高，重建速度快。正是由于其具有计算速度快、成像精度高等优点，以滤波反投影法（FBP）为代表的解析重建算法得到广泛应用，成为目前CT重建算法的主流。但在一些特殊的情况下，如投影数据不足或投影角度分布（锥形束投影）不均或采样间隔不等时，解析重建算法无法获得较好的图像质量，而迭代重建算法则是更好的选择。

4. 迭代重建算法　迭代重建算法是利用数学级数迭代的原理来完成图像重建的技术，迭代重建算法的步骤是：先给断层图像赋一个初始估计值，根据此值算出理论投影值，将理论投影值与实际值相比较，按照一定的原则对原始图像进行修正之后与理论值比较，再修正，如此循环，直到达到满意的效果。下面用四体素（设$\mu_1=1$，$\mu_2=2$，$\mu_3=3$，$\mu_4=4$）对应的四像素矩阵图像的重建为例，对迭代重建算法原理进行说明。

如图3-20所示，四像素矩阵迭代重建算法的步骤如下：用投影总和均分后对每个像素进行初始化，然后从水平方向取得实际投影测量值，将其与根据预设计算得到的投影值进行比较，计算出差异后均分形成修正数据，将该数据从水平方向反投回矩阵的对应位置，然后从垂直方向重复上述步骤后，即可求出四体素各自的吸收系数μ。因此，迭代重建算法的步骤可以概括为：假设—比较—修正—再比较—再修正。

目前，迭代重建算法有两类，即代数迭代重建法与统计迭代重建法。代数迭代重建法以代数方程理论为基础，主要有一般代数重建法（algebraic reconstruction technique，ART）和联合代数重建法（simultaneous algebraic reconstruction technique，SART）。而统计迭代重建法基于各种统计准则，主要有最大似然估计、最小均方误差等重建算法。

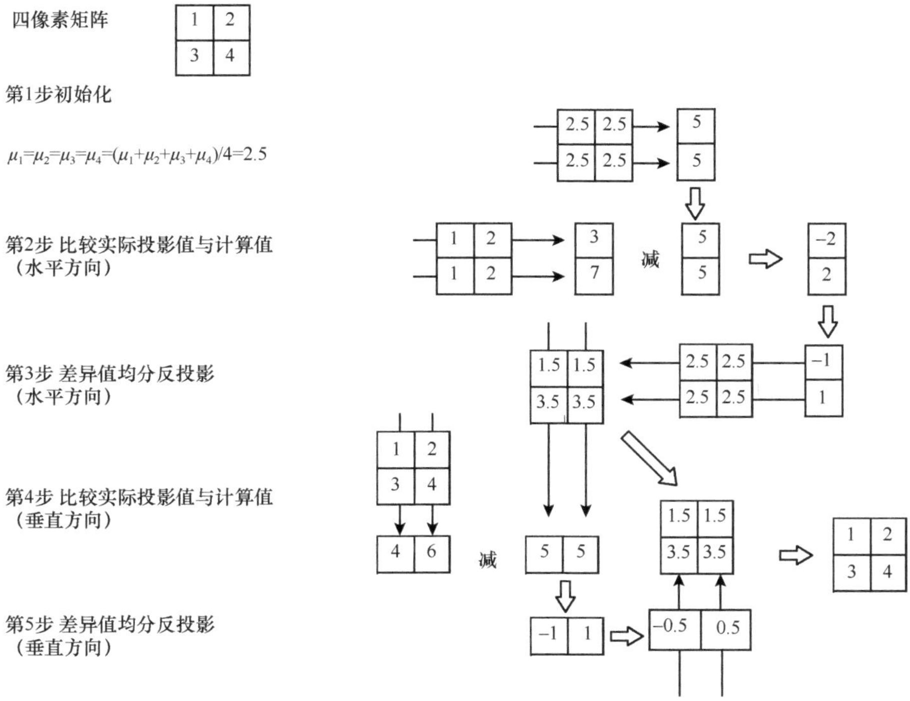

图 3-20 四像素矩阵迭代重建算法原理示意图

迭代重建算法与解析重建算法相比最主要的区别就是将重建的图像进行模型化。在解析重建算法中图像是连续的，而在迭代重建算法中，图像是离散的。迭代重建算法的实质是解线性方程组，能将真实的成像几何结构与成像物理效应模型化。迭代重建算法与解析重建算法相比最大的优点是同等图像质量所需扫描剂量大幅降低，缺点是运算速度慢。

近年来，随着计算机技术的快速发展和迭代重建算法的不断完善，迭代重建算法正成为目前 CT 图像重建算法领域研究的热门方向。

自 2008 年业界推出基于系统统计模型的自适应统计迭代重建（adaptive statistical iterative reconstruction, ASIR）技术后，出现了多种类似技术：图像域迭代重建（iterative reconstruction in image space , IRIS）技术、第四代迭代重建（the 4th generation iterative reconstruction，iDose4）技术、自适应迭代剂量降低（adaptive iterative dose reduction，AIDR）技术、正弦图确定迭代重建（sinogram affirmed iterative reconstruction,SAFIRE）技术等。ASIR 技术在原始数据空间中利用系统统计噪声模型来消除统计波动造成的图像噪声影响。IRIS 技术在图像数据空间中利用迭代技术降低图像噪声。iDose4 技术在原始数据空间中降低噪声的同时，试图保持传统 FBP 技术重建图像的噪声谱特征，以更好地符合医生传统的读片习惯。AIDR 技术可以自适应地计算最佳迭代次数以加快重建过程。SAFIRE 技术是随双源 CT 一起发展起来的基于原始数据域的迭代重建算法，其数据处理技术不仅为降低辐射剂量提供了可能，还能优化图像质量（图 3-21）。

临床研究证实，采用迭代重建算法后，在保证同样图像质量和相似重建速度的前提下，X 射线辐射剂量与传统 FBP 算法相比可以降低 30%～65%。迭代重建算法还可通过模型化设计降低 X 射线束硬化伪影和金属伪影。随着 CT 技术的迅猛发展和普及应用，接受 CT 检查的人群数量逐年增加，CT 检查的辐射危害越来越引起人们的重视，如何应用更少的 X 射线剂量获得符合要求的图像质量是 CT 发展的趋势之一。解析重建算法虽然重建速度较快，但要求每次投影测量数据完整且精确定量，对 X 射线量子噪声很敏感。当辐射剂量降低或投影数据采集不足时，重建图像会出现严重伪影。因此，采用解析重建算法难以实现大幅度降低辐射剂量的需求。由于迭代重建算法所需的投影数少，具有可在数据不完全和低信噪比（低剂量）条件下成像等优点，基于迭代重建算法的低剂量扫描技术正成为当前 CT 应用的热点之一。随着计算机技术的发展及算法的不断优化，迭代重建算法必将得到更广泛的应用。

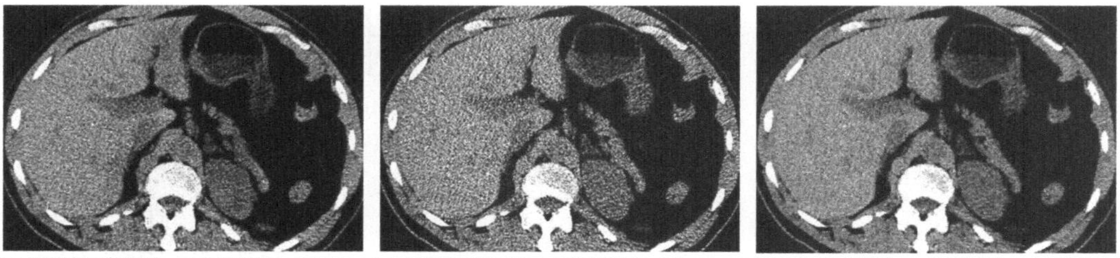

(a) 扫描剂量100%，重建算法：FBP　(b) 扫描剂量50%，重建算法：FBP　(c) 扫描剂量50%，重建算法：SAFIRE

图 3-21　FBP 与 SAFIRE 技术比较

【案例 3-2】

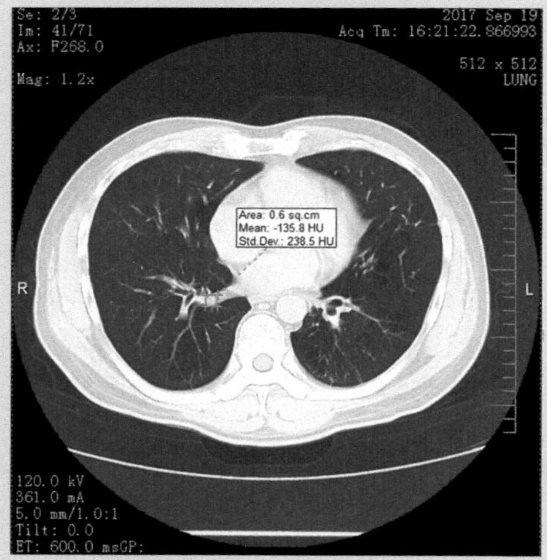

图 3-22　某患者胸部 CT 肺窗图像

图 3-22 为某患者胸部 CT 肺窗图像，图中方框为 CT 值测量显示结果。

【问题 3-2】

（1）图中测量处解剖位置是什么？

（2）图中测量方框内各项参数的含义是什么？

（3）能否根据所测 CT 值推测组织成分？

（4）试分析说明原因。

（5）解决措施是什么？

（6）CT 值测量的注意事项是什么？

【案例 3-2 分析讨论】

（1）图中 CT 值测量解剖位置：右肺静脉。

（2）测量参数：Area 表示测量区域的面积，Mean 表示平均 CT 值，Std Dev 表示标准偏差。

（3）图中测得 CT 值为-135.8HU，根据 CT 值可知，该组织成分应与脂肪接近。图中测量 CT 值与组织实际 CT 值不符。

（4）原因是部分容积效应。部分容积效应指 CT 图像上各像素的相应体素内各种组织 CT 值的平均值，不能如实反映体素内各种组织本身 CT 值的现象。部分容积效应是 CT 成像中不可避免的原理性伪影。不可能完全消除，只能适当降低其影响。

（5）降低部分容积效应影响的方法为：薄层扫描或重建、缩小视野（field of view，FOV）。

（6）CT 值测量注意事项为：尽可能测量病灶或 ROI 的中心层面的中心位置，标准偏差越大，说明 CT 值准确性越差。低密度背景组织中高密度病灶测量 CT 值偏低，如肺内小病灶；反之，高密度背景组织中低密度病灶测量 CT 值偏高，如乳突气房内积液或病灶。

第二节　CT 设备的组成结构

CT 设备的组成结构从计算机的角度可分为硬件和软件两部分。根据硬件框架可分为扫描机架、检查床、控制台三部分。根据成像数据流程可分为：①X 射线发生装置；②数据采集系统；③图像重建系统；④中央控制系统；⑤机架、检查床、电源分配柜及冷却系统等（图 3-23）。

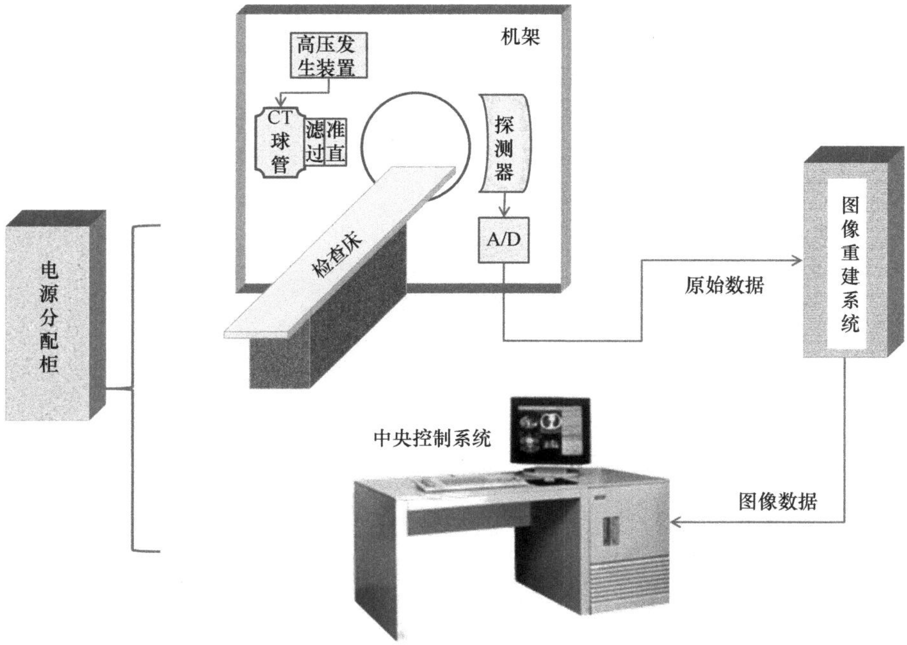

图 3-23　CT 设备组成结构框图

【案例 3-3】

目前国内医院中运行的高端 CT 设备有国产设备和进口设备，以进口 CT 设备为主。

【问题 3-3】

（1）CT 机的核心部件有哪些？

（2）CT 机各核心部件的制造技术难点是什么？

【案例 3-3 分析讨论】

（1）CT 机的核心部件：球管、探测器。

（2）CT 球管是集高压、高真空、高功率、高热容量、高能电离辐射于一体的高尖技术产品，CT 球管曝光瞬时功率可达 80kW 以上，其中大部分电能转化成热能。如何在极小的空间内将急剧产生的大量热能向外界传递是球管制造的技术观点。

（3）探测器的排数、通道数、转换效率等性能决定了 CT 机的整体性能，探测器是 CT 机中最昂贵的部件。探测器的本质是具有光电转换作用的半导体集成电路，探测器从材料到工艺到性能与国家的整体微电子工业水平密切相关。

一、X 射线发生装置

CT 成像本质上属 X 射线成像。基本原理为：利用 X 射线围绕人体进行不同角度投射，将透过人体的 X 射线转换为数字信号传入计算机运算以获得断层影像。X 射线发生装置的作用是产生 X 射线，并进行滤过和准直处理，获得投影所需的扇形或锥形 X 射线束，主要组成结构包括 CT 球管、高压发生装置、滤过器及准直器等。

（一）CT 球管

1. CT 球管的结构特点　CT 球管的基本组成结构与普通 X 射线管基本相同，主要包括阴极、阳极和管壳三部分。CT 成像过程中曝光条件要远大于普通 X 射线，X 射线机工作管电压一般在 40～

125kV，CT 球管工作管电压一般在 80～140kV。CT 球管工作管电流与普通 X 射线管差异不大，一般在 100～800mA。普通 X 射线摄影曝光时间一般不超过 1s，而 CT 球管曝光时间一般在数秒甚至数十秒。长时间大功率的曝光会在阳极上累积大量的热量，必须及时将热量传递至外界。CT 球管不但要求功率大，而且要求具有较高的热容量和散热率。与普通 X 射线管相比，CT 球管在结构上一般设有独立的油泵循环装置（图 3-24）。通过油泵将管套内热油与机架内的冷风进行热交换，降温后泵回管套内。部分 CT 在机架内还设有水路循环系统，以加快机架内的风冷速度，提高 CT 球管的散热效率。

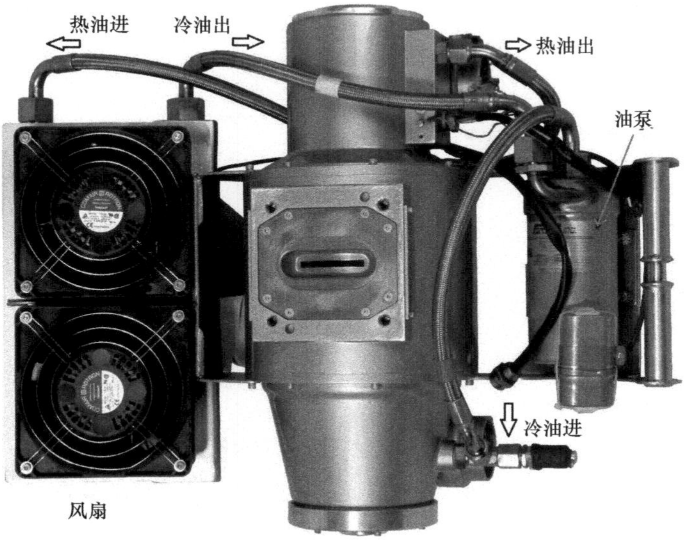

图 3-24 CT 球管及冷却油泵

2. CT 球管的性能参数 影响 CT 球管寿命和使用效率的核心参数是热容量。热容量指球管最大冷却率情况下允许承受的最大热量。目前 CT 球管热容量一般在 1.5～8MHU，热容量越大，球管连续曝光工作的能力越强，单次曝光时间越长，扫描范围越宽，寿命越长。CT 球管使用寿命一般用扫描秒次计算，2MHU 以下球管一般平均使用寿命在 10 万～20 万秒次，2MHU 以上球管平均使用寿命在 20 万～50 万秒次不等。

3. CT 球管的散热技术 如何提高热容量是 CT 球管制造中的技术难点。高热容量对球管结构、靶面材料、灯丝热变形系数、旋转阳极的自由膨胀系数、高温下真空的保持度都有极高的要求。提高热容量一般有两个思路：一方面研制特殊靶面及管壳材料，尽可能增加球管耐高温和存储热量的能力，如 CT 球管外壳多采用金属或陶瓷材料，靶面多采用复合钨金，配有较大体积的石墨作阳极基盘以增大热容量；另一方面尽可能提高散热率，如增加油泵循环、创新球管结构等。为了提高散热率，球管厂家使用了各种办法，如“透心凉”技术、“零兆”球管技术等。

“透心凉”技术指在旋转轴承上制作螺纹状导油槽，导油原理与汽车轮胎条纹排水原理相同，汽车轮胎条纹把水由里向外排，导油槽条纹把油由外往里挤，直接冷却阳极靶心，通过导油槽循环带走热量。

“零兆”球管也称电子束控 X 射线管（图 3-25），“零兆”球管将阳极靶的背面直接浸泡在绝缘油中，整个管芯随轴承一起转动，在球管外施加偏转电场，使阴极发出的电子束以固定某方向偏转轰击到阳极靶面。普通旋转阳极 X 射线管中阳极靶正面、背面均处于真空中，无论材料怎么改进，热量散发依靠热辐射，效率提升有限。电子束控 X 射线管创新地改变了普通旋转阳极 X 射线管的结构，散热方式由热辐射转为热传导，极大地提高了散热效率，可达 4.7MHU/min。即使最大负荷条件下，球管也可以在较短时间内冷却下来。“零兆”表示不受热容量限制的含义。

4. CT 球管的使用注意事项　CT 球管是 CT 设备的核心部件之一，是选购 CT 设备时重点考察的对象，是 CT 设备运行中最昂贵的耗损配件，是日常维护保养的重点对象。日常工作中，为保护球管和延长球管使用寿命，应严格遵守厂家的操作流程，使用中的注意事项如下：①早上开机或间歇数小时后工作时应进行预热扫描，逐步提升球管温度，避免球管低温下突然高条件曝光产生炸裂现象；②开机后首个部位的扫描应选择低条件部位，如头颅、胸部等，不宜进行全腹部增强及其他大范围扫描；③运行中应时刻关注 CT 检查室的房间温度、机架内温度、水冷机状态等；④每天完成患者的扫描后，不可即刻关机，应等待球管充分冷却至少 30min 后方可关机。

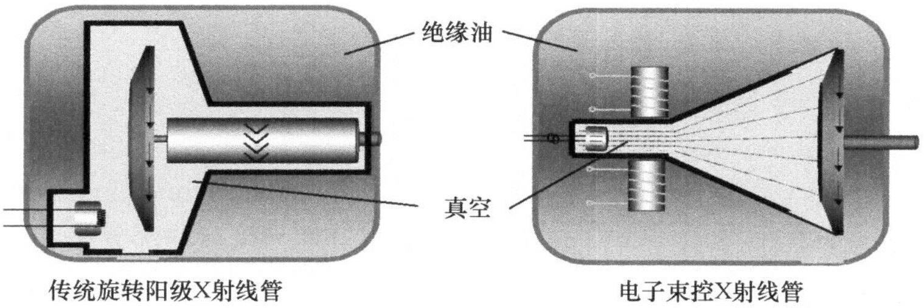

图 3-25　传统旋转阳极 X 射线管与电子束控 X 射线管

（二）高压发生装置

高压发生装置的作用是给 CT 球管提供直流高压及灯丝加热电压。其主要包括四个组成部分：整流模块、逆变模块、高压发生器、曝光控制。其中整流模块将 380V 交流电整流变成 560V 直流电供给逆变模块，逆变模块在曝光控制模块的控制下输出不同功率的高频脉冲电压，高频脉冲电压经高压变压器升压整流后供给球管，曝光控制一般由计算机扫描程序控制。

CT 机对高压的稳定性要求很高。由第二章可知，X 射线光子的波长（能量）与管电压成正比，X 射线能谱与高压值的脉动密切相关，人体组织的 X 射线吸收系数与光子能量密切相关。高压的变化直接影响组织的 X 射线吸收系数。高压系统中一般设有高精度的反馈稳压措施，以保证 X 射线输出稳定。

随着高频逆变技术的快速发展，高压发生器输出波形更加平稳，同时体积更小、重量更轻。一般情况下，逆变模块、高压发生器与 CT 球管一起安装在机架内并随球管一起旋转。整流模块安装在电源分配柜中，通过滑环给逆变模块供电。

（三）滤过器

滤过器（filter）的作用为：①吸收低能 X 射线，利于改善图像质量和降低被检者辐射剂量；②补偿性吸收 X 射线，使 X 射线束穿过类圆形物体后能量均匀分布。

连续能谱 X 射线穿过均匀物质后使平均能量逐步增加。而组织吸收系数与光子能量密切相关，光子能量变化务必带来吸收系数变化。为了获得 CT 成像理想的单能窄束 X 射线，可采用滤过器吸收低能 X 射线，使能量更单一。低能 X 射线不但对图像形成无益，同时会增加被检者的皮肤吸收剂量。

由于人体断面近似椭圆形，X 射线束透射时，中心部分射线穿透厚度大，边缘射线穿透厚度小，中心与边缘信号强度差异较大。为了减少信号强度差异，将滤过器设计为楔形或凹透镜形。CT 中常用的滤过器材料为高密度的聚四氟乙烯（特氟龙），该材料原子序数低，密度高而均匀。需要注意的是，运行中滤过器破裂后，容易引起形状不规则的片状伪影。

（四）准直器

准直器（collimator）的作用为：①控制 X 射线束的厚度（扫描层厚）；②减少散射线；③降低被检者辐射剂量。

CT 准直器有两种：一种紧贴安装在球管下方，又称前准直器，其作用是控制 X 射线束在 z 轴方向的厚度，从而控制扫描层厚；另一种安装在探测器侧，又称后准直器，后准直器与前准直器一起联动，宽度一般略大于前准直器。后准直器限制 X 射线束垂直投射到相应探测器单元上，减少成像范围外散射线的干扰。部分 CT 设备没有安装后准直器，利用探测器自身厚度作为后准直器。

无论前准直器还是后准直器，其作用均为限制到达探测器的 X 射线束分布。准直器材料一般采用 X 射线吸收能力强、易加工、经济耐用的铅或铅合金。准直器形状为狭缝状，利用精密步进电机控制狭缝宽度。早期单层螺旋 CT 层厚由前准直宽度决定，常见的层厚有 1mm、2mm、5mm、8mm、10mm 等。对于多层螺旋 CT，扫描层厚由参与采集的探测器组合决定，准直器控制 X 射线束厚度与探测器组合宽度匹配，X 射线束呈锥形。例如，某 16 层螺旋 CT 胸部扫描采用探测器组合为 16×1.5mm，此时准直宽度为 24mm。

二、数据采集系统

数据采集系统（data acquisition system，DAS）一般由探测器、数据处理与接口两部分组成。数据处理与接口部分包括放大器、积分器、A/D 转换器及数据传输接口等。DAS 工作原理及流程如图 3-26 所示：探测器将穿过人体的 X 射线转换成模拟（电）信号，在计算机控制下，模拟信号经放大、积分后再经 A/D 转换获得数字（电）信号输出，该数字信号即 CT 成像中的原始数据。原始数据一般通过光纤传输至计算机进行重建运算获得 CT 图像。

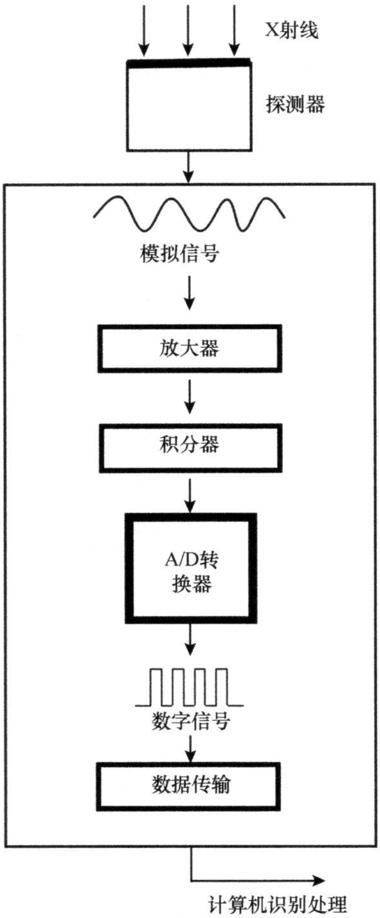

图 3-26 数据采集系统工作原理及流程

（一）探测器

探测器是 CT 设备中的核心部件之一，其作用是将 X 射线能量转换成电信号。

1. 探测器的种类 根据探测器使用材料不同，CT 探测器可分为气体探测器和固体探测器。其中固体探测器又分为闪烁体探测器和稀土陶瓷探测器。

气体探测器一般由化学性能稳定的高压氙气构成。高压氙气探测器利用惰性气体在 X 射线照射下产生电离的特性进行转换。气体探测器由充满惰性气体的密闭电离室构成，电离室被绝缘片分割成多个小电离室单元，各单元之间相互连通又相对独立，有各自的电极片，电极的引出线与 A/D 转换器中的前置放大器相连。X 射线入射至电离室，X 射线使气体电离，电离后产生的离子和电子在电极间高压电场的作用下形成电流。电流强度与入射 X 射线强度成正比，完成 X 射线光电转换。气体探测器内各单元之间的气压、密度、纯度、温度相同，具有较好的一致性和稳定性。气体探测器的缺点有：①转换效率低，需要较高的照射剂量；②易受温度影响；③存在饱和现象。气体探测器在 20 世纪 80 年代应用普遍，目前已基本淘汰。

闪烁体探测器由闪烁体和光电转换器件组成。某些物质的原子或分子在高能射线或高能粒子轰击下被激发会短暂发光的现象称为闪烁效应，具有闪烁效应的物质称为闪烁体，也称为荧光体。射线越强，发光强度越大。光电转换器件由光电二极管阵列组成，光电二极管可以将可见荧光转换成电流信号。将闪烁体涂抹在二极管阵列的表面即构成闪烁体探测器。与气体探测器相比，闪烁体探测器转换效率更高。闪烁体探测器的转换效率主要与闪烁体的材料成分有关。早期 CT 探测器用的是钨酸镉（$CdWO_4$）晶体，优点是造价低、吸收率高，缺点是余辉效应强及不易小单元分割。使用较普遍的闪烁体是铊激活碘化钠晶体 NaI（T1）。该晶体密度适中，透明度和发光度均很高，同时对 X 射线有较大的吸收作用。其最大缺点是易潮解，因此一般密闭封装在铝壳内。另一适用的闪烁体是铊激活碘化铯晶体 CsI（T1）。其主要优点是不易潮解，但发光效率不及 NaI（T1），而且价格昂贵。

目前应用最为广泛的是稀土陶瓷探测器。稀土元素（rare earth）是镧系元素和钪、钇共十七种金属元素的总称，也称稀土金属。稀土陶瓷指掺杂稀土金属元素的陶瓷晶体。某些按一定原料比例和特定工艺合成的稀土陶瓷在 X 射线照射下会发光即具有闪烁效应，本质上就是闪烁体。与传统的闪烁体相比，稀土陶瓷探测器的 X 射线吸收效率可达 99%，转换效率更高，与光电二极管的响应范围匹配好，具有更弱的余辉效应以及更高的稳定性，能进行较小的分割，容易与二极管阵列配合制作多层多通道探测器，在多层螺旋 CT 中得到广泛应用。

2. 探测器的性能 自多层螺旋 CT 问世后，探测器的发展一定程度上代表了 CT 的发展。探测器的性能几乎决定了 CT 设备整机的成像性能。CT 成像的极限空间分辨力、密度分辨力、时间分辨力、覆盖范围、辐射剂量等均与探测器性能密切相关。探测器的主要性能包括检测效率、稳定性、响应时间、一致性、准确性与线性、动态范围等。

（1）检测效率：指探测器吸收 X 射线光子能量的百分数。理想情况下探测器检测效率应尽可能接近 100%，即穿过人体的 X 射线被全部吸收并转换成电信号。影响探测器效率的因素主要有两个：几何效率和吸收效率。几何效率指探测器单元真正接收 X 射线束的面积与整个探测器面积之比，与探测器的孔径、间隔宽度等空间结构相关。吸收效率指 X 射线进入探测器被吸收的百分率，与探测器的类型、材料、厚度等有关。实际应用中探测器的检测效率在 50%～80%。探测器的检测效率越高，一定剂量前提下，图像信噪比越高。反之，在一定图像质量水平下，所需辐射剂量更少，可以降低患者吸收剂量。

（2）稳定性：指探测器的重复性和还原性。重复性指探测器在相同的温湿度条件和剂量情况下获得不同测量结果的一致性。还原性指探测器中闪烁体物质在 X 射线光子激发发光后恢复原来状态的程度。探测器的稳定性受环境温湿度的影响较大，因此探测器需要经常校准，修正漂移，确保输出信号的稳定性。

（3）响应时间：指探测器接收、记录和输出一次信号所需的时间。探测器的响应时间影响数据的采集速度，随着机架转速及扫描速度的提升，要求探测器采集完一周数据后应迅速恢复原态，为下一次采集做好准备。对于闪烁体探测器，闪烁体的余辉效应即发光后暂留的时间长短是影响响应时间的主要因素。余辉效应也会造成数据的误差，引起图像畸变和伪影。

（4）一致性：指探测器各排、通道、单元之间在相同剂量情况下信号输出的一致性。无论何种类型、何种工艺的探测器都不可能做到真正的一致性。随着探测器排数和通道数的增加，探测器的一致性更难保证。因此，在实际工作中常常采用空气校正的方法，记录下探测器之间的一致性差异，采集图像数据时，根据校正数据进行补偿。探测器的一致性受探测器环境温湿度的影响较大，如果环境温湿度变化较大，探测器单元之间的漂移偏差会发生改变，需要重新进行校正，若不进行校正，极易在图像上形成环状伪影。

（5）准确性与线性：人体组织及器官之间密度差异引起的 X 射线衰减变化很小，即穿过人体后的 X 射线强度之间差异很小，因此需要探测器能精准地测量 X 射线强度。测量信号的误差会影响组织吸收系数的重建计算，在图像上形成伪影。另外，还要求探测器能线性地转换信号，即在整个成像的 X 射线能量范围内，剂量均与输出信号强度成正比。

（6）动态范围：指探测器能够测量识别的最大信号和最小信号之比。动态范围越大，能区分的组织密度越多，图像的层次越丰富。CT 探测器的动态范围可达（1×10^6）：1。

3. 探测器的使用注意事项 探测器是 CT 设备中最关键、最昂贵的部件。探测器的工作状态直接影响整机的性能和图像质量，是日常维护保养的重点对象。日常使用注意事项如下：①CT 机架尽可能 24h 通电，维持探测器的温湿度恒定；②探测器组件应避免紫外线等其他高能射线源照射；③运行中应时刻关注 CT 检查室的房间温度、机架内温度、水冷机状态等，确保探测器温湿度环境；④探测器校正应在正常温湿度范围内进行。

（二）数据处理与接口

数据处理与接口部分主要包括放大器、积分器、A/D 转换器、数据传输接口等。

1. 放大器 放大器包括前置放大器和对数放大器。探测器输出阻抗高、信号微弱，需采用输入高阻抗前置放大器进行阻抗匹配和信号放大。探测器输出电流信号与 X 射线吸收系数之间为对数关系，采用对数放大器使输出信号强度正比于 X 射线强度的对数。

2. 积分器 探测器采集的数据既不是瞬时量也不是连续量，而是采集旋转同步脉冲期间每个角度下穿过人体 X 射线光子的总和。采用积分器对探测器输出电流进行积分，积分后输出电压值表征该角度下的 X 射线投影值。

3. A/D 转换器 计算机的核心组成是数字逻辑电路，计算机只能接收和处理数字信号。为了使计算机完成投影数据的重建运算，需要将探测器采集到的模拟信号转换成数字信号。

A/D 转换器的作用是将积分器输出的模拟信号转换成数字信号。

常用的 A/D 转换器有两种：逐次逼近式和双积分式。

逐次逼近式 A/D 转换器的基本工作原理为：首先假定一参考数字信号，将模拟输入信号 V_{IN} 与参考信号的数模转换电压 V_1 相比较，根据比较结果对假定的数字信号进行移位修正，经多次比较修正向模拟输入信号逼近，当 V_1 与模拟输入信号相等时，修正的数字信号即输入模拟信号的 A/D 转换结果（图 3-27）。

双积分式 A/D 转换器是一种间接 A/D 转换器。其基本工作原理为（图 3-28）：通过对输入模拟电压和参考电压分别进行两次积分，将输入电压平均值变换成与之成正比的时间量，然后利用时钟脉冲和计数器测出该时间量，进而得到输入模拟电压的数字输出。该转换电路中积分测量对象是输入模拟电压的平均值，具有很强的抗工频干扰能力，在数字测量中应用广泛。

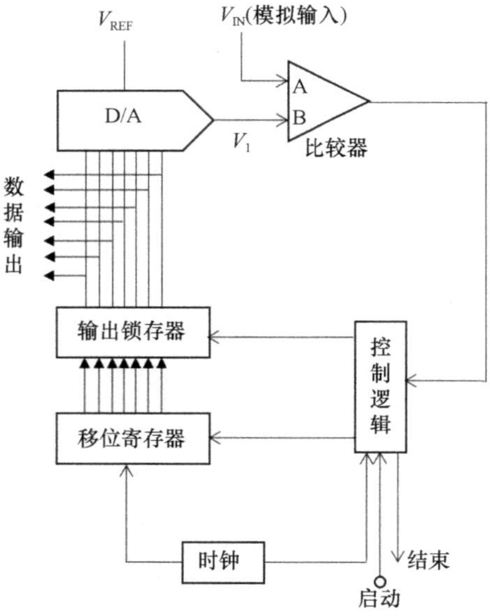

图 3-27 逐次逼近式 A/D 转换器

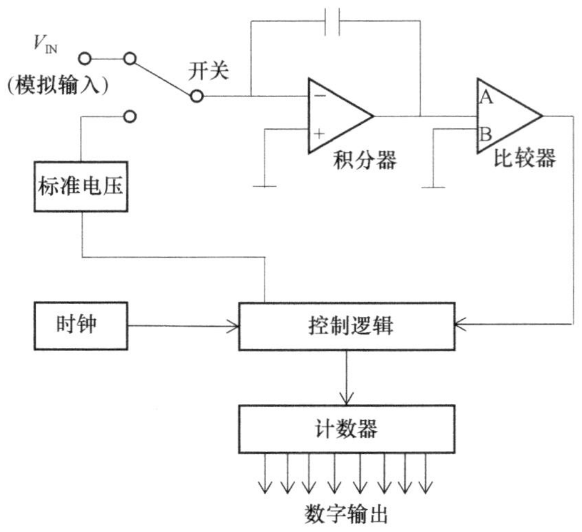

图 3-28 双积分式 A/D 转换器

相对 CT 设备结构中的其他部件和电路，A/D 转换器是相对成熟的电路。作为数据采集环节中必须经过的环节，A/D 转换器的性能影响着整个 CT 机的性能。A/D 转换器的主要性能指标有转换速度、转换精度及动态范围等。转换速度即采样频率，由采样定理可知，只有采样频率高于模拟信号中最高频率的 2 倍时，数字信号方可真实还原模拟信号。转换精度与动态范围是相匹配的，转换精度指转换中能识别的最小信号，动态范围指能输出的最大信号和最小信号之比，有时也称为量化深度，一般用转换后最大的二进制数字的位数表示，例如，量化深度为 11 位表示动态范围：0～2048（2^{11}）。在 CT 成像中，真正制约 A/D 转换精度和动态范围的不是 A/D 转换器本身，而是探测器的灵敏度和动态范围。

4. 数据传输接口　数据传输接口的作用是将 A/D 转换器输出的数字信号按一定时序和规律传送到重建计算机。CT 扫描时有几百上千个探测器通道单元同时采集数据，数据量大且产生速度快。目前计算机数据总线只能达 64 位，不可能采用并行传输方式，因此一般采用串行传输方式。为避免丢失信号和数据混乱，输出接口电路一般与接收接口电路匹配设计，在时序控制下按一定串口通信协议传输数据。为降低干扰、加快传输速度，目前多采用光纤传输 CT 原始数据。

三、图像重建系统

图像重建系统（image reconstruction system，IRS）的作用是接收原始数据并进行重建运算获得 CT 图像。

重建运算实质上是求解人体二维断层中各体素的 X 射线吸收系数。对于一幅矩阵为 512×512 的 CT 图像，未知数为 262 144 个，需要数百万次的数学运算。要求重建计算机内存大、计算速度快、存储容量大。

早期 CT 设备中，图像重建多采用阵列处理器（array processor，AP）完成。阵列处理器由多个专用的微处理器组成，每个微处理器都有各自的运算器、指令存储器和数据存储器等，微处理器之间相对独立，互不干扰，协调工作，能进行高速并行计算。

随着计算机技术的快速发展，现代 CT 逐渐采用高性能工作站替代专门的阵列处理器。工作站一般配置多个多核处理器、大容量内存（8～64GB）以及大容量的磁盘阵列。有时采用多台工作站协同工作，共同组合成图像重建柜。部分 CT 设备将专业图形处理单元（graphics processing unit，GPU）集成在控制主机中完成重建运算，一定程度上简化了系统结构。

CT 图像重建系统一般包括原始数据接收处理、重建运算、任务控制及图像输出等模块。

图 3-29 为某厂家 16 层螺旋 CT 的图像重建柜实物图，该重建系统由 4 台计算机、千兆交换机、KVM（keyboard video mouse）控制器组成。AQP（acquisition preprocessing）计算机负责接收来自 DAS 的原始数据，并进行预处理，REC1、REC2 重建计算机共同完成图像重建，TCR（tasking control reformatting）计算机负责接收来自主控计算机的重建任务、内部任务安排以及将重建好的图像回传至主控计算机。

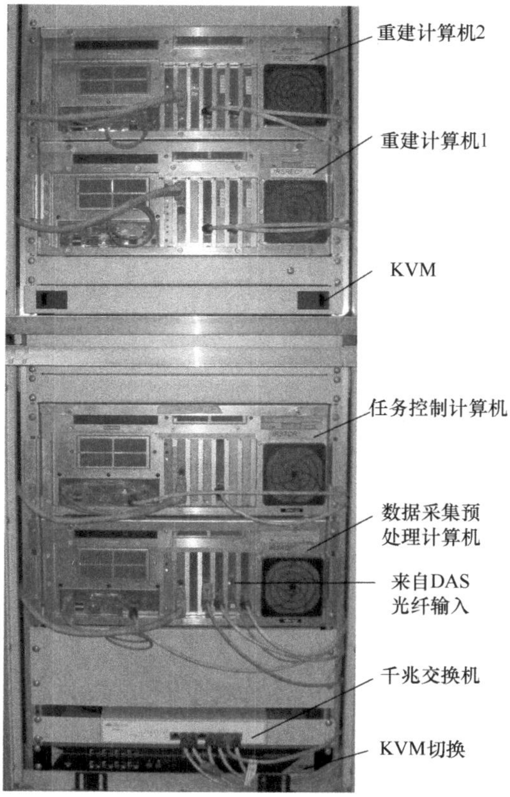

图 3-29　图像重建柜

图像重建不但对计算机硬件性能要求较高，重建算法也是 CT 成像中的关键技术。不同的成像方式需要采用不同的算法，如螺旋 CT 需要采用插值处理。相同的投影数据、不同算法获得的图像质量不同，例如，若滤波反投影法中滤波权重因子不同，则图像噪声不同。随着探测器排数增加，锥形束图像重建算法成为各大厂家研究的主要方向。迭代重建算法能在较少投影数据下重建图像，成为低剂量 CT 成像技术的研究热点。

四、中央控制系统

中央控制系统是整个 CT 设备运行的控制中心，其主要功能有扫描控制、图像处理、维修服务程序。其主要组成结构包括主控计算机、扫描控制板、扫描控制盘、鼠标、键盘、显示器等。主控计算机是系统核心，扫描控制板是主控计算机与机架各扫描部件之间的通信枢纽，一般安装在机架固定部分，接收主控计算机的命令，控制高压发生装置、DAS、机架旋转、检查床运动等共同协调工作。扫描控制盘、鼠标、键盘及显示器均是人机对话输入输出接口，其中扫描控制盘是 CT 专用设备，主要完成检查床的运动、机架倾斜、扫描开始及停止、语音对话等控制命令的输入（图 3-30）。

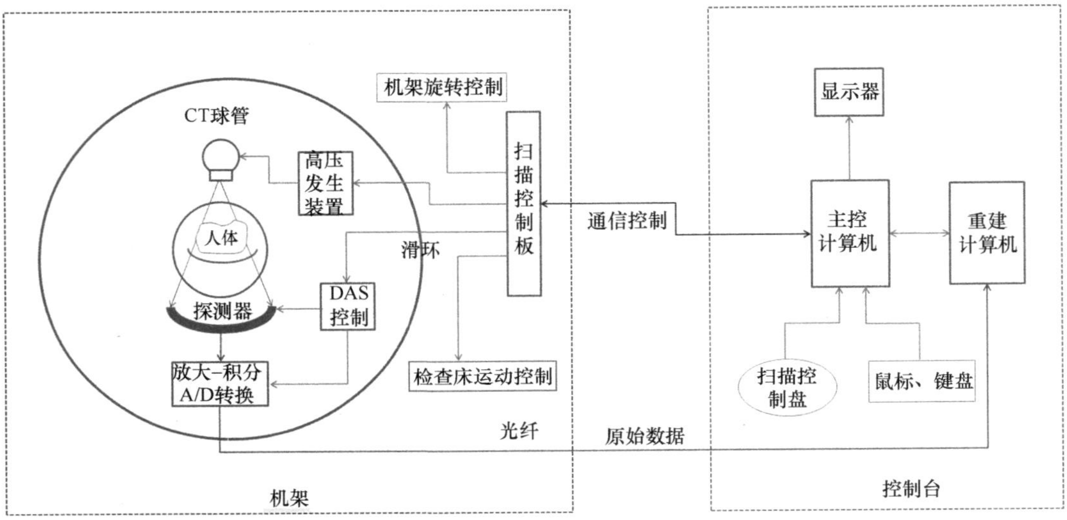

图 3-30　中央控制系统原理框图

1. 扫描控制　扫描控制指对 CT 运行中 X 射线的产生、机架旋转/倾斜、检查床运动、数据采集、图像重建、图像显示等整个扫描过程进行控制、监控与协调。系统控制分为集中控制和分布式控制。集中控制由主控计算机通过总线发出控制命令，供送给扫描控制器直接控制对象的所有动作。分布式控制系统中，X 射线发生装置、机架、检查床、DAS、图像重建系统均有各自独立的计算机控制单元。中央控制计算机只需发布任务给扫描控制器，扫描控制器分布任务给各单元，具体的执行过程及状态监控由各自单元计算机完成并反馈给中央控制计算机。分布式系统减轻了中央控制计算机的负担，控制调制方便、灵活，各单元的调试和参数设置相对独立，利于升级、调试和故障检测判断。

2. 图像处理　图像处理指对重建好的图像进行测量、窗宽/窗位调整、三维重组、打印、传送等。其中三维重组又称为图像后处理，部分 CT 将后处理功能另行配置到独立的工作站上，减轻中央控制计算机的负担，提高 CT 机的工作效率，以适应检查量大的扫描任务。

3. 维修服务程序　维修服务程序包括系统监控和故障自诊断、系统功能测试、系统校正、系统备份恢复等模块。

设备运行中出现故障时，可通过事务日志初步快速判断故障部位和原因，部分厂家 CT 的事务日志中，对故障发生的机制、可能原因、进一步分析诊断和处理措施均做了详细的描述。维修服务程序中提供了安装、升级以及更换配件时所需要的测试、校正功能。维修保养过程中，需要经常对系统扫描协议和配置参数进行备份，通常也在维修服务程序下完成。

4. 软件　软件是中央控制系统的灵魂。CT 成像中软件包括两大类：基本功能软件和特殊应用软件。

基本功能软件指各类型 CT 机均具备的功能软件，主要包括球管预热、空气校正、登记、常规部位的定位像及断层扫描、常用图像后处理、图像打印和存储、设备故障自诊断等基本功能。特殊应用软件指能完成特殊扫描或重建的软件。特殊应用软件种类繁多，发展更新较快。常用的特殊应用软件有灌注扫描、能量成像、冠脉成像、定量骨密度测定、肺小结节分析等软件。通常情况下，特殊应用软件在购置 CT 设备时需要另行注明。

五、机架、检查床、电源分配柜及冷却系统

1. 机架　机架的主要作用是支撑并驱动球管和探测器围绕人体旋转扫描。机架中心孔径一般在 65～80cm，可适应各类体型被检者进行检查，定位专用 CT 孔径可达 85cm。机架结构可分为旋转部分（rotation）和固定部分（stationary）。其中旋转部分主要包括 CT 球管、逆变器、高压发生器、滤过器、准直器、探测器、A/D 转换器、滑环及直流电源等（图 3-31）。固定部分主要包括机架旋转控制和驱动、机架倾斜控制及驱动、碳刷架及碳刷、控制面板、扫描控制板、冷却系统等。

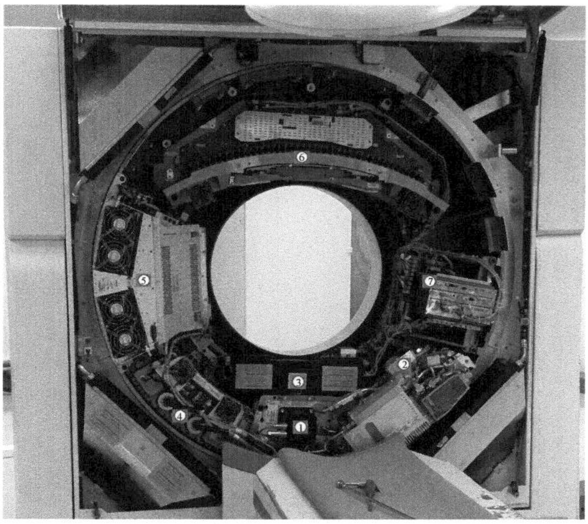

图 3-31　CT 机架旋转部分结构
①CT 球管；②油泵；③准直器；④高压发生器；⑤逆变器；⑥探测器；⑦A/D 转换器

CT 机架的旋转驱动有两种方式：一种是伺服电机通过皮带轮带动机架旋转；另一种为电磁驱动式，整个机架固定部分设计成大型电机定子，旋转部分设计成电机转子，在定子线圈中施加电流产生旋转磁场，带动机架定子部分旋转，电磁驱动式无皮带轮磨损，运行噪声小。目前 CT 机架转速一般在 0.25～1s/r。机架转速越快，扫描速度越快，在胸腹部成像中可以降低呼吸运动伪影。尤其在心血管成像中，转速越快，时间分辨力越高，可以极大地提高检查的效率和图像质量。

在头颅和腰椎间盘等部位的 CT 检查中，扫描平面与垂直平面之间存在一定角度。因此 CT 机架一般能进行前后倾斜，倾斜角度一般在 ±20° ～±30° 。部分 CT 机架不能倾斜，通过螺旋 CT 的容积数据进行三维重组获得所需的切面图像。

2. 检查床　检查床的作用是在手动或系统自动控制下精准地移动被检者到预定位置。

检查床由床面板和底座构成。床面板一般由强度高、重量轻、对 X 射线衰减小的碳素纤维组成。

床体的运动包括垂直和水平两个方向。检查床的升降一般采用底座电机加斜体蜗杆驱动，床体的升降范围由底座上的行程开关控制，床面高度通过尼龙绳带动编码器测量获得，并在机架面板上显示。床面板的移动由精密步进电机驱动螺纹丝杆完成。床面水平移动的精度直接决定了切片厚度的精度，单层螺旋 CT 中，切片厚度决定图像的层厚，图像扫描最薄层厚可达 1mm，多层螺旋 CT 中，图像最薄层厚小于 0.5mm，因此床面移动定位精度要求极高，一般要求不大于 0.1mm。随着机架转速和扫描速度的提升，对床面移动速度和移动精度也提出了更高要求，绝对误差一般要求＜±0.5mm，部分高端 CT 可达±0.25mm。

3. 电源分配柜　电源分配柜的作用是将医院配电柜输入的三相 380V 电源转换成 CT 各部分工

作所需的电源输出。电源进入后经过空气开关、保险、隔离变压器，然后经各路空气开关分别给机架、检查床、重建柜、控制台计算机等提供 220V 交流电。将 380V 交流电整流后变成 560V 直流电，通过机架滑环给高压发生装置的逆变模块供电。

4. 冷却系统 CT 球管在曝光扫描中会产生大量热量，热量通过油泵和风扇传递到机架内，为保证球管及机架内其他电路的正常工作，需要配置冷却系统，及时将热量传递至外界。

冷却系统分为风冷型和水冷型两种。风冷型主要通过扫描室内空气进行热交换，机架侧面设置冷风入口，入口处一般贴装有空气过滤网，冷风在机架内进行热交换后变成热风，再由顶部的风扇将热风排出。风冷型机架结构简单，安装维护方便，中低端 CT 多采用风冷型。风冷型 CT 使用中要经常更换机架滤网，运行中应密切注意房间温度。

水冷型 CT 主要利用水作为媒介将机架内热量带走。系统主要由水冷机、外循环水路、热交换机、机架内循环水路等组成（图 3-32），水冷机工作原理与空调类似，利用压缩制冷剂后的蒸发吸热原理冷却外循环中的热交换机送来的热水，冷却至 12℃左右后输送至热交换机，与机架内循环中输出的热水进行热量交换，内循环中的热水降温后送回机架内，经毛细管和风扇与机架内热风进行热量交换，经机架循环吸热后，变成热水又回到热交换机，再与水冷机送来的冷水进行交换，如此不停循环，控制机架温度在合适范围。水冷机冷却效率高，但是装置复杂、结构庞大、需要一定安装空间和定期维护。水冷机使用中应定期检查清洁外机滤网，日常工作中应密切注意机架温度、内外循环水温以及水冷机工作状态。若水冷机出现故障没有及时发现，继续曝光扫描至机架温度过高报警时才停止，极有可能损坏球管及其他电路部件。

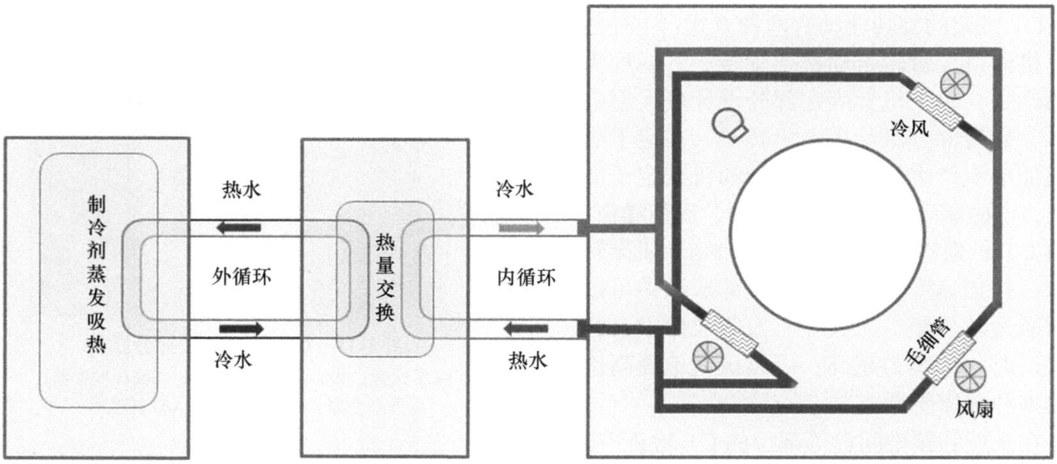

图 3-32　水冷系统结构框图

【案例 3-4】

某医院 CT 室，刚好完成某患者的胸部 CT 扫描，突然全院停电。大约 1h 后，电源恢复，重新开机，机架不能正常启动，系统报错提示球管故障，经检测为球管内部 70℃温控保护开关开路，经长时间冷却后仍不能复位，厂家工程师检测确认后要求更换球管。CT 机架采用水冷。

【问题 3-4】

（1）试分析故障出现原因。

（2）针对本次故障，可能的解决方案是什么？

（3）如何避免类似故障发生？

【案例 3-4 分析讨论】

（1）水冷型 CT 机架为密封结构，案例中停电后水冷机停止工作，加上胸部长时间曝光，球管内累积的大量热量不能及时传导至外界，管套内温度急剧升高，致使温控保护开关动作。可能温度过高或开关本身性能导致不能复位。

（2）医院工程师分析球管电路后，将温控开关的输出信号在D513板上人工跳线短接后，系统启动正常，此后该球管又工作近1年，曝光总数达百万秒次。

（3）水冷机安装和使用注意事项为：①水冷机应避免与CT机共用电源，采用医院照明电源多路供电。②若使用中水冷机突然停电或发生故障，应立即启用自来水接通机架内的循环水路，利用自来水对机架进行降温。③定期保养和维护水冷机。

第三节 CT图像后处理

【案例3-5】

某技师在对内耳进行三维图像后处理时，选择薄层重建的参数如下：重建层厚0.75mm，重建增量为0.75mm，卷积核采用H70，FOV采用200mm×200mm。

【问题3-5】

（1）以上参数设置是否合适?

（2）在内耳CT三维重组中设置薄层图像重建参数时需要注意什么?

【案例3-5分析讨论】

以上参数中重建增量、卷积核和FOV的选择不合适。适宜参数：重建增量为0.45mm，卷积核采用H50，FOV采用50mm×50mm。

内耳结构精细、复杂，需要较高的空间分辨力，重建层厚尽量选取薄层，选用较小的FOV，选用较高的算法。高算法会带来较大的噪声，一般选用折中算法H50卷积核。为提高图像信噪比，重建增量一般设为层厚的50%～70%，重叠重建还可减少部分容积效应。

CT图像后处理是对扫描所获得的二维断面图像进一步深加工，通过增加对比或以三维立体影像显示器官或病变，增加图像对病变的显示能力，获得更多解剖及功能信息，为病变的定位和定性诊断提供帮助，主要包括窗口技术、图像测量、图像重组与图像融合等。图像重组与重建的概念一定要区别开来，重建基于原始数据，而重组基于重建以后的薄层图像。

图像后处理功能与CT厂家的机型和配置相关。其中窗口技术、图像测量及常见的三维重组等属CT主机的基本软件配置。部分特殊的后处理功能需要另行定置，一般安装在独立的后处理工作站上。较为成熟和常见的后处理功能有多平面重组（multiplanar reformation，MPR）、曲面重组（curved planar reformation，CPR）、表面阴影显示（shaded surface display，SSD）、最大密度投影（maximum intensity projection，MIP）及最小密度投影（minimum intensity projection，MinIP）、容积再现技术（volume rendering technique，VRT）、仿真内镜（virtual endoscopy，VE）等。

图像后处理功能种类繁多，究其实质是对CT图像矩阵数据的数学变换和计算。掌握这些数学变换和计算原理后，完全可以根据实际需要，编制一定功能的后处理程序和编辑出需要的图像评价方法，得到满意的图像，最大限度地发挥成像系统的功能。下面从数学变换和计算原理来了解几种常用的图像后处理功能。

一、窗口技术

窗口技术是CT检查中用以观察人体不同密度组织的一种显示技术，包括窗宽和窗位，即通过选择不同的窗宽和窗位来显示成像区域，使之合适地显示图像和病变部位（图3-33）。

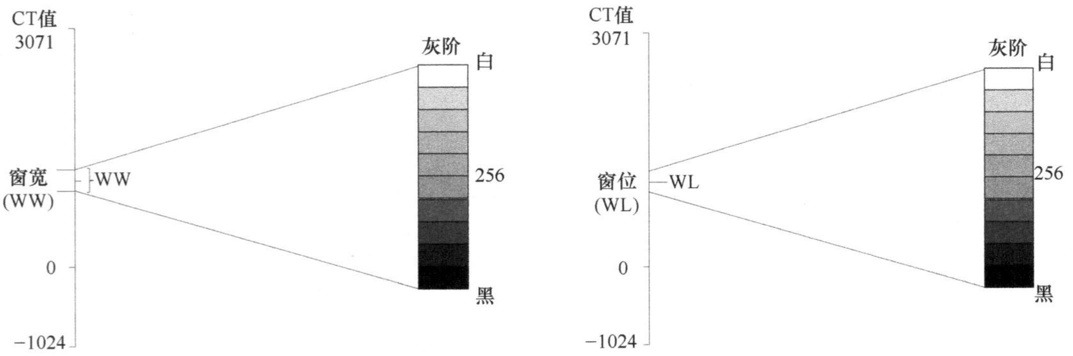

图 3-33 窗宽和窗位

CT 图像是二维的灰阶影像，图像中像素的灰度与 CT 值密切相关。若按 CT 值范围一一对应，最黑和最白之间可分为 2000 个灰度值（−1000～1000HU）。由于人眼仅能分辨 16bit 灰阶，而每个灰阶所能分辨的 CT 值为 2000/16=125HU，即相邻两组织的 CT 值相差大于 125HU 时，人眼才能区分；若小于 125HU，尽管显示器上能显示灰度差异，但肉眼不能进行区分。为了更多地显示组织的结构和细微信息，通常只截取某段 CT 值范围内的组织显示，即窗口技术。根据不同部位和病变的情况，调节合适的窗宽和窗位，增加图像对病变的显示能力。

（一）窗宽

窗宽指图像显示的 CT 值范围上下限之差，如果用 CT 值表示，则灰度范围的上限 CT_{max} 和下限 CT_{min} 之差为窗宽：

$$窗宽=CT_{max}-CT_{min}$$

在 CT 值范围内的组织结构按密度的高低从白到黑分为 16bit 灰阶，加大窗宽，图像层次丰富，组织对比度减小，细节显示能力差；反之，降低窗宽，图像层次少，仅有黑白对比图像。总之，窗宽主要影响图像的对比度，它的选择主要取决于组织和病灶的结构与类型，若组织之间或组织和病灶之间的密度差异不大，最好选择窄一点的窗宽，如脑组织等。反之就应加大窗宽，如肺组织等。

（二）窗位

窗位表示图像所显示的中心 CT 值。上下限的平均值则为窗位或窗水平：

$$窗位=1/2（CT_{max}-CT_{min}）$$

不同组织的 CT 值不同，以观察某一组织的 CT 值为中心称为窗中心（window center，WC），根据显示组织的 CT 值变化确定合适的窗宽和窗位，同一层面不同密度的影像可以通过调节合适的窗宽和窗位达到最佳的显示效果。例如，窗宽为 200HU，窗位为 100HU，在窗口显示的 CT 值范围是−50～150HU。

窗宽是设定的某一段 CT 值范围内，包含整个灰阶，并且该段灰阶范围内显示的组织只在选定的 CT 值范围内，窗位是选定窗宽范围内的中心点，调整窗位的大小是在选定窗宽范围内的变动，窗位又称为窗中心。窗宽越大，对比度越小；窗宽越小，对比度越大。窗位低，图像亮度高，呈白色；窗位高，图像亮度低，呈黑色。窗宽和窗位关系密切，只有选择合适的窗宽和窗位，才能清楚地显示组织与病灶的结构。对于某些组织和器官，既存在密度差异较大的结构，又存在密度差异较小的结构，因而不能采用单一固定的窗宽和窗位显示，必须采用双窗或多窗技术，若观察胸部，常采用肺窗、纵隔窗；若观察颅脑，则采用脑组织窗、骨窗或中间窗。总之，窗口技术的运用原则是当病变和周围组织密度相近时，应适当调窄窗宽；若观察的部位需要层次多一些，可适当加大窗宽；如果显示部位的图像密度较低，可适当调低窗位，反之，则可调高窗位。

还应明确一个问题，即窗口技术纯属一种显示技术。合理地使用窗口技术，只能获取组织或结构差异的最佳显示，不改变人体组织或结构上的真实差异。原则上，窗位应等于或接近需要观察的CT值；窗宽应能反映该组织或病变的CT值变化范围（常见人体检查部位的窗宽和窗位值见表3-1）。

表3-1 人体检查部位的窗宽、窗位值

部位	窗类型	窗宽/HU	窗位/HU
颅脑	后颅窝	100	40
	脑组织	80	40
胸部	纵隔软组织	400	40
	肺	1500	–400
腹部		400	50
颈椎	软组织	500	60
	骨	1600	300
腰椎	软组织	500	60
	骨	1600	300
鼻窦	软组织	400	30
	脑组织	100	40
	骨	3000	500
颞骨、内耳	软组织	400	30
	骨	3000	500

二、多平面重组（MPR）

多平面重组（MPR）和曲面重组（CPR）均为三维图像数据的二维表现形式，即从原始数据中提取需要观察层面（平面或曲面）的数据，将其展开显示为平面数据，从而获得对特定感兴趣区层面深入细致的观察。两者的区别在于选择观察层面的提取方式不同，观察的范围和空间结构也有较大的差异（图3-34）。

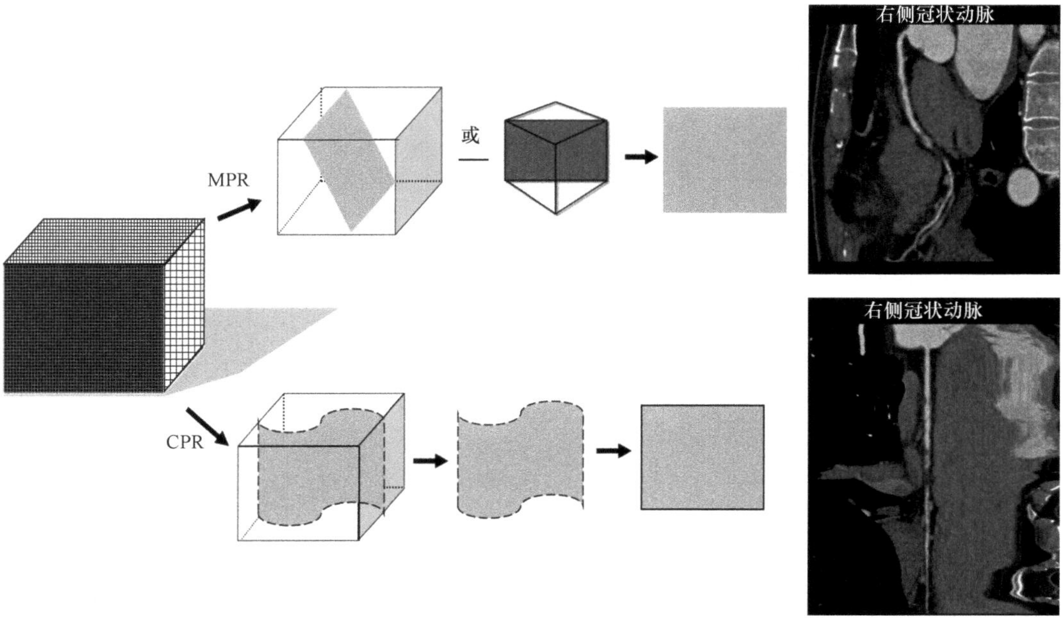

图3-34 多平面重组和曲面重组的成像方法与实例

（一）多平面重组原理

CT 检查不能按任意角度对人体进行扫描，从临床诊断来看，获得人体的横断面并不总是最优方案。通常希望沿着器官的长轴获得矢状面、冠状面或任意角度的斜面，或者沿着血管弯曲的走行去截取新的断面。多平面重组可以满足以上要求，弥补 CT 只能提供横断面的不足。

多平面重组是指把扫描重建后的、以像素为单位的二维断面图像，重组成以体素为单位的三维数据，再用冠状面、矢状面、横断面或斜面去截取三维数据，得到重组的二维图像。在把每一层横断面叠加起来的时候，层与层之间做了插值，形成各向体素间距相同的三维容积数据。重组的多平面的层数、层厚和层间距可以自由设定，重组后的图像就好像重新进行了一组其他角度的断层扫描。若在冠状面、矢状面或横断面上画任意的曲线，此曲线所确定的柱面所截得的二维图像就是曲面重组。CPR 是在 MPR 基础上改进的一种算法，它是通过人工描述出感兴趣区结构的中心线或自动跟踪三维体素数据结构的轨迹所形成的曲面重组图像，可用于迂曲、细小解剖结构，如冠状动脉等的重组与显示。

（二）显示方法

多平面重组的实质是把扫描所得的体素进行重新排列，在二维屏幕上显示任意方向上的断面。其常规操作方法如下。

1. 重组图像的选取 用于 MPR 或 CPR 的 CT 图像，必须是一个具有相同的扫描方向和角度，相同的视野，而且在 x 轴、y 轴上处于同样位置的序列图像，即必须是在同一次扫描定位像内的图像。图像的数量可根据需要而定，一般不能少于 4 幅（依具体的 CT 机而定）。

2. MPR 参照图像的选取 通常是根据诊断的需要，选取一组图像的中间层面、感兴趣区层面或某个器官的中间层面作为 MPR 的参照图像。

3. 多平面图像的获取 以参照图像为基础，可获得冠状位、矢状位或任意方位的重组图像。通过鼠标移动各个平面的位置，可使三幅断面图像平滑地变化。在操作程序中，允许以初次重组结果中的任意图像，作为一个新的参照图像，进行新的 MPR。曲面重组（CPR）可以把横断面、冠状面或矢状面中的一个指定为参照平面，在它上面用鼠标画一条曲线，此曲线的投影轨迹就是一个曲面（确切地说是一个柱面）。

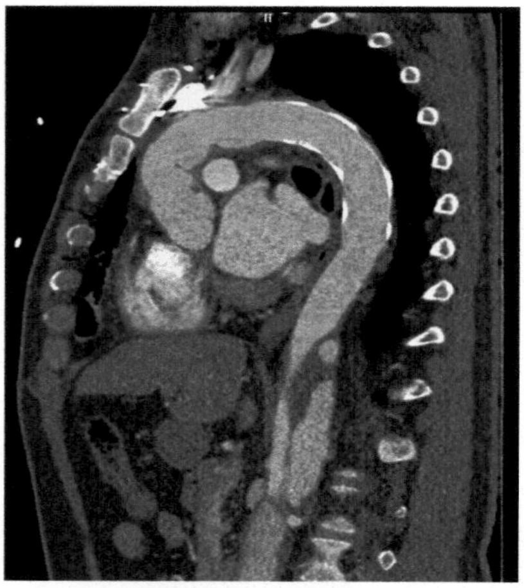

图 3-35 胸腹部主动脉夹层

MPR 显示胸腹部主动脉呈现双腔改变

（三）临床应用

1. 适应证 多平面重组适用于人体中任何一个需要从多角度多方位观察的器官，特别适合对病灶的多方位观察，以了解其与邻近组织的空间位置关系（图 3-35）。而曲面重组可使弯曲的组织结构拉直、展开，显示在一个平面上，使观察者能够看到某个器官的全貌，如冠状动脉等的重组与显示（图 3-36）。

2. 影响因素 图像质量受很多因素的影响，如原始横断面图像的层面越薄，所得图像质量越好，并且横断面图像信噪比越高，则多平面图像的信噪比越好，螺旋扫描的螺距以小于或等于 1.0 为佳。曲面重组的图像质量对于所画曲线的准确与否依赖性很大，有时会造成人为伪影。

3. 应用评价

（1）多层面重组的优点：①断面显示简单快捷，可以达到实时同步的效果，多层面重组的结果仍然是断面图像，弥补了横断面的不足，适合于显示实质器官的内部结构；②能利用横断面扫描所获得的容积数据，产生新的任意断面的图像，不需对患者进行再次扫描；③新产生的断面图像可以如实地反映原断面图像中各结构的密度值，在新产生的断面图像上可以对各组织结构进行密度、大小等的测量；④曲面重组可以在一幅图像中展开显示弯曲物体的全长，可以测量出弯曲物体的真实长度，有助于显示病变的范围。而其他各种基于投影方法得到的物体长度，只反映物体在垂直方向上的长短。

（2）多层面重组的缺点：①它所产生的新图像仍然是断面图像，对于结构复杂的器官很难完全表达它的空间结构；②曲面重组用于显示弯曲的血管时，受人为操作的影响很大，如果所画曲面偏离血管的中心线，会产生血管局部狭窄的假象；③曲面重组的操作会造生器官的变形，有时从新产生的断面图像上难以辨认体位，所以一定要附上产生曲面图像的参照图像。

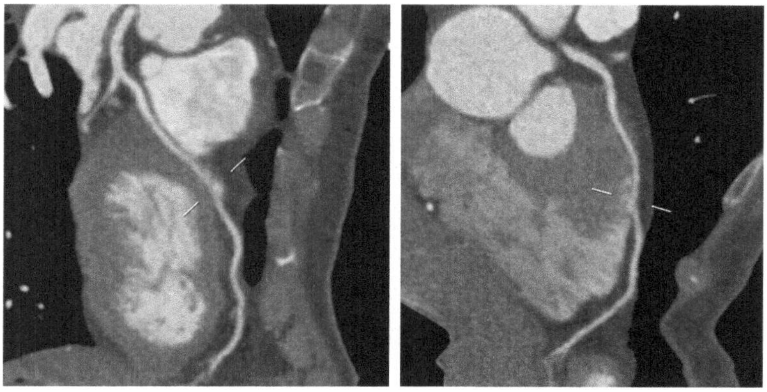

图 3-36　左前降支偏心性混合斑块

CPR 在一个层面上显示了左前降支斑块的形态及其管腔狭窄程度

三、最大密度投影（MIP）

（一）最大密度投影原理

最大密度投影（MIP）是利用投影成像原理，将三维数据朝着任意方向进行投影。设想有许多投影线，取每条投影线经过的所有体素中最大的一个体素值，作为投影图像中对应的像素值，这样由所有投影线对应的若干个最大密度的像素所组成的图像就是最大密度投影所产生的图像（图 3-37）。

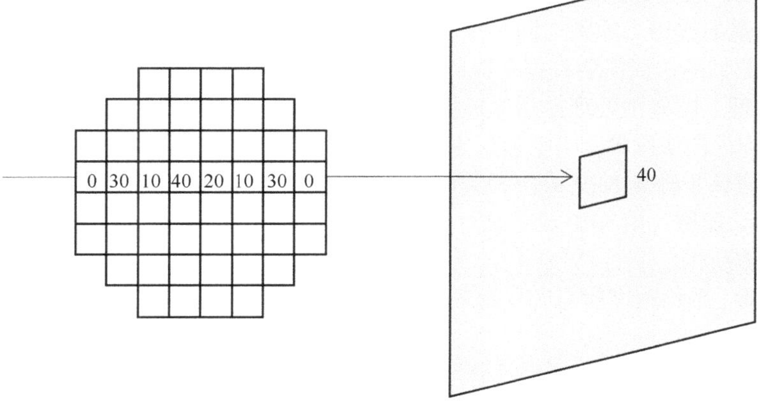

图 3-37　MIP 基本原理

实际上，投影是为了把三维信息以二维图像的方式显示出来，最大密度投影就是为了把三维信息中密度最高的结构显示出来。例如，CT 血管成像中血管的密度高于周围的组织结构，用最大密度投影就可以把密度高的血管勾画出来，低密度的组织结构被去掉，得到类似传统的血管造影的图像效果。在 MIP 重组过程中，可以沿某一轴位进行任意旋转、重组，多角度连续观察组织器官的三维解剖结构，了解深层或前后重叠组织的结构关系；同时还可设定一定的旋转角度，使图像自动旋转、重组与保存，然后以电影形式依次再现重组所存储的 MIP 图像，动态观察组织结构的三维解剖关系。如果显示的靶器官为低密度的，可以在投影线上取最小值，得到最小密度投影（MinIP）（图 3-38）。另外，如果在投影线上取平均值，就称为平均密度投影（average intensity projection，AIP），AIP 的图像类似 X 射线片，分辨率低，应用较少。

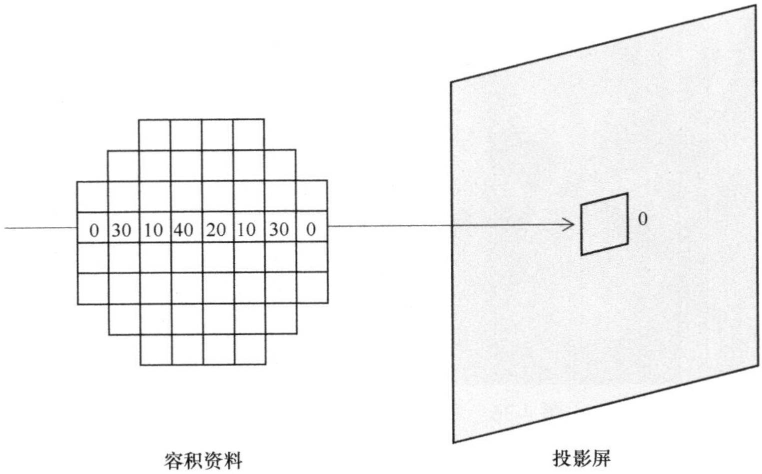

图 3-38　MinIP 基本原理

还有一种局部最大密度投影，其方法是在投影上取其遇到的第一个峰值，作为投影成像的像素值，这样的图像允许物体的低密度边缘显示出来，能够区分出前后遮挡关系，对解剖结构内小病灶的显示很有意义。

（二）显示方法

MIP 的显示方法比较简单，通常的显示方位是前后位、上下位、侧位，根据实际需要还可以是任意斜位。通过多角度投影或旋转，可将前后重叠的物体影像在 MIP 图像上分开显示，也可以在投影前进行分割，去除邻近不需要显示的高密度组织或结构。操作步骤如下。

1. 图像及数量的选择　原则上同多平面重组。一般最少 4 幅图像，最多不超过计算机允许的最大帧数。具体数量的选择需要根据不同的情况和要求而定。

2. 图像预处理　图像预处理是指通过手工方法或自动、半自动方法将不需要的高密度结构（如骨骼）去除，也称为图像编辑。由于各厂家 CT 机或工作站的软件差异较大，所以图像预处理的方式也各不相同。但该步骤是 MIP 成像的关键，直接影响结果图像的显示效果。

3. 选择或默认层厚　由 MIP 成像软件自动处理，并进行多方位观察和显示，选择合适的图像存储起来，供摄影所用。

最小密度投影、平均密度投影和局部最大密度投影的操作步骤与上述最大密度投影类似，不再一一叙述。

（三）临床应用

1. 适应证　最大密度投影的密度分辨率很高，临床上广泛应用于对高密度组织和结构的显示。

以在 CT 血管成像中对血管的显示为例（图 3-39），可以显示动脉瘤、动脉夹层、血管壁的钙化、血管的狭窄、血管壁软斑块等。最小密度投影主要用于气管的显示，对中央气管病变的诊断价值较大，对于周围气道病变的诊断也有一定帮助，可显示气道的狭窄和占位病变等（图 3-40）。

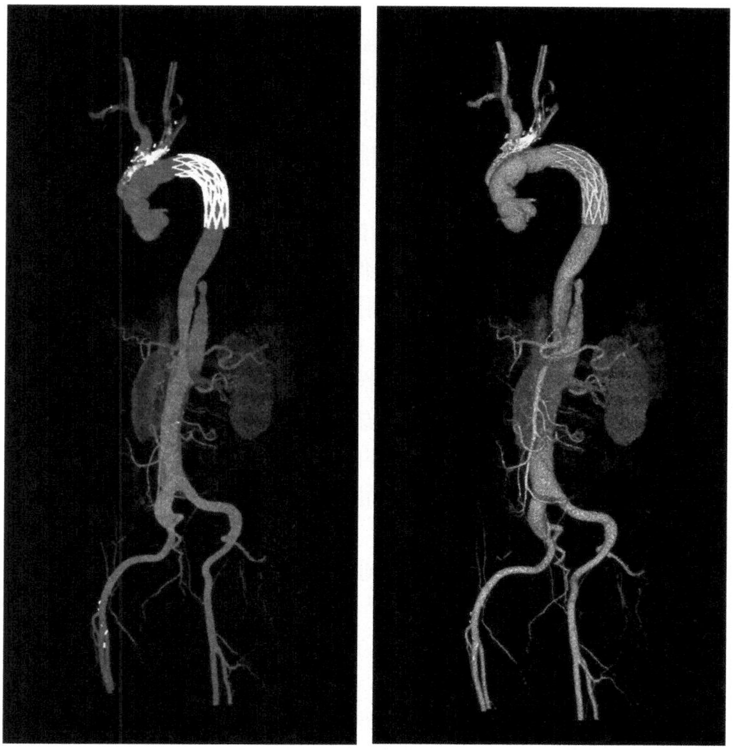

图 3-39 升主动脉置换+全弓置换+支架象鼻术后

全主动脉 MIP 及 VRT 显示主动脉弓降部见支架植入后改变，支架稍远端主动脉可见血管双腔改变

2. 影响因素 最大密度投影的图像质量受很多因素的影响，其中既有源图像质量的影响因素，也有三维重组时的影响因素。

（1）源图像质量的影响因素：源图像就是指用来进行三维重组的原始断面图像。最大密度投影主要是依据投影线上密度的高低来成像，如果想获得良好的 CT 血管成像的最大密度投影的图像，首先要使得增强扫描的横断面图像的血管密度尽可能高，而周围组织的密度应尽可能低。

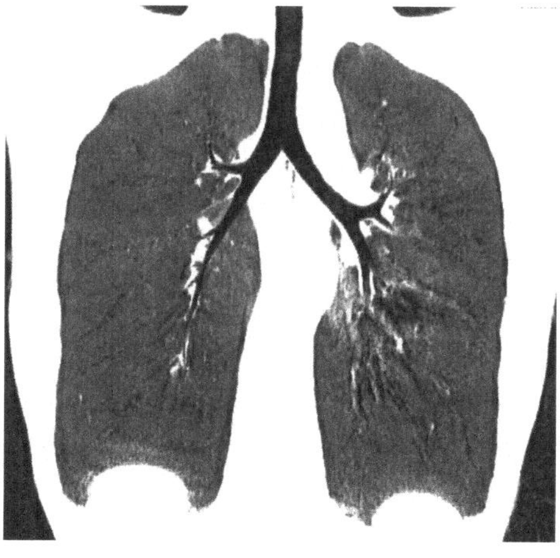

图 3-40 MinIP 显示左右支气管

为此，必须注意以下几点：①对比剂注射参数的选择，包括对比剂注射的速率、注射时间、注射开始与扫描开始之间的延迟时间（简称扫描延迟时间）。理想的扫描应该是在靶血管内对比剂浓度最高，并且周围组织内无对比剂时进行的扫描，这就要求尽量在短时间内使血管内对比剂浓度达到最高。同时以最快的速度扫描完，以降低实性组织和静脉内的增强程度，从而获得高密度的动脉图像。对比剂注射的速率应尽可能快，并且注射时间不应短于扫描时间。正确地确定注射开始与扫描开始之间的延迟时间是扫描成功的关键，因为血液循环的速度对于每个人是不相同的，即使同一个人在不同的时间也可

能不同，因此扫描延迟时间并不是一成不变的。比较可靠的确定扫描延迟时间的方法是进行小剂量测量，方法是进行与扫描时速率相同、剂量小一些的增强扫描，得出以时间为单位的血管增强曲线，从这一曲线上可以得到对比剂从静脉注射部位到达靶血管后达到峰值所需的时间，此时间即从注射开始到扫描开始之间的延迟时间。现在大多数 CT 机都提供了这种计算软件，在实际应用中相当可靠。②扫描层厚、螺距的选择，扫描层厚和螺距也是影响源图像质量的因素。在进行任何部位 CTA 扫描时，必须权衡的是扫描容积的大小和 z 轴方向的空间分辨力。z 轴方向的空间分辨力越高，所得 MIP 图像越好，这就要求扫描时有尽可能小的层厚和相对较慢的床速。但是，小的层厚和较慢的床速又限制了扫描的覆盖率。因此要根据机器情况，在确保扫描覆盖范围的情况下，尽可能采用小的层厚和小的螺距。

（2）三维重组时的影响因素：有了良好的横断面图像，还需对其进行预处理才能获得良好的 MIP 图像。MIP 图像是投影线上高密度结构的图像，通常用作 CTA 时对血管的显示，但是骨骼也是高密度图像，它会对血管图像产生干扰，必须用预处理方法将其去除。常用的预处理方法有自动编辑和人工编辑，目的是将不需要的高密度结构（如骨骼和钙化结构）去掉。

自动编辑的方法很多，如阈值法、感兴趣区器官的空间连续法。阈值法是投影前去除钙化结构和骨骼的方法，设定一个阈值在去除骨骼和钙化结构的同时，也会对血管造成影响。如果阈值设得太高，由于部分容积效应，骨骼密度减少，其他的结构也会受影响。降低阈值也可能使血管的显示被压制，有时会表现为血管的假性狭窄甚至完全消失。

感兴趣区器官的空间连续法又称扩展阈值法，也用于在 MIP 成像前消除骨骼和其他高密度的结构。该方法以空间连续算法和数学形态学为基础，具体是在骨结构层面上，先选择一个“种子点”（seed point），从种子点开始，寻找满足下述两个条件的其他点的容积：①候选点的阈值必须高于预先确定的值；②候选点必须邻近于（三个相同方向中的任何一个）起始点。通过该算法，最初的“种子点”“长成”一个包含所需结构的、连接在一起的体素区，这些体素能被“捆绑”（tagged），在 MIP 成像前被设置成一个低值。连续算法的阈值选择很重要，如果阈值太高，骨的边缘部分不能被捆绑；如果降低阈值，连接受阻，在新阈值以上容积内的像素不可能全部被压制。如果连接到这些结构的像素被压制，这种算法可能会使低阈值中的骨结构“泄漏”到邻近的血管中，导致骨结构和血管混淆在一起。

有时自动编辑的方法难以去除不需要的结构，需要采用人工编辑的方法。人工编辑的方法有包括法和排除法。包括法指通过勾画或其他方法设计感兴趣区的容积，然后进行 MIP 处理。即将这一范围以外的所有体素，在进行 MIP 处理之前设置成一个低值。排除法设计的感兴趣区与 MIP 的处理无关，即该区内的所有体素在进行 MIP 重组前被去除。

包括法或排除法的选择通常根据实际需要而定。若需要观察的部位较大，欲去除的部位较小，则使用排除法较方便。相反，若需要观察的部位较小，则用包括法较方便。使用这两种方法都需要有解剖学和病理学的相关知识，因为每一幅图像的解剖结构和病理表现不尽相同。

3. 应用评价 最大密度投影的图像主要提供密度信息，是 CT 血管成像进行三维重组时所采用的主要方法之一。

（1）最大密度投影的优点：①MIP 图像的像素值可由 HU 单位量化，可将骨骼、钙化结构、对比剂、软组织和空气的明暗关系显示清楚，且易区别；②最大密度投影的图像较大程度地保留了图像的密度信息，密度的高低在图像上直观地显示了出来；③MIP 的功能实现和操作都较简单，一般工作站能提供此功能，而且有工作站为了进一步简化操作和加快显示速度，还提供了一种“移动厚层最大密度投影”（sliding thick slab MIP，STS-MIP）的功能软件，它的投影方向与观察横断面的方向相同，选出相邻的若干 CT 断层组成一个厚层进行投影，操作者上下移动层面位置，交互式地进行观察；④可以从不同角度对三维体数据进行旋转 MIP 重组，背景与感兴趣区组织结构的显示在一定角度与方位上可以分开，感兴趣区的解剖结构显示更清楚。

（2）最大密度投影的缺点：①MIP 的血管像在三维图像上似乎有一些阴影，这主要是由于造影增强血管的边缘受周围软组织部分容积效应的影响，其 CT 值有所降低，导致血管横断面中心部分是高值，边缘部分是低值，中心部分的亮度高于边缘部分，从而产生了阴影。②血管壁上的钙化较难处理，特别是钙化围绕血管壁一周时，这是由于静脉注射对比剂时，动脉内对比剂的密度比骨骼和钙化结构的密度要低，钙化结构常常会遮盖血管的显示。③MIP 图像虽然可以反映人体结构的密度值，但不能在其图像上定量测量 CT 值。因为经过最大密度投影的取值运算后，图像中像素的 CT 值要高于源图像中像素的 CT 值。④MIP 图像上前后物体的影像互相重叠，高密度的物体会完全遮住低密度的物体，骨骼可能将欲观察的血管遮盖，这就必须在投影前进行分割，去掉不需要显示的高密度物体。⑤MIP 图像前后物体影像互相重叠，其空间层次不丰富，立体感不强，改进后的局部最大密度投影在一定程度上弥补了这一缺陷。⑥由于 MIP 图像是取最大值进行成像的，所以不可避免地会丢失一些数据，造成低密度的影像被去掉，而低密度影像往往也包含一些对疾病诊断有用的信息。还可能由于扫描技术的原因，血管周围背景增强大于血管的增强，使血管的远端分支显示不清。因此，在评价器官血管的终末分支或外围血管的狭窄程度时，应结合多平面重组的图像来降低血管狭窄的假阳性率。

四、容积再现技术（VRT）

（一）容积再现技术原理

容积再现技术（VRT）也称为体积重组法、体绘制法，是近年来可视化图像发展中出现的新方法。它采用一定的体绘制光照模型，直接研究光线通过体数据场时与体素的相互关系，无须构造中间面。体素中的许多细节信息得以保留，能最大限度地再现各体素的空间结构。

通过 VRT 将各层面不同密度的体素分类指定不同的颜色和阻光度，并计算梯度场来度量不同物质间存在的边界，这样三维体素阵列被视为半透明的，设想投影光线以任意给定的观察方向穿过空间，受到半透明体素的衰减和边界的作用，最终投影在观察平面上得到图像。常用梯形曲线调节体素的阻光度，梯形的斜边代替了阈值，使参数调节有了较大的宽容度。

容积再现技术包括以图像空间为序的体绘制算法和以物体空间为序的体绘制算法两大类。光线跟踪法是最常用的算法。光线跟踪法认为，观察者之所以看到景物是光源发出的光照射到物体上的结果，其中一部分到达人眼引起视觉。到达人眼中的光可由物体表面反射而来，也可由表面折射或透射而来。若从光源发出跟踪光线，则只有极少量的光线能到达人的眼中，这样处理的效率很差。因此，可按相反方向（即从人眼到景物方向）跟踪光线，当光线到达一个可见的不透明的物体表面时停止跟踪，这种方法能显示可见面，消除隐藏面。若将其和整体光照模型结合起来，考虑其他物体对目标表面的反射、折射、透射和阴影等效果，则可获得极具真实感的图像。

光线跟踪法以显示屏的每个像素作为光源向三维图像发出光线，通过光线和物体的交点来决定所要显示的表面点，并通过一定的光照模型决定像素的灰度。光线跟踪法可以在不构造物体表面几何描述的情况下直接对体数据进行显示，所以容积再现技术不需进行表面重建，而直接对体数据所包含的物体进行显示，物体的细微结构和微小变化都可以不同程度地表现出来，而且在计算光线-物体相交时还可以加入一些附加条件，如计算体素的阻光度、颜色和梯度等。

代表容积再现技术特色的是阻光度（opacity），若把体素当作半透明的，阻光度就是体素不透明的程度，取值范围从 0 到 1。0 代表完全透明，1 代表完全不透明。体素密度值与阻光度之间的映射关系由用户指定，可以是任意的单值曲线。为了便于规范化，常用可调节斜边的梯形来表示。梯形的斜边决定了随着体素值的增高，阻光度是渐变的，而不像阈值那么截然地分割，这种调节方法又叫做模糊阈值。体素的颜色也用类似的方法指定。

梯度是体素值在空间的局部变化率，组织表面或不同组织的界面间梯度值大，计算光照时要进行反射处理，这时梯度的作用相当于表面阴影显示法中的表面法矢量。体素的密度值有很多级（CT

一般有 4096 级），为了简化数据，在预处理时经常用分类的办法，把体素分成较少的若干类物质（通常为 256 类），对每一类均指定了其阻光度和颜色，256 类比起分割（相当于 2 类）来说已经很多了。分类可以出现模糊，容积再现技术的这种模糊处理方法会更加真实地描述物质的空间分布。

光线跟踪法可以简单地描述为：当物体按照指定的方向投影时，假想许多光线从后方穿过半透明的三维数据到达屏幕上，把每一条光线经过的所有体素的阻光度、颜色和梯度进行累计合成，得到最终屏幕上看到的效果。

（二）显示方法

1. 图像及数量的选择 原则上同 MPR，以符合临床实际需要为准。

2. 感兴趣区的选择 若观察局限性病灶，可采用感兴趣区成像，以便于更好地观察和显示病变；如果病变范围大或需要整体观察，则按原横断面大小成像。

3. 预处理 通过反复调节反映体素值和阻光度之间映射关系的梯形斜边，可以改变体素的阻光度；体素的颜色也可通过类似的方法调节。

4. 显示图像 根据指定的投影方向，通过 VRT 重组处理软件把所有体素的阻光度、颜色和梯度合成为最终的显示图像。

（三）临床应用

1. 适应证 VRT 图像可以同时显示人体各结构的空间信息和密度信息，对于肿瘤组织与血管空间关系显示良好，是新一代 CT 中最常用的三维重组方法（图 3-41～图 3-43）。

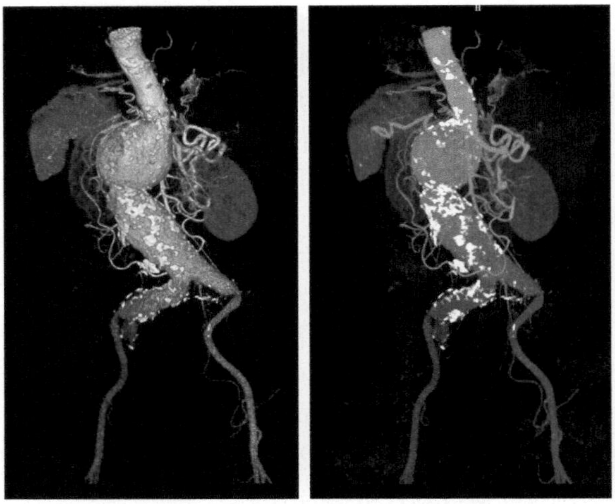

图 3-41 VRT 和 MIP 显示腹主动脉瘤的位置及形态

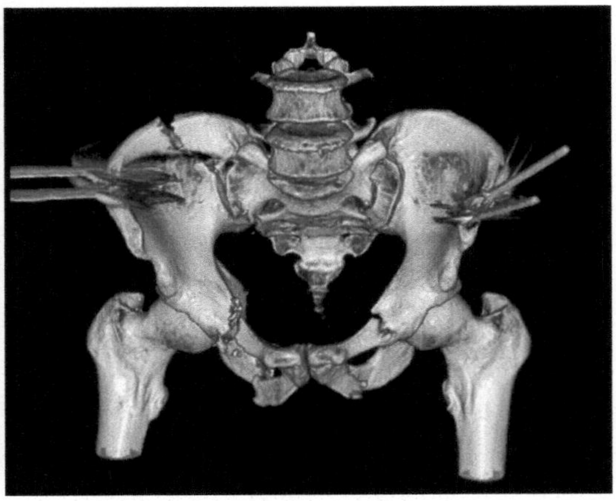

图 3-42 骨盆骨折

骨盆 VRT 直观显示右侧髂骨翼多发骨折，双侧髋臼前柱、髂耻束、双侧耻骨下肢-坐骨多发骨折

2. 影响因素 VRT 图像的源图像是螺旋扫描所得的横断面图像，源图像质量的好坏必定会影响 VRT 图像。VRT 对源图像质量的要求与 MIP 类似，同样需要尽可能小的层厚、小的螺距、良好的信噪比。进行 VRT 后处理时，对体素的阻光度、颜色和梯度的调节至关重要。各厂家的 VRT 重组处理软件中都有自带的参考模式，临床工作中，可以将某一个重组好的 VRT 模式另存为自定义模式，以便下次对同样器官进行重组时可以简化操作。

3. 应用评价

（1）容积再现技术的优点：①VRT 把扫描所得到的三维数据看作半透明的，这样利用全部体素，既可以显示人体的空间结构信息，又可以显示人体的密度信息，相当于整合了 SSD 和 MIP 两者的长处。密度信息用阻光度这个参数携带，在预处理时适当调节阻光度，可以使低密度物体与高密度物体同时显示出来，低密度物体在图像上显示透明，而高密度物体在图像上显示不透明。②VRT 图像保留了源图像中的模糊信息，当源图像物体边界难以截然分割时具有很大优势。例如，颅面骨骼中低密度的薄骨板，在容积再现中会被显示为半透明状态，而不会像表面阴影显示时容易表现为空洞。③VRT 无须分割，没有烦琐的手工操作过程。

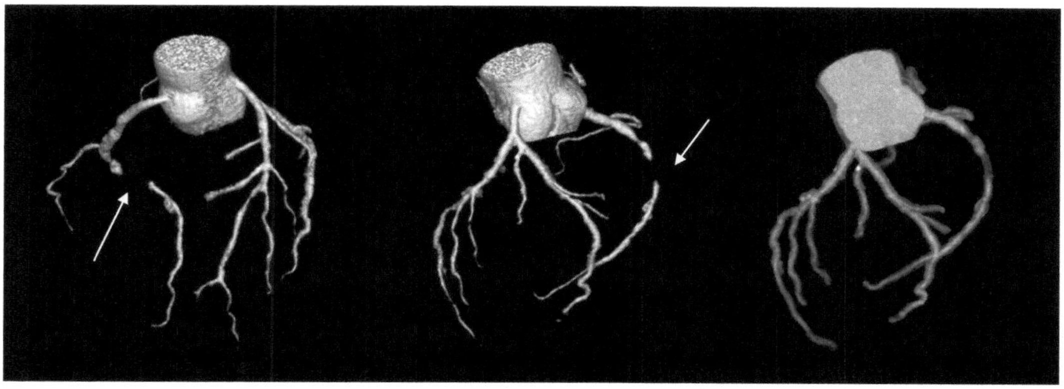

图 3-43　树形冠状动脉 VRT 图像和 MIP 图像
右侧冠状动脉中段可见一处未显影管腔（箭头）

（2）容积再现技术的缺点：①VRT 图像直接对体数据进行显示，没有对物体表面进行任何重组，它不能进行体积和面积等的测量，不能对三维物体进行加工，这是由其模糊性决定的；②光线跟踪法以体素为操作对象，每个体素都对显示图像产生一定的影响；③运算量非常大，显示速度较慢。

五、其他后处理技术

（一）感兴趣区测量

CT 图像大部分是横断面图像，缺乏空间立体感，为了提高临床诊断的准确率，常需借助计算机软件的测量功能对 CT 图像进行测量和分析。图像测量有定量、定形和定位等测量方法。通过多种测量方法可鉴别被检组织有无病变，以及病灶的大小和空间方位，为临床诊断和治疗提供准确的数据。

1. 定量测量　定量测量指测量各组织的 X 射线吸收衰减值。测量方法有 CT 值测量、血管内碘含量测量、骨矿含量测量及冠状动脉钙化测量等。

（1）CT 值测量。CT 值是图像中某个像素的数值。临床常用 CT 值鉴别小病灶是实性还是囊性，是脂肪还是气体。测量方法有单个 CT 值测量和感兴趣区 CT 值测量；显示方法有数据显示和图形分布显示等。

1）单个 CT 值测量：是对较小区域的 CT 值进行快速检测的一种方法。通常是把 CT 值测量笔或鼠标放在被测量部位，显示屏上即刻显示该处的 CT 值。该方法简便、实用，但它只反映被测量部位某一点的 CT 值。

2）感兴趣区 CT 值测量：是对感兴趣区内不同组织的 CT 值进行测量的方法。该方法测量的 CT 值的形状有圆形、方形和不规则形；测量的范围和感兴趣区数量可自定，测量的数目在屏幕上依次显示。

为了减少 CT 值的误差，使所测 CT 值更真实地反映该组织，应注意以下几点：①在最大、最具代表性和显示最佳的中心层面上测量 CT 值；正常组织与异常组织应同时测量，以便对比。②若病变密度不均匀，不均匀区的各点均应测量；若病变密度均匀，既要测量中心部分，又要测量边缘部分。病变的测定范围应适当，避免部分容积效应造成所测 CT 值不能反映病变的假象。③在同一层面或同一解剖部位对应区域，测量平扫和增强图像 CT 值。所测感兴趣区和范围应保持一致，以便正确评价强化程度。

3）CT 值显示：CT 值有数据、图形和颜色等显示方法。数据显示的是所选范围内的平均值和标准误差；图形显示的是所选范围内 CT 值概况，或动态扫描不同时间段的 CT 值变化情况；颜色显示是用不同的颜色代替不同的 CT 值范围。

CT 值的显示方法常依据临床诊断的需要选用，如小病灶的 CT 值常用数据显示；同层动态扫描一般用图形显示；图像三维重组的 VR 模式则用颜色显示。无论选用哪一种显示方法，其目的均是有助于临床诊断并能直观地了解被检部位 CT 值的信息。

（2）血管内碘含量测量。它是测量增强扫描时感兴趣区血管内碘对比剂的变化情况，也称为时间密度曲线的测量。其方法是先在被检部位做单层平扫，然后把测量 CT 值的感兴趣区放入被检血管内，设定低毫安同层扫描的层数、高压注射器流量和流速等，在注射对比剂 10s 后启动扫描。扫描后的图像用时间密度曲线进行测量，即可获得被检血管的 CT 值曲线图，该图像动态地显示血管内对比剂的分布情况，可直观地了解碘对比剂峰值时间，常用于 CT 血管成像（CTA）和心脏冠脉成像。

血管内碘含量测量还可与 CT 机联动，实现自动触发扫描。它是在同层动态扫描方法的基础上，按需设定触发扫描的 CT 阈值；扫描时，CT 机同步监测感兴趣区内的 CT 值，当 CT 值达到设定阈值时，CT 机自动触发开始扫描。该方法可使被检部位增强效果达到一致，避免因患者血液循环快慢，或操作者对延迟扫描时间判断失误，而影响强化效果。

（3）骨矿含量测量。使用定量 CT（quantitative computed tomography，QCT）对人体骨密度（bone mineral density，BMD）进行测量的方法称为骨矿含量测量，也称为骨密度测定。骨密度测定须使用专用模体和软件，扫描部位是腰 1～4 椎体。扫描图像经测量和分析可获得被检者的骨矿含量与骨质疏松程度。

（4）冠状动脉钙化测量。冠状动脉钙化测量是使用多层螺旋 CT 特殊扫描软件和分析软件对冠状动脉钙化情况进行测定。方法是先用多层螺旋 CT 的钙化积分扫描序列，对气管分叉下方 1～1.5cm 至心脏膈面范围进行平扫；再启用钙化积分（Ca Scoring）自动分析软件，设定 CT 值阈值和标记各冠状动脉的钙化区域；最后计算机会自动给出左主干前降支、回旋支及右冠状动脉的钙化积分值和积分总值。

2. 定形测量 CT 扫描后，使用计算机软件可对感兴趣区的形状进行测量。定形测量有直径、面积、体积等测量方法。对病灶直径的测量可知病灶的大小；对脂肪面积的测量可知脂肪的厚薄或治疗效果；对颅内出血体积的测量可知出血量的多少。通过定形测量可为临床治疗提供准确的数据。

为了提高测量的准确性，定形测量应注意：①直径的测量应选病灶的中心层面；②脂肪面积和颅内出血体积的测量须设定相应的 CT 值范围，脂肪阈值为-120～-20HU，颅内出血的阈值为 20～100HU；③测量范围不能过大或过小，以被测区域的边界内侧缘为宜。

3. 定位测量 CT 扫描发现病变后，除需对病灶的大小进行测量外，还需对病灶的空间位置进行测量，以利于临床的诊断、治疗及疗效评估。定位测量包括角度和距离的测量。角度和距离的测量可准确提供病灶与周围重要器官以及大血管的关系，可为临床手术治疗提供参考，也可为 CT 引导下穿刺活检与治疗提供准确的进针路径和进针深度。

（二）表面阴影显示

1. 原理 表面阴影显示（SSD）又称为表面遮盖重组法，是将蕴涵在三维容积数据中的物体表面上的明暗阴影进行显示的方法，即通过计算机使被扫描物体表面大于某个确定阈值的所有相关像素连接起来的一种表面数学模式显示方法。SSD 要求预先设定一个阈值最低的数值，计算机将各像素的 CT 值与这个阈值进行比较，凡是高于这个阈值的像素就被保留下来，把它确定为白色并进行等密度处理，而低于这个阈值的像素则会被舍弃，在图像上定为黑色。再根据光照模型确定的算法给物体表面加上阴影，使这种黑白图像呈现在二维屏幕上，从而得到从任何角度投影成像的三维表面轮廓影像。SSD图像人机交互操作迅捷、方便，富有立体感和真实感，极其直观。

表面阴影显示常规操作分两步进行：第一步是表面重建（surface reconstruction），即从三维灰度数据重组出三维物体表面的几何信息。CT采集到的三维图像是灰度数据，物体表面信息是隐含于其中的。如果数据源是各向采样间隔基本相同的三维灰度图像，那么表面重建就仅仅是分割。例如，只要指定一对阈值就能分割出三维物体表面，计算外法线向量（一种垂直于物体表面方向向外的量），借助光照的作用，投影于人眼。如果数据源是一组层间隔较大的断面图像，那么先在断面图像上分割感兴趣区，再在这些二维感兴趣区之间进行基于形状的插值，重组出的三维物体效果较好。表面阴影显示结果的正确性除取决于源图像的质量外，很大程度上取决于分割的正确性。如果用阈值分割，则阈值的选择对三维物体的尺寸影响很大。第二步是表面再现（surface rendering），方法是根据光照模型确定的算法给物体表面加上阴影。表面再现把三维物体表面沿着视线投影到二维屏幕上，设想有光源照射在三维物体表面上，根据光照模型计算出物体表面上每一点的光照效果，在屏幕上呈现出立体感很强的图像。

2. 显示方法 表面阴影显示采用阈值法，图像显示准确性受图像处理中分割参数（阈值）的影响较明显。若阈值选择过低，则图像噪声增加，使靶器官的显示受到影响；若阈值选择过高，则会造成细小管腔的假性狭窄征象。表面阴影显示常常对管腔的狭窄有夸大效应，这主要是由部分容积效应造成的。为了减少部分容积效应的影响，在采集图像时，要尽可能使用薄层扫描和重组，在进行后处理时，要仔细调节一些参数，如阈值、阻光度、窗宽和窗位等，以便得到尽可能真实的图像结构。

表面阴影显示的操作步骤如下。

（1）选择图像及其数量。原则上同多平面重组。图像数量需根据不同的情况和要求而定，而并不是越多越好，这与多平面重组不一样。若想全面地观察整个脏器的情况，则应选取尽可能多的横断面图像；若欲观察脏器某个局部病灶的情况，则不必选取太多的图像，以避免受周围结构干扰。

（2）选择感兴趣区。一般对于局限性病灶的表面阴影显示都要采用感兴趣区法，以便于更好地显示和观察病变。如果临床需要观察的病变范围较大，则不采用感兴趣区法，而按原横断面的大小成像。

（3）选择三维成像的分辨率。分辨率一般有256×256矩阵和512×512矩阵两种，如果设备容量允许或选取的横断面图像数量较少，应尽可能选用512×512矩阵，以获得较好的三维图像质量。

（4）选择三维成像的阈值。这是三维成像图像质量好坏的关键，太高或太低的阈值设置都将影响三维显示的效果。

（5）由SSD三维重组软件完成表面阴影显示的三维图像。SSD常采用前面、后面、左侧面、右侧面、顶面和底面进行观察，也可以沿x、y、z轴旋转，选择任意角度进行观察。此外，还可运用平面切割，改变光线的投影角度等进行观察，使三维图像显示效果更佳。如果三维图像显示满意，则可将重组图像存储起来。

3. 临床应用

（1）适应证。表面阴影显示可将蕴涵在三维容积数据中的物体的表面信息显示出来，使被显示的结构具有立体感、真实感，特别适合空间结构复杂的器官或外形有显著改变的器官显示，如对粉碎性骨折和颌面部畸形的显示、对全身各肩胛骨外伤后其形态改变的显示（图3-44）。

对于CT血管成像的三维重组，表面阴影显示也可以帮助确定血管的形态走向、先天变异和动脉瘤等（图3-45）。对喉部和胸部气道的显示，SSD也有一定的帮助，可以观察由各种原因引起的喉腔不规则的狭窄，以及各种病变侵犯气管支气管管壁的范围。

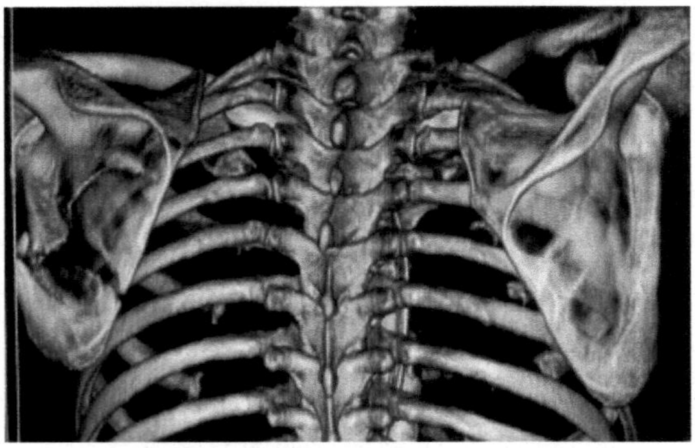

图 3-44 SSD 图像显示肩胛骨骨折

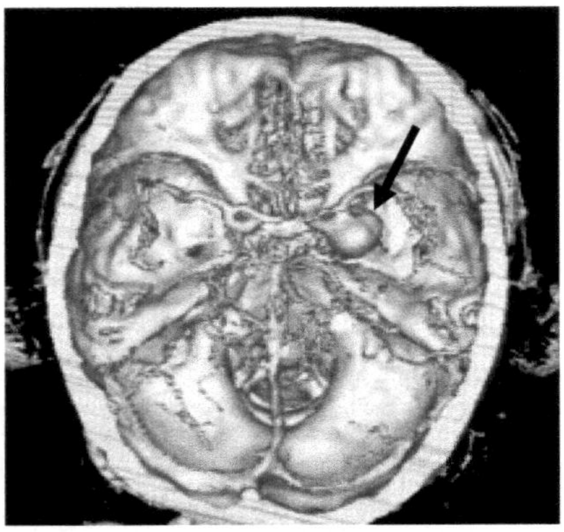

图 3-45 SSD 显示左侧大脑中动脉的动脉瘤（箭头）

（2）影响因素。表面阴影显示采用阈值法，图像处理中分割参数（阈值）对图像的准确性影响最大。如果阈值选择太高，可能会造成小管腔的假性狭窄，一些正常的骨骼表面会出现缺损等征象；而阈值选择太低，则图像的噪声会加大，致使靶器官的显示不清晰。临床工作中，需根据不同器官或脏器的具体阈值及设备的差异选择阈值。

另外，原始横断面图像的获取参数也可以直接影响 SSD 的效果。一般情况下，横断面图像层厚越薄，图像的信噪比越高，所获得的 SSD 图像质量越好，螺旋 CT 时尽量采用小的螺距，适当加大管电流，采用合适的重建算法，这均有助于改善 SSD 的图像质量。

（3）应用评价。

1）表面阴影显示的优点：①显示的三维图像与实际物体极为相似，符合人类的视觉习惯，具有很强的真实感和立体感，尤其对空间结构复杂且语言文字难以表达的器官结构，如颅内脑动脉瘤的空间位置，SSD 可以提供类似外科手术的直视的立体图像。②SSD 只显示物体的表面信息，所需信息量不大，可以在比较普通的工作站实时显示，人机交互操作简单、便捷。可以任意调节光源的方向和亮度、物体的颜色，以及进行表面平滑等。用鼠标就能随意对三维物体进行旋转、放大、平移等操作。③可以沿着物体的三维表面进行长度和角度的测量。在计算机屏幕上可以对三维物体进行模拟手术、仿真切割等操作。

2）表面阴影显示的缺点：①分割三维物体表面时，分割参数（阈值）的选择对图像结果影响很大，往往需要反复进行，如果阈值选择不当，常常会因部分容积效应的影响，使得图像出现一些类似空洞的假象；②由于只提取了物体的表面信息，故不能测量密度值；③SSD 的图像可能存在横断面图像中的伪影。

（三）仿真内镜

1. 原理 仿真内镜（VE）指利用计算机软件功能，将螺旋 CT 容积扫描获得的图像数据进行后处理，重建出空腔器官内表面的立体图像，类似于纤维内镜所见。仿真内镜是计算机技术与三维图像相结合的结果，是近来医学影像领域出现的新的三维成像方式。内镜检查是临床用于检查、了解腔内病变、获取病变并进行诊疗的检查方法，如胃镜和肠镜等。然而，内镜检查存在诸多不便，如给患者带来不适、费用高、穿刺的损伤以及内镜进入的限制等。仿真内镜检查因具有无创、便捷、检查无特殊禁忌等优点而获得了长足的发展。

仿真内镜用源影像（如 CT、MR 等）所提供的容积数据，采用仿真技术模拟三维立体环境，具有强烈的真实感，VE 能够重组出管道器官如胃肠道、呼吸道和大血管等内表面的三维立体图像，并可以模拟纤维内镜的检查方式，所以称为仿真内镜。一般三维重组方法只能重构管腔外表面的解剖结构，如 SSD、VRT 等，而 VE 则可利用以轴位图像为源影像的容积图像，结合特殊的计算机软件功能，即三维表面再现和体积再现等进行后处理。对空腔器官内表面具有相同像素值范围的部分进行三维重组，再利用计算机的模拟导航技术进行腔内观察，即选择好视点的行进路线，并赋予人工伪色彩和不同的光照强度，由计算机保存一系列的显示结果图像，最后连续回放，即可获得类似纤维内镜行进和转向时，直视观察效果的动态重组图像。

螺旋 CT 连续扫描获得的容积数据是仿真内镜成像的基础，在此基础上调整 CT 值阈值及透明度，使不需要观察的组织透明度变为100%，从而消除其影像；而需要观察的组织透明度变为 0，从而保留其图像（如充气管腔 CT 值选择为-200～700HU，透明度为 0），再调节人工伪影，即可获得类似纤维内镜观察的仿真色彩。如图 3-46 所示，利用远景投影（perspective projection）软件功能调整视屏距、物屏距、视角、透视方向及灯光，以管道内腔为中心，不断缩短物屏距（调整 z 轴），产生目标物体不断靠近观察点且放大的多幅图像，达到电影回放速度，即可产生类似纤维内镜行进和转向观察效果的动态重建图像。

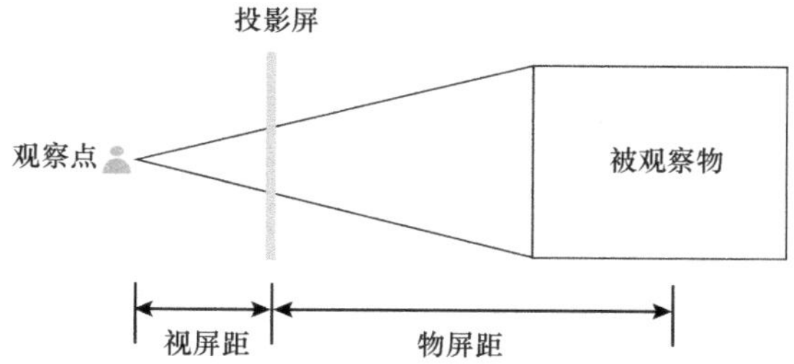

图 3-46　仿真内镜原理示意图

2. 显示方法　VE 成像与其他三维成像方式一样，都是借助以横断面图像为源影像的容积图像来实现的。VE 成像可以分为以下四步。

（1）数据采集：用于 VE 成像的横断面图像必须质量良好。选择合适的扫描参数，并对患者的扫描管腔进行必要的处理（如结肠的 VE 成像，须先清洁灌肠和注气）。扫描参数必须预先计划，如扫描层厚、螺距，管电压和管电流以及是否采用重叠重建等均需权衡利弊，既要保证成像的质量，又要不让患者增加额外的射线量。

（2）图像预处理：包括图像分割、确定阈值和调整透明度，赋予人工伪彩，确定管腔行进路线等。①图像分割即选择感兴趣区（ROI），在每一帧图像上留下 ROI，以用作三维容积再现成像处理，ROI 以外的区域被删除掉。②根据所要观察的结构，给横断面图像上的密度确定一个阈值范围，这样与该阈值具有相同 CT 值的体素则被标记为同一组织，超出阈值的体素则当作等密度物处理。③调整透明度，使不需要观察的组织的透明度变为 100%，以消除其影像；而使需要观察的组织的透明度变为 0，保留这些图像。

（3）三维再现：用透视投影功能，重组出管道器官内表面的三维图像。让光标进入管腔内后，调整视角和视线方向并逐步深入，可以任意角度观察和在任意部位“漫游”。同时，有横轴位、矢状位和冠状位三个参照图，动态显示光标行进的位置和相应管腔外的解剖结构，以协助定位。

（4）VE 显示：利用电影功能将重组出的管道器官内表面的三维图像连续依次回放，获得模拟纤维内镜的观察效果。

3. 临床应用

（1）适应证。仿真内镜可用于观察胃肠道、呼吸道和血管等管道器官的内表面的三维立体结构，对管腔内异物、新生物、钙化及管腔狭窄显示良好（图 3-47）。

（2）影响因素。①扫描参数是否合理，直接影响最终的 VE 图像质量。通常扫描层厚应尽可能薄，螺距小于或等于 1，重叠 50%重建图像。②扫描矩阵越大，则 VE 图像的分辨率越好，对解剖细节的显示越细致，图像质量越好。③图像切割越恰当，图像观察效果越好。④阈值和透明度的确定也影响 VE 图像质量。⑤管腔行进路线居中，有利于全景观察管道的内表面。

（3）应用评价。VE 图像第一次实现了以无创方式观察管道器官腔内解剖和病理结构真实图像的愿望，它具有如下优点：① VE 是无创性检查，患者无痛苦；②视点进入不受限制，能从狭窄或梗阻病变的远端观察，甚至可以进入一般内镜无法进入的腔道；③观察时视野开阔，空间方向感强，易于结合三维表面图像定位。VE 图像也有不足，表现为：①不能观察病灶的真实颜色；②对黏膜病变和扁平病灶不敏感；③图像质量受技术参数和人体运动等多种因素的影响；④不能进行活检。

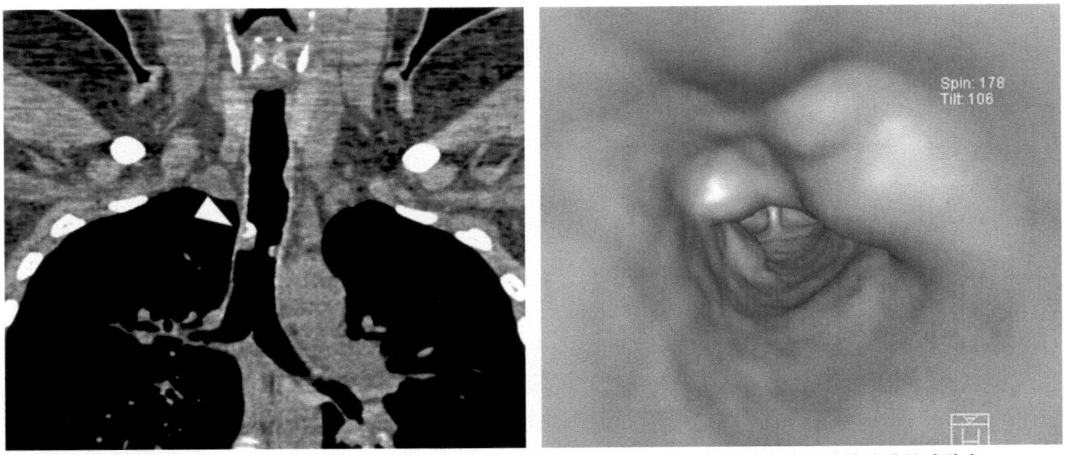

(a) MPR冠状面显示气管内结节样突起（箭头），有钙化　　(b) VE显示气管腔内弥漫性结节致管腔狭窄

图 3-47　气管管腔内病变

【案例 3-6】

某医院整形外科对于鼻梁低平患者和小耳畸形患者使用自体肋软骨来矫正治疗，以下两幅图像为同一患者的 VRT 图像（图 3-48）。

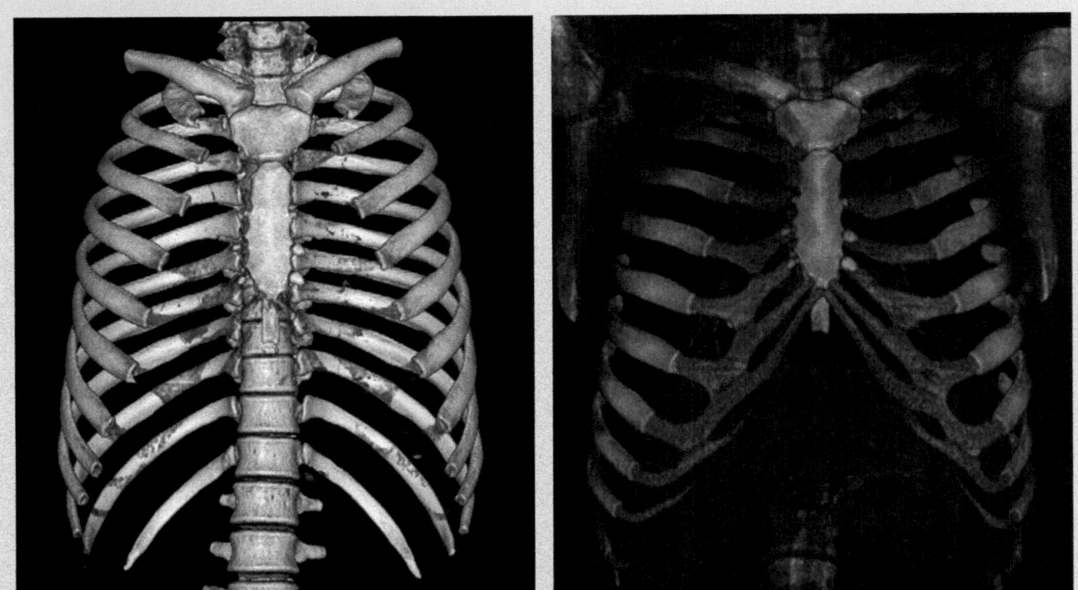

(a)　　(b)

图 3-48　VRT 图像

【问题 3-6】

（1）哪一幅图像更能满足临床需求？

（2）分析其原因。

（3）VRT 图像有哪些优点？

【案例 3-6 分析讨论】

（1）图 3-48（b）所示的 VRT 图像对于显示肋软骨直观准确，能更好地满足临床需求。

（2）采用自体肋软骨进行矫正，术前常规行 CT 肋软骨扫描，一般需对双侧第 6～10 肋软骨进行软骨的长度测量，并评估其目前的钙化程度和形态，从中选取最适合用于矫正的肋软骨进行自体移植，可避免术后排异反应，降低吸收率，增加组织相容性等。

（3）VRT 图像优点：①VRT 把扫描所得到的三维数据看作半透明的，这样利用全部体素，既可以显示人体的空间结构信息，又可以显示人体的密度信息。密度信息用阻光度这个参数携带，在预处理时适当调节阻光度，可以使低密度物体与高密度物体同时显示出来，低密度物体在图像上显示透明，而高密度物体在图像上显示不透明。②VRT 图像保留了源图像中的模糊信息，当用其他方法对源图像物体边界难以截然分割时其具有很大优势。例如，颅面骨骼中低密度的薄骨板，在容积再现中会被显示为半透明状态，而不会像表面阴影显示时容易表现为空洞。③VRT 成像无须分割，没有烦琐的手工操作过程，比其他方法更快得出结果。

【案例 3-7】

一位放射技师在做图像后处理时，出现以下几种情况，图（a）：肝脏冠状位；图（b）：腰椎矢状位；图（c）：腕关节冠状位；图（d）：腕关节 VR 图（图 3-49）。

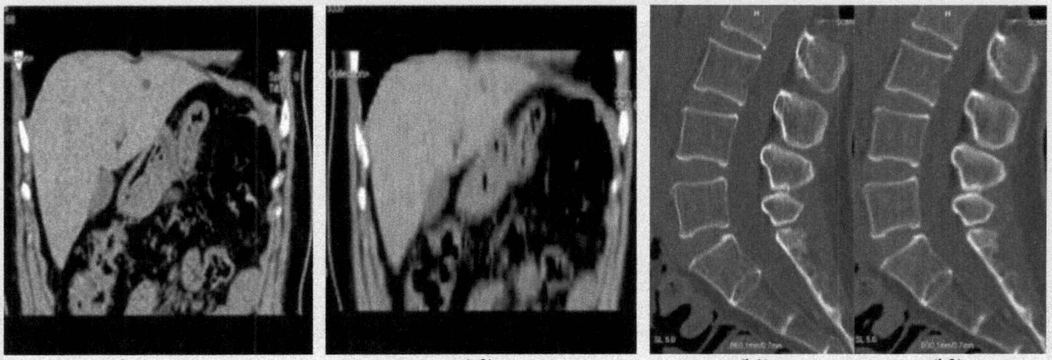

(a1)　(a2)　(b1)　(b2)

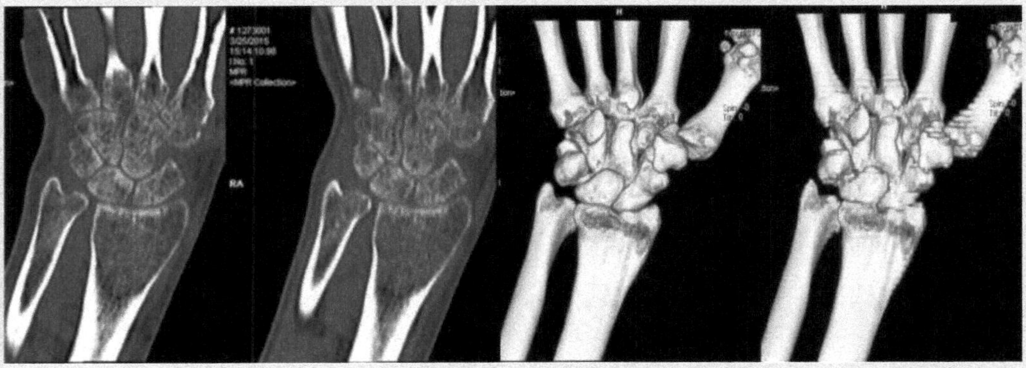

(c1)　(c2)　(d1)　(d2)

图 3-49　后处理图像的对比

【问题 3-7】

（1）图 3-49（a）～（d）四组图像各说明了什么？

（2）根据上述图像考虑三维重建的先决条件是什么。

【案例 3-7 分析讨论】

图 3-49（a2）层厚选择错误；图 3-49（b2）卷积核（算法）使用不当；图 3-49（c2）、（d2）未使用 30%～50%的薄层重叠重建。

层厚优先原则：尽量用较薄的层厚，骨骼及静脉用 1.0～1.5mm 层厚，动脉用 0.75～1.0mm 层厚（以上数值会因为系统类型的不同和所观察的解剖部位不同而变化）。

合理的重建算法：SSD、MIP、MinIP、VRT 通常需要用软组织算法重建（如 B20、B30 等），MPR、CPR 则根据观察部位需要而选择重建函数（原高则高、原低则低）。使用 30%～50%的薄层重叠重建，重建间隔=层厚×（50%～70%）。

【案例 3-8】

当前各个医院使用的 CT 大多为多层螺旋 CT，多层螺旋 CT 可充分利用 X 射线的宽度进行螺旋 CT，X 射线管在旋转一圈后，可同时重建出多幅断层图像。目前使用的探测器均是固体探测器，探测器在数据采集过程中接收透过人体后的 X 射线，并将其转化为电信号。有的探测器的探测数目大于图像采集数目[图 3-50（a）、（b）]，有的探测器的探测数目等于或小于图像采集数目[图 3-50（c）]。

【问题 3-8】

（1）一幅 CT 图像的形成要经过哪些步骤?

（2）根据图 3-50（a）～（c）的探测器组合方式示意图，对其进行简要说明。

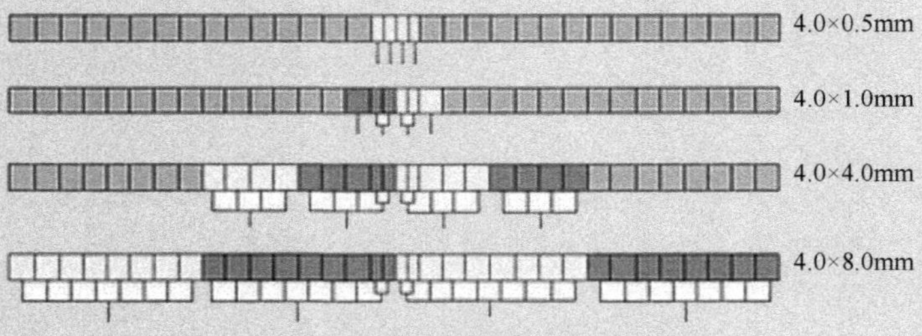

(a)4层螺旋CT的探测器组成方式

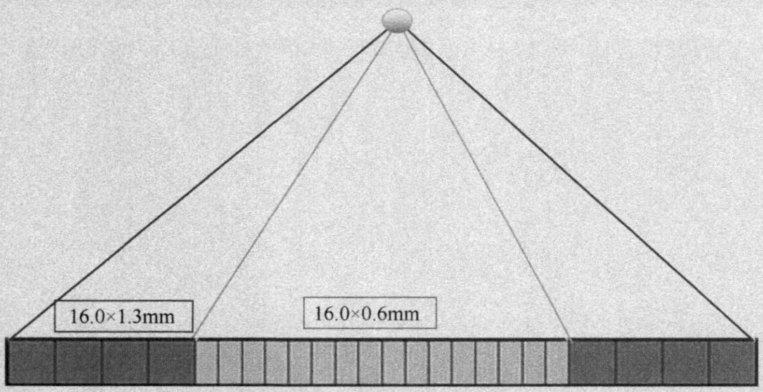

(b)16层螺旋CT的探测器组成方式

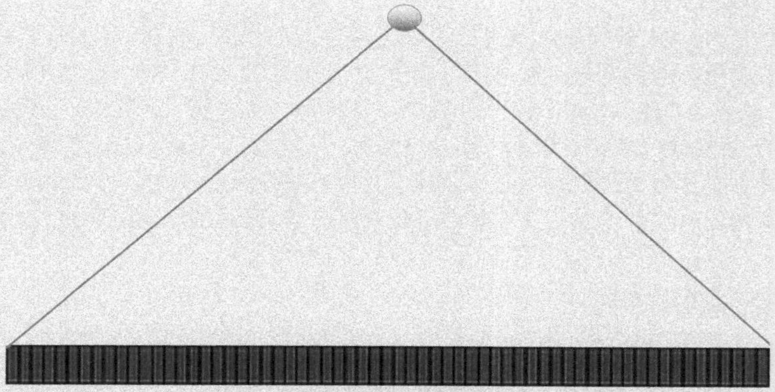
(c)64层螺旋CT的探测器组成方式

图 3-50　多层螺旋 CT 探测器的不同组成方式
每个探测单元配置一个 A/D 转换器

【案例 3-8 分析讨论】

（1）CT 一幅图像的形成过程有以下几步：首先扇形 X 射线束在旋转过程中不断从不同角度穿过所需观察的人体断面，探测器不断接收衰减后的 X 射线信号，然后将这些信号输送到重建计算机，计算出断层中每个像素的 X 射线衰减值（CT 值），组成数字矩阵，再转化成灰阶显示。

（2）4 层和 16 层螺旋 CT 的探测器的探测数目都大于图像采集数目。图 3-50（a）：能同时采集 4 幅图像的数据，需要不同数目的探测器组合与不同厚度的 X 射线束结合，形成不同层厚的 4 幅图像；图 3-50（b）：能同时采集 16 幅图像的数据，需要不同数目的探测器组合与不同厚度的 X 射线束结合，获得不同层厚的 16 幅图像。图 3-50（c）：探测器的探测数目等于或少于图像采集数目，每个探测单元均配置一个 A/D 转换器，每次扫描都可以获得等于探测器宽度的层厚图像，X 射线束的厚度不再改变，只需经过计算机重建获得不同层厚的图像。

第四节　CT 特殊成像原理

一、低剂量成像

随着 CT 成像技术在医学领域中的应用越来越普遍，其带来的辐射问题也越来越受到人们关注。众所周知，X 射线辐射会对被检者造成一定程度的伤害，存在诱发癌症等疾病的风险。从 CT 应用的角度来看，一个核心要求是 CT 图像质量好，能够表达出足够多的信息以明确疾病的临床诊断。一般而言，剂量越高，CT 图像质量越好；剂量越低，CT 图像质量越差。因此，综合考虑 X 射线剂量和图像质量之间的关系，在获取清晰图像的同时，尽可能地减少 CT 辐射剂量成为关注的重点。

【案例 3-9】

在各级医疗机构中，CT 检查已普遍被使用，几乎涵盖了所有的临床学科。CT 检查对患者的辐射剂量也在诊断医疗曝光中居于首位。随着人们医学常识的普及和提高，X 射线电离辐射对人体的损伤也越来越受大众关注。部分患者会主动要求进行低剂量 CT 检查。

【问题 3-9】

（1）什么是低剂量 CT 成像？

（2）目前有哪些低剂量 CT 成像技术？

【案例 3-9 分析讨论】

从剂量角度考虑，CT 成像技术发展的目的是尽可能降低 X 射线剂量，而 CT 成像 X 射线剂量又与 CT 图像质量密切相关。通常剂量越低，CT 图像质量越差。因此，不可能无限制降低 CT 成像中 X 射线剂量。而应以 ALARA，即合理、可接受、尽可能低的原则，正确使用和研究 CT 低剂量技术。CT 低剂量技术的实现是一项系统工程，包括多个方面：①设备硬件，如准直器和滤线器。②重建算法软件的改进，如用迭代重建算法替代滤波反投影法。③工作原理和扫描方案的优化，如自动曝光调制技术。④从业人员的培训与观念建立，规范化摆位与扫描范围的选择。

（一）CT 辐射剂量描述

CT 剂量指数（CT dose index，CTDI）是 CT 辐射剂量最重要的基本概念，1981 年首次由 Shope 提出，被多个权威组织采用，我国国家标准也采用此概念。国际上对 CT 辐射剂量的表征量和测量方法尚未统一，放射工作者应明确各种 CTDI 定义的区别。目前公认的 CTDI 有三个，分别为 CT 剂量指数 100（$CTDI_{100}$）、加权 CT 剂量指数（$CTDI_w$）和容积 CT 剂量指数（$CTDI_{vol}$）。这三个指数并不直接表征 CT 扫描所致的被检者的辐射剂量，但与被检者辐射剂量密切相关，与吸收剂量有相同的量纲，以毫戈瑞（mGy）为单位。

$CTDI_{100}$ 定义为 CT 旋转一周，平行于旋转轴（z 轴）的剂量分布 $D(z)$ 沿 z 轴从−50 mm 到 50mm 积分，除以层厚 T 与扫描断层数 n 的乘积[式（3-12）]。$CTDI_{100}$ 是最基本的反映 CT 扫描剂量特征的表征量，反映的是在标准甲基丙烯酸甲酯模体中测得的某点空气中沉积的 X 射线能量，可以用于统一比较不同 CT 机的性能。

$$\mathrm{CTDI}_{100} = \frac{1}{nT}\int_{-50\mathrm{mm}}^{50\mathrm{mm}} D(z)\mathrm{d}z \tag{3-12}$$

在同一个模体中不同位置的 CT 辐射剂量是有区别的，因此，为了更好地表达整体的 CT 辐射剂量水平，引入了加权 CT 剂量指数的概念[式（3-13）]。$CTDI_{100}^{central}$ 表示在模体中心位置上的 $CTDI_{100}$ 测量值，$CTDI_{100}^{peripheral}$ 表示在模体周边表面下 10 mm 处，间隔 90°的四个不同位置上的 $CTDI_{100}$ 测量值的平均值。从式（3-13）可以看出，$CTDI_w$ 反映的是某一断层平面上的平均剂量状况。

$$\mathrm{CTDI}_{w} = \frac{1}{3}\mathrm{CTDI}_{100}^{central} + \frac{2}{3}\mathrm{CTDI}_{100}^{peripheral} \tag{3-13}$$

$CTDI_w$ 可以反映多层连续扫描的平均剂量（螺距=1 时）。但对于不连续的多层扫描，$CTDI_w$ 不能准确反映其平均剂量。因此，螺旋 CT 出现后，为了考虑螺距对扫描剂量的影响，出现了容积 CT 剂量指数的概念[式（3-14）]。n 为一次旋转扫描产生的断层数，T 为扫描层厚，Δd 为球管旋转一周检查床移动的距离。$CTDI_{vol}$ 反映的是整个扫描容积中的平均剂量。

$$\mathrm{CTDI}_{vol} = \frac{\mathrm{CTDI}_w}{\text{CT螺距（因子）}} = \frac{n \cdot T}{\Delta d} \cdot \mathrm{CTDI}_w \tag{3-14}$$

CTDI 反映的是平均剂量，而另一个 CT 辐射剂量参数——剂量长度乘积（dose length product，DLP）则能评价被检者接受一次完整 CT 扫描的总辐射剂量。对于螺旋 CT，DLP 可方便地表达为式（3-15），L 为沿 z 轴的扫描长度，单位为 cm。对于序列扫描，DLP 的计算公式为式（3-16），$n\mathrm{CTDI}_w$ 表示与所用管电压和总标称限束准直宽度相对应的归一的加权 CT 剂量指数，单位为 $\mathrm{mGy \cdot mA^{-1} \cdot s^{-1}}$。$nT$ 为每旋转一周的标称限束准直宽度，单位为 cm；N 为旋转圈数；C 为每旋转一周的管电流与曝光时间之积，单位 mA · s；i 为扫描序列数。

$$\mathrm{DLP} = \mathrm{CTDI}_{vol} \cdot L \tag{3-15}$$

$$\mathrm{DLP} = i\sum n\mathrm{CTDI}_w \cdot nT \cdot N \cdot C \tag{3-16}$$

DLP 能表征累计辐射剂量，但这个参数仍不是最终被检者接收的辐射剂量，被检者接收的辐射剂量将落实到有关各组织或器官的吸收剂量。在辐射防护中，考虑到不同类型射线的相对电离辐射风险及不同组织或器官的辐射敏感性，采用有效剂量（E）表征被检者接收到的具有生物学损伤意义的 X 射线剂量大小[式（3-17）]。以希沃特（Sv）为单位，1Sv=1Gy。转换系数 k（$\mathrm{mSv \cdot mGy^{-1} \cdot cm^{-1}}$）与检查部位有关。表 3-2 为欧盟给出的身体不同部位的转换系数。

$$E = k \cdot \mathrm{DLP} \tag{3-17}$$

表 3-2　身体不同部位的转换系数

部位	颅脑	颈部	胸部	腹部	盆腔
k 值	0.0023	0.0054	0.0170	0.0150	0.0190

（二）CT 辐射剂量与扫描参数的关系

CT 扫描管电流、管电压、曝光时间、螺距等都与 CT 辐射剂量密切相关。管电流通常以与曝光时间的乘积形式出现，即毫安秒（mA · s）。管电流（毫安秒）与辐射剂量呈线性正比关系，管电流越大，辐射剂量越大。管电流越小，辐射剂量越小，但同时图像信噪比越低。

管电压决定了球管出射 X 射线光子的能量，一般来说，辐射剂量随管电压平方的变化而变化。降低管电压可以大幅度降低有效剂量，但同时穿透被检者到达探测器的光子会减少，图像噪声增加。管电压降低至 80 kV 时，出射光子能量更接近碘的 k 边缘，碘的吸收系数会变大。因此，在 CT 增强扫描中，降低管电压导致的噪声增加可由增加的图像对比度补偿，从而降低辐射剂量。

扫描螺距指的是机架旋转一周检查床移动的距离与射线准直宽度的比值。现在大部分的 CT 机都会在螺距被修改时自动调节管电流值，如螺距变小时降低管电流，螺距增大时增加管电流。因此，增加或减少螺距对 CT 辐射剂量的影响不明显。常规体部 CT 扫描螺距通常接近或高于 1。但对于心脏成像，单源螺旋 CT 需要选用更小的螺距才能保证重建出不同的心动周期图像，这样往往会增加辐射剂量。双源 CT 因由两组数据采集系统互补缺失的数据，能够采用更高的螺距，降低辐射剂量。

除了扫描参数，CT 重建算法对图像质量影响也较大，从而影响 CT 辐射剂量。传统使用的滤波反投影法（FBP）重建算法中，滤波核是一个至关重要的参数。几乎所有的 CT 机都有一系列滤波核供选择，以满足不同的感兴趣区解剖结构的显示需求。在低剂量 CT 中，如何更优化地选择滤波核来改善图像质量还有待更进一步的研究。此外，与 FBP 重建算法相比，迭代重建算法通过反复地迭代校正，利用数学模型识别并去除图像噪声，能在较低剂量的情况下获得良好的图像质量。随着更优化的迭代重建算法的开发和计算机硬件的发展，迭代重建展现出了强大的应用前景，目前，各大厂商生产的 CT 机也都提供了各自专有的迭代重建算法作为 FBP 重建算法的替代或补充。

（三）CT 低剂量技术

基于上述 CT 辐射剂量的影响因素，出现了许多降低 CT 辐射剂量的技术。自动曝光调制技术是一种常见的 CT 低剂量技术。自动曝光调制技术一般包括管电压调制和管电流调制两个途径。管电压调制有西门子推出的智能最佳管电压（kV）扫描技术，系统根据患者 z 轴方向不同的衰减值，计算出不同管电压对应的电流值分布曲线及 $\mathrm{CTDI_{vol}}$。结合不同的检查类型，自动选择最佳管电压，利用管电流自动补偿，在降低辐射剂量的同时，提高图像质量。管电流调制则是基于人体结构在横断面上呈近似椭圆形，以及在长轴上的非均匀性，通过定位像获得衰减信息。在扫描过程中通过自学习来动态前瞻性地调节电流，保

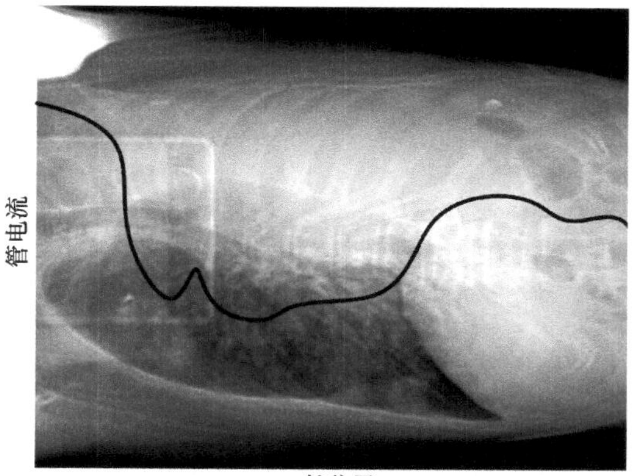

图 3-51　轴向电流调制技术图示

证 CT 图像的质量及其一致性，同时达到降低剂量的目的（图 3-51）。现在的 CT 设备一般都有管电流自动调制技术，如飞利浦的 DoseRight 技术、西门子的 CARE Dose 4D 技术和 GE 的 SmartmA 技术，都实现了此方面的应用。

迭代重建算法能基于光子统计学计算多种噪声模型，重建时所需投影数少，在 CT 低剂量扫描中发挥着巨大作用。GE、飞利浦、西门子分别推出了 ASiR（adaptive statistical iterative image reconstruction）、iDose4 和 SAFIRE 等迭代重建算法，能不同程度地降低辐射剂量，提高图像质量。

除了上述软件方法，还可以通过硬件方法降低 CT 辐射剂量，如对 X 射线的物理性滤过与遮蔽、探测器效率优化等。X 射线滤过装置包括前准直器、后准直器、滤线器等。*z* 轴动态准直器系统如图 3-52（a）所示，在探测器进入及移出检查范围的过程中，通过准直器非对称性的移动，屏蔽“过扫描”的无效线束，降低被检者辐射剂量。Bowtie 滤过栅开口设计曲度较大，中间厚度较薄，周边较厚，在增加中间部位信号的同时能减少外周组织的辐射剂量（图 3-52（b））。前置滤过器可以去除软 X 射线，提高 X 射线光子转换效率，间接减少辐射剂量。后置滤过器通过对噪声的滤过作用，消除由低管电流造成的量子噪声对图像的不良影响。对于敏感器官，如晶状体、乳腺、甲状腺、卵巢等，除了使用传统的物理屏蔽，还可以设计系统曝光自动控制技术。如针对乳腺的射线屏蔽技术[图 3-52（c）]，在进行胸部 CT，检查目的并非诊断乳腺疾病时，球管在旋转至直接照射乳腺时曝光主动停止，然后利用部分扫描数据进行重建，减少乳腺辐射剂量。

随着高效探测器材料的开发、模块集成工艺的改进、信号采集和处理技术的发展等，探测器效率在不断提高。GE 的宝石 750HD CT 探测器中加入了少量稀有元素，提高了光电转换效率，降低了余辉效应。飞利浦的 Brilliance iCT 中应用球面 Nano-Panel™ 纳米高集成探测器技术，保证了 *z* 轴上的每个探测器模块垂直于 X 射线源，提高了探测器的几何效率，降低了无效射线的噪声效应。探测器效率的提高，可以提高 X 射线有效使用率，在提供高信噪比图像的同时显著降低辐射剂量。

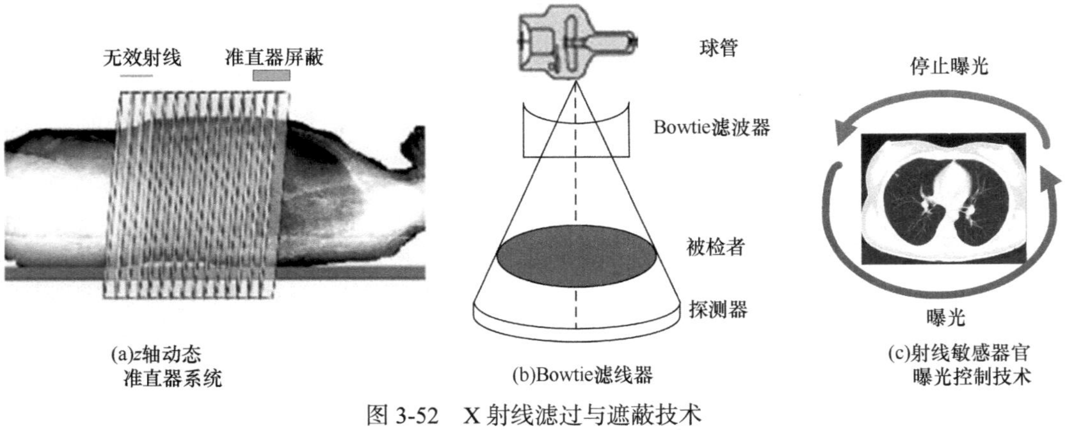

图 3-52　X 射线滤过与遮蔽技术

二、CT 灌注成像

CT 灌注成像（CT perfusion imaging，CTP）是最早应用的影像学功能成像方法之一。1980 年 Axel 首次利用动态 CT 扫描技术和对比剂团注射法了解了脑组织的血流灌注情况。1991 年，Miles 等首先提出了 CT 灌注成像的概念，并先后对肝、胰、肾等腹部实质性脏器进行了 CT 灌注成像的动物试验和临床应用的初步探讨。近几十年来，随着多排螺旋 CT 的推广应用，CT 灌注已从单层面灌注发展到多层面灌注，大大提高了时间及空间分辨力，广泛用于临床。

【案例 3-10】

男性，50 岁，因外伤引起脑出血，由急救中心送至急诊科就诊，CTP 检查发现出血区 CBF 和 CBV 下降，MTT 延长，出血区周边组织血流灌注良好（图 3-53）。

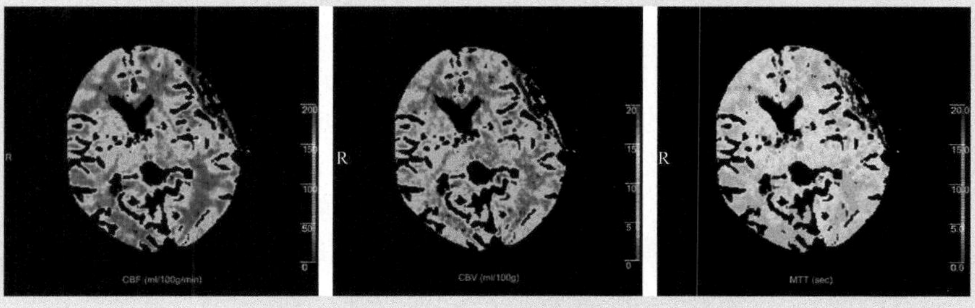

图 3-53 脑出血 CT 灌注参数图谱

【问题 3-10】

（1）试阐述图中灌注参数 CBF、CBV、MTT 的含义。

（2）脑部 CT 灌注成像有何临床意义?

【案例 3-10 分析讨论】

灌注是血流通过毛细血管网将携带的氧和营养物质输送给组织细胞的重要功能。CT 脑灌注成像指在静脉注射对比剂的同时对选定的区域进行连续多次扫描，获得每一个像素的时间密度曲线，反映对比剂在脑组织中浓度的变化，利用不同的数学模型计算出脑血流量（brain blood flow，CBF）、脑血容量（brain blood volume，CBV）、对比剂平均通过时间（mean transit time，MTT），从而来评价脑组织的灌注状态。脑灌注能反映脑出血后脑组织的血流动力学变化，了解血肿周边的血流灌注情况。对脑缺血患者，能够通过灌注参数图谱描述早期缺血性脑卒中患者脑血流低灌注区、梗死区及缺血半暗带区。在颅脑肿瘤中，测量 CBV 作为辅助指标有助于判断脑肿瘤的新生血管程度、分级和恶性度，监测治疗效果等。在烟雾病中，手术前后行 CT 脑灌注成像可评估间接血流重建术后的疗效。

（一）CT 灌注成像原理

CT 灌注成像的原理是基于对比剂具有的放射性同位素的弥散特点，通过从静脉团注入对比剂，在同一区域进行重复快速 CT 扫描，建立动脉、组织、静脉的时间密度曲线（time density curve，TDC）。通过不同的数学模型计算出灌注参数及彩色函数图，对组织的灌注量及通透性做出评价。CT 灌注成像的理论基础是放射性示踪剂稀释原理和中央容积定律：BF=BV/MTT（BF，blood flow；BV，blood volume）。BF 指单位时间内流经一定量组织血管结构的血流量，BV 指一定组织血管结构内的血容量，MTT 指血流通过血管结构的平均时间。

（二）CT 灌注成像数学模型

CT 灌注成像使用的数学模型主要有两种：非去卷积模型和去卷积模型。非去卷积模型应用 Fick 原理，认为组织器官中对比剂蓄积的速度等于动脉流入速度减去静脉流出速度，在一定时间内组织器官内的对比剂含量则等于动脉流入量减去静脉流出量。非去卷积模型又分为瞬间法和斜率法。瞬间法由 Axel 于 1980 年首先提出，认为在没有对比剂外渗和消除对比剂再循环的情况下，可根据时间密度曲线计算出脑血容量（CBV），CBV=脑组织时间密度曲线下面积/动脉时间密度曲线下面积。Gobble 等 1991 年首先采用 MTT 和通过时间来显示组织与动脉时间密度曲线下面积权重中心之间的差别，得到 MTT 的计算方法[式（3-18）]。k 为通过时间变量和 MTT 的比值，如果 k 是已知的，则可计算出 MTT。而脑血流量（CBF）作为 CBV 和 MTT 的比值也可计算出来了。这种方法的优点是不需要假设无静脉引流。缺点是需要假设整个脑组织的 k 值是相对一致的，而对于缺血脑组织，这一假设往往不成立。

$$\text{MTT}=2\times\text{组织与动脉时间密度曲线下面积权重中心的差值}/(1+k^2) \tag{3-18}$$

斜率法由 Peters 于 1987 年提出，该方法认为当时间小于最短通过时间时，所有对比剂均留在脑血管内。假设对比剂从流入动脉开始到最短通过时间期间没有静脉流出，则可计算出 CBF[式（3-19）]。其中，$Q(t)$ 是在脑组织上测得的时间密度曲线，Ca（t）是在动脉上测得的时间密度曲线。该方法已成功用于脑、肝脏等器官的灌注研究。这种方法的优点是概念简单，缺点是 $Q(t)$ 最大初始斜率处对比剂无静脉流出的假设很难实现，从而造成血流量被低估，或为了缩短最大初始斜率由起始到达峰值的时间，需要提高对比剂的注射速度，增加了操作的风险和难度。

$$\text{CBF}=Q(t)\text{最大初始斜率}/\text{Ca}(t)\text{峰值高度} \tag{3-19}$$

Cenic 等于 1999 年提出去卷积模型，不需要假定对比剂的注射是瞬时的。该方法考虑到对比剂的实际注射速度，将每个像素的时程数据转换为相应的脉冲响应函数（impulse response function，IRF），用来反映组织内对比剂的量随时间的变化。静脉团注入对比剂后，对 IRF 的作用结果、血流速率和动脉内的对比剂浓度进行测量，由此可产生与总的动脉内对比剂浓度相关的组织时间密度曲线，即多次随时间改变的 IRF 的总和。假设已知血流量的 IRF——FR（t），组织时间密度曲线和动脉时间密度曲线存在式（3-20）所示的关系。在实际 CT 灌注检查中，FR（t）很难直接测量得到，而组织和动脉时间密度曲线可通过对局部感兴趣区 CT 值的测量得到，故可通过已知的 $Q(t)$ 和 Ca（t）计算 FR（t），即去卷积法。去卷积法利用脉冲响应函数计算 MTT、BF 和 BV 时不需要对组织血流动力学做出一些不符合实际的假设，得到的灌注参数和函数图更贴近真实情况。缺点是对噪声和运动较敏感。

$$Q(t)=\text{Ca}(t)\otimes\text{FR}(t) \tag{3-20}$$

CT 灌注成像对比剂动力学模型有一室模型和二室模型。一室模型只考虑组织血管内的液体流动，从输入动脉流入毛细血管床，经输出静脉流出，即“一室一进一出”模式，适用于脑部、心脏等少有对比剂进入血管外间隙的情况。而对有对比剂进入血管外间隙的情况，如肾脏，可选用二室模型，同时考虑血管内液体流动和血管外液体交换。

（三）CT 灌注成像临床应用

目前，CT 灌注主要应用在急性脑缺血、肿瘤和腹部病变方面。大部分脑缺血患者在发病 6h 内 CT 平扫表现正常或不典型，易导致漏诊或误诊，错过最佳治疗时间。CT 脑部灌注检查可在脑缺血症状出现数分钟内显示灌注异常区。各大厂家 CT 机都可提供灌注分析软件，根据选取的脑动脉和静脉，获得动脉和静脉的时间密度曲线，自动分析得到脑实质灌注参数图。根据灌注参数的变化，可区分梗死核心区域和缺血半暗带区，指导治疗方法，预测预后。

肿瘤是血管生成依赖性疾病，肿瘤新生血管情况是评价肿瘤生长、转移、良恶性及恶性程度的重要指标。不同性质的肿瘤或分化程度不同的恶性肿瘤，其血流动力学改变也不相同。肿瘤恶性程度越高、分化程度越低、新生血管的内皮细胞越不完整，细胞间隙越大，肿瘤细胞越容易进出血管导致远处转移。CT 灌注成像可反映活体内肿瘤血管生成的微血管变化，对肿瘤的分期、分级、预后及疗效评估非常有用。对于各种脑肿瘤，研究发现 CBF 值一般均较明显升高，其中脑膜瘤略高于胶质瘤，明显高于垂体瘤，与脑转移瘤相仿。腹部 CT 灌注用于分析肝脏、胰腺和肾脏的血流灌注情况。肝脏有两套供血系统：肝动脉供血和门静脉供血。注射对比剂后，肝脏增强首先来自肝动脉的对比剂，然后是门静脉，因此肝脏灌注情况较为复杂，需要分别进行评价。常用灌注参数有肝动脉灌注量（hepatic arterial perfusion，HAP）、门静脉灌注量（portal vein perfusion，PVP）、肝动脉灌注指数[hepatic perfusion index，HPI，HPI=HAP/（HPA+ PVP）]和门静脉灌注指数[portal perfusion index，PPI，PPI=PVP /（HPA+ PVP）]。无论是原发性肝癌还是肝转移癌均以肝动脉供血为主，HPI 增高。而良性肿瘤多不由肝动脉供血，HPI 正常。肝硬化患者 HAP 增加，PVP 减低。胰腺由胰十二指肠动脉和脾动脉供血，是一个血供较丰富的脏器。胰腺血流灌注可以反映胰腺内、外分泌功能及病理变化，对胰腺癌早期诊断具有重要作用。胰腺癌的血容量、血流量及平均通过时间均低于正常胰腺或胰腺炎。肾脏体积较大，血管丰富，血流量大，受呼吸运动影响小，适合CT灌注成像。肾脏灌注对肾细胞癌部分亚型之间及其与其他肾脏肿瘤的鉴别诊断有独特价值，有利于肾脏肿瘤的定性。

三、能量与能谱成像

双能量CT（dual-energy CT，DECT）指用两种X射线光谱获得的CT图像，因此双能量CT有时也称为能谱CT或光谱CT。与常规CT技术相比，能量和能谱CT成像除了能提供人体解剖结果信息，还可借助自身的基物质图像、单能量图像和能谱曲线等对物质进行定量分析与定性鉴别。开辟了CT多参数成像和功能成像的新方向，为临床诊断提供更多、更准确、更全面的信息。

双能量减影的概念早在1925年就被提出，但受限于当时的CT设备扫描速度、空间分辨力、图像噪声、辐射剂量等因素，导致双能量CT技术在临床的应用一直受到限制。随着多层螺旋CT的问世、新型成像技术和图像后处理技术的不断涌现，能量和能谱CT成像技术再次进入人们的视野，引起了科学家的高度关注，得到了长足发展并广泛应用于临床。

【案例3-11】

男性，58岁，因左下肢感觉减弱，行走无力入院，怀疑下肢动脉栓塞，行双能量下肢动脉增强检查（图3-54）。利用物质分离技术，从增强图像[图3-54（a）]中自动区分骨骼和增强的血管[图3-54（b）]。

【问题3-11】

（1）能量和能谱CT与常规CT的区别在哪里？

（2）能量和能谱CT是如何进行物质成分分析的？

（3）能量和能谱CT在临床应用中有哪些优势？

【案例3-11分析讨论】

在常规CT成像中，忽略了组织衰减的能量依赖性，假设组织对所有能量X射线的衰减相同，重建只能得到这一衰减值，用CT值表示。而能量和能谱CT利用物质在不同X射线能量下产生的不同吸收量提供比常规CT更多的信息。能量和能谱CT能得到高低能量下的两组数据，通过解二元方程即可实现物质分离和物质组成分析。此外，还能得到不同能级的单能量图像、能谱曲线及有效原子序数，在临床中，可以提高病变的检出率，去除硬化和金属伪影，对病变性质、同源性及差异性进行判断。

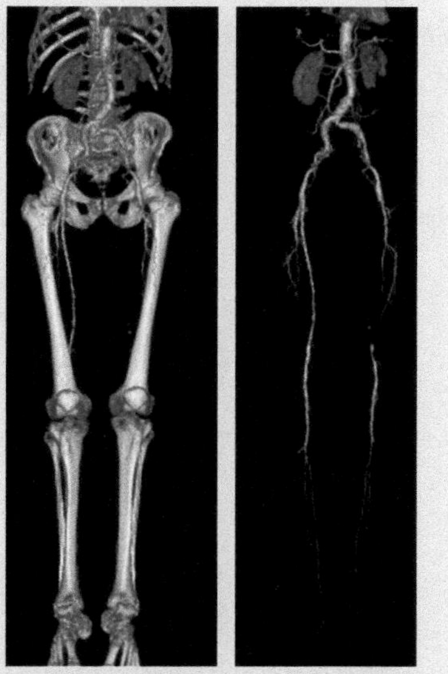

(a) 普通三维显示 (b) 物质分离区分出增强的血管

图3-54 下肢动脉栓塞双能量CT

（一）能量和能谱成像原理

物理试验表明，在诊断用X射线能量范围内（$E<150\text{keV}$），物质对X射线的衰减主要由光电效应和康普顿散射引起。因此，任何一种物质对X射线的吸收都可以用基物质对的吸收来表达[式（3-22）]。$(\mu/\rho)_1(E)$和$(\mu/\rho)_2(E)$分别表示两种基物质在能量为E时的质量衰减系数，即每克质量物质对X射线的衰减程度，单位是cm^2/g。c_1、c_2为基物质密度，单位是g/cm^2。

$$\mu_x(E)=c_1(\mu/\rho)_1(E)+c_2(\mu/\rho)_2(E) \tag{3-21}$$

基物质对一般选取原子序数相差较大的两种物质，在高低两种能量下衰减差别较大，如水和碘或水和钙等。当获取高低两种能量下的衰减值后，根据式（3-21）可获得一个二元一次方程组，如式（3-22）所示：

$$\begin{cases}\mu(E_{\mathrm{L}})=c_1(\mu/\rho)_1(E_{\mathrm{L}})+c_2(\mu/\rho)_2(E_{\mathrm{L}})\\ \mu(E_{\mathrm{H}})=c_1(\mu/\rho)_1(E_{\mathrm{H}})+c_2(\mu/\rho)_2(E_{\mathrm{H}})\end{cases} \tag{3-22}$$

式中，$\mu(E_{\mathrm{L}})$ 和 $\mu(E_{\mathrm{H}})$ 为测量得到的低能量和高能量下的衰减值。$(\mu/\rho)_1(E_{\mathrm{L}})$、$(\mu/\rho)_1(E_{\mathrm{H}})$、$(\mu/\rho)_2(E_{\mathrm{L}})$ 和 $(\mu/\rho)_2(E_{\mathrm{H}})$ 为两种基物质在低能量和高能量下的质量衰减系数。确定基物质对后，可查表得到这四个质量衰减系数。因此，解方程组（3-22）可得到 c_1 和 c_2，即基物质密度图。最后通过式（3-23）即可得到任何单能量下的衰减值。

$$\mu(E_{\mathrm{keV}})=c_1(\mu/\rho)_1(E_{\mathrm{keV}})+c_2(\mu/\rho)_2(E_{\mathrm{keV}}) \tag{3-23}$$

由上述过程，可将一种物质的衰减转化为产生同样衰减的两种基物质的密度，从而实现物质分离和成分分析，得到单能量图像和有效原子序数等信息。

（二）能量和能谱成像技术

目前获得双能量图像数据的扫描技术有多种，包括不同管电压分次采集模式、双 X 射线管模式、高低电压快速切换模式、双层探测器模式等。早期的双能量数据通过改变管电压，连续两次扫描获得，然后在图像域进行物质成分分析[图 3-55（a）]。这种扫描方式对 CT 设备硬件无特殊要求，可在任意 CT 机上进行。但由于两次扫描数据采集时间不同，在此期间患者出现任何运动都会导致合成的单能量图像质量严重下降，物质成分分析不准确。另外，两次扫描增加了被检者辐射剂量。为了减少整个感兴趣区在两次扫描间的时间延迟，提出了一种改进的扫描模式，即利用轴位扫描方式，在一个位置进行高低电压两次扫描，然后移动床体对下一个位置同样进行高低电压两次扫描[图 3-55（b）]。这种方式可以减少高低能量图像间的时间延迟，适用于相对固定的组织器官。但非同时性依然存在，对于血流过程或对运动敏感的组织器官，高低能量数据间的运动误差会影响分析结果的准确度。此外，若 CT 机探测器 z 向覆盖范围较小，这种扫描方式会大大延长扫描总时间。

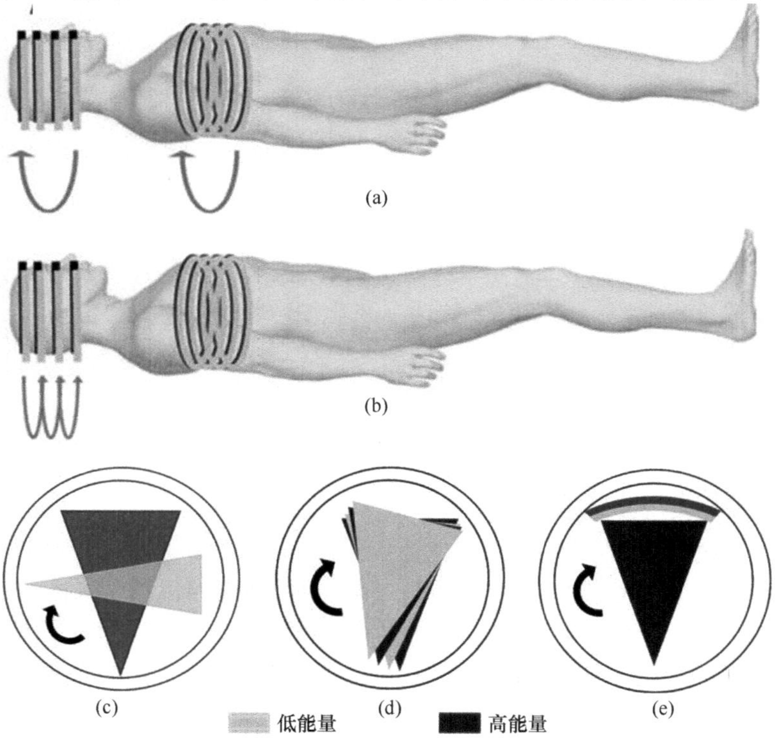

图 3-55　双能量成像扫描模式

（a）分别利用高低电压对待扫描区域进行连续扫描；（b）分别利用高低电压对一个轴位扫描范围的局部区域进行连续扫描；（c）利用空间垂直的两套独立球管-探测器系统分别采集高管电压和低管电压下的数据；（d）利用球管高低电压瞬时切换能量采集两组不同管电压下的数据；（e）利用双层探测器区分高低电压数据

2006 年，西门子公司推出了第一台双源 CT。双源 CT 有两个 X 射线管和两套数据采集系统，垂直地安装在一个机架上，每个 X 射线管可独立调节扫描条件，控制噪声水平。两套球管-探测器系统获得的数据分别进行重建[图 3-55（c）]，用于在图像域进行物质成分分析。双源扫描模式的优点在于可以对每个球管-探测器系统独立地进行 X 射线过滤优化，实现较好的光谱分离，提高基物质图像的信噪比。另外，因为两个球管同时被激发，一个球管产生的散射线被另一个球管对应的探测器探测到，会降低光谱分离效果，需要进行特殊的散射校正。

近十年前，通用电气（GE）公司推出了一款宝石能谱 CT，射线管能在 0.5ms 内完成高低电压的快速切换。系统采用宝石探测器，探测效率高，能确保两次采样之间的数据处理互相没有影响。该设备几乎能同时同向地获取高电压和低电压数据集，投影图几乎没有相位差[图 3-56（d）]，使得物质成分分析除了可以在重建后的图像域上实现，还可以在投影域上进行。在投影域进行基物质分离，分别进行射束硬化校正，可以减少单能图像中的射束硬化伪影。但因为使用的是同一个射线源，技术上很难实现同时优化低电压和高电压下的 X 射线光谱滤波，导致高低能量区分度不够高。

除通过射线源进行高低能量的区分外，还有一种通过探测器分层探测高低能量数据的模式[图 3-56（e）]。近几年飞利浦推出的 IQon 光谱 CT 采用的就是这样的数据采集模式，球管保持高电压输出，利用具有复式结构、光谱分离功能的双层探测器，将接收到的 X 射线光子按照能量高低进行区分。顶层探测器用于识别吸收低能量光子，底层探测器则识别吸收高能量光子。为了使高低能量图像具有相同的信噪比，顶层和底层探测器的厚度有所差别。这种模式在一次扫描过程中可实现高低能量数据的拆分，对任何采集到的数据均可进行双能分析，系统总是处在双能成像模式中。这种模式对探测器的要求较高，使用的闪烁体材料决定了它的光谱分辨率。若上下两层材料对光子能量的敏感性在较大范围内重叠，会导致能量谱的重叠。

科学家仍在对能量和能谱 CT 数据采集模式与重建技术进行不断探索和研究。目前也已经诞生了多种软件分析工具，使得能量和能谱 CT 技术能为临床医生提供更多、更全面的信息。

（三）能量和能谱成像应用

利用能量和能谱 CT 技术可以实现物质分离，最常用的即碘-水分离。利用碘图可以识别小强化灶，提高病灶检出率；还可以根据碘浓度判断血供，鉴别病变性质；或对进行肿瘤放化疗的患者通过病变区碘浓度变化评估治疗效果等。同时，通过碘-水分离，还可抑制增强图像中的碘成分，得到“虚拟平扫”图像，减少患者辐射次数和辐射剂量。除此之外，还可以实现碘-钙分离，减少增强图像中碘对钙信号的干扰，更加准确地评估血管狭窄。尿酸-钙分离可用于区分真假通风结石等。

能量和能谱 CT 还能分析物质的有效原子序数。物质的 X 射线衰减曲线很大程度上取决于物质的有效原子序数的大小。依据这一特性，可以利用有效原子序数进行物质化学组成成分分析。尤其对看起来密度相似、CT 值相近的物质，利用有效原子系数可对其真实组成成分进行准确的分析。其中，最成熟、最广泛的应用则是对尿路结石成分的判断。不同成分的泌尿系结石治疗方法存在差异，能量和能谱 CT 能够对结石成分进行更准确的区分，对临床治疗方案的选择及治疗效果的评估非常重要。

能量和能谱 CT 通过采集到的高低两组不同能量下的图像，可以重建出不同单能量图像。物质对 X 射线的衰减与能量有关，能量越高，衰减越弱，不同物质间对 X 射线衰减的差异也越小，对比度受限。能量越低，衰减越强，探测器能探测到的光子数越少，图像信噪比越低。基于这些特性，不同单能量图像表现出不同的优势。如分析不同单能量图像的信噪比，最佳对比度噪声比（contrast-to-noise ratio，CNR）通常出现在 50～70 keV 单能图像中，而高能量段图像硬化伪影和金属伪影则明显减少。结合这些不同单能量图像的优势，诊断医生可以对 CT 图像做出更准确的判断。

图像像素在不同单能量下的 CT 值连线构成能谱曲线，能够反映物质的衰减随 X 射线能量变化的规律。从物理学角度看，每种物质都有其特有的能谱曲线。由此可以推断不同的能谱曲线代表不同的物质类型，在疾病分型中，则可由类似的能谱曲线提示同样的或类似的结构和病变类型。因此，能谱曲线的应用可以推广到肿瘤同源性鉴别、良恶性肿瘤鉴别、恶性肿瘤分级等方面。

第五节 CT 图像质量管理

自 CT 问世以来，其临床应用日益广泛，CT 技术得到了快速的发展。从开始的头部扫描到今天的冠脉成像，CT 在扫描范围、成像速度、图像质量等各方面的性能都得到了极大的提升。由于 CT 核心部件（如球管、探测器）制造工艺复杂，不同厂家不同型号的 CT 性能存在较大差异。即使同品牌同型号 CT，在医院使用中图像质量也存在差异。

CT 的图像质量管理包括两个方面的内容，一方面，从设备管理的角度，即从 CT 的采购、招标、安装调试、验收、年检等方面对 CT 的各项性能指标进行评估、检测和管理。另一方面，在临床使用中，做好设备的维护保养，对设备的各种扫描参数进行优化处理，以期获得最佳的图像。CT 设备质量管理的意义是确保 CT 设备质量合格、性能优良，以尽可能低的剂量获得最佳图像质量。

【案例 3-12】

某三甲医院拥有不同厂家不同品牌的多层螺旋 CT 设备数台，其中购置价格在数十万至数百万美元。

【问题 3-12】

（1）高端 CT 设备性能优越体现在哪些地方？

（2）如何评估它们之间的性能差异？

一、图像质量评价及影响因素

CT 性能参数指标繁多，其中图像质量永远是 CT 性能的核心技术指标。在临床应用中，对解剖结构和病灶的显示能力、冠脉成像的效率和图像质量、血管成像的后处理性能是人们关心的内容。如何客观、准确、全面地评价 CT 的图像质量仍在不断探索发展中。目前 CT 图像质量评价方法主要分为两大类，一类是以调制传递函数（MTF）为代表的数学方法；另一类是以模体检测为主的主观评价法。评价图像质量的性能指标有空间分辨力、密度分辨力、时间分辨力、伪影等。

（一）空间分辨力及其影响因素

空间分辨力又称高对比度分辨力，指在高对比度情况下（ΔCT 值＞100HU）区分细微结构的能力，即显示最小病灶或结构的能力，是衡量 CT 图像质量的重要参数之一。通常以线对数（LP/cm）或直接用可分辨最小直径（mm）表示。换算关系为

$$\text{可分辨最小直径（mm）}=5/\text{线对数（LP/cm）} \tag{3-24}$$

线对数越多，能区分的最小物体越小，表征图像的空间分辨力越高。例如，某台 CT 机的极限空间分辨力为 16LP/cm，则该 CT 机能分辨最小直径约为 0.3mm 的物体。

空间分辨力在部分文献中又称为空间分辨率，空间分辨力侧重描述系统的分辨能力，空间分辨率侧重于具体的数学表达。一般习惯用空间分辨力。

CT 图像的空间分辨力包括 *xy* 平面（轴向）分辨力和 *z* 轴（纵向）分辨力。通常所说的空间分辨力指轴向分辨力。纵向分辨力一般用于评估三维重组图像。如果轴向分辨力与纵向分辨力一致，称为各向同性。早期 CT 机的空间分辨力（极限分辨力）一般在 10LP/cm 左右，高端 CT 机可达 16LP/cm 以上。目前最新的多层螺旋 CT 空间分辨力可达 30LP/cm。

CT 图像的空间分辨力主要受体素大小、重建算法、焦点大小、探测器几何尺寸、扫描方式等因素的影响。

1. 体素大小 CT 成像中，理论上能够显示的最小物体极限为体素大小，体素大小与矩阵、视

野、层厚相关。它们之间的关系为

体素大小=层厚×像素面积大小=层厚×视野/矩阵　　（3-25）

层厚越薄、视野越小、矩阵越大，体素越小，空间分辨力越高，能显示更细微的物体。

CT 的图像矩阵一般是固定的，目前一般为 512×512，部分 CT 可以选择采用 1024×1024 重建。扫描视野受成像范围的限制，不可能随意增减。当目标很小时，如垂体、听小骨等部位扫描中可以缩小视野、提高空间分辨力，受探测器尺寸及分辨的限制，过度缩小视野会增加噪声。因此在临床应用中，提高空间分辨力常用的方法是采用薄层扫描。图 3-56 和图 3-57 为同一患者、同一部位、同一层面、同一次扫描（相同原始数据），分别采用 9mm 层厚和 1.5mm 层厚重建所得。其中 1.5mm 层厚图像对颅底骨折显示更清楚。

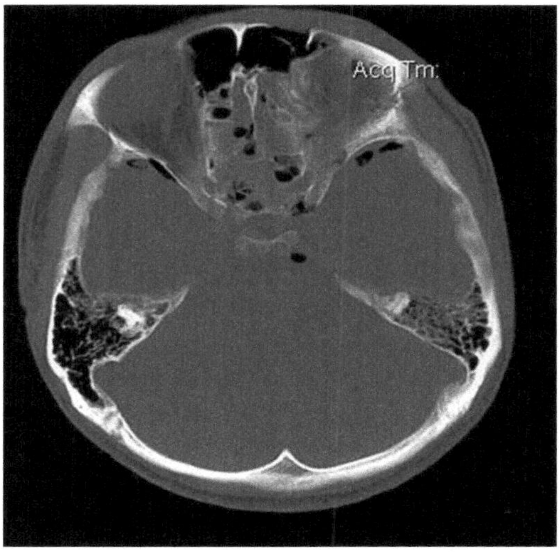

图 3-56　重建层厚 9mm

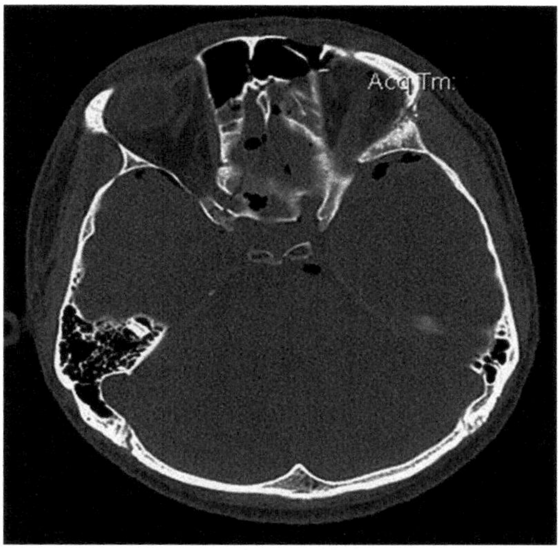

图 3-57　重建层厚 1.5mm

2. 重建算法　重建算法是指通过原始数据采用一定数学方法计算 CT 图像矩阵的方法。目前一般采用滤波反投影法，滤波反投影法中，选择不同的滤波函数或卷积函数对数据进行处理得到的图像质量会产生较大差异。重建算法一般分为三种：骨算法、标准算法、软组织算法。其中骨算法强化图像的边缘和细节，图像边缘锐利清晰，又称为高分辨算法，适用于骨结构、肺、内耳等结构显示。骨算法的优点是空间分辨力高，缺点是图像噪声大。

重建算法可以在扫描完成后利用原始数据重新设置和改变，临床应用中一般根据需求，采用多组不同算法以满足空间分辨力和密度分辨力的需求。高分辨算法是提高 CT 图像空间分辨力首选的、成本最低的方法。

图 3-58 和图 3-59 为同一患者、同一部位、同一层面、同一次扫描（相同原始数据）、相同重建层厚（9mm），分别采用不同的算法重建所得。其中高分辨算法对颅底骨折显示更清楚。

3. 焦点大小　CT 球管与普通的旋转阳极 X 射线管一样，有大、小焦点。焦点小时 X 射线管产生窄 X 射线束，测量精度高，图像有更好的空间分辨力。CT 球管焦点由系统根据检查部位设定的管电流（mA）大小自动切换。

4. 探测器几何尺寸　多层螺旋 CT 成像中，能重建出的最小层厚由探测器的最薄宽度决定。尽管在使用中可以通过改变探测器的组合来改变层厚，但极限宽度是一定的，因此探测器的几何结构影响 CT 机的 z 轴极限空间分辨力。

5. 扫描方式　扫描方式指非螺旋 CT 和螺旋 CT，非螺旋 CT 时，采集数据时闭合独立，得到的图像是真正的断层图像。图像的层厚灵敏度曲线接近矩形。图像具有较好的空间分辨力，因此头颅、椎间盘等结构细微又不受呼吸运动影响的部位依然采用非螺旋 CT 方式。螺旋 CT 中采用低螺距也可提高图像的空间分辨力，多层螺旋扫描中，射线束呈锥形束，图像的重建算法与螺距密切相关，厂家在出厂前已经将螺距及各参数进行优化处理，因此一般不主张随意修改多层螺旋 CT 的螺距参数。

在 CT 图像空间分辨力的影响因素中，球管的焦点大小和探测器的几何尺寸是不能改变的，设备出厂时已确定。因此临床使用中要提高图像的空间分辨力，通常采用的措施有：①采用高分辨算法；②薄层扫描或重建；③非螺旋 CT 即轴位扫描或序列扫描；④适当缩小视野；⑤增大重建矩阵。

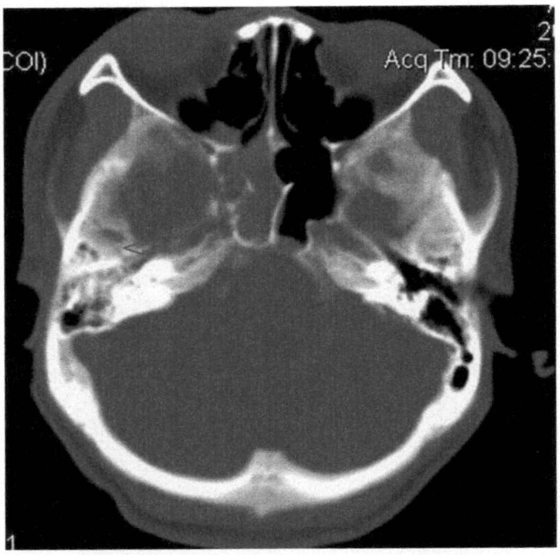

图 3-58 重建层厚 9mm 标准算法 H31

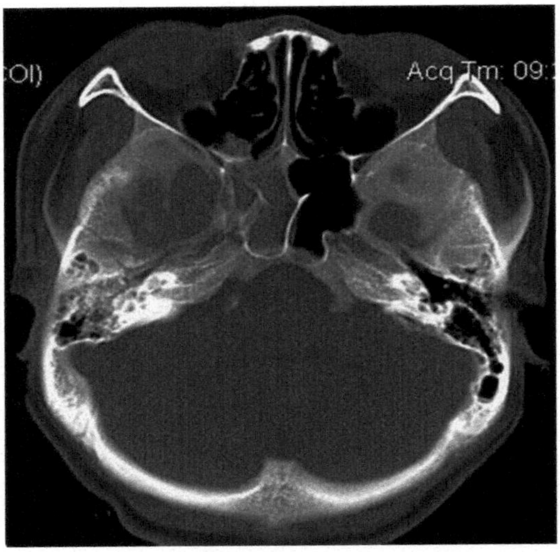

图 3-59 重建层厚 9mm 颅骨高分辨算法 H70

（二）密度分辨力及其影响因素

CT 的密度分辨力（density resolution）又称低对比度分辨力（low contrast resolution），指组织密度对比差异很小的情况下（ΔCT 值＜10HU）区分细微结构的能力，即区分物体密度差异的能力，是衡量 CT 图像质量的重要参数之一。密度分辨力与扫描采用的 X 射线剂量密切相关，通常在规定的扫描剂量下进行测量和表达，不同厂家表达方法不一样，一般用（mm，%，Gy）表示。其中 Gy 表示扫描采用的剂量，一般在 10～40mGy；%表示测试物体或模块的密度对比度，一般为 0.3% 或 1%，mm 表示能区分的最小物体直径。例如，某品牌某型号 CT 密度分辨力标称为：（5mm，0.3%，12mGy），表示在曝光剂量为 12mGy 条件下，物体的密度对比差异为 0.3%（即 CT 值相差 3HU 左右），能区分的最小物体直径为 5mm。

CT 的密度分辨力在图像上表现为灰度差异，像素灰度取决于 CT 值，CT 值差异本质上是断层中各体素之间 X 射线吸收系数的差异。体素之间 X 射线吸收系数的差异与探测器接收到的对应的有效光子量密切相关。

密度分辨力主要受体素大小、重建算法、曝光剂量、噪声等因素的影响。

1. 体素大小 体素越大，贡献给探测器的有效光子量越大，探测器输出信号越大，噪声相对越低，图像有越好的对比度即密度分辨力。

理论上增加层厚、增大视野，体素增大，会有更好的密度分辨力。但是体素增大会牺牲空间分辨力。因此体素大小在空间分辨力和密度分辨力的调节上是矛盾因素，需要根据人体组织自身的对比特点综合考虑。如果组织结构本身有很好的密度差异对比，如肺、内耳、骨骼等部位，成像时主要考虑提高图像空间分辨力。一般采用薄层扫描或重建提高空间分辨力。如果组织自身密度差异较小，如大脑、腹部等软组织部位，需要优先考虑密度分辨力。图像层厚不能太薄，避免影响图像的密度分辨力。

2. 重建算法 采用平滑的软组织算法，可以减少噪声，提高图像的密度分辨力，但图像的边缘、轮廓显示能力下降，即牺牲了空间分辨力。图像重建算法对于空间分辨力和密度分辨力也是矛盾因素。因此出现了均衡空间分辨力和密度分辨力的标准算法。随着计算机运算速度的提高，重建运算成本下降，多数厂家都针对同一部位，采用 2 种或多种算法同时重建，同时满足空间分辨力和密度分辨力的需求。例如，头颅要重点观察颅内大脑结构时，采用软组织算法，设置对应的窗宽、窗位；要重点观察颅底骨骼结构时采用骨算法（高分辨算法）重建。

3. 曝光剂量　曝光剂量指曝光时 X 射线穿过人体后到达探测器的 X 射线光子能量和数量，即 X 射线的强度。当其他条件一定时，曝光剂量与管电压、毫安秒成正相关，其中剂量约与管电压的 3 次方成正比，与毫安秒成正比，因此管电压的增加对曝光剂量的影响要远大于毫安秒的影响。通常管电压由厂家根据部位相对固定设置，一般不建议随意改动，管电压的变化会影响组织的 CT 值，若偏差过大需要重新做射线束硬化校正。

CT 成像中每层图像的曝光时间取决于机架旋转时间。由于旋转时间还会影响另一个技术指标即时间分辨力，一般情况下机架旋转时间是相对固定的。因此 CT 扫描参数设置中曝光剂量的调节一般通过修改管电流实现。增大管电流可以提高图像的密度分辨力。但管电流增加会增加辐射剂量。

4. 噪声　CT 图像噪声指均匀密度物质的 CT 图像中，各像素点 CT 值相对平均值的随机波动。噪声是影响 CT 图像质量至关重要的因素，直接影响 CT 的密度分辨力。因此噪声也单独作为评价 CT 图像质量的指标之一。噪声与体素大小、重建算法、曝光剂量、数据采集系统部件性能等因素有关。与密度分辨力是一对此消彼长的矛盾体。噪声增加会降低图像的密度分辨力。

图 3-60 和图 3-61 为同一水模、同一层面、同一次扫描（相同原始数据），采用不同算法重建所得。高分辨算法在改善空间分辨力的同时也带来较高的噪声。

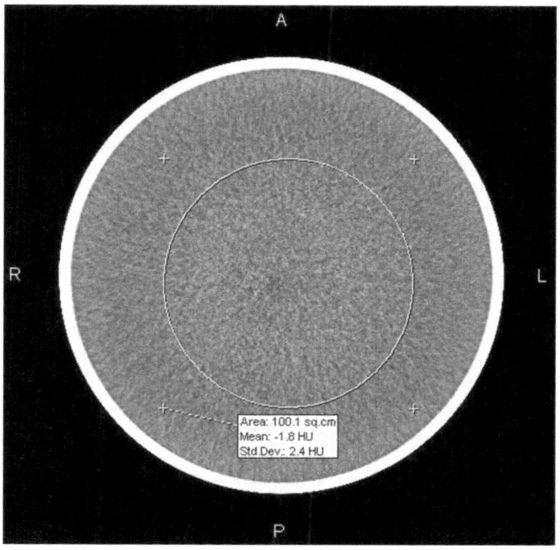

图 3-60　软组织算法：噪声 2.4HU

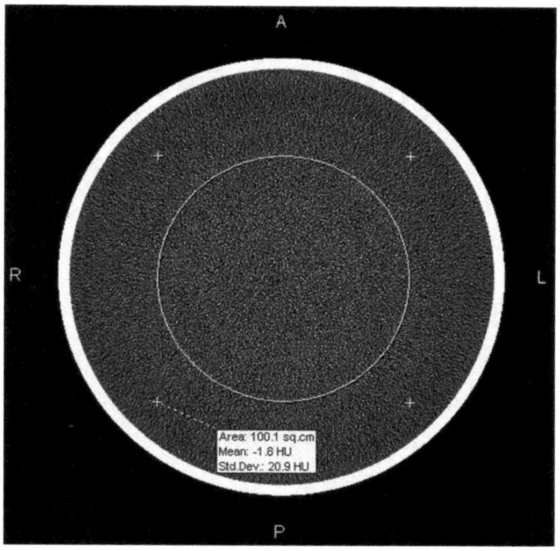

图 3-61　高分辨算法：噪声 20.9HU

噪声的大小一般用测量区域中均匀物质的 CT 值的标准偏差（standard deviation，SD）表示。实际图像中测量所得的噪声包括两部分：组织噪声和扫描噪声，组织噪声指由测量区域内各组织之间本身的 CT 值差异造成的误差。扫描噪声指成像中由 X 射线产生、探测器转换、信号的传输、图像重建整个影像链环节中系统随机干扰带来的误差。增加毫安秒、增加层厚、采用软组织算法、低螺距可以有效降低噪声，增加图像的密度分辨力。

（三）时间分辨力及其影响因素

随着多层螺旋 CT 的应用及冠脉 CTA 成像技术的日益的成熟和普及，时间分辨力是影响 CTA 成像质量的关键技术指标。

时间分辨力（temporal resolution）指采集一层或多层 CT 图像的原始数据所需的最短时间。在 CT 成像系统中，时间分辨力主要与机架旋转速度有关。例如，在标准扫描（全扫描）方式下，时间分辨力指机架旋转一周采集一层或多层图像所需的时间。早期的常规 CT（非螺旋 CT）采集一幅图像所需时间为 2s 甚至更长。现代多层螺旋 CT 机架转速极大提高，目前旋转一周最短时间可达 0.25s。

CT 成像时间分辨力不能仅用机架转速简单评价，还与射线束覆盖范围、数据采集效率等因素有关。目前时间分辨力主要用于评估冠脉 CTA 成像的效率和图像质量。提高时间分辨力主要有以下几种方法。

1. 提高机架转速 机架转速越快，时间分辨力越高。CTA 冠脉成像中，要求在心脏的相对静止时间（约 200ms）内完成整个心脏容积的扫描。即使目前最快的机架旋转速度（每周 0.25s）也不能完全满足需要。

2. 双源 CT 机架内旋转部分重量大，转速的提高对制造工艺要求高，技术难度大，即使提高了，增幅也越来越小。某厂家采用双球管双探测器提高数据采集效率，以空间换时间。采用双源系统可将时间分辨力提高 1 倍。

3. 增加探测器覆盖宽度 增加探测器覆盖宽度可以提高数据采集范围和效率。如果可以覆盖整个心脏则可以避免层间不同步错层伪影的产生。某公司 320 排 CT 探测器宽度可达 160mm。

4. 多扇区采集 冠脉 CTA 成像中，数据采集重建方式通常分为单扇区和多扇区两种模式。单扇区指在单个心动周期内连续采集数据完成图像重建。一般以设定相位为中心，提取 240° 数据进行重建。若机架转速为 500ms/周，则单扇区采集时间分辨力约为 250ms。为进一步提高时间分辨力，部分厂家采用多扇区模式，多扇区指将心脏断面分成 2 个或 4 个扇形分区，一个心动周期内仅采集其中某个扇区，分 2 次或 4 次采集重建成像。多扇区采集时间分辨力（TP）的理论计算方法如下

$$\text{时间分辨力（TP）}=T_R/2M \tag{3-26}$$

式中，T_R 是机架旋转时间；M 是扇区数。若机架旋转时间是 400ms，扇区数为 4，则时间分辨力为：400ms/8=50ms。

（四）伪影及其影响因素

伪影是指由设备等各种原因引起的图像中出现的与原组织结构不相符的假象。伪影在图像中的表现形式多种多样，有条状、环状、带状、杯状、片状等。无论哪种伪影均会影响诊断的准确性。如何识别和降低图像的伪影是 CT 图像质量控制中的难点与重点。

伪影产生的原因众多，主要包括运动伪影、金属（高密度）伪影、射线束硬化效应、部分容积效应性伪影、设备性能相关伪影、系统误差伪影等。

1. 运动伪影 运动伪影是在扫描采样时，由被检者自主或不自主的运动所造成的，如呼吸、心跳、肠蠕动等不自主生理运动以及婴幼儿、不合作的患者或严重外伤者等出现不自主的运动造成的伪影。重建过程中对被扫描体层中的各个体素是按静止状态来考虑的，若扫描过程中组织发生位移运动，则 0° 的投影轮廓和 180° 的投影轮廓将不一致，常会产生条状的伪影（图 3-62）。

降低运动伪影的措施有：①对于呼吸和吞咽运动，可在检查前通过人工训练和机器呼吸指令训练被检者进行呼吸和屏气；②受运动影响的器官检查中，尽可能缩短扫描时间，措施有采用螺旋 CT、适当增加螺距、增加探测器覆盖宽度、增加机架转速等；③通过算法或运动伪影抑制软件改善（图 3-63）。

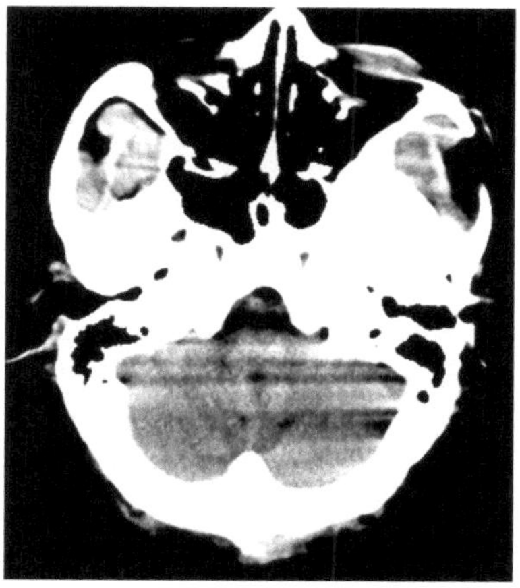

图 3-62 有运动伪影图像

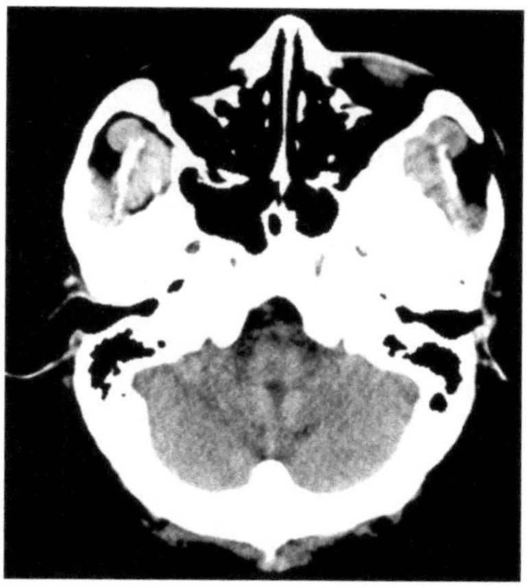

图 3-63 无运动伪影图像

2. 金属伪影 金属伪影是指由被检者体外或体内的金属异物引起的放射状伪影。携带物有耳环、项链、硬币、钥匙、手机、打火机等。体内金属物有义齿、外科手术固定钢板、节育环、心脏起搏器等。尤其需要注意的是刚刚完成钡餐检查的患者，体内的钡造影剂在腹部扫描时也会产生较重的金属伪影。金属伪影产生的原因是金属物质将穿过人体的X射线大部分或完全吸收，使得探测器将在该方向金属后方的物质投影数据丢失，重建时形成以金属物为中心的放射状伪影（图 3-64）。

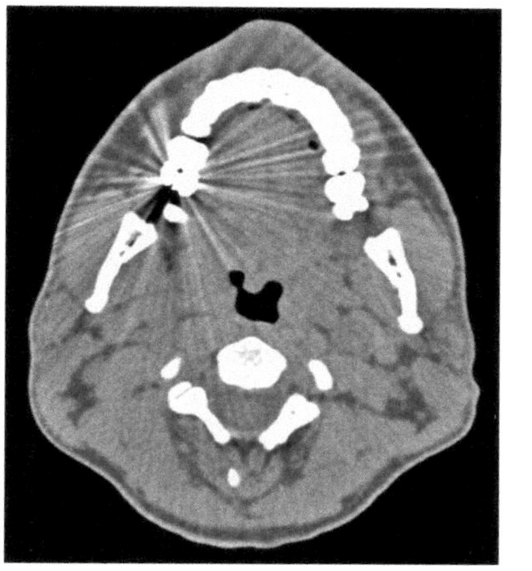

图 3-64 金属伪影

降低金属伪影的方法有：①做好扫描前的患者准备工作，去除可能产生伪影的高密度异物；②采用金属伪影抑制软件。

3. 射线束硬化伪影 射线束硬化时指连续能谱 X 射线穿过均匀物质时平均能量逐步增加的现象。X射线管辐射出来的X射线束具有不同能量的连续光谱，通过物体衰减后，低能部分光子被大量吸收，剩下光子的平均能量逐步增加，即射线束质变硬，称为射线束硬化效应。

根据 X 射线的衰减特性可知，X 射线与物质发生相互作用时，物质的吸收系数（X 射线的衰减系数）除与组织自身的原子序数、密度等特性相关外，还与 X 射线的能量即穿透能力相关。相同物质，能量越高，吸收系数越低。吸收系数的大小与 X 射线光子的数量没有关系。因此，射线束硬化使得X射线穿透路径上各体素对X射线的吸收系数不均衡。硬化的高能射线穿透路径上的远端组织时，吸收系数比近端低。投影重建后对应的CT值偏低。如果这种吸收差异不能得到适当补偿，则会产生低密度带状伪影或杯状伪影。

当扫描层面中存在两个或多个高密度物体时（图 3-65），由于射线束硬化效应，无论机架旋转到任何角度，两个高密度物体之间的物质均会接收到硬化的 X 射线，即投影重建后对应的吸收系数大为降低，在图像上形成低密度带或暗区。例如，头颅 CT 扫描中，颅底两岩骨间形成的低密度带状伪影又称为亨氏暗区（Hounsfield dark area），是典型的射线束硬化伪影（图 3-66）。

在均匀物质中，由于射线束的硬化，中心组织的吸收系数低于周边组织的吸收系数，表现为中心低、周围高的伪影，该伪影恰似一个俯视的茶杯，因此称为杯状伪影（图 3-67）。

减少射线束硬化伪影的方法有：①球管出口加特殊过滤片补偿，一般采用楔形特氟龙制成；②采用水模、模体作校正补偿；③采用迭代重建算法，可以不完整地采集投影数据，旋转采集时尽量避开骨性结构相连的路径。

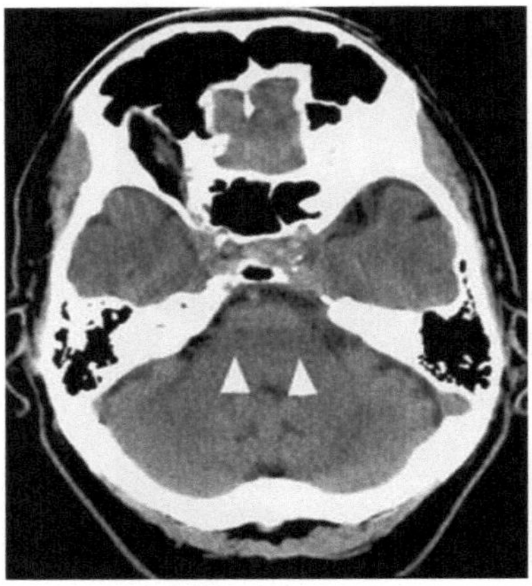
图 3-65　射线束硬化伪影（亨氏暗区）

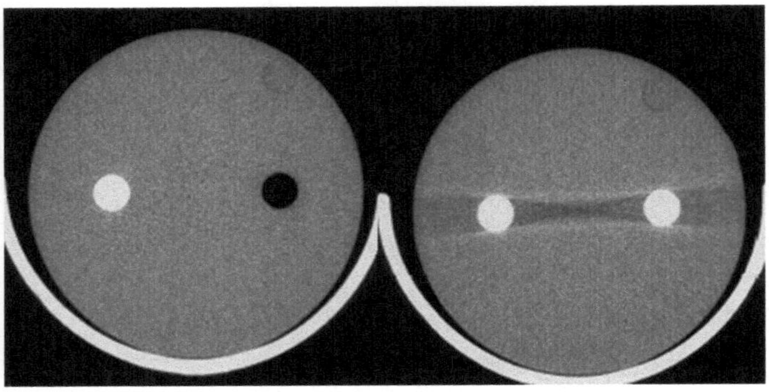
图 3-66　射线束硬化伪影原理

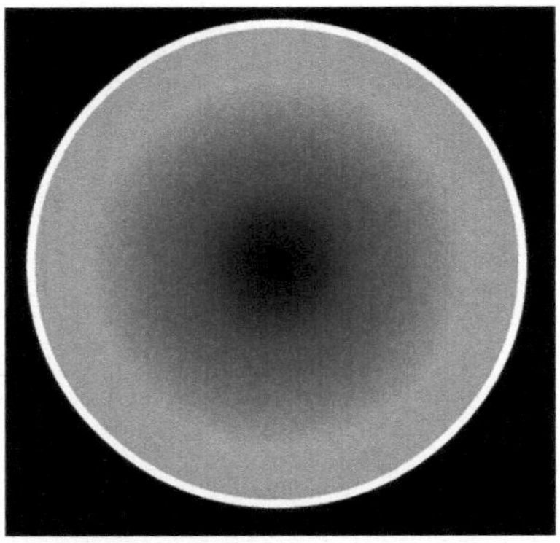
图 3-67　射线束硬化引起的杯状伪影

4. 部分容积效应性伪影　部分容积效应指 CT 图像上各像素的数值代表相应单位组织所有 CT 值的平均值，不能真实反映体素内各种组织本身的 CT 值的现象，是 CT 成像中原理性的、不可避免的现象。部分容积效应对影像诊断有很大影响，会造成低密度组织背景中的较小高密度组织或病灶 CT 值偏低，如肺内小结节或血管 CT 值较真实 CT 值偏低。同时，高密度组织背景中的低密度组织或病灶 CT 值偏高。

部分容积效应不但会在 *z* 轴方向即不同层面之间存在，在 *xy* 平面内也存在。在 *xy* 平面内体素包含不同组织时，CT 值偏差现象又称为周围间隙效应。周围间隙效应会造成物体边缘和轮廓部分组织 CT 值偏差，引起图像细节模糊。

降低部分容积效应性伪影的直接措施就是缩小体素体积（即薄层扫描），缩小视野，增加重建矩阵。其中薄层扫描是最常用和最有效的方法。

5. 设备性能相关伪影　从 X 射线产生到图像重建整个影像链上任何环节出现性能偏移或故障均可能引起图像伪影。其中较常见的引起伪影的部件故障有 CT 球管剂量不足、滤过器损坏、探测器单元损坏、重建计算机故障等。

当 CT 球管老化，灯丝发射电子能力下降时，图像中高密度结构方向探测器接收到的光子量不足，数据采样不足，图像的噪声明显且形成条纹状伪影。

若真空度下降，发生打火的情况，会在图像某层面中出现放射状线条伪影。

设备故障伪影中，最常见的是数据采集系统（DAS）引起的环状伪影。如图 3-68 所示，图像中央出现高密度的环状伪影，经测试确认原因为探测器某模块单元损坏。更换探测器模块单元后，伪影消失。

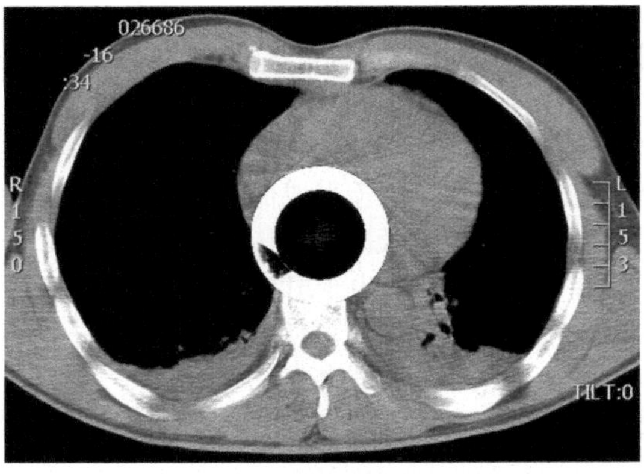

图 3-68　探测器某模块单元损坏故障伪影

目前 CT 设备成像均采用传统第三代模式，即 X 射线管与探测器一起转动的扫描方式，每个探测器与 X 射线管的相对位置是不变的，X

射线管发出的某一束射线，沿着机架中心旋转扫描，对应探测器模块单元接收的数据是 X 射线穿透路径上组织投影的线性积分值，不同角度的投影数据以某固定长度为半径围绕机架中心旋转分布，当该探测器的性能漂移或损坏时，就会在重建图像中的该长度半径处产生环状伪影，伪影表现可以是低密度环或高密度环，低密度环一般是性能漂移。高密度环一般由探测器模块单元损坏引起，需要更换。环状伪影是第三代 CT 设备特有的，解决方法是提高探测器的稳定性和一致性。CT 设备中专门配备有校正探测器性能的软件，使用中一般要求技术人员每天开机时均需进行探测器的空气校正程序。在使用中发生环状伪影时，也常采用空气校正方法来消除图像中的环状伪影。

6. 系统误差伪影　由于环境和 CT 设备本身的原因，对相同强度的入射 X 射线，探测器也不可能始终输出同样大小的扫描信号，在扫描期间，对不同的测量数据，系统本身根据每天的校正测量数据能做出及时的修正，若这种修正超出范围，将出现错误信号甚至无信号，使图像中出现环状、片状伪影。CT 图像中最难识别的就是系统误差引起的片状伪影，在头颅扫描中极易误诊为病变。图 3-69（a）所示图像是 CT 连续扫描多个患者后出现的低密度片状伪影，经空气校正后同一患者扫描伪影消失。

防止系统误差伪影的方法是每天开机或待机数小时后进行系统校正，确保系统温湿度恒定，并定期进行系统维护。

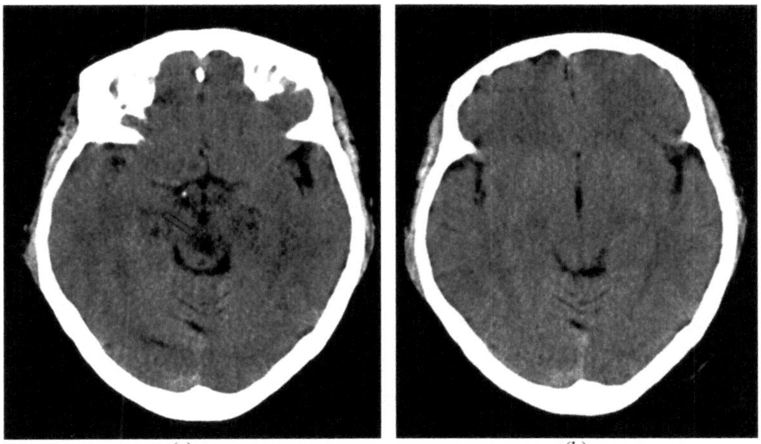

(a)　(b)

图 3-69　系统误差（探测器温度漂移）引起的伪影（空气校正后正常）

二、CT 机性能检测

CT 的质量管理中，一方面是获取优异的图像质量，为临床提供准确的诊断信息；另一方面是在满足诊断需求的前提下，尽可能降低患者接收的辐射剂量。为了保证良好的 CT 影像和更低的辐射剂量，国家制定了相关的计量标准。国家质量监督检验检疫总局 2017 年 11 月 20 日发布关于 CT 的中华人民共和国国家计量检定规程，即《医用诊断螺旋计算机断层摄影装置（CT）X 射线辐射源检定规程》（JJG 961—2017），该规程于 2018 年 5 月 20 日开始实施。本节参考该规程对 CT 性能参数的定义和检测进行介绍。检测模体采用美国模体实验室生产的 Catphan500。该模体安装简单，如图 3-70 所示，利用包装木箱作支撑，根据 CT 定位指示灯，将模体置于扫描孔中心，按常规头颅扫描定位像摆位即可。Catphan500 模体包括四个检测模块：①CTP401，层厚、CT 值线性与对比度标度；②CTP528，空间分辨力（高对比度分辨力）；③CTP515，低对比度分辨力；④CTP486，均匀性和噪声。四个模块的组合、尺寸、间距如图 3-71 和图 3-72 所示。

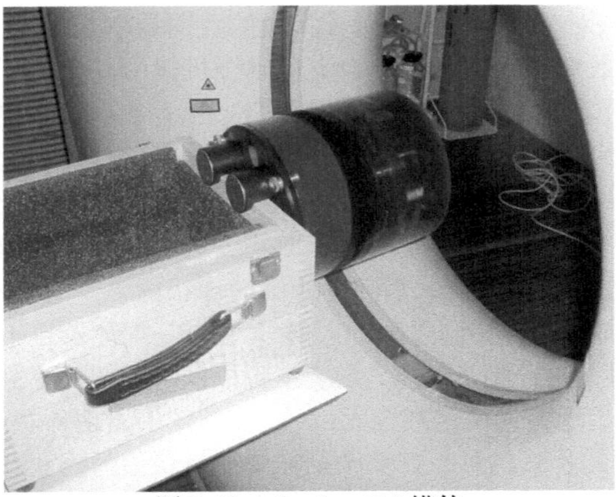

图 3-70 Catphan500 模体

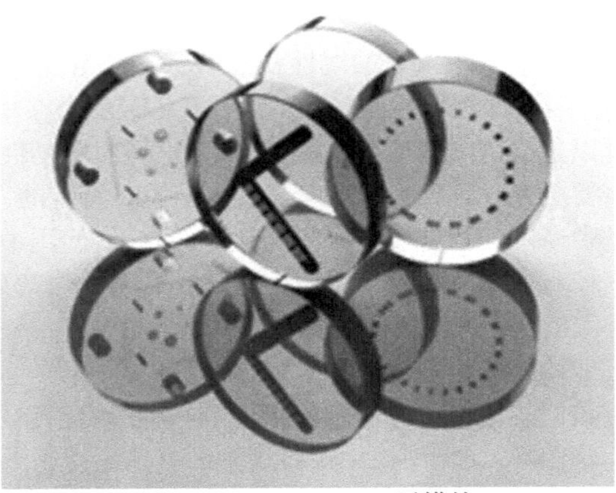

图 3-71 Catphan500 子模块

（一）低对比度分辨力的检测

1 .检测器材 密度分辨力模体：CTP515 如图 3-73 所示。

直径 15cm，厚 4cm。

内外两组低密度孔径结构呈放射状分布。

内层孔阵：对比度 0.3%、0.5%、1.0%；直径：3 mm、5 mm、7 mm、9mm。

外层孔阵：对比度 0.3%、0.5%、1.0%；直径：2mm、3mm、4mm、5mm、6mm、7mm、8mm、9mm、15mm。

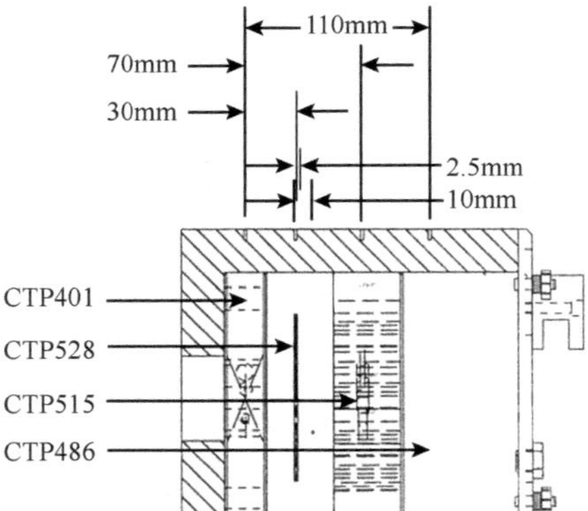

图 3-72 Catphan500 模块组合

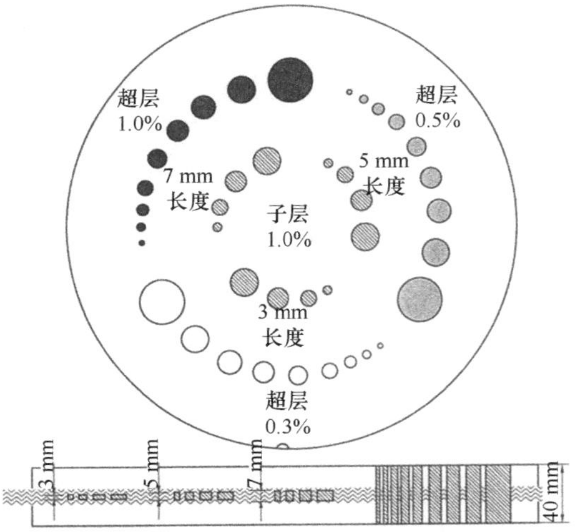

图 3-73 CTP515 模块插件结构

2. 检测方法 水模的位置：取下扫描床前面的患者头托，利用模体支架使水模水平放置在床上，通过激光定位线调节床的高度，使水模中心与扫描架的中心一致。首先进行模体的定位像扫描，在图像上定出水模中心所在的位置，并移动扫描床到所需的位置。

选择常规头颅扫描条件，层厚为 10mm 或最大层厚，中心 $CTDI_{vol}$ 小于 40mGy，扫描 CTP515 模块中心层面，选取合适的层面，测量目标插件和目标邻域水等效组织的 CT 值、标准偏差（SD）。根据下面公式计算窗宽和窗位：

$$窗宽=CT_{目标}-CT_{背景}+5SD_{max}$$

式中，SD_{max}为目标和背景 CT 值中 SD 的最大者。

$$\text{窗位}=(CT_{\text{目标}}+CT_{\text{背景}})/2$$

按上述测量计算值调整窗宽、窗位，观察图像，分辨出目标插件组中最小的孔径（图 3-74）。

3. 性能要求　对于新安装 CT 设备，1%对比度应能分辨到直径为 2mm 的圆孔，0.3%对比度应能分辨到直径为 5mm 的圆孔。对于运行中的 CT 设备，1%对比度应能分辨到直径为 3mm 的圆孔，0.3%对比度应能分辨到直径为 6mm 的圆孔。

4. 检测中的注意事项　密度（低对比度）分辨力与扫描条件有关，如毫安秒、重建模式、层厚、FOV 等，若辐射剂量不满足条件，可通过修改毫安秒来调整。

同时模体是否在 FOV 中心、模体是否水平以及显示器自身的对比度等均会影响检测结果。

（二）空间分辨力的检测

1. 检测器材　CTP528 空间分辨力检测模块：直径 15cm，厚 4cm，由 21 组高密度线对结构放射状分布组成（图 3-75）。

2. 检测方法　选择常规头颅扫描条件，层厚为 10mm 或最大层厚，中心 $CTDI_{vol}$小于 40mGy，扫描 CTP528 模块中心层面，选取合适的层面，将窗宽调到最小或＜10HU，调节窗位（减小）直到图像最高线对组能清晰、独立地显示。

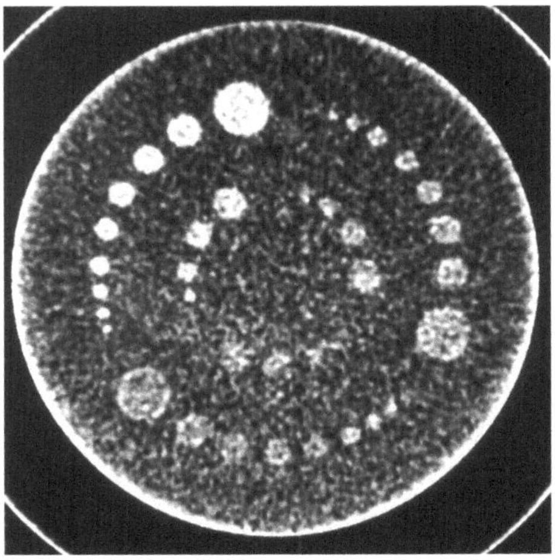

图 3-74　CTP515 实际成像

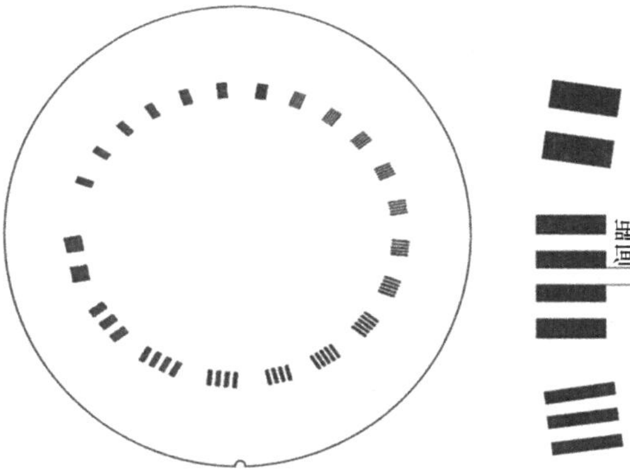

图 3-75　CTP528 模块结构

3. 检测结果评价　各线对所对应的空间分辨力由低到高分别为 1～21LP/cm 或孔径 5～0.24mm（表 3-3）。常规要求，标准算法下应能分辨到 5LP/cm，高分辨算法下应能分辨至 7LP/cm（图 3-76）。

表 3-3　空间分辨力线对与孔径对应表

线对/（LP/cm）	孔径尺寸/cm	线对/（LP/cm）	孔径尺寸/cm
1	0.500	12	0.042
2	0.250	13	0.038
3	0.167	14	0.036
4	0.125	15	0.033
5	0.100	16	0.031
6	0.083	17	0.029
7	0.071	18	0.028
8	0.063	19	0.026
9	0.056	20	0.025
10	0.050	21	0.024
11	0.045		

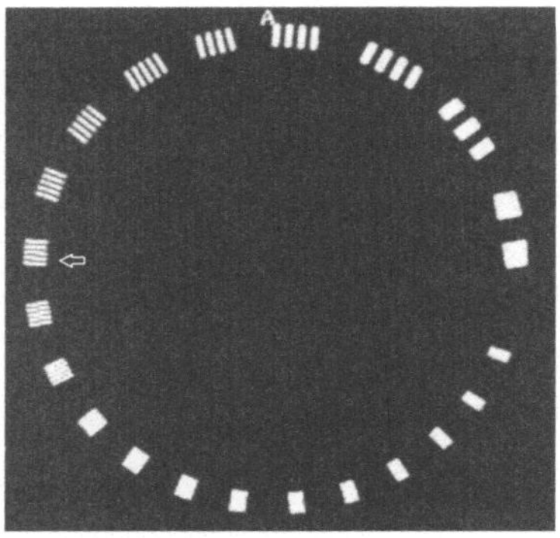

图 3-76 空间分辨力测试实际成像

4. 检测中的注意事项 空间分辨力的大小受扫描条件，如管电压、毫安秒、FOV、层厚、重建函数、探测器尺寸等因素的影响，在扫描剂量一定的情况下，影响最大的因素是重建算法，因此不同算法下对空间分辨力的要求不同。

空间分辨力的另一种测量方法是调制传递函数（MTF）曲线的测定，各厂家 CT 装置的软件中都带有 MTF 的测量功能，在新装机或更换球管等配件时用于检测图像质量。

（三）噪声及均匀性的检测

1. 检测器材 CPT486 模块或直径为 200mm 的水模：里面充满蒸馏水，并排尽气泡。

2. 检测方法 模体位置的摆放与空间分辨力检测方法相同，选择头颅常规扫描条件。

3. 检测结果评价 在扫描所得到的水模图像上，一般直接用标准偏差（SD）进行评价。用感兴趣区测量图像中心及四周（相当于钟表时针 3 时、6 时、9 时、12 时的方向）距边缘 1cm 处的 CT 值和 CT 值的标准偏差，感兴趣区以包含 100 个像素以上的面积为宜（如 $1cm^2$），将中心感兴趣区与周边感兴趣区的标准偏差的各测定值相加，求其平均值。

用中心区域与周边区域 CT 均值的最大差值来描述场均匀性。一般要求绝对 CT 差值不超过 5HU。

4. 检测中的注意事项

（1）CT 图像的噪声与输出毫安秒密切相关，增加毫安秒，可以降低噪声，但是毫安秒增大，一方面影响 X 射线管的寿命，另一方面会使患者的辐射剂量增大，因此，一般要求在常规扫描条件下（中心 $CTDI_{vol}$ 小于 40mGy）测量。

（2）在进行 CT 值和标准偏差测量时，要求感兴趣区不能太小或太大，感兴趣区包含 100 个像素左右即可，周边感兴趣区不能太靠近边缘的有机玻璃图像，以免带来偏差。

（3）中心区域与周边区域的 CT 值不应有太大的偏差，如果出现太大的偏差，一般是射线束硬化效应造成的，需要进行相关补偿校准调整后，再继续试验。

（四）CT 值及其线性的检测

1. 检测器材 CTP401 模块内有四个不同密度的小圆柱体样本。四种样本分别为有机玻璃（acrylic）、空气（air）、特氟龙（teflon）和低密度聚乙烯（LDPE），它们密度不同，对 X 射线的吸收系数（μ 值）不同，对应的 CT 值也不同（表 3-4）。

表 3-4 四种样本的 μ 值及 CT 值

样本	有机玻璃	空气	特氟龙	LDPE
μ 值	0.219	0	0.374	0.177
标准 CT 值	120	-1000	990	-100

2. 检测方法 模体的放置与低对比度分辨力的检测方法相同。选取感兴趣区测量 4 种材料圆柱棒及周围水的 CT 值，感兴趣区不能太大，以含 100 个像素为宜（图 3-77）。

3. 检测结果评价 以表 3-4 所示的线性吸收系数为横坐标，CT 值为纵坐标做曲线，可得到 CT 值线性曲线。如果 CT 值线性好，则可得到一条斜率为 1 的直线，如果线性不好，则斜率发生改变。

4. 检测中的注意事项 测量前先要用水模对 CT 装置的 CT 值进行校准，如果水的 CT 值发生漂移，则应将各种材料的 CT 值减去水的 CT 值。重建参数选择不同，可导致 CT 值线性发生较大的改变。

（五）扫描层厚的检测

1. 检测器材　CTP401 层厚测量模块，模块内上、下、左、右各镶嵌有 4 根与水平面呈 23° 夹角的金属丝（图 3-78）。

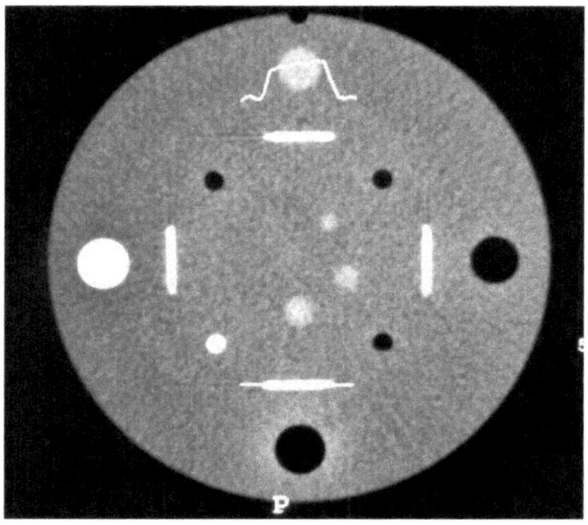

图 3-77　CTP401 实际成像

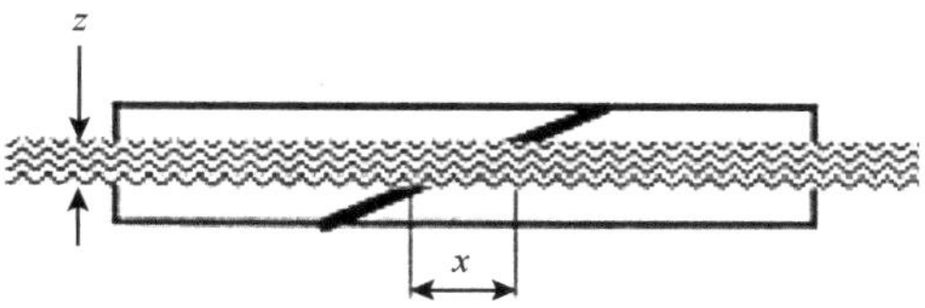

图 3-78　CTP401 金属丝位置

2. 检测方法　模体的位置摆放与空间分辨力检测方法相同，但层厚测量对位置要求更高。

选用头部扫描野、正常扫描条件，选择某一层厚对模体进行扫描，改变层厚并重复上述扫描过程，直到所有可选择的层厚都扫描完。

3. 检测结果评价　窗宽、窗位的确定：窗宽调到最窄（或＜10HU），逐渐升高窗位至金属丝以外的物质消失即可。

测量图像中金属丝的长度 x，则断层厚度 $z=x\times\tan23°=x\times0.42$。

4. 检测中的注意事项　CT 成像中影响层厚的因素较多，主要有层厚灵敏度曲线、螺距大小、定位灯及床的运动精度、机架与床的安装水平、系统自身的精度等。层厚的测量误差较大，规程中允许的误差范围也较宽。尤其是在多层螺旋中，锥形束的宽度、螺距因子的影响较大，因此新的规程规定层厚只在非螺旋 CT 下测量。

（六）辐射剂量的检测

1. 检测目的　CT 辐射剂量可影响图像的噪声水平和密度分辨力，直接关系到图像质量，从患者辐射防护考虑，应尽量降低 CT 辐射剂量，辐射剂量检测的目的是检测厂家标称的各部位条件下的 $CTDI_{vol}$ 及 DLP 是否准确。一般要求实际测量值变化范围在±10%以内。辐射剂量一般利用电离室测量。

2. 检测器材　一般采用 CT 专用长杆电离室，外径为 12.8mm，有效收集体积为 3.2mL，有效空间长度为 100mm，剂量模体由有机玻璃制成的圆柱体构成，头部剂量模体外径为 320mm，长 150mm。在它们的中心及两垂直的轴线上共有 5 个直径为 12.8mm 的孔，轴线上 4 个孔的中心距边缘 10mm，并有 5 根外径为 12.8mm 的圆柱棒插在孔中。

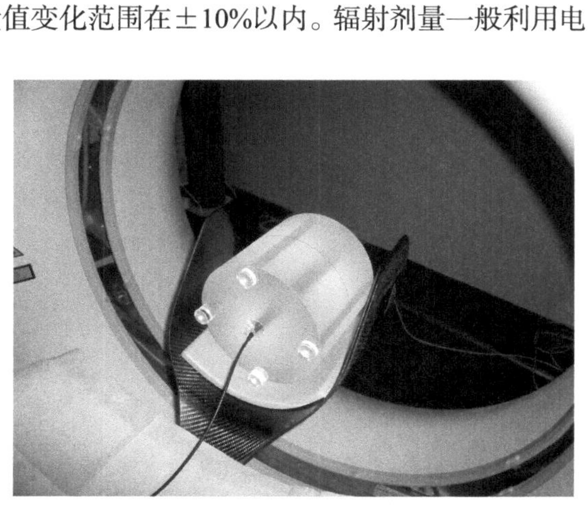

图 3-79　剂量模体和电离室位置

3. 检测方法

（1）检测设置：测量头部 CT 辐射剂量时，如图 3-79 所示，将头部剂量模体水平放在患者头托内，用激光定位线调节扫描床的高度，使模体中心与扫描架的中心一致，并使模体长轴中心与照射野中心一致，取出某一孔中的圆柱棒，插进 CT 电离室，并使电离室的中心与模体中心重合，测量体部扫描剂量时，将体部剂量模体水平放在扫描床上，其余设置与头部 CT 辐射剂量测量相同。

（2）辐射剂量测量：分别用头部和体部常用扫描条件对头部剂量模体与体部剂量模体进行扫描（层厚 10mm），记下剂量仪的读数，改变扫描条件（毫安秒）和电离室在模体中孔的位置，重复扫描测量，注意每次测量时，模体及电离室的中心始终处在扫描时照射野的中心位置。

4. 检测结果评价

（1）剂量仪的测量读数单位是 mGy • cm，它不是辐射剂量单位，应将它除以扫描层厚（cm）才是真正的 CT 辐射剂量（mGy），同时还要对测量读数进行刻度因子的校正。

（2）一般要求单层扫描时的中心 $CTDI_{100}$ 辐射剂量不能超过 40mGy（$CTDI_{vol}$ 小于 50mGy），或与基准值相差不能超过±10%。辐射剂量过高，患者辐射剂量增大，同时对 X 射线管的损耗也增大，易使 X 射线管老化，辐射剂量下降会影响图像质量，可能原因是 X 射线管老化。

5. 检测中的注意事项

（1）CT 设备的 X 射线发生装置与普通 X 射线机的 X 射线发生装置有明显的不同，普通 X 射线的辐射剂量测量方法在 CT 辐射剂量测量中不适用。

（2）CT 电离室的有效测量长度为 100mm，长度不同带来的误差大约为±10%。

（3）随着 CT 的快速发展，高端 CT 采用的探测器越来越宽，某厂家 320 排 CT 探测器宽度达到 160mm，超出目前常用的电离室长度 100mm。若采用 100mm 长杆电离室测量，旋转 1 周即可完成电离室扫描，积分区间小、误差大。因此当射线宽度＞40mm 时，需采用较窄的准直宽度（20mm）作为参考，测量后通过公式修正计算得到。

【案例 3-13】

CT 成像中，层厚、重建算法在提高图像的空间分辨力与密度分辨力时都是矛盾因素。降低层厚、采用高算法可以提高图像空间分辨力，但会牺牲图像的密度分辨力；增加层厚、采用软组织算法可以改善密度分辨力，但会牺牲图像的空间分辨力。

【问题 3-13】

CT 成像中，如何设置层厚大小和重建算法？如何权衡空间分辨力与密度分辨力？

【案例 3-13 分析讨论】

空间分辨力和密度分辨力是 CT 图像质量的重要评价指标，空间分辨力侧重系统传递和解析空间大小的能力，密度分辨力侧重系统传递灰度信息即 X 射线吸收差异的能力。

在实际的临床应用中，不能盲目单一追求空间分辨力或密度分辨力，空间分辨力指分辨组织之间细微结构差异的能力，是 CT 成像追求的目标，但是任何的细微结构分辨均建立在组织之间密度有差异、有对比的基础之上，因此密度分辨是空间分辨的前提。即如果不能区分组织之间的密度差异，提高空间分辨力没有任何意义。因此，应根据兴趣组织的自身密度对比特性设置扫描参数。对于自身有较好密度对比特性的组织如肺部，可采用薄层、高分辨算法尽可能提高空间分辨力。即使降低剂量（管电压和管电流），牺牲密度分辨力，肺部组织观察几乎不受影响。这也是低剂量胸部 CT 成像的技术原理。若组织自身密度差异较小，如大脑、腹部等软组织部位，需要优先考虑密度分辨力。因此大脑和腹部扫描中一般采用高管电流、软组织算法、适中的层厚，以提高密度分辨力。

第六节　CT 设备的安装与维护

随着医疗条件的不断改善以及 CT 成像技术的快速发展，CT 设备已经普及到县市级医院，成为重要的影像诊断设备。CT 设备结构复杂，涉及技术领域较多，加之部分国外公司的技术和配件垄断，目前国内高端 CT 设备的维护基本上还是依靠厂家。CT 设备不但本身价格昂贵，设备的维护保养费用更是运行中最大的成本开支。作为医院的工程师或影像科技术人员，熟悉和掌握 CT 设备安装的一般常识以及维护保养的常规技能很有必要。

一、CT 机房的准备与设计

【案例 3-14】

随着 CT 临床应用日益广泛，加上医改政策性调价，某三甲医院 CT 检查量急剧增加，与此同时，DR 检查量稳中略有下降。为满足临床需求，医院拟新购置一台多层螺旋 CT 设备，安装在原规划的某 DR 机房。

【问题 3-14】

试论证其可行性及改造注意事项。

【案例 3-14 分析讨论】

CT 设备与 DR 设备均属大功率、具有电离辐射的 X 射线成像设备，在机房准备与设计方面具有很多共性。CT 设备的功率更大，工作时管电压更高，对电源、机房空间及机房防护要求更高。若需将 DR 机房改造成 CT 机房，需要首先考察机房的面积是否足够大。一般要求面积大于 $30m^2$。同时，如果购置具有水冷系统的 CT 设备，需要单独的设备间。DR 机房没有单独的设备间，因此，最好购置风冷型的多层螺旋 CT 设备。

CT 机房的准备与设计至关重要，对设备的安装效率、运行稳定性、图像质量、使用寿命等都有不同程度的影响。不同厂家、不同型号的 CT 设备对安装和运行环境的要求是有差异的。医院应根据所购 CT 设备型号，及时要求厂家提供场地准备的相关技术要求。场地准备一般包括以下几个方面。

（一）机房的选址

CT 机房的选择应根据医院的整体布局考虑，并遵循下列基本原则。

1. 有利于患者就诊 CT 机房应设置在门诊和病房的中心位置且尽可能在楼底层或低楼层。以方便门诊、急诊以及住院患者行相应 CT 检查，并进行相应的医疗处理。各科室患者到 CT 检查室所用时间越短，就越安全，如果选择非底层，必须安装有医学专用电梯，尽可能减少患者到达 CT 检查室所用的时间。

2. 有利于医学影像设备的集中管理和信息网络的形成 各种医学影像设备都有其长处和局限性。将各种 X 射线成像设备、CT 设备、MRI 设备等相对集中地安装在一起的优点是：①方便患者就诊；②便于各种影像相互验证，提高诊断水平；③便于教学和科研；④便于医学影像信息网络的形成和图像的传输，实现影像信息资源的共享。

3. 有利于 CT 设备的安装和维护 CT 机房选址应符合防潮、防尘、防震原则。CT 设备较重，安装在楼底层便于运输、安装，同时可不考虑楼板的承重能力，也可少考虑一个面（地面）的防护，降低防护成本。

（二）机房结构与辐射防护

1. 机房结构 CT 设备属大型 X 射线成像设备，其重量较大。机房要结构坚固，有足够的承重能力，以防机座下沉，机房墙壁采用实心砖墙结构，并有足够的厚度，达到辐射防护的要求。机房地面平坦、光洁、无尘，有利于 CT 设备的安装和保养，一般水泥或水磨石地面即可满足 CT 机房的要求。木地板既可防潮，又可防电击，有利于保护设备及人身安全，但应注意机架安装处的承重能力。地面应留有地沟，以便布线。

2. X 射线防护 按照《X 射线计算机断层摄影放射防护要求》（GBZ 165—2012），CT 机房应根据 CT 扫描使用到的最大辐射剂量设计。机房的顶部、地面、墙壁、楼板和门窗等整个六面体均必须达到 X 射线的辐射防护要求，一般要求在 2～3.5mm 铅当量。此外，通风口、穿线孔、观察窗等都要有防护措施。机房门外设置电离辐射警告标志和工作状态指示灯。辐射防护工程验收必须通过当地卫生、环保监督部门检测验收。

（三）机房的布局设计

CT 机房的面积应根据具体机型的结构来确定，以方便工作，便于患者、推车和担架的出入为原则。通常，安装一台 CT 设备需要多个房间，如检查准备室、操作控制间、检查室、设备间、后处理室、护士站等。

机房设计的主体是检查室，应根据实际情况合理布局。扫描架和扫描床周围应留出一定的活动空间（扫描架倾斜空间和扫描床面伸延空间），以便于工作人员、患者的活动；便于急救准备车和高压注射器的移动；便于工作人员操作以及对患者的观察；便于 CT 增强时对过敏患者的抢救和危重患者的临时应急处理；便于维修（留有机架、电器柜等打开挡板的空间以及维修技术人员的活动空间），CT 机房面积一般应为 30～40m^2，长宽比不大，高度以 3m 为宜。

其他各功能房间的布置应以实用、整齐、美观为原则。操作控制间内可安装操作平台，面积以 20～30m^2 为宜。检查准备室内应配备患者检查时的各种物品，如枕头、床单等，并便于患者更衣。护士站内应放置治疗床药品柜和器械柜，配备听诊器、血压表、氧气袋（瓶）、除颤器等抢救设备以及常用的抢救药品，以备 CT 检查前准备、CT 增强检查以及意外抢救治疗等使用。

（四）机房的环境

CT 设备的运行对温度、湿度、防尘、电源等均有一定的要求。

1. 温度 CT 设备通电工作时，元器件的温度要比周围环境的温度高，为便于元器件及时散热，保证 CT 设备正常工作，CT 机房内应配备空调，尤其是计算机室，室内温度应控制在 18～22℃。

2. 湿度 CT 设备的机房要保持一定的相对湿度。湿度过小会使某些元件和材料的结构发生几何变形（如扭曲、断裂等），造成设备故障，并易产生静电，从而影响 CT 设备的正常工作。机房相对湿度应保持在 40%～65%。干燥地区（北方）冬季应安装加湿机，以保持湿度相对稳定。湿度过高会使元器件性能损坏、精密机械部件生锈而其精度降低、使用寿命缩短。潮湿地区（南方）夏季应安装除湿机，以保持湿度相对稳定。CT 机房应特别注意室内温度的突然变化，室温突然变热会使水蒸气凝聚到元器件的表面，影响 CT 设备的正常工作，因此机房必须定期进行通风处理，保证设备拥有良好的运行环境。

3. 防尘 防尘是电气设备的共同要求。静电感应可使灰尘附着于元器件表面，不仅影响元器件的散热，还影响元器件的电气性能，甚至影响元器件的寿命。一般 CT 机房和计算机室可做成封闭式，通过排风扇或空调（最好使用中央空调）与室外新鲜空气保持交换。患者、患者家属和工作人员进出应换干净的鞋，以免带入灰尘和泥土。

4. 电源 CT 设备的电源不仅要求电源提供足够大的功率，而且要求电源工作频率稳定。电源变压器的功率要求不能小于设备的功率要求，电源内阻应 $<0.3\Omega$，电源波动范围应 $<\pm10\%$。若电源电压和电源频率的波动超过允许范围，会影响 CT 设备的正常工作，甚至造成故障。为确保 CT 设备的正常运行，供电系统应采用专用变压器、专用电源和电缆线。最好安装一台自动调节电压的交流稳压电源及过压保护装置，以保证 CT 设备免受外界突变电压的影响。

5. 地线 地线接地电阻应 $<4\Omega$，最好能达到 1Ω 以下。接地干线应选用截面积 $\geq16\text{mm}^2$ 的铜线。

6. 网络连接准备 目前几乎所有的 CT 图像都需要通过网络传入 PACS 服务器或 CT 工作站。在操作控制间或图像后处理室需要预先铺设好网络接入插座（RJ45）端口。

二、CT 设备的安装、调试及验收

（一）开箱检查

CT 设备到货后，必须认真细致地及时开箱检查，以确保机件完好。开箱前应检查箱体是否按照标志正确放置，箱体本身有无破损及明显雨淋痕迹，倾斜标记有无颜色变化（有的包装箱侧面有“倾斜倒置记录标记”，只要该箱曾经被倒置或大幅度倾斜，标记就会发生颜色变化），箱体上的标名是否与合同相符等。在确认无误后，才可开箱。否则应立即组织有关人员一起开箱，以便分清责任，及时处理。如果有必要，进口 CT 设备开箱检查时，还须请海关人员到场。开箱时，箱体不能倒置，切忌用撬棍或锤子冲击箱体，以防损坏相关部件。开箱后取出装箱单，以备检验。开箱一般在室内进行，可减少搬运工作量，防止机件的碰损和丢失，大型包装箱可在室外开箱。开箱后应根据装箱单逐箱逐件核对，细心观察机件是否存在明显的损坏、变形或生锈，是否缺少小零件。有些机件外观并无明显区别，但必须核对其编号，以防漏装、错装或重复装箱。重点检查精密易碎的部件，如 X 射线管、探测器、监视器等，观察它们是否有破损、污染及霉斑等现象。

（二）机件的搬运及放置

CT 设备的机件较大，不宜来回搬动，以免碰撞和损坏。搬运与放置前，首先应根据 CT 设备的机械安装图和机房平面布局图，在扫描检查室地面上画好机架和床的位置，标明各部件的尺寸和相互关系以及固定螺孔的位置，CT 设备的各部件尽量一次搬运、放置到位。CT 设备的扫描架以及扫描床（部分）备有可拆卸的带轮子的移动托架，使用前应仔细阅读安装说明。

（三）机架、扫描床及控制台的安装

将机架平稳地移到安装位置，调整机架两端的底座，使其水平并用膨胀螺丝固定。安装扫描床时，应先细心调准机架采样孔旋转轴和床面移动中心轴，再用膨胀螺丝固定。

控制台安装在控制室内，其位置应便于操作人员通过铅玻璃窗口观察扫描床和机架的运动，以便随时观察患者和设备的运行状况。

（四）线缆连接

根据接线图（必要时可参见电路原理图）和设备各构成部件的具体位置，确定最佳布线方案，并核实各连接电缆线的编号和标记。

CT 设备各部件机械安装结束后，再按接线图将各部件之间的接线连接好，如控制台至各相关部件之间的接线、机架内部之间的接线以及图像处理系统与相关部件的连接等。同时进行下列检查：①电源线和墙闸是否符合设备要求；②接地电阻是否符合设备要求（应$<4\Omega$）；③电源的电压频率、功率是否符合设备要求；④地沟是否合理，各电缆线的布线是否正确、合理；⑤各装置的接地线是否连接到总接地线处。

（五）CT 设备的调试

机械安装和电器连接完毕后，通电调试前应详细阅读技术说明书，掌握电路原理图和接线图，熟悉操作，掌握整机工作程序，核实各连接线的编号和标记，检查接线是否正确无误，各插件有无松动，接触是否良好。仔细观察电路元器件有无松动、脱落、变形、受潮及损坏，各接线是否松脱。在确认无短路、断路后方可进行通电调试。

CT 设备的调试工作基本上都是靠软件来完成的。调试的内容包括：①机械运动功能确认；②球管预热及灯丝电流调整；③准直器与定位灯校准；④探测器的校准（通常包括空气校准、水模校准和模体校准）；⑤图像质量检测；⑥连接 PACS-RIS 服务器及激光相机；⑦系统备份。

整机调试正常后，再对CT设备的各种功能用相应的程序进行扫描测试，若发现问题应及时调试。

（六）验收

整机安装调试完成后，医院设备科应组织影像科、厂家安装工程人员、质检部门对CT设备的各项性能指标进行验收。达到国家相关技术标准后方可投入临床使用。验收主要包括外观检查、机械运动功能检查、图像质量检查、软件功能模块检查等方面内容。其中图像质量检查是关键和重点。

图像质量检查主要包括：①CT值准确性及线性；②空间分辨力（高对比度分辨力）；③密度分辨力（低对比度分辨力）；④噪声均匀性；⑤层厚准确性等。

三、CT设备的保养

正确的使用方法和维护保养是减少设备故障、保证设备稳定高效运行的重要环节。

（一）环境要求及正确的使用注意事项

CT设备属于精密设备，各组成部分的电路均由高度集成的大规模集成电路板构成，电压电流波动和温湿度变化会引发设备故障、损害，并使使用寿命缩短。尤其是探测器模块部分，环境的温湿度条件对设备性能影响极大。除了安装、维护检修、搬迁和必要的断电停机措施，务必保持设备及辅助设施，包括水冷机、空调和除湿机等设备终生通电。

使用中应严格执行厂家的规程和要求，主要注意事项如下。

（1）开关机。一般厂家建议24h开机，每天重启计算机一次。尤其应注意CT机架部分的电源务必保持24h开机，确保探测器温湿度恒定。使用中因为温湿度问题导致探测器模块损坏的案例很多。

（2）温湿度规定。设备房、检查室、控制室温度需控制在21～25℃，相对湿度应保持在40%～60%。

（3）雷电多发地区，做好防雷措施。

（4）开机或冷却超2h后，如果需扫描，应先进行球管预热和空气校正。

（5）曝光扫描检查中应密切注意散热系统的工作状态。

（6）保持各机房清洁，避免灰尘堆积。

（7）做好日常保养及定期保养。

（二）日常保养

1. 机房清洁卫生 计算机及集成电路板运行中发生故障的首要因素就是灰尘，因此患者及其家属进入检查室一般要求更换鞋套。同时检查中对于还在流血的急诊患者应要求急诊科先行包扎清洁处理后再做检查，血液渗入机架和检查床后极易引起短路进而损毁设备。增强检查中如果患者有造影剂漏针情况，应及时用热毛巾擦拭干净，如果过多可能会引起空气校正失败或图像伪影。

2. 确保机房温湿度恒定 检查CT设备各房间的空调和除湿机的使用情况，定期清洁空调的过滤网，保证其正常工作。

3. 安全检查 检查电源电压是否在正常范围，球管及探测器温度是否偏高，注意检查床在升降和平移运行中有无异响，扫描中机架有无异响。

4. 冷却系统 冷却系统中的水冷机一般不由CT厂家生产，厂家也不直接提供维护和保养服务。但是冷却系统一旦发生故障，CT机架温度会即刻升高，会发生报错警告或以倒计时强制关机。甚至有可能会因温度过高损坏球管或其他电路板。平时注意清洁检查水冷机的散热网，检查内外循环的水压。对于风冷的CT设备，注意检查机架侧面和后方的空气过滤网进出风是否通畅。

（三）定期保养

CT 设备在使用过程中，要定期检查和保养机械部分与电器部分，以便及时发现故障和隐患，防止故障扩大和重大事故的发生，延长 CT 设备的使用寿命。为保持 CT 设备良好地运行，应制订相应的保养制度。目前 CT 设备的定期保养内容主要包括电源内阻及地线、计算机系统、机架、检查床、冷却系统等。

1. 电源内阻及地线 变压器性能衰减、电缆的破损及空气开关、接触器等器件的老化会使电源内阻增大。电源内阻大的情况下进行曝光时管电压不足，同时引起线路过流断路风险。需要定期检测电源内阻（一般要求小于 100mΩ）。接地电阻增大也会给设备和人身安全带来隐患，CT 设备安装时一般要求独立铺设地线，国家标准规定要求 CT 设备的接地电阻应小于 4Ω，厂家一般要求接地电阻小于 2Ω。

2. 计算机系统 计算机系统的保养包括重建计算机和扫描控制计算机的硬件和软件维护。定期进行计算机机箱的清洁、内存显卡金手指的清洁擦拭。软件维护包括数据库清理、系统参数的备份、扫描协议的备份等。

3. 机架 机架的保养包括滑环清洁、碳刷的清洁或更换、机架轴承的注油、过滤网的更换等。

4. 检查床 检查床的保养包括检查床升降及水平运动测试、定期给轴承注油。

5. 冷却系统 冷却系统的保养包括空调滤网清洁、更换，水冷机室外机滤网清洁除尘，内外循环水路的流量和压力检查及补充，制冷剂压力检查及补充。

6. 图像质量检测 利用厂家或质检部门提供的模体和质控程序进行空间分辨力、密度分辨力、噪声、CT 值、层厚、辐射剂量等性能检测。确保 CT 图像质量满足临床诊断需求，若有偏差，必须经过校正或维修处理达标后方可继续使用。

四、CT 设备常见故障与维修

CT 设备是机电结合、计算机软硬件结合、高度精密集成的大型医疗设备。CT 设备的运行及故障与其他电气设备一样有很多共性，也有很多独特的地方。CT 设备的特点主要有：①功率大（瞬时功率可达 150kW）；②有高压部件（正常工作也可达 140kV）；③存在电离辐射；④高热容量释放（球管热容量可达 10MHU）；⑤含高真空器件（球管管芯高真空）；⑥属精密贵重的医学仪器。正是基于上述特点，CT 设备的维修与其他民用电气设备的维修相比，要求相对较高。熟悉 CT 设备的组成结构及工作原理对提高 CT 设备故障维修能力至关重要。

几乎所有的 CT 设备均设有故障自诊断程序，在计算机系统正常运行情况下，当设备出现故障时，故障诊断的首要方法就是查看系统的报错日志。部分厂家通过专用维修服务程序可以查阅到故障相关的详细说明，包括故障产生机制、故障可能原因、故障解决及检测方法等。部分厂家在维修手册中对相应故障检修方法做了详细的描述。

CT 设备常见故障及维修包括计算机扫描控制系统、数据采集系统、图像重建系统、机架及检查床机械运动系统等的故障与维修。

（一）计算机扫描控制系统故障与维修

1. 软件故障 常见的软件故障表现有：①系统不能正常启动；②系统启动后功能异常或缺失；③扫描协议、网络传输、打印等参数设置被改变等。

系统软件破坏可通过重新安装系统恢复。因硬盘损坏而造成的软件破坏，须将硬盘格式化后再重装系统。重装系统和计算机相似，CT 设备均带有安装系统的光盘或软盘，可以恢复系统。如果硬盘损坏严重则需更换硬盘。重装系统要慎重，应在完全排除其他系统故障后，确认是软件损坏时才能重装。如果是参数被改变，可以使用厂方工程师安装时留下的备份光盘进行恢复。

2. 硬件故障 CT 计算机系统的主机一般为高性能配置的工作站。其硬件故障表现和维修处理方法与普通计算机完全一样。常见的故障表现不外乎黑屏、蓝屏、死机等。常见的原因有内存条、显卡松动、氧化，主板故障，CPU 及风扇异常，电源故障，硬盘损坏等。

（二）数据采集系统故障与维修

数据采集系统（DAS）的功能是将穿过人体的 X 射线转变成电信号，并将其数字化后传送给重建计算机。DAS 最常见的故障表现是环状伪影。产生环状伪影的原因很多，可由探测器至中央计算机的通信故障、探测器模块损坏、温湿度引起的漂移、数据采集系统的电源异常、X 射线输出量不足、X 射线管和探测器的 z 轴对位偏移、准直器内有异物、模体校准数据不准、阵列处理器中电路板或电源不正常等原因引起。环状伪影可以是单环状伪影也可以是多环状伪影。

DAS 出现问题时，一般可通过分段测试法进行故障判断。厂家一般提供有专门的模拟测试原始数据。即从探测器传出好的原始数据给阵列处理器进行重建，如果重建图像正常，说明数据信号的传输通路及阵列处理器正常，重点考虑探测器故障。通过程序或现场勘查机架内温度是否过高，确保机房及探测器在正常温度范围内后，在应用界面或维修模式下进行空气校正。若校正后伪影消失，说明伪影是由探测器温度漂移造成的。若多次校正重启后伪影依然存在，考虑探测器单元模块、滤过补偿器故障。

（三）图像重建系统故障与维修

图像重建系统早期称为阵列处理器，作用是对 DAS 采集传输过来的原始数据进行数学运算，得到 CT 数字图像矩阵。随着计算机技术的快速发展，目前 CT 设备的重建计算机与扫描控制主机在硬件上基本相同，采用高性能配置的工作站。某些低端 CT 设备甚至将扫描控制和图像重建合二为一，采用一台计算机完成。因此 CT 图像重建系统故障与计算机扫描控制系统故障基本相同。图像重建系统常见的故障表现为：不能重建图像，重建出的图像有形变伪影。图像重建系统故障引起的伪影可以通过对之前正常的原始数据进行重建加以鉴别。

（四）机架及检查床机械运动系统故障与维修

1. 机架 机架运动包括旋转和倾斜，旋转运动目前分为两大类：磁驱动和电机皮带驱动。磁驱动技术制造难度大，少数厂家掌握，其基本原理是将机架整个旋转部件和支撑架制作成一个大的电机，其中旋转部分相当于电机的转子，机架固定部分相当于电机的定子，紧贴转子外周设置轴承和线圈绕组，通电后产生变化磁场驱动转子转动，使用中磁驱动式机架旋转运动出现故障的频率较低。另一类是采用电机皮带带动机架转动，较常见的故障有变频器、电源保险、空气开关、继电器故障。

2. 检查床 检查床的运动一般分为两个方向：水平运动和升降运动。其中水平运动的精度要求高，会影响层厚和定位的准确性，使用中出现故障的频率也较高。主要故障表现为：床不能运动，运动报错。床不能运动的原因一般为电机、变频器损坏等。维修中较难处理的是运动报错，一般可根据报错提示进行检测判断，报错的原因有电位器损坏、编码器故障、通信线缆因长期往复运动受损接触不良等。

检查床升降运动时的电机功率较大，若使用中变频器，电机出现故障的概率相当大。

特别要注意的是，在检查床的升降运动中，常常会因为推车或轮椅没有及时移开，下降时被卡住，严重时导致床体变形等。安装时可以另行在床体地面周围加装防撞装置，以保护检查床和被检者的安全。

（五）滑环故障与维修

滑环技术是螺旋 CT 成像技术的关键。滑环技术实现了球管、探测器等部件在机架单向连续旋转中的持续供电。机架固定部分向旋转部分供电通过滑环和碳刷（电刷）实现，一般分为三组：第一组给高压发生器的前级提供 560V 的直流电源，加上地线，一般由三条较粗的铜环组成。第二组给探测器、A/D转换模块等其他部件提供220V的交流电源。第三组为通信组，主要完成机架旋转部件内外的通信信息传递。探测器采集到的数据经A/D转换后通过射频耦合方式传送，射频的发射天线环放置在滑环的最外侧表面，射频接收器紧贴发射天线安装在机架固定部分。

CT工作中碳刷总是在不停地与滑环做旋转摩擦运动，滑环和碳刷相关的故障在CT设备使用中较常见。

1. 碳刷太短、接触不良 碳刷根据材质成分可分为两种，一种以碳质为主，质地较软，颜色偏黑，与滑环摩擦力较小，但不耐磨；另一种以银质为主，质地相对较硬，颜色呈银亮色，较耐磨。数据刷中一般组合使用。

碳刷属于消耗品，要勤检查、清洁、更换。当碳刷较短时（碳刷上一般有小三角标志），滑环与碳刷之间的接触电阻增大，电源电压下降，打火、扫描中断等，其中最常见的故障表现是扫描中断。

例如，某CT设备在正向角度倾斜时，扫描时有中断，提示复位机架。复位成功后，不断出现上述现象。打开机架后盖发现滑环上有碳粉，正向角度倾斜时，金属滑环因重力向下，造成碳刷与滑环压力在运动时相对减少，碳刷与滑环接触不良，清理碳粉后系统恢复正常。

2. 滑环本身问题 使用中如果没有及时清理碳粉，碳粉在滑环之间堆积过多，在电源滑环之间会引起放电，损坏电路其他部件。如果碳粉堆积在高压供电部分，扫描中一般会报电源电压低或逆变器短路故障。有的CT设备用的是电刷，使用中电刷，有毛刺容易引起滑环打火，甚至滑环被电弧击坏。

（六）CT球管及高压系统故障与维修

1. CT球管故障 CT球管与普通X射线管一样，是易损耗器件。CT球管也是最容易发生故障的部件。CT球管属高压、高真空、高热容量器件，其寿命是有限的，随着扫描曝光次数的增长，故障发生的可能性增大。常见的故障现象有以下几种。

（1）打火：打火（arcing）的本质是高压放电。即瞬间管电流过大导致管电压下降，管电流过大与球管的真空不良、高压系统绝缘性能下降有关。有些新安装球管也存在打火现象，真空度不良所致的偶尔打火可以用厂家提供的训练球管方法尝试排除。若采取训练球管方法后依然打火，需要进一步鉴别打火的原因和部位。根据球管的使用次数做参考，采用假负载进行高压测试来进行判断。容易引起打火的部件有球管、高压发生器、高压电缆。根据测试结果进行相应配件的更换。当测试中不能确定具体部件时，首先考虑用替代法更换电缆、油箱等容易更换且价值较低的部件。

（2）旋转阳极故障：CT球管损坏的故障中相当一部分是旋转阳极故障。旋转阳极因轴承过热或磨损变形，摩擦力增大，转速降低，启动时机架内发出类似飞机引擎的噪声。

（3）灯丝故障：CT球管灯丝与普通X射线管一样，灯丝发射电子的能力是逐渐衰减的，尤其是使用中如果骤冷骤热更容易熔断灯丝。球管灯丝断路后系统报错，灯丝电流低，报错一般比较准确。可以进一步直接测量球管灯丝阻值加以确认，球管灯丝断裂后必须更换球管。

（4）X射线管温度过高故障：若某CT设备刚开机正常，扫描多名患者后，X射线控制柜的OVER HEAT灯亮，指示过热，关机和RESET均无作用，等待10多分钟后OVER HEAT灯自动熄灭。但这时计算机的容量显示只有78%（模拟显示不是实测显示），实际上X射线管烫手，X射线管的温度保护开关动作，OVER HEAT灯亮。经查是因为扫描时管电流选择200mA，但实际输出为400mA（因图像差，维修工程师提高了管电流），所以虽然计算机的容量显示只有78%，但实际上容量已达100%。这个故障也说明不当的维修可以再引起故障。

2. 高压发生器及逆变器故障 高压发生器的作用是给球管提供高达140kV的直流高压，瞬时功率大，频率高。当球管发生击穿严重打火故障时，管电流急剧增加，极易损坏高压发生器。因此当发生严重打火故障时，不宜频繁曝光测试。应用断路法加假负载进行高压测试。若假负载测试各级高压（80～140kV）均没有打火现象发生，说明打火由球管损坏造成，如果假负载测试仍然存在打火现象，考虑球管前级故障即高压发生器和逆变器故障。

现代 CT 高压发生器均为高频高压发生器，初级电压由逆变器供给。逆变器将 560V 直流经开关管逆变成高频的脉冲电压，然后经谐振电路振荡后输出高频交流电。由于工作电流大，运行中开关管容易发生故障。CT 厂家的后台维修服务程序中一般均设有相应的逆变器短路诊断测试程序。

（七）散热系统故障与维修

1. 散热风扇故障 扫描架、DAS、计算机、图像重建系统等均设有风扇散热，其长时间运行容易损坏。

2. 水冷机故障 冷却系统一旦发生故障，CT 机架温度会即刻升高，会发生报错警告或以倒计时强制关机。甚至有可能会因温度过高损坏球管或其他电路板。故障原因有制冷剂泄漏，外机的散热网灰尘封堵，检查内外循环的水因蒸发或泄漏导致水压过低。

尤其是夏天室外温度高，外机散热效率低，加上灰尘风沙较大，需要及时定期检查和冲洗外机。

3. 风扇过滤网被灰尘堵塞故障 对于风冷型 CT 设备，机架散热主要靠装置在机架顶部的散热风扇，如果进风口滤网被灰尘封堵，机架内风量减少，散热不好，机架温度升高报警。

4. X 射线管循环油泵故障 X 射线管油循环冷却的好坏直接关系到 X 射线管的寿命长短。油泵出现故障时，球管温度会急剧升高并报警，可以用手触摸进出油泵的油管温差进行排查。例如，某螺旋 CT 连续扫描患者的过程中，突然停止曝光，故障提示 CT 球管过热，冷却一会后又能工作，反复多次发生。打开扫描架，检测发现油泵不转，拆下油泵，通电检查，发现油泵转动有异常响声，更换新油泵后机器工作正常。

CT 设备的维修是一项经验积累的过程。作为医院的工程技术人员，在熟悉 CT 机的组成结构与工作原理的基础上，积极参与设备的维护保养，厂方工程师安装维修时，详细地记录下每一次故障的现象、维修处理过程、结果。维修中做好系统设置备份，优化系统扫描参数，做好质量控制，最大限度地保障设备的正常运行，以提高设备的使用效率和使用效果。

【案例 3-15】

某医院 CT 室，某日早上 9 点左右进行头颅 CT 扫描时，突然发现图像中心出现环状伪影。回顾浏览早上已做检查的 CT 图像，均未发现伪影现象。进行空气校正后重新扫描，环状伪影消失。技师长认为当值技师早上开机时可能未进行空气校正，从而导致图像出现伪影，嘱咐技师以后开机时务必进行空气校正。当值技师解释说早上开机时肯定进行过空气校正且成功通过。经工程师调阅系统日志，显示探测器最后一次校准时间为当日早上 7 点 50 分。

【问题 3-15】

（1）分析案例中环状伪影出现的原因。

（2）CT 机开关机注意事项是什么？

【案例 3-15 分析讨论】

环状伪影产生的主要原因为探测器的硬件损坏或探测器环境温湿度改变。出现环状伪影后首选的解决方案是进行空气校正。若空气校正后伪影消失，说明伪影由环境温湿度变化引起。本案例中早上开机时进行了空气校正，空气校正的作用本质上是记录下探测器在当前温湿度下各单元之间的差异，如果温湿度短时间内发生较大变化则需要重新再次校准。本案例中，进一步询问技师说，早上开机时整机总电源是关闭的，即机架部分电源前一晚被关闭。早上刚开机及校准时，探测器温度较低，当 CT 机工作一段时间后探测器温度逐步上升，各单元之间性能发生较大的漂移，导致图像出现伪影。

日常工作中，当图像出现伪影时，进行空气校正和开启扫描工作之前，应密切注意 CT 机架温湿度状况，检查机房空调、水冷机工作状态，确保机架及探测器温湿度环境处于稳定正常情况下。

探测器温湿度频繁变化不但影响图像质量，也极大地影响探测器的寿命。因此，CT 机一般主张 24h 开机，间隔一段时间（每周）重启计算机系统，或者每天下班时关闭计算机部分即可，确保机架 24h 持续通电，保持探测器温湿度恒定。

本章小结

CT设备是机电结合、计算机软硬件结合、高度精密的大型医疗设备。

CT成像的基本原理可以概述为：投影重建图像，即通过投影数据计算人体断层中各体素的X射线吸收系数。CT成像的基本过程：利用X射线束围绕人体一定厚度层面组织进行不同角度投射，由探测器接收透过该层面的X射线，转换为电信号，经模数（A/D）转换为数字电信号，通过计算机采用一定的数学方法计算出每个体素的X射线吸收系数，再将各体素吸收系数转换成图像中对应的灰度显示。

CT设备的组成结构根据硬件框架可分为扫描机架、检查床、控制台三部分。根据成像过程可分为：①X射线发生装置；②数据采集系统；③图像重建系统；④中央控制系统；⑤机架、检查床及冷却系统等。其中球管和探测器是CT设备的核心部件。

CT图像后处理包括窗口技术、图像测量、三维重组等。三维重组利用计算机对薄层二维图像进行重组加工，以任意平面或三维立体方式重新构建图像显示，获得器官或病变更多的解剖和功能信息。常见的三维重组技术：多平面重组（MPR）、曲面重建（CPR）、最大密度投影（MIP）和最小密度投影（MinIP）、容积再现技术（VRT）、仿真内镜（VE）等。

常用的低剂量技术：自动曝光调制技术（管电压调制和管电流调制）、迭代重建技术、敏感区保护等。能量与能谱CT通过采集高低两组不同能量下组织的吸收系数，获取组织随能量变化的特性和能谱曲线，可以更精准区分组织成分，提高病变的检出率。

CT图像质量管理的目标是保证良好的CT图像质量和更低的辐射剂量。图像质量及剂量相关性能指标包括：空间分辨力（高对比分辨力）、密度分辨力（低对比分辨力）、噪声、均匀性、CT值准确性、CT剂量指数等。

CT机房的准备与设计包括：机房的选址、机房结构与辐射防护、机房的布局设计、机房的环境等。

CT设备的安装调试包括：开箱检查、机件的搬运及放置、机架及检查床体的安装、线缆连接、通电调试、验收等环节。

CT设备的保养包括日常保养和定期保养。日常保养包括：机房清洁卫生、机房温湿度控制、安全检查、冷却系统监控。定期保养包括：电源内阻及地线检测、计算机软硬件维护、机架保养、检查床保养、冷却系统、图像质量检测等。

CT设备故障诊断的首要方法就是查看系统的报错日志。CT设备常见故障及维修包括计算机扫描控制系统、数据采集系统、图像重建系统、机架及检查床机械运动系统等的故障与维修。

思考题

1. 从严格意义上说CT成像获得的依然是重叠影像，为什么？
2. 现代CT机架中旋转部分一般包含哪些组成结构？理论上不必参与旋转的有哪些？
3. CT球管与普通X射线管在结构上的最大区别是什么？
4. 多层螺旋CT中层与排的区别是什么？
5. 高端CT性能优异主要表现在哪些方面？
6. 什么是窗口技术？其作用是什么？
7. 简述多平面重组的概念及适应证。
8. 简述最大密度投影的原理及临床应用。
9. 容积再现技术的优点和缺点有哪些？
10. 简述仿真内镜的原理及其适应证。
11. CT低剂量成像应遵循的原则是什么？
12. CT辐射剂量与哪些扫描参数有关？

13. 列举至少三种 CT 低剂量技术。

14. CT 灌注成像的数学模型有哪些?

15. CT 灌注成像在头部和腹部疾病诊断中分别有哪些应用?

16. 能量与能谱 CT 与常规 CT 扫描方式上有什么区别?

17. 能量与能谱 CT 能提供哪些功能成像参数?

18. 在影响 CT 图像空间分辨力与密度分辨力的参数中，有哪些是相互矛盾的? 临床设置中如何权衡?

19. 在提高 CT 图像质量和降低辐射剂量的因素中，有哪些是相互矛盾的? 临床设置中如何权衡?

参考文献

龚洪翰，蒋海清，韩萍.2004.多层螺旋 CT 后处理技术临床应用[M].南昌：江西科学技术出版社.

韩丰谈，朱险峰.2008.医学影像设备安装与维修学[M].北京：人民卫生出版社.

韩丰谈，朱险峰.2010.医学影像设备学[M].2 版.北京：人民卫生出版社.

雷子乔，韩萍.2006.16 层螺旋 CT 后处理方法在评价冠状动脉狭窄中的应用价值[J].临床放射学杂志，25(2):126-129.

李月卿.2010.医学影像成像理论[M].北京：人民卫生出版社.

李真林，雷子乔.2016.医学影像成像理论[M].北京：人民卫生出版社.

石明国.2011.医学影像技术学影像设备质量控制管理卷[M].北京：人民卫生出版社.

石明国.2013.医学影像设备（CT/MR/DSA）成像原理与临床应用[M].北京：人民卫生出版社.

石明国，韩丰谈.2016.医学影像设备学[M].北京：人民卫生出版社.

闫镔，李磊.2013.CT 图像重建算法[M].北京：科学出版社.

余建明.2014.医学影像技术学[M].北京：科学出版社.

张菁，漆剑频，黄文华，等. 2006. 脑肿瘤的多层螺旋 CT 灌注成像初步研究[J]. 中华放射学杂志，40(8):826-829.

赵洁，余建明，雷子乔.2017.128 层螺旋 CT CARE kV 联合 SAFIRE 技术在肺动脉成像质量与辐射剂量中的应用研究[J].临床放射学杂志，36（9）：1348-1354.

中华人民共和国国家质量监督检验检疫总局.2017.医用诊断螺旋计算机断层摄影装置（CT）X 射线辐射源检定规程（JJG 961—2017）[S].北京：中国标准出版社.

周诚，沈云.2006.多层螺旋 CT 的图像重组原理和技术进展[J].中华放射学杂志，40（2）：991-993.

Cynthia H M，Shuai L，Lifeng Y，et al. 2015. Dual-and multi-energy CT：Principles，technical approaches，and clinical applications[J]. Radiology，276（3）：637-653.

Das C J，Thingujam U，Panda A，et al. 2015. Perfusion computed tomography in renal cell carcinoma[J]. World J Radiol，7（7）：170-179.

Ippolito D，Drago S G，Talei F C R，et al. 2017. Diagnostic value of fourth-generation iterative reconstruction algorithm with low-dose CT protocol in assessment of mesorectum fascia invasion in rectal cancer：Comparison with magnetic resonance[J]. Abdom Radiol，42（9）：2251-2260.

Li X H，Zhao R，Liu B，et al. 2013. Determination of urinary stone composition using dual-energy spectral CT：Initial in vitro analysis[J]. Clin Radiol，68（7）：e370-e377.

Pang G D， Shao G R，Zhao F，et al.2015.CT virtual endoscopy for analyzing variations in the hepatic portal vein[J].Surg Radiol Anat，37（5）：457-462.

Paul J F. 2011. Individually adapted coronary 64-slice CT angiography based on precontrast attenuation values，using different kVp and tube current settings：Evaluation of image quality[J]. Int J Cardiovasc Imaging，27（supply1）：53-59.

Romagnoli A，Funel V，Meschini A，et al. 2012. Optimisation of low-dose CT with adaptive statistical iterative reconstruction in total body examination[J]. Radiol Med，117（8）：1333-1346.

Yang L，Luo D，Li L，et al. 2016. Differentiation of malignant cervical lymphadenopathy by dual-energy CT：A preliminary analysis[J]. Sci Rep，6：31020.

Yang W J，Yan F H，Liu B，et al. 2013. Can sinogram-affirmed iterative（SAFIRE）reconstruction improve imaging quality on low-dose lung CT screening compared with traditional filtered back projection（FBP）reconstruction [J]. J Comput Assist Tomogr，37（2）：301-305.

第四章　磁共振成像设备与成像理论

学习要求

记忆：磁共振成像设备的维护。

理解：磁共振成像设备的组成。

运用：磁共振的成像原理及基本序列。

第一节　磁共振成像设备基本构成

【案例 4-1】

磁共振成像设备开机前，保洁员想要推金属小车进入磁体间做保洁，被工作人员及时制止。保洁员不解地问："磁共振成像设备没开机也有磁场吗？"

【问题 4-1】

（1）按照磁体种类，磁共振可分为几种？

（2）没开机的磁共振成像设备存在磁场吗？

【案例 4-1 分析讨论】

磁共振按照磁体种类可分为永磁型磁共振、常导型磁共振、超导型磁共振。

没开机的磁共振成像设备存在磁场。永磁型磁共振磁体一般由多块永磁材料堆积或拼接而成，磁场持续存在。超导型磁共振磁体线圈在液氦中处于超导状态，导线内的电阻抗几乎消失，通入励磁电流，当达到预期的场强时切断电源，导线内的电流会一直存在，并产生稳定的高场强磁场，所以无论是否开机，磁场一直存在。

磁共振成像（MRI）设备由主磁体系统、梯度系统、射频系统、计算机系统及其他附属设备等构成。

一、主磁体系统

主磁体是 MRI 设备的主要构成部分，为 MRI 设备提供特定要求的静磁场，其性能直接影响 MRI 设备的图像质量和工作效率。

（一）磁体的分类

根据磁场产生的方式可将磁体分为永磁型和电磁型，根据导线材料不同又可将电磁型磁体分为常导型和超导型，各磁体特点如下。

1. 永磁型　永磁体（permanent magnet）的磁体材料主要有铝镍钴、铁氧体和稀土钴三种类型，磁体一般由多块永磁材料堆积或拼接而成，磁场持续存在，磁铁块的排布既要满足构成一定成像空间的要求，又要使磁场均匀性尽可能高。

永磁体结构简单并以开放式为主（图 4-1），便于进行介入治疗，也可减轻患者的幽闭感和恐惧感，设备造价低，运行成本低，对环境影响小且安装费用低，

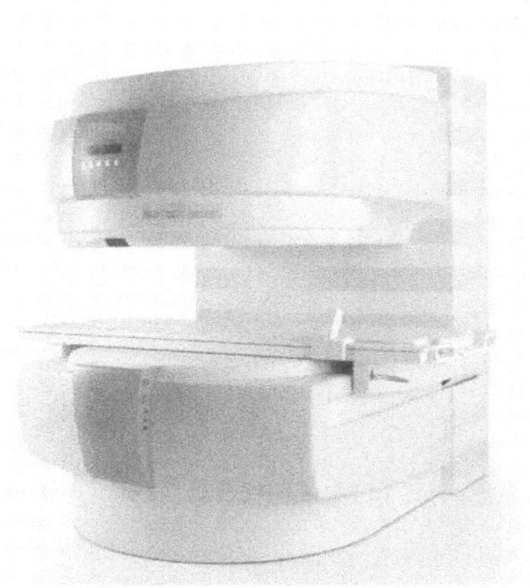

图 4-1　永磁体

对运动及金属伪影相对不敏感，磁敏感效应及化学位移伪影少。但永磁体的场强较低，成像的信噪比低，磁场的均匀性较差，热稳定性差，而且磁体的重量达数十吨，对安装地面的承重要求较高。

2. 常导型 常导磁体(resistive magnet)用线圈中的恒定电流产生磁共振成像设备中的静磁场，其磁场强度与线圈中的电流强度、线圈导线形状和磁介质性质有关，常导磁体实际上是某种类型的空芯电磁铁，其线圈通常用铜线绕成，由于铜有一定的电阻率，故又将这种磁体称为阻抗型磁体，常导磁体的功耗较大，同时产生大量的热量，必须配备磁体水冷装置。另外，线圈供电电源的波动将会直接影响场强的稳定性，因而高质量的大功率恒流电源是常导型磁共振成像设备整机系统的关键部件。

常导磁体的特点是结构简单，造价低廉，磁场强度在 0.2T 左右。磁场均匀性及稳定性较差，需要专用电源及冷却系统，运行和维护费用增高，限制了常导磁体的推广应用，该类磁体目前在市场上逐渐消退。

3. 超导型 超导磁体（superconducting magnet）线圈的设计原理与常导磁体基本相同，采用超导导线铌钛合金绕制而成，在 4.2K 液氦中获得超低温环境，达到 0K（–273.15℃），此时线圈处于超导状态，导线内的电阻抗几乎消失，通入励磁电流，当达到预期的场强时切断电源，导线内的电流会一直存在，并产生稳定的高场强磁场。当超导线圈在 8K 温度下时，其电阻即等于零。

超导环境的建立过程如下。①抽真空：真空度要达到(1×10^{-7})～(1×10^{-6})mbar(1bar=10^5Pa)，以保证超导磁体的真空绝热性能。②磁体预冷：将液氮直接导入磁体内部预冷至 77K(−196.15℃)，然后将液氦不间断地导入磁体内，用液氦气化产生的压力将磁体内的氮气全部除干净，同时将磁体内部温度从 77K 进一步预冷到液氦的沸点温度 4.2K（–268.95℃）。③灌满液氦：一般可灌满容量的 95%左右。

超导环境建立后，超导磁体系统在磁体励磁电源的控制下逐渐给超导线圈施加电流，建立预定静磁场，这一过程就是励磁。

超导磁体磁场强度高，磁场稳定性和均匀度较好，临床应用功能广泛，目前中高场强的磁共振成像设备均采用超导磁体。其缺点是技术复杂，设备生产成本增加，价格昂贵。超导磁体的结构示意图如图 4-2 所示。

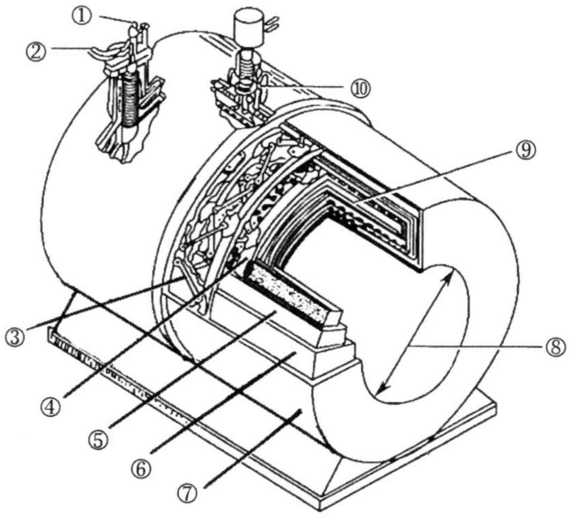

图 4-2 超导磁体的结构示意图

①. 液氦注入口；②. 电流引线；③. 玻璃钢支撑；④. 环形液氦容器；⑤. 20K 冷屏；⑥. 80K 冷屏；⑦. 真空容器；⑧. 磁体最大孔径；⑨. 超导线圈；⑩. 二级膨胀微型制冷机

（二）磁体的性能指标

1. 主磁场强度 主磁场强度是指磁共振成像设备的静磁场强度，可采用高斯（Gauss，G）或特斯拉（Tesla，T）来表示，目前特斯拉是磁场强度的法定单位。距离 5A 电流通过的直导线 1cm 处检测到的磁场强度为 1G。特斯拉与高斯的换算关系为：1T=10000G。目前，一般把 0.5T 以下的 MRI 设备称为低场机，0.5～1.0T 的 MRI 设备称为中场机，1.0～2.0T 的 MRI 设备称为高场机，大于 2.0T 的 MRI 设备称为超高场机。

磁场强度对图像质量的影响如下。

（1）对信噪比的影响：磁场强度越高，信号强度越高，信噪比越高。在保证信噪比不变的前提下，可缩短 MRI 设备信号采集时间。

（2）对对比度的影响：因磁场强度增高，组织本身的纵向弛豫时间 T_1 值变长，必须加长 TR，才能获得高对比度的 T_1 加权图像，这将导致扫描时间的延长；磁场强度对 T_2（横向弛豫时间）图像对比度影响不大。

（3）对化学位移的影响：在梯度回波中水和脂肪的相位差是随回波时间（time of echo，TE）变化的，射频脉冲作用后，水和脂肪的相位就在同相和反相之间交替改变，在水和脂肪共同的组织（如肌肉）中，在某一时刻，水与脂肪氢质子相位相反，产生低信号，会在 MRI 图像上表现为边缘增强，这一现象为化学位移。磁场强度越强，化学位移越大，同相和反相交替改变周期越短，边缘增强的效果越强。增加化学位移使磁共振波谱成像（magnetic resonance spectroscopy，MRS）对代谢产物的分辨力提高，使脂肪饱和技术更加容易实现。

（4）对伪影的影响：因主磁场强度增高，共振频率变高，自旋加快，同样运动的相位漂移变大，使运动伪影、化学位移伪影及磁化率伪影等在高场机上更明显。

2. 磁场均匀度 磁场均匀度（homogeneity）是 MRI 设备的一个很重要的指标，是指特定容积限度内磁场的同一性，即穿过单位面积的磁力线是否相同。磁场均匀度在很大程度上决定磁共振成像设备成像的质量。磁场均匀度用磁场不均匀度（ppm，百万分之一）衡量。磁场不均匀度越小，磁场均匀度越好。磁场不均匀度的数字定义为

$$\text{磁场不均匀度（ppm）}=\frac{B_{\max}-B_{\min}}{B_0}\times10^6=\frac{\Delta B_0}{B_0}\times10^6$$

式中，ppm 为某一个限定的空间范围；B_0 为主磁场中心磁感应强度；ΔB_0 为磁感应强度最大值与最小值的差。

由上式可见，磁场均匀度与主磁场的大小有关。相同的磁场不均匀度在不同的 B_0 下，代表的偏差是不一样的。另外，磁场均匀度与测量空间的大小有关，测量空间越大，磁场均匀度越差；磁场均匀度测量范围越小，磁场均匀度越好。

在 MRI 中进行空间编码（层选脉冲、相位编码和频率编码），在静磁场上叠加微弱的梯度磁场。静磁场均匀性越差，偏差越大，图像质量越差。另外，如果静磁场不均匀，在叠加上梯度磁场后，层位信号将发生偏离，引起图像失真和畸变。

3. 磁场的稳定性 磁场的稳定性是保证磁共振图像的一致性和可重复性的重要指标，永磁体自身的衰减很少。受主磁体周围铁磁性物质、环境温度的影响，静磁场的磁场强度会发生变化（磁场漂移）。在 1～2h 之内，一般要求磁场漂移小于 5ppm；在 1～8h 之内磁场漂移小于 10ppm。

4. 主磁体的有效孔径 主磁体的有效孔径是指梯度线圈、匀场线圈、射频线圈和内护板等均安装完毕后所形成的柱形空间的有效内径。孔径过小容易使被检者感到压抑和不适，增大孔径可给被检者带来舒适感，但在一定程度上影响磁场均匀性。从技术上讲，增加主磁体的有效孔径比提高磁场强度更难。

5. 磁场的逸散度 主磁体周围形成的逸散磁场，会对附近的铁磁性物质产生很大的影响，这种影响是相互的。所以应对磁场的逸散度进行限制，对磁体采取各种屏蔽措施。

除上述五项性能指标外，制冷剂（液氦）的挥发率、磁体低温容器的容积、液氦的补充周期、磁体长度和磁体重量等因素也是磁体的重要技术指标。

二、梯 度 系 统

【案例 4-2】

男性，46 岁，做完磁共振检查后，抱怨说："MRI 检查噪声太大，时间太久了。"

【问题 4-2】

（1）行磁共振检查时，为什么有很大的"噪声"？

（2）磁共振检查为什么时间长？

【案例 4-2 分析讨论】

磁共振扫描过程中，"噪声"主要与梯度场切换有关。由于线圈通有电流，根据拉莫尔定律，线圈金属丝会受到洛伦兹力作用，造成线圈振动，而磁共振工作要求这些线圈中的电流以极高的速度开启和关闭，因而造成线圈的高频振动产生"噪声"。

由于磁共振成像序列比较多，每一个部位需要进行好几个序列扫描。每一个序列扫描时间比做 1 次 CT 检查时间长。所以磁共振检查需要的时间比较长。

梯度系统（gradient system 或 gradients）是 MRI 设备最重要的硬件之一，其利用梯度线圈产生相对主磁场较微弱的随空间位置线性变化的磁场，并叠加在主磁场上。梯度系统主要朝着高梯度场强、高梯度切换率、双梯度以及环绕梯度方向发展，同时拥有完美的梯度线性。

（一）梯度系统的作用

梯度系统的作用是产生线性变化的梯度磁场。梯度磁场的主要作用有：①进行磁共振信号的空间定位编码；②产生磁共振回波信号；③进行流动补偿；④施加扩散敏感梯度场，用于水分子弥散加权成像；⑤进行流动液体的流速相位编码等。梯度线圈由 x、y、z 轴三个线圈构成。

（二）梯度磁场的产生

以被检者仰卧位、头先进的体位定义磁共振系统的坐标系。主磁场方向与人体长轴平行并指向头侧，定义为 z 轴；x 轴及 y 轴与 z 轴垂直，x 轴在人体左右方向上，指向人体解剖位置的左侧，y 轴在人体的前后方向上，指向人体解剖位置的前侧，在 x、y、z 轴上各有一组梯度线圈（图 4-3）。

以 z 轴为例介绍梯度磁场产生的原理。梯度线圈通电后，头侧梯度线圈部分产生的磁场与主磁场方向一致，两个磁场强度相互叠加，头侧磁场强度增高；足侧梯度线圈部分产生的磁场与主磁场方向相反，两个磁场强度相减，足侧磁场强度降低，从而形成沿着主磁场长轴分布，头侧高、足侧低的梯度磁场，梯度线圈中心位置场强不变。x、y 轴梯度磁场产生的机制与 z 轴相同，只是方向不同（图 4-4）。

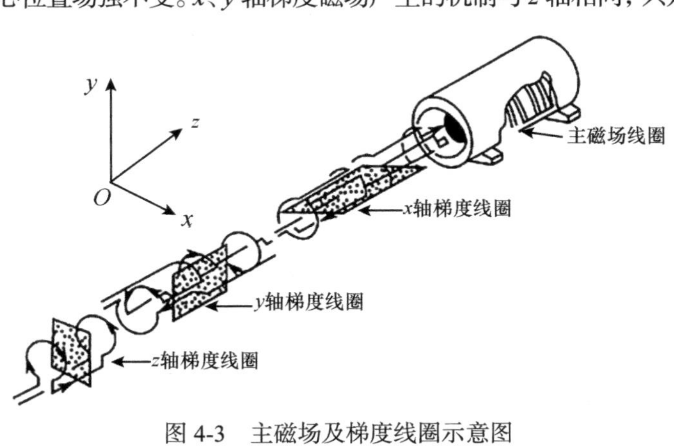

图 4-3 主磁场及梯度线圈示意图

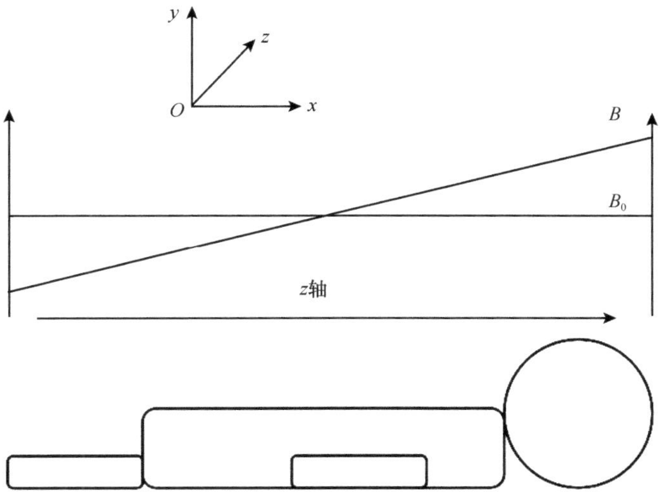

图 4-4 z 轴梯度磁场产生原理

（三）主要性能指标

梯度线圈的主要性能指标包括梯度场强、梯度切换率、梯度线性以及均匀容积。

梯度场强是指梯度磁场强度能够达到的最大值，采用单位长度内梯度磁场强度的最大差别来表示，即以每米长度内梯度磁场强度的差别（mT/m）来表示。即梯度场强（mT/m）=梯度场两端的磁场强度差值（mT）/梯度场的有效作用长度（m）。

梯度切换率是指单位时间及单位长度内的梯度磁场强度变化量，常用每秒每米长度内梯度磁场强度的变化 [mT/（m·s）]来表示。切换率=梯度场预设强度/爬升时间。梯度切换率越高表明梯度磁场变化越快，即梯度线圈通电后梯度磁场达到预设值所需的时间越短。

梯度线性是衡量梯度场平稳性的指标，线性就是指梯度场强的变化率在单位距离内是相同的。线性越好，则梯度磁场越精确，空间定位选层越精确，图像质量越好，一般情况下，梯度磁场的非线性不能超过 2%。

均匀容积又称为梯度系统的有效容积，是指梯度线圈所包含的能够满足一定线性要求的空间区域，也就是说梯度系统是有一定大小范围的，受到梯度线圈的几何形状和几何尺寸的限制，其有效梯度的范围一般只局限于磁体中心附近区域，与主磁场的有效容积同中心，该区域外梯度的均匀性变差。磁体中心区域的主磁场相对均匀，并且梯度场也有一定的范围，两者叠加在中心区域，有利于获得较好的均匀磁场。

梯度系统作为 MRI 设备的核心和关键部分，其性能的高低直接决定 MRI 设备的扫描速度、最小扫描层厚、*x/y/z* 三轴的有效扫描范围、影像的几何保真度等。梯度系统的性能与扫描脉冲序列中梯度波形的设计有关，即一些复杂序列还需要依赖良好的梯度系统来实现。MRI 设备对梯度系统的要求包括梯度场强高、梯度上升速度快、梯度切换率高、梯度线性和梯度输出波形的准确度高及其可重复性好、梯度效率和利用率高。由于梯度磁场的剧烈变化会对人体造成一定的影响，特别是引起周围神经刺激，因此梯度场强和梯度切换率不是越高越好。

（四）双梯度及环绕梯度技术

双梯度是指磁共振采用两套梯度场强和梯度切换率不同的梯度系统，根据实际需要在两种梯度模式间自由切换，从而提高图像的空间分辨力、信噪比和扫描覆盖范围。通过双梯度技术，当需要进行大 FOV 扫描时，采用低梯度场强和梯度切换率的梯度系统；当需要精细扫描时，采用较高的梯度场强和梯度切换率的梯度系统。双梯度进一步提高了梯度系统的性能，有效地减少了梯度场对人体的刺激。

数字环绕技术（digital surrounding technology，DST）采用全新架构的环绕矩阵式梯度系统，可根据扫描部位、序列灵活输出全身模式、局部聚焦模式、静音模式三种工作模式。全身模式针对大 FOV 成像，要求梯度系统均匀地输出匹配的梯度场，保证图像的准确、精细、不变形。局部聚焦模式针对局部的小视野成像，要求梯度系统在瞬间集中输出极高场强，从而能实现小 FOV 下的高清 DWI。静音模式要求梯度系统实现快速、微动式的切换，配合环绕射频实现 Zero TE 的采集，突破磁共振成像盲区。

三、射 频 系 统

射频系统（RF system）是 MRI 设备中实施射频激励并接收和处理射频信号的功能单元，由射频发生器、射频放大器和射频线圈等构成。射频系统不仅要根据扫描序列的要求发射各种翻转角的射频脉冲，还要接收成像区域内氢质子的共振信号。实际应用中主要涉及射频线圈（图 4-5）。

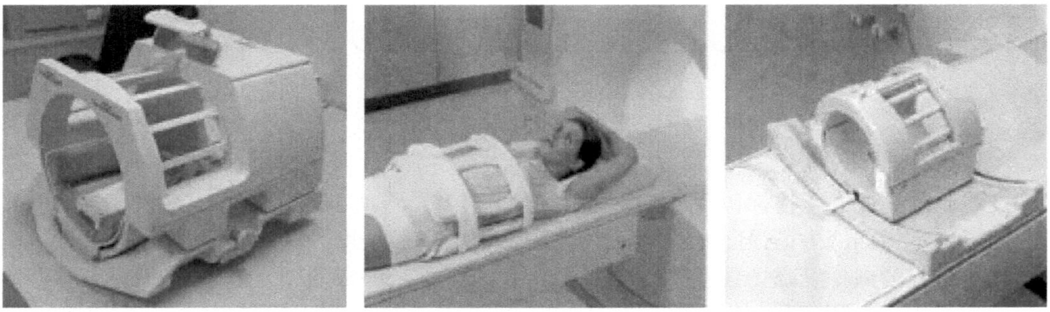

(a) 头颅正交线圈　　(b) 表面线圈　　(c) 专用线圈

图 4-5　专用检查线圈

射频线圈分为发射线圈和接收线圈，发射线圈发射射频脉冲，激发人体内氢质子发生共振，接收线圈接收人体内发出的磁共振信号。理论上所有的线圈都可以作为发射线圈和接收线圈，但是大多数表面线圈发射的射频场不均匀，通常只作为接收线圈，发射线圈一般由主磁体的体线圈完成。

MRI 对脉冲线圈有很高的要求。发射线圈应均匀地发射射频脉冲，激发感兴趣区的氢质子，发射线圈的脉冲能量大小与其强度和时间有关。接收线圈与图像信噪比密切相关，接收线圈离检查部位越近，接收的信号越强，线圈内体积越小，接收到的噪声越低。因此开发了适于各个部位专用的检查线圈，如乳腺线圈、脊柱线圈、直肠内线圈等。

相控阵线圈（图 4-6）由多个子线圈单元构成，同时需要多个数据采集通道与之匹配。目前临床上，与相控阵线圈的子单元相匹配的数据采集通道一般在 8 个以上，部分已达到 16 个或 32 个。利用相控阵线圈可明显提高信噪比，改善图像质量，同时与并行采集技术相配合，可加快信号采集速度。

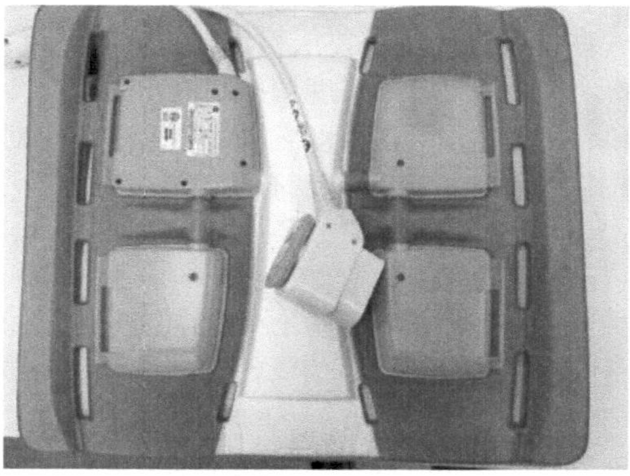

图 4-6　腹部 36 通道相控阵线圈

四、计算机系统

磁共振计算机系统包括主计算机硬件系统和软件系统、图像重建系统、图像显示及控制台等，它们构成了磁共振成像设备的控制网络。它具有扫描控制、患者数据管理、影像重组、图像管理，以及机器检测等功能，是整个设备的指令控制中心，控制着用户与磁共振各个系统之间的联系，而且可以通过运行应用软件来满足用户的要求。

（一）主计算机硬件系统

1. 组成 主计算机硬件系统由主机、磁盘存储器、控制台、主图像显示器（主诊断台）、辅助图像显示器（辅诊断台或工作站）、网络适配器、测量系统的接口部件等组成。主图像显示器又是控制台的一部分，用于监视扫描过程和机器的运行状况。

2. 功能 主计算机硬件系统的作用主要是控制用户与磁共振各系统之间的通信，负责对整个系统各部分的运行进行控制，使整个成像过程各部分的动作协调一致，产生所需的高质量图像；并通过运行扫描软件来满足用户的所有应用要求，如扫描控制（控制梯度磁场、射频脉冲）、患者数据管理、图像归档、控制图像的重建和显示、机器检测（包括自检）等。

（二）主计算机软件系统

软件可分为系统软件和应用软件。应用软件通过操作系统等系统软件与主计算机发生联系，从而控制整个磁共振成像设备的运行。

1. 系统软件 系统软件是指控制和协调计算机及外部设备，支持应用软件开发和运行的系统。系统软件分为操作系统（系统软件的核心）、语言处理系统和常用例行服务程序三个模块。

2. 应用软件 应用软件用于磁共振系统的运行控制、患者数据的录入、扫描序列的选择和参数设定，患者扫描数据采集、存储和图像重建，以及各种图像和数据的后处理等。磁共振系统调整检测及故障诊断软件用于对磁共振各组成部分进行故障检测、分析和调整，监测系统运行情况，以及显示故障或错误信息，以便磁共振维修工程技术人员及时发现问题，排除故障。

（三）图像重建系统

图像的重建是一个极其复杂的过程，包括数据采集和信息处理，必须在复杂且严格的程序软件控制下进行。由于信息量大和调度频繁，信号处理系统可由高档次微机与专用计算机联合构成。专用计算机负责信号预处理、快速傅里叶变换和卷积反投影运算，高档次微机负责信息调度与系统控制。图像重建既可用软件完成也可用硬件完成，软件重建的速度要慢于硬件。

（四）图像显示

图像重建后，获得的是表示图像各点不同亮度的一组数据，这些图像数据立即被送入主计算机系统的海量存储器或硬盘中，并以图像的形式输出到显示器，这样才能让人眼看到。目前比较流行的是液晶显示器。现在临床常用的图像工作站可根据需求分别应用三维重建、三维透射、重建和仿真内镜等对器官、相同结构和（或）区域进行彩色显示。

（五）控制台

一般设有主诊断控制台和辅助诊断控制台，前者控制扫描，后者进行图像处理，部分功能可在两个控制台上同时进行，以提高患者流通量。

第二节 磁共振成像基本原理

【案例 4-3】

男性，20 岁，踝关节扭伤，肿胀，疼痛，先行 X 射线踝关节正侧位摄片检查，结果未见明显异常。医生建议做踝关节 MRI 检查，以明确损伤情况。被检者询问医生："我刚刚做完 X 射线摄片，马上再去做磁共振检查，受到的辐射剂量会不会太大了？"

【问题 4-3】

（1）被检者的担心有无必要？

（2）该被检者为何需要做 MRI 检查？

（3）磁共振检查有无辐射？其成像过程是怎样的？

【案例 4-3 分析讨论】

被检者的担心是多余的。

磁共振成像是目前公认的安全、精确、无创的诊断手段。

X 射线摄片虽然对骨骼显示清晰，但在密度分辨力方面远远不及磁共振成像，MRI 检查可清晰显示除骨骼之外的肌肉、韧带等软组织情况，这点是 X 射线成像做不到的。同样对于没有明显空间位置改变的骨挫伤，X 射线成像无能为力，而 MRI 却可以轻易发现外伤引起的骨髓水肿。所以医生建议行膝关节 MRI 检查，对明确病情是完全有必要的。

磁共振检查无辐射，其成像过程是：磁场中人体内的氢原子核，受到射频脉冲激发后，引起氢原子核共振并吸收能量，射频脉冲停止后，氢原子核将吸收的能量释放出来，被体外接收装置接收，经计算机处理获得图像，即磁共振成像。

一、原子核的自旋与磁矩

学习磁共振基本原理，首先必须知道磁共振成像的物质基础，也就是看到的磁共振图像信号的来源。

（一）原子的结构

原子由原子核及位于其周围轨道中的电子构成，电子带有负电荷。原子核由中子和质子构成，中子不带电荷，质子带有正电荷。

任何原子核都有一个特性，以一定的频率绕轴进行高速旋转，就如同地球自转一样，原子核的这一特性称为自旋（图 4-7）。带有电荷的原子自旋同样会产生具有一定大小和方向的磁化矢量，称为核磁。

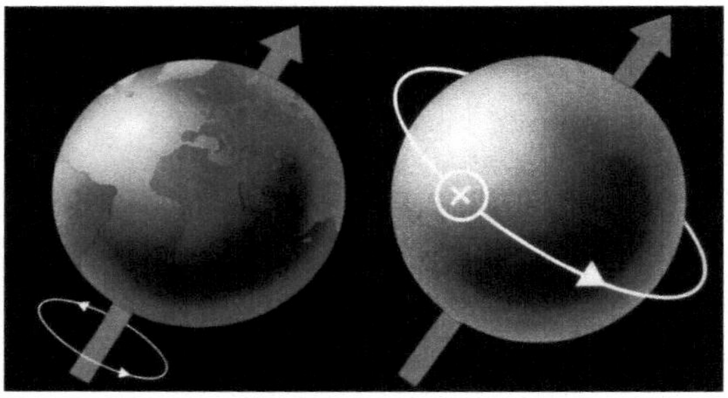

图 4-7 地球、原子核自旋示意图

原子核的质子是带正电荷的粒子，其电荷均匀分布在表面上。原子核自旋的同时其表面的电荷也随之自旋，其效应相当于环形电流，使核周围出现磁场，因此自旋必然伴有磁矩（图 4-8），自旋是粒子或原子具有磁矩的原因。设原子核的磁矩为 u_N，其方向垂直于环形电流的方向，且与自旋角动量 P_N 相重合，u_N 和 P_N 成正比，即

$$u_N=r_N P_N$$

式中，r_N 为原子核的磁旋比，是原子核的特征常数，与原子核的运动无关。

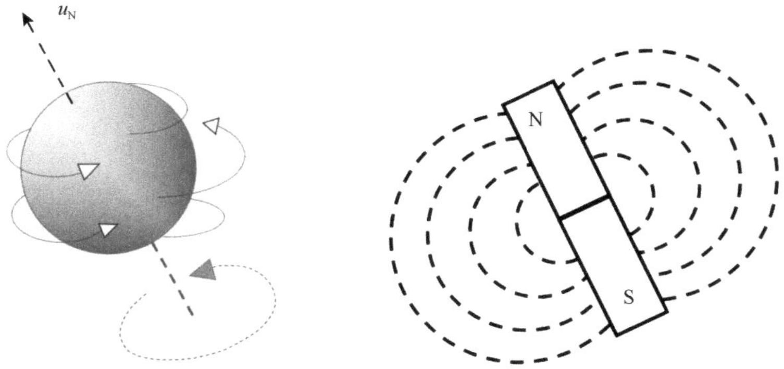

图 4-8 原子核自旋产生核磁及其磁矩方向

（二）用于人体磁共振成像的原子

原子核的自旋由原子核内的质子和中子数决定，并不是所有的原子核自旋都能产生磁场，如果核内质子数和中子数均为偶数，则原子核自旋不能产生核磁，称为非磁性原子核，反之则称为磁性原子核。磁性原子核的质子数和中子数必须满足以下关系：①质子数为偶数，中子数为奇数；②质子数为奇数，中子数为偶数；③质子数和中子数均为奇数。

人体组织内的磁性原子核有很多（表 4-1），理论上所有的磁性原子核均可以作为磁共振成像的对象，一般选择相对磁化率最高的氢原子核用于人体磁共振成像。人体中 ^1H 占原子数量的 2/3，而且从表 4-1 可以看出，^1H 的相对磁化率是最高的，且平均摩尔浓度也是最高的，相对磁化率第二的 ^{19}F 平均摩尔浓度仅为 0.0066mol/kg，是 ^1H 的 1/15000，所以目前用于人体磁共振成像的是 ^1H。人体的磁共振成像除特殊说明外全部是 ^1H 成像。

表 4-1 人体内常见的磁性原子核

磁性原子核	平均摩尔浓度 /(mol/kg)	相对磁化率（与质子磁化率的比率）	磁性原子核	平均摩尔浓度 /(mol/kg)	相对磁化率（与质子磁化率的比率）
^1H	99.0	1.0	^{39}K	0.045	0.0005
^{14}N	1.6	0.083	^{17}O	0.031	0.029
^{31}P	0.35	0.066	^2H	0.015	0.096
^{13}C	0.1	0.016	^{19}F	0.0066	0.83
^{23}Na	0.078	0.093			

二、进入主磁场前后人体内质子核磁状态的变化

（一）进入主磁场前人体内质子的核磁状态

人体的质子不计其数，每毫升水中的质子数就达 3×10^{22} 个。每个质子自旋均能产生 1 个小磁场，人体内如此多的质子自旋将产生无数个小磁场，这种小磁场的排列是随机无序（即杂乱无章）的，使每个质子产生的磁化矢量相互抵消[图 4-9（a）]，因此，人体自然状态下并无磁性，没有宏观磁化矢量的产生。

MRI 设备仅能探测到宏观磁化矢量的变化，而不可能区分每个氢质子微观磁化矢量的变化。

产生宏观磁化矢量的做法就是把人体放进一个大磁场（即主磁场）中。

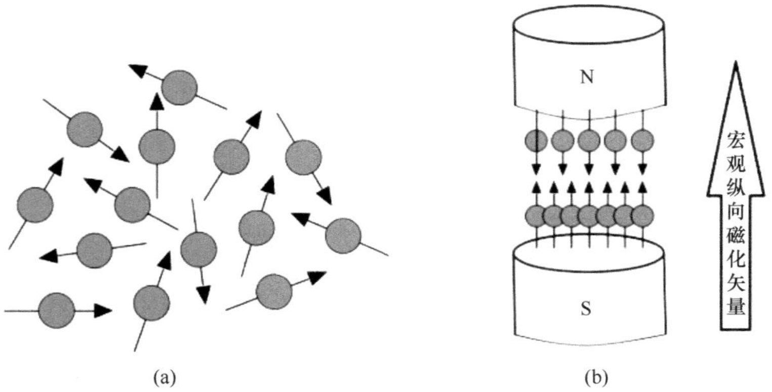

图 4-9　进入主磁场前后人体组织中氢质子核磁状态的变化

（二）进入主磁场后人体内质子的核磁状态

图 4-9 为进入主磁场前后人体内质子核磁状态的变化。进入主磁场后，人体内的质子产生的小磁场不再是杂乱无章的，呈规律性排列[图 4-9（b）]。进入主磁场后，质子产生的小磁场有两种排列方式：一种是与主磁场方向平行且方向相同；另一种是与主磁场平行但方向相反，处于平行同向的质子略多于处于平行反向的质子。两种核磁状态代表质子的能量差别。平行同向的质子处于低能级，因此受主磁场的束缚，其磁化矢量的方向与主磁场的方向一致；平行反向的质子处于高能级，因此能够对抗主磁场的作用，其磁化矢量尽管与主磁场平行但方向相反（图 4-10）。由于处于低能级的质子略多于处于高能级的质子，进入主磁场后，人体内产生了一个与主磁场方向一致的宏观纵向磁化矢量[图 4-9（b）]。

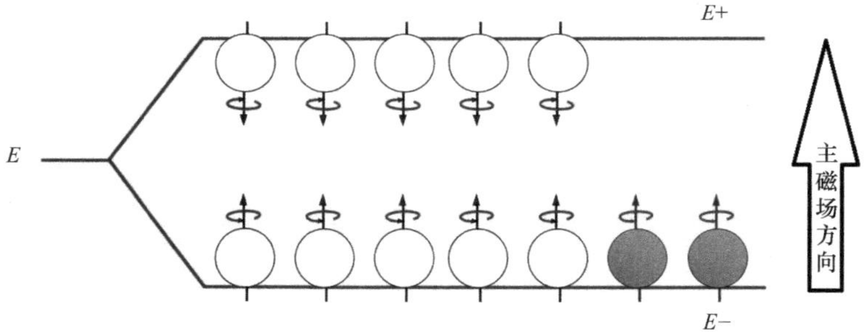

图 4-10　进入主磁场后不同能级氢质子的核磁状态不同

进入主磁场后（图 4-10 中右侧粗箭头），氢质子有两种核磁状态，高能级的氢质子（*E*+）的磁化矢量与主磁场平行反向；低能级的氢质子（*E*−）的磁化矢量与主磁场平行同向，且略多于处于高能级的氢质子。

进入主磁场后，处于低能级的氢质子仅比处于高能级的氢质子多出数个 ppm，而磁共振成像利用的就是多出来的这少部分氢质子，因此，磁共振信号是非常微弱的。进入主磁场后低能级氢质子比高能级氢质子多出的量将受到温度、主磁场强度等因素的影响（图 4-11）。随着温度的升高，低能级比高能级多出的氢质子将减少。对于人体组织来说，其温度是相对稳定的，低能级比高能级多出的氢质子的量主要受主磁场强度的影响。随着主磁场强度的升高，多出氢质子的量几乎成比例增多，磁共振成像时可以利用的有效成像氢质子就增多，磁共振信号将增高，这就是高场强磁共振图像之所以信噪比较高的主要原因。

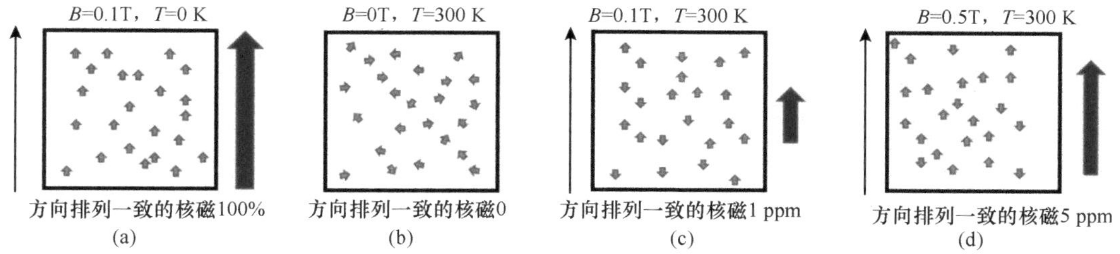

图 4-11　温度及主磁场强度对氢质子核磁状态的影响

温度及主磁场强度对氢质子核磁状态的影响：图 4-11 中方框内的小箭头表示氢质子自旋产生的小核磁。图 4-11（a）表示在 T=0K 时，尽管主磁场强度较弱（B=0.1T），小核磁均与主磁场方向相同，产生了非常强大的宏观纵向磁化矢量（M）。图 4-11（b）～（d）均处于室温（300K）下，图 4-11（b）没有外磁场，所有的小核磁随机无序排列，故相互抵消，不产生宏观磁化矢量。图 4-11（c）外磁场为 0.1T，此时处于低能级的氢质子比处于高能级的氢质子多 1ppm，多出来的这部分氢质子的小核磁叠加，形成了宏观纵向磁化矢量（M）。图 4-11（d）中主磁场强度为 0.5T，处于低能级的氢质子比处于高能级的氢质子多 5ppm，多出来的这部分氢质子的小核磁叠加，形成了更强的宏观纵向磁化矢量（M）。

（三）进动和进动频率

人体进入主磁场后，无论是处于高能级还是处于低能级的质子，其磁化矢量并非完全与主磁场方向平行，而总是与主磁场有一定的角度。如图 4-12（a）所示，陀螺在自旋力（以虚线为轴）与地球引力的相互作用下，不仅存在旋转运动，而且出现绕着地球引力（以带箭头的黑实线为轴，箭头表示地球引力方向）的旋转摆动，这种旋转摆动的频率远低于旋转运动。如图 4-12（b）所示，处于主磁场中的质子也是一样，除自旋运动外，还绕着主磁场轴（B 轴，箭头表示主磁场方向）进行旋转摆动，质子的旋转摆动称为进动（precession）。

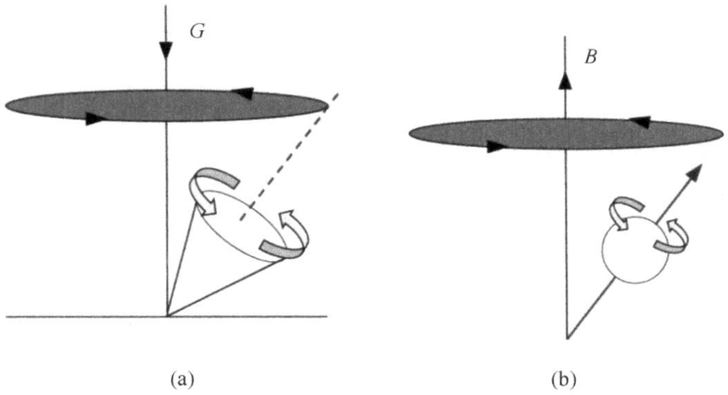

图 4-12　陀螺的旋转摆动与氢质子的进动

进动是磁性原子核自旋产生的小磁场与主磁场相互作用的结果，进动频率明显低于自旋频率，对于磁共振成像，进动频率比自旋频率重要。进动频率也称为拉莫尔频率，其计算公式为：$\omega=\gamma \cdot B$，式中，ω 为拉莫尔频率，γ 为磁旋比（γ 对于某一种磁性原子核来说是一个常数，氢质子的 γ 约为 42.5MHz/T），B 为主磁场的场强，单位为 T。从式中可以看出，质子的进动频率与主磁场场强成正比。

由于进动的存在，质子自旋产生的小磁场又可以分解成两个部分，即纵向磁化分矢量和横向磁化分矢量[图 4-13（a）]。质子的纵向磁化分矢量的方向是不变的，处于高能级者与主磁场方向相反，处于低能级者与主磁场方向相同，由于处于低能级的质子略多于处于高能级者，最后会产生一个与主磁场同向的宏观纵向磁化矢量。由于质子在进动，其横向磁化分矢量则以主磁场方向为轴（z 轴），就像时钟的指针在 xy 平面内做旋转运动，其方向处于不断的动态变化中。尽管每个氢质子的小核磁都有横向磁化分矢量，但各个氢质子的横向磁化分矢量在 360°圆周中所处的位置不同，即相位不同，横向磁化分矢量相互抵消，没有宏观横向磁化矢量产生[图 4-13（b）]。

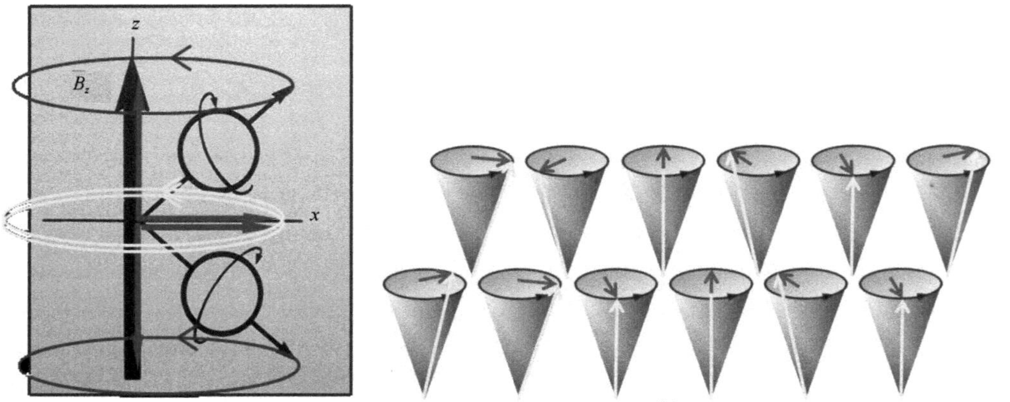

图 4-13　进动质子的纵向及横向磁化分矢量

人体进入主磁场后被磁化，产生了宏观纵向磁化矢量，某一组织（或体素）产生的宏观纵向磁化矢量的大小与其含有的质子数有关，组织中质子含量越多则产生的宏观纵向磁化矢量越大。人体进入主磁场后，人体组织中产生的宏观纵向磁化矢量保持稳定，其方向不发生变化，将不会切割接收线圈而产生电信号，接收线圈探测不到组织中的宏观纵向磁化矢量。如果组织中有一个旋转的宏观横向磁化矢量，那么它将切割接收线圈而产生电信号，所以，接收线圈探测到的是旋转的宏观横向磁化矢量。

三、磁共振现象

【案例 4-4】

古希腊的学者阿基米德曾豪情万丈地宣称：给我一个支点，我能撬动地球。而现代的美国发明家特斯拉更“牛气”，他说：用一件共振器，我就能把地球一裂为二！共振器的威力主要在于它能发出各种频率的波，这些不同频率的波作用于不同的物体，就能够相应地产生一种共振波，当这种共振波达到一定程度时，就能使物体被摧毁。医用磁共振成像设备也利用了共振波的特性吗？与共振现象有什么关系？

【问题 4-4】

（1）产生共振的基本条件是什么？

（2）磁共振成像设备与共振现象有什么关系？

【案例 4-4 分析讨论】

物理学上，共振被定义为能量从一个振动着的物体传递到另一个物体，而后者以与前者相同的频率振动。例如，两个频率相同的音叉靠近，其中一个振动发声时，另一个也会发声（图 4-14）。所有共振现象均具备以下条件：①外力的频率与共振系统的固有频率相同；②外力对系统做功，系统内能增加；③外力停止后，系统释放能量。音叉共鸣的条件是共振频率必须相同。同样，置于特殊磁场中的人体内的氢原子核，也具有固有的共振频率，当受到与该共振频率相同的射频脉冲激励时，也会发生共振并吸收能量，当射频脉冲停止后，氢原子核发出射电信号并将吸收的能量释放出来，被体外接收装置接收并经电子计算机处理即可获得磁共振图像。

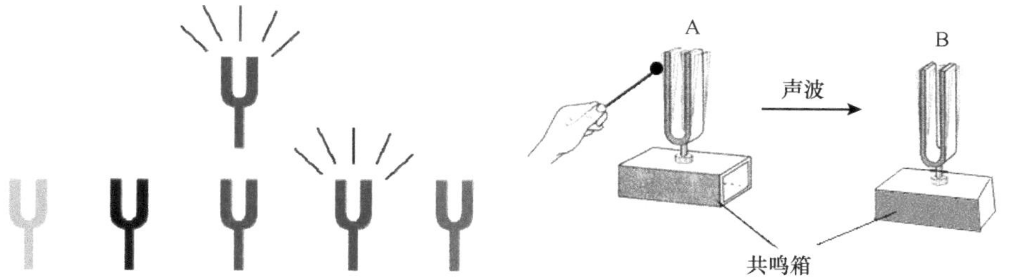

图 4-14　音叉共鸣现象

磁共振（MR）指利用射频脉冲对平衡态的自旋系统做功，使其吸收能量，射频停止后，系统释放能量。

（一）磁共振的量子学理论

射频脉冲属于电磁波，具有波粒二象性。它是带有一定能量的光子，光子的能量与频率的关系为：$\Delta E_\gamma=hf$，其中 h 为普朗克常量，f 为射频脉冲的频率，ΔE_γ 为射频脉冲的能量。

磁场对自旋系统的量子化作用使自旋系统产生低能态与高能态的能级差 ΔE，若射频脉冲的能量 ΔE_γ 等于该能级差 ΔE，即 f=拉莫尔频率，则低能态自旋吸收其能量跃迁至高能态，并处于激发态。当射频停止后，自旋系统将释放能量并逐渐恢复至平衡态。

（二）磁共振的力学理论

磁共振的经典描述是：原子、电子及原子核都具有角动量，其磁矩与相应的角动量之比称为磁旋比 γ。u_N 在磁场 B 中受到转矩 $\mu B\sin\theta$（θ 为 μ 与 B 间夹角）的作用（图 4-15）。此转矩使磁矩绕磁场进动，进动的角频率 $\omega_o=\gamma B$。由于阻尼作用，这一进动运动会很快衰减，即达到 μ 与 B 平行，进动就停止。但是，若在磁场 B 的垂直方向上再加一个高频磁场 b（ω）（角频率为 ω），则 b（ω）作用产生的转矩使 μ 离开 B，与阻尼的作用相反。如果高频磁场的角频率与磁矩进动的拉莫尔（角）频率相等：$\omega=\omega_o$，则 b（ω）的作用最强，磁矩 μ 的进动角（μ 与 B 间的夹角）也最大，这一现象即磁共振。

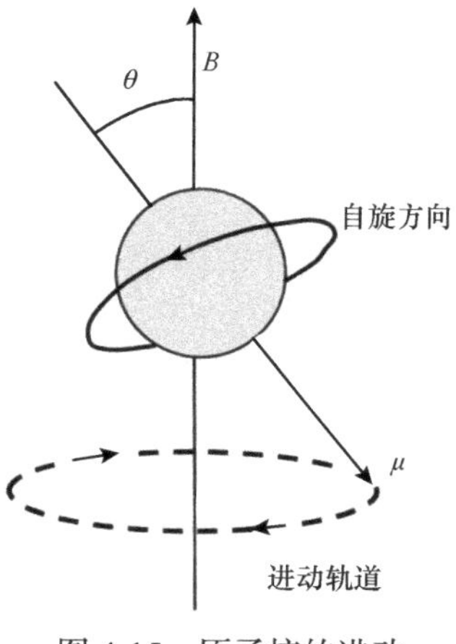

图 4-15　原子核的进动

（三）磁共振微观现象与宏观现象

如果给处于主磁场中的人体组织一个射频脉冲，这个射频脉冲的频率与质子的进动频率相同，射频脉冲的能量将传递给处于低能级的质子，处于低能级的质子获得能量后将跃迁到高能级，这种现象称为磁共振现象。从微观方面来看，磁共振现象的结果是使低能级的质子获得能量跃迁到高能级。从宏观方面来看，磁共振现象的结果是宏观纵向磁化矢量发生偏转。

宏观纵向磁化矢量发生偏转的角度与射频脉冲的能量大小有关，射频脉冲的能量大小与脉冲强度及持续时间有关。能量越大，宏观纵向磁化矢量发生偏转的角度也越大；当宏观纵向磁化矢量的翻转角确定时，射频脉冲的强度越大，需要持续的时间越短。

当射频脉冲的能量正好使宏观纵向磁化矢量偏转 90°，即完全偏转到 xy 平面时，称这种脉冲为 90°脉冲。如果射频脉冲使宏观纵向磁化矢量偏转的角度小于 90°，这种脉冲为小角度脉冲。如果射频脉冲的能量足够大，使宏观纵向磁化矢量偏转 180°，即产生一个与主磁场方向相反的宏观纵向磁化矢量，这种射频脉冲称为 180°脉冲。

磁共振接收信号的线圈仅能接收旋转的宏观横向磁化矢量。在各种角度的射频脉冲中，90°脉冲产生的宏观横向磁化矢量最大，90°脉冲是 MRI 序列中最常用的射频脉冲之一。

从微观上讲，90°脉冲的效应可以理解为：①90°脉冲使处于低能级的质子中多出处于高能级的那部分质子，有 1/2 获得能量进入高能级状态，这就使处于低能级和高能级的质子数目完全相同，两个方向的纵向磁化分矢量相互抵消，宏观纵向磁化矢量等于零。②90°脉冲施加之前，质子的横向磁化分矢量相位不同，90°脉冲可使质子的横向磁化分矢量处于同一相位，因而产生了一个最大的旋转宏观横向磁化矢量（图 4-16）。

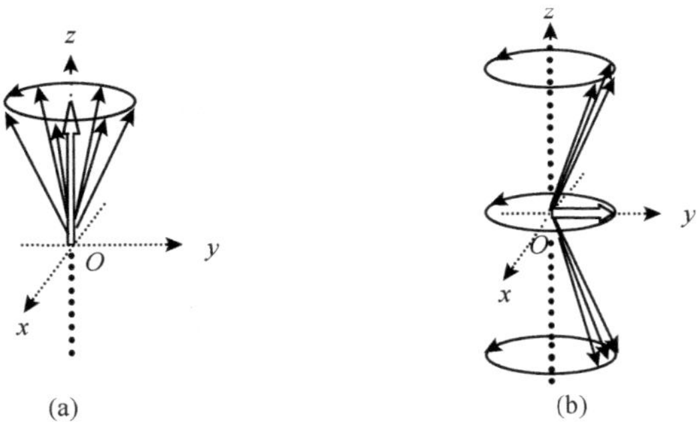

图 4-16 90°脉冲激发后产生的微观和宏观效应

图 4-16（a）为 90°脉冲激发前，在平衡状态下，处于低能级的质子略多于处于高能级的质子，从而产生与主磁场同向的宏观纵向磁化矢量（纵向空心箭头），但由于质子相位不同，没有宏观横向磁化矢量产生。图 4-16（b）为 90°脉冲激发后，处于低能级的质子部分获得能量跃迁到高能级，此时处于高能级和低能级的质子数完全相同，宏观纵向磁化矢量为零；同时由于 90°脉冲的聚相位效应，产生了旋转的宏观横向磁化矢量（横向空心箭头）。

90°脉冲激发后所产生的旋转宏观横向磁化矢量的大小与射频脉冲激发前（即平衡状态下）的宏观纵向磁化矢量的大小有关。宏观纵向磁化矢量越大，90°脉冲激发后产生的旋转宏观横向磁化矢量越大，MR 信号就越强；宏观纵向磁化矢量越小，90°脉冲激发后产生的旋转宏观横向磁化矢量越小，MR 信号就越弱。在平衡状态下宏观纵向磁化矢量的大小与组织中的质子含量（即质子密度）有关，由于 90°脉冲能够使宏观纵向磁化矢量偏转到 *x-y* 平面，产生旋转的宏观横向磁化矢量，这样 MRI 就能区分质子密度不同的人体组织了。但是仅区分不同组织的质子含量差别，对于临床诊断来说是远远不够的，所以一般不是在 90°脉冲后马上采集 MR 信号，而是在 90°脉冲关闭后等待一定时间再进行信号采集，并进行不同的加权成像采集。

四、弛豫过程及弛豫时间

以 90°脉冲为例，90°脉冲激发后，组织内的宏观纵向磁化矢量消失，产生最大宏观横向磁化矢量。90°脉冲关闭后，组织的宏观磁化矢量要恢复到平衡状态，这一过程称为核磁弛豫（图 4-17）。其过程可分解为两个相对独立的部分：①宏观横向磁化矢量从最大值逐渐减小直至消失，称为横向弛豫。②宏观纵向磁化矢量从零逐渐增大至平衡状态（最大值），称为纵向弛豫。

（一）自由感应衰减和横向弛豫

前面已经介绍了 90°脉冲可使组织内原来相位不一致的质子群处于同向位进动，质子小磁场的横向磁化分矢量相互叠加，产生旋转的宏观横向磁化矢量。90°脉冲关闭后，同相位质子群失相位，导致宏观横向磁化矢量逐渐减小直至消失（图 4-18）。

导致质子群失相位的主要原因为：①质子周围环境随机波动。每个质子都暴露在周围无数个其他原子核和电子的磁场微环境中，这些带电粒子一直处于热运动状态，造成质子群所感受的磁场微环境随机波动，即质子群所感受到的磁场强度产生随机变化，质子进动频率发生变化，结果使同相位质子群失相位，宏观横向磁化矢量逐渐衰减。②主磁场不均匀。主磁场均匀一致只是理想状态，实际上主磁场总是存在一定程度的不均匀。主磁场的不均匀使同相位质子群失相位，引起宏观横向磁化矢量逐渐衰减。受上述两方面的影响，90°脉冲关闭后，宏观横向磁化矢量呈指数式的快速衰减。把宏观横向磁化矢量的衰减称为自由感应衰减，也称 T_2WI 衰减。

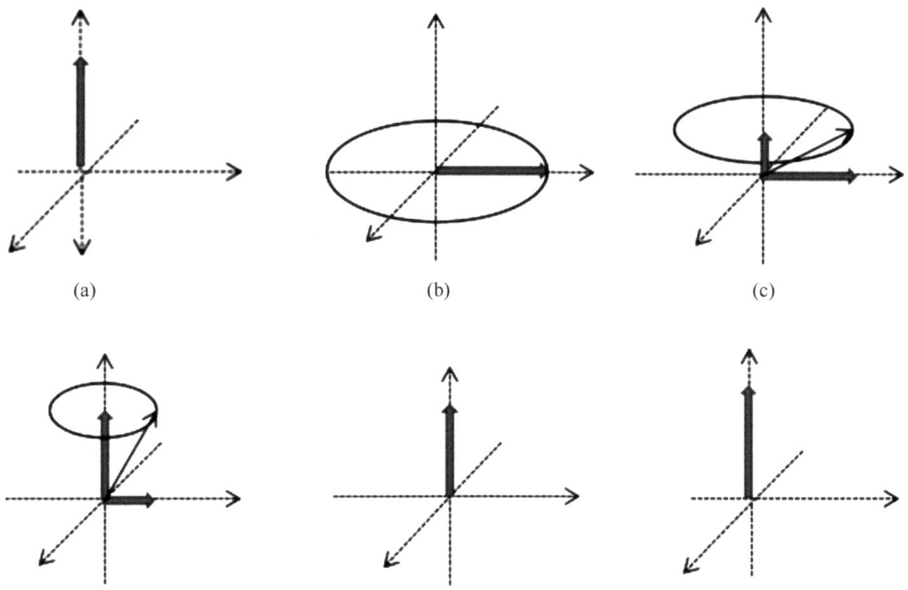

(a) (b) (c) (d) (e) (f)

图 4-17 90°脉冲激发后的核磁弛豫

(a) 90°脉冲激发前;(b) 激发后产生最大宏观横向磁化矢量;(c)、(d) 90°脉冲停止后宏观横向磁化矢量逐渐减小;(e) 宏观横向磁化矢量减小直至消失,宏观纵向磁化矢量进一步恢复;(f) 宏观纵向磁化矢量恢复至平衡状态

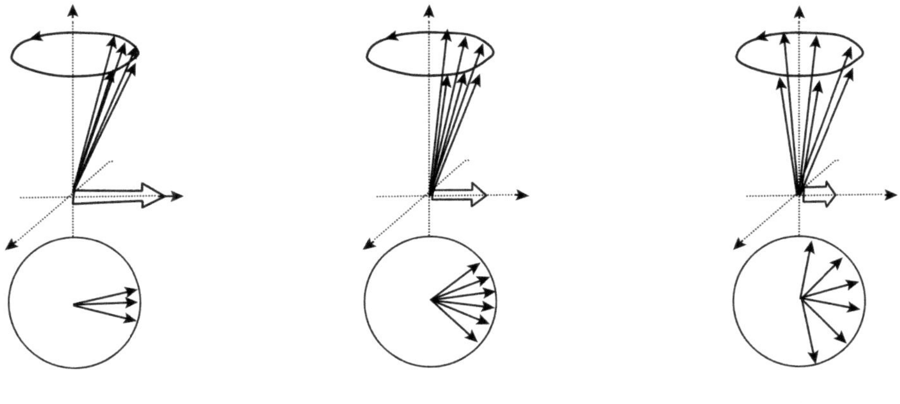

(a) (b) (c)

图 4-18 宏观横向磁化矢量衰减过程

(a)～(c) 上部分为坐标图,下部分为沿 z 轴方向观察质子的横向磁化分矢量的变化;(a) 90°脉冲使质子群聚相位;(b) 90°脉冲关闭后,同相位质子群失相位,造成宏观横向磁化矢量减小;(c) 再过一段时间,宏观横向磁化矢量进一步减小

利用 180°聚焦脉冲可以剔除主磁场不均匀造成的宏观横向磁化矢量衰减,由质子群周围磁场微环境的随机波动引起的宏观横向磁化矢量的衰减才是真正的横向弛豫,即 T_2 弛豫,也称作自旋-自旋弛豫(图 4-19)。

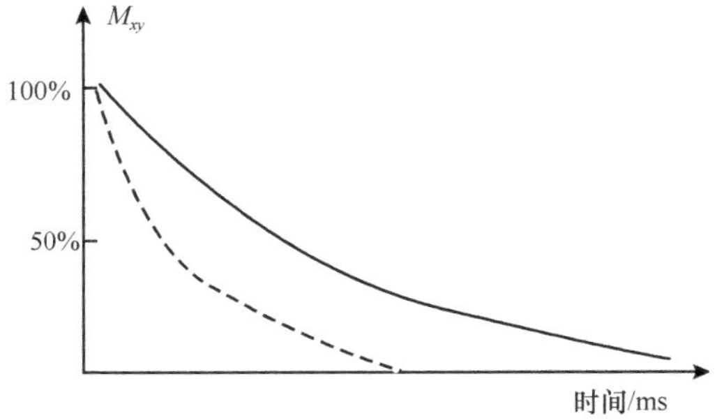

图 4-19 自由感应衰减与 T_2 弛豫

图 4-19 中纵坐标代表宏观横向磁化矢量(M_{xy})的大小,横坐标代表时间(ms)。90°脉冲施加瞬间,组织中的宏观横向磁化矢量达到最大,90°脉冲关闭后宏观横向磁化矢量逐渐衰减。虚曲

线代表 T_2WI 弛豫。实曲线代表 T_2 弛豫，利用磁共振成像技术剔除主磁场的不均匀造成的宏观横向磁化矢量的衰减，故其衰减较慢。

组织横向弛豫的快慢一般用 T_2 值描述。当 90°脉冲激发后，组织的宏观横向磁化矢量达到最大值。90°脉冲关闭后，把宏观横向磁化矢量从最大值衰减到最大值的 37%所需要的时间，称为该组织的 T_2 值（图 4-20）。

不同的组织由于所处的微环境不同，其 T_2 值不同。T_2 加权成像正是利用这一差别区分不同的组织结构的。即使是同一组织处于不同的主磁场中，其 T_2 值也是存在差异的。

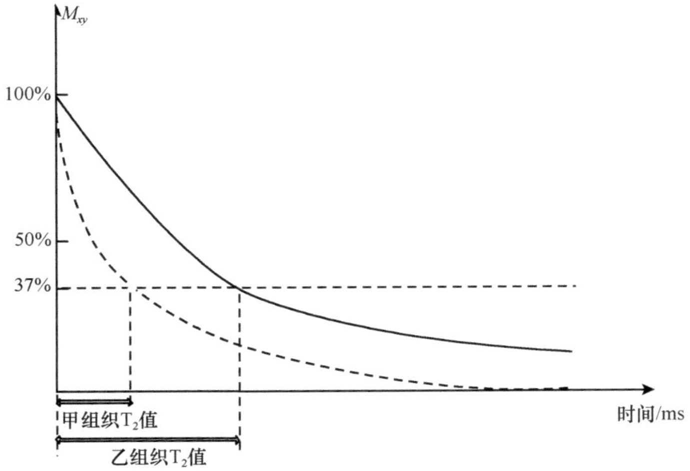

图 4-20　甲、乙两种组织 T_2 值的不同

图 4-20 中纵坐标代表宏观横向磁化矢量（M_{xy}）的大小，横坐标代表时间（ms）。图 4-20 中甲组织 T_2 弛豫比乙组织快，其 T_2 值比乙组织短。

（二）纵向弛豫

以 90°脉冲为例。90°脉冲激发后，组织内的宏观纵向磁化矢量消失；90°脉冲关闭后，组织内的宏观纵向磁化矢量从零逐渐恢复到平衡状态，这一过程称为纵向弛豫，即 T_1 弛豫。

射频脉冲的作用是使低能级质子获得能量跃迁到高能级，纵向弛豫与之相反，是高能级质子释放能量回到低能级状态的过程。高能级质子释放能量的速度与周围分子的自由运动频率有关，周围分子的自由运动频率与质子运动频率越接近，高能级质子能量释放得越快，组织纵向弛豫越快。在磁共振物理学中，把质子周围的分子称为晶格，纵向弛豫也称为自旋-晶格弛豫。

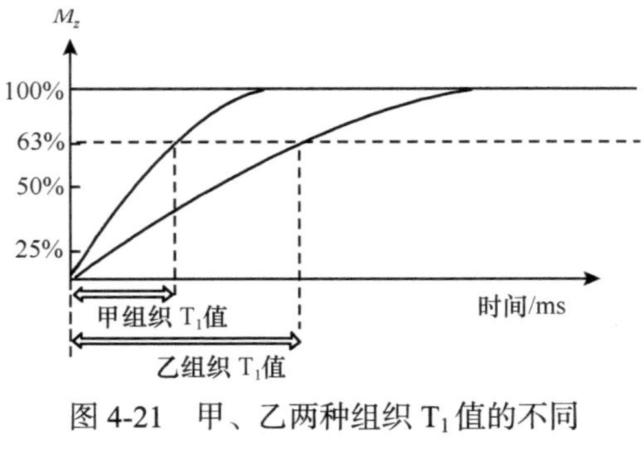

图 4-21　甲、乙两种组织 T_1 值的不同

组织纵向弛豫的快慢一般用 T_1 值来描述。90°脉冲关闭后，组织内的宏观纵向磁化矢量从零逐渐恢复到最大值的 63%所需要的时间，称为该组织的 T_1 值（图 4-21）。不同的组织由于质子周围的分子自由运动频率不同，其 T_1 值不同。T_1 加权成像正是利用这一差别区分不同的解剖结构的。

图 4-21 中纵坐标代表宏观纵向磁化矢量（M_z）的大小，横坐标代表时间（ms）。图 4-20 中甲组织 T_1 弛豫比乙组织快，其 T_1 值比乙组织短。

（三）T_1 弛豫与 T_2 弛豫的关系

组织 T_1 弛豫与 T_2 弛豫既相互联系又相互独立，T_1 弛豫需要把质子群内部的能量传递到质子外的其他分子，所需时间较长。T_2 弛豫能量传递发生于质子群内部，即质子与质子之间，所需时间短。因此，所有组织 T_1 值都比 T_2 值长很多。

主磁场的强度也会影响组织 T_1 弛豫和 T_2 弛豫，一般情况下，场强增高，T_1 值延长，而 T_2 值改变不明显。1.5T 场强下正常人体组织的 T_1、T_2 参考值如表 4-2 所示。

表 4-2　1.5T 场强下正常人体组织的 T_1、T_2 参考值

组织名称	T_1 值/ms	T_2 值/ms	组织名称	T_1 值/ms	T_2 值/ms
脑白质	350～500	90～100	肾皮质	350～420	80～100
脑灰质	400～600	100～120	肾髓质	450～650	120～150
脑脊液	3000～4000	1200～2000	骨骼肌	500～600	70～90
肝脏	350～400	45～55	皮下脂肪	220～250	90～130
脾脏	400～450	100～160			

（四）T_1 加权成像与 T_1 对比

加权即重点突出某方面特性。在成像过程中，组织的各方面特性（如 T_1 值、T_2 值、质子密度）均对 MR 信号有贡献，几乎不可能获得单纯反映组织一个特性的 MR 图像。调整成像参数，使图像主要反映组织某方面特性，而尽量抑制组织其他特性对 MR 信号的影响，这就是“加权”。T_1 加权成像（T_1-weighted imaging，T_1WI）是指成像方法重点突出组织纵向弛豫差别，而尽量减少组织其他特性如横向弛豫等对图像的影响。T_2 加权成像（T_2-weighted imaging，T_2WI）重点突出组织的横向弛豫差别。质子密度加权成像（proton density weighted imaging，PDWI）图像则主要反映组织的质子密度差别。

1. 不同的组织存在 T_1 值、T_2 值及质子密度差别　不同组织的 T_1 值、T_2 值，以及质子密度存在差别，这是磁共振能够显示正常解剖结构及病变的基础。两个不同的组织 A 和 B，假定质子密度相同，则在主磁场 B_0 中产生的宏观纵向磁化矢量 M_0 相同。在 90°脉冲结束后，A 和 B 的宏观纵向磁化强度矢量 M_z 要恢复，图 4-22（a）中给出了 A、B 两种组织的宏观纵向磁化矢量 M_z 恢复曲线。显然 A 的纵向弛豫时间 T_1 更大，即需要较长的时间进行恢复。

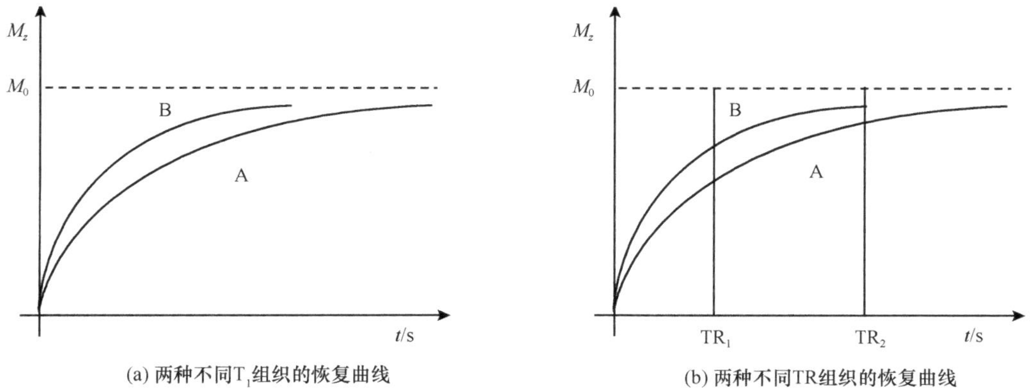

图 4-22　宏观纵向磁化矢量的恢复曲线

图 4-22（b）中给出了对 A、B 两种组织施加长 TR_2 和短 TR_1 的情形。当第一个 90°脉冲作用后，两种组织的宏观纵向磁化矢量 M_0 均翻转到 x-y 平面内，此刻在 x-y 平面内宏观横向磁化矢量的大小均为 M_0，如果立即接收信号，则接收的自由感应衰减（FID）信号强度相同。当第一个 90°脉

冲作用结束后，宏观纵向磁化矢量开始恢复，如果此时选用较短的 TR，在第二个 90°脉冲作用前，两种组织都是部分恢复，但因 B 组织的 T_1 小，宏观纵向磁化矢量恢复得比 A 组织明显多，因此第二个 90°脉冲作用后，B 组织翻转到 x-y 平面内的横向磁化强度比 A 组织要强。这样，不同纵向弛豫时间 T_1 的组织，在连续 90°脉冲作用后，使用短 TR 所得的信号强度就明显不同，纵向弛豫时间 T_1 短的组织，所得信号强度就大，纵向弛豫时间 T_1 长的组织，所得信号强度就小。根据信号强度的不同就可区分不同 T_1 的组织。或者说短 TR 可以使组织有更好的 T_1 对比或信号强度中有更多 T_1 "权重"成分。

如果选用较长 TR，例如，TR 远大于这两种组织中纵向弛豫时间 T_1 较长的 A 组织，在第二个 90°脉冲作用前，两种组织都已经恢复到初始的宏观纵向磁化矢量 M_0，则翻转到 x-y 平面内的宏观横向磁化矢量的大小也就没有差别，产生的 FID 信号的强度没有明显差别。这种情况下，两种组织的 T_1 对比就很差，很难通过 T_1 区分这两种组织。通过上面的介绍有如下结论：短 TR 增加 T_1 对比；长 TR 减少 T_1 对比。

T_1 是组织在特定外磁场中的内在特性，与使用的脉冲序列无关，即与 TR 无关。但组织间的 T_1 差异（即 T_1 对比）可以通过选择适当的 MR 脉冲序列体现出来。可以选择使用短 TR 脉冲序列，使接收信号强度与组织 T_1 有关，在这类脉冲序列中，最终图像的对比受组织间的 T_1 差异的影响，在图像上长 T_1 组织的信号强度低，短 T_1 组织的信号强度高。由于图像中能充分表现出组织间的 T_1 差别，故称其为 T_1 加权图像。

2. 翻转角对组织信号的影响 翻转角是指在射频脉冲激励后宏观纵向磁化矢量 M_0 偏离 z 轴的角度，它由射频脉冲的强度和作用的持续时间所决定，可以通过减小射频脉冲的强度和持续时间来降低翻转角。当使用 90°脉冲时，翻转角为 90°，纵向磁化完全翻转为横向磁化。此时，宏观横向磁化矢量达到最大，宏观纵向磁化矢量为 0。射频脉冲结束之后，宏观纵向磁化矢量 M_z 的恢复从 0 开始。如果使用 θ 角射频脉冲，使宏观纵向磁化矢量 M_0 偏离 z 轴一个角度 θ（小于 90°），如 θ 角为 30°，则翻转到横向的磁化强度分量为 $M_{xy}=M_0\ \sin30°=M_0/2$。留下仍沿 z 轴方向的纵向磁化强度分量 $M_z=M_0\cos30°=\dfrac{\sqrt{3}}{2}M_0$。因此，翻转角越小，则翻转到的横向磁化强度分量 M_{xy} 越小，而留下的纵向磁化强度分量 M_z 越大。同时，θ 角射频脉冲后宏观纵向磁化矢量 M_z 是从存留的纵向磁化强度分量 M_z 开始恢复的。其恢复到 M_0 的速率由组织 T_1 和 M_z 的大小决定。

在短 TR 脉冲序列中，如梯度回波脉冲序列中，TR 可以短到几百毫秒甚至几十毫秒。如果翻转角太大，如使用 90°脉冲产生 90°的翻转角，尽管纵向磁化强度被完全翻转到横向，但因为 TR 间期很短，宏观纵向磁化矢量没有足够的时间恢复，在后续的每次激励脉冲作用时只能恢复很少的宏观纵向磁化矢量，所接受 FID 信号的强度也就很弱，信噪比降低，影响 MR 图像质量。因此，在短 TR 脉冲序列中，通常使用小翻转角的部分翻转脉冲序列。

对于特定的 T_1 组织，在给定的短 TR 条件下，信号强度与翻转角之间的关系为：如果使用部分翻转脉冲，使宏观纵向磁化矢量产生一个小角度翻转，在短 TR 间期内宏观纵向磁化矢量可以从 $M_z=M_0\cos\theta$ 恢复到接近平衡态 M_0 的大小。那么在每次激励脉冲作用时，翻转到横向的磁化强度分量几乎都为 $M_{xy}=M_0\ \sin\theta$，信号强度取决于翻转角 θ 的大小，θ 越大，信号强度越强。这样就存在 M_0 和 θ 相互制约的现象。因此，在给定的短 TR 和特定 T_1 的组织条件下，产生最高信号的理想翻转角将由组织的 T_1 和所使用的 TR 决定，这个理想的翻转角称为 Ernst 角。Ernst 角可以通过所使用脉冲序列的 TR 和组织的 T_1 计算出来。在磁共振成像中，并不总是对特定组织产生的最大信号感兴趣，而更注重于两种组织或多种组织的最大信号对比。应合理运用好 TR 和翻转角的关系。

（五）T_2 加权成像与 T_2 对比

分析两种组织的 T_2 对比，假设采取措施纠正了磁场的非均匀性。图 4-23 给出了 A、B 两种具有相同质子密度而有不同 T_2 的组织的横向弛豫时间，假定它们初始宏观纵向磁化矢量 M_0 相同。从

图 4-23 中不难看出：B 组织的 T_2 小于 A 组织，或者说，B 组织宏观横向磁化矢量衰减比 A 组织要快。

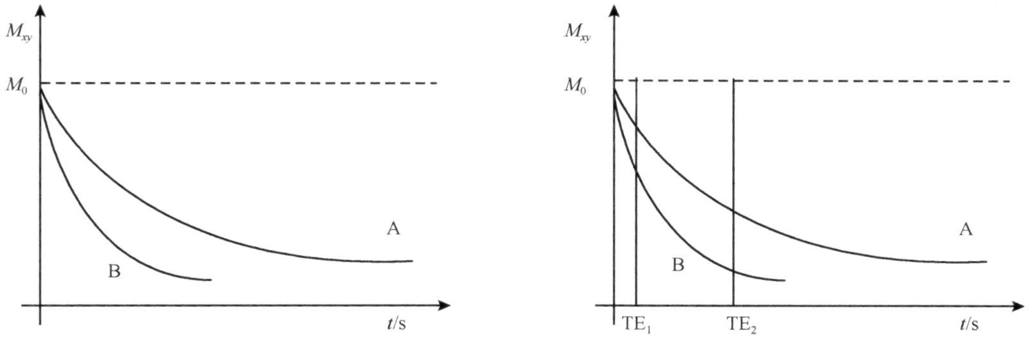

(a) 两种不同 T_2 组织的恢复曲线　(b) 两种不同TE组织的恢复曲线

图 4-23　宏观横向磁化矢量的衰减

从图 4-23 中可以直观地看出 B 组织的 T_2 小于 A 组织。对于 A、B 两种组织，在 90°脉冲激励后，翻转到横向的磁化强度分量开始均为 M_0，之后以不同的横向弛豫速度衰减，选用两个不同的回波时间 TE：短 TE_1 和长 TE_2。从图 4-23 看出，若选用短 TE_1，此时尽管两种组织的 T_2 不同，横向磁化强度分量衰减快慢不同，但因衰减时间很短，两种组织经过短 TE_1 时间后，剩余的宏观横向磁化矢量的大小相差不明显，所测量的 MR 信号也没有显著差异，因此很难区分 T_2 不同的这两种组织，也就是说短 TE_1 消除或减少了 T_2 对组织的影响。

仍从图 4-23 看出，若选用长 TE_2，此时两种组织横向磁化强度分量经过较长时间 TE_2 的衰减，由于其衰减速率的不同，在 TE_2 时刻，两组织未衰减的横向磁化强度分量的大小相差十分明显，由于 B 组织衰减得比 A 组织要快，所以 B 组织的横向磁化强度分量小于 A 组织。此时所接收的信号强度有显著差异，A 组织的信号强度大于 B 组织。因此，反映在 MR 图像上，A 组织因信号较强而较亮，B 组织因信号较弱而较黑，也就是具有较长 T_2 的组织具有较强的信号，具有较短 T_2 的组织具有较弱的信号。这样就可以把 T_2 不同的这两种组织区分开。

选用一个 TE，使组织对比即组织信号强度差异主要由组织间 T_2 差异来决定的图像称为 T_2 加权图像。实际中，当使用的 TE 短于感兴趣区组织 T_2 时，所产生的图像只有很小的 T_2 加权，这些图像的对比主要由质子密度或 T_1 参数决定。若使用与感兴趣区组织 T_2 接近或稍长的 TE，所产生的图像具有明显的 T_2 加权。当使用的 TE 明显长于感兴趣区组织 T_2 时，可能由于横向磁化的明显衰减导致图像的信噪比过低，从而限制临床应用价值。

为了获得两种组织的最佳 T_2 对比，理想的是具有较短 T_2 值的组织的大部分横向磁化已发生足够衰减，而具有较长 T_2 值的组织尚保留足够横向磁化。因此，为了显示两种组织的对比，理想的 TE 是让一种组织的横向磁化足够衰减，而另一种组织保留足够的横向磁化。图 4-24（a）表示宏观纵向磁化矢量相同但 T_2 不同的两种组织，在 90°脉冲激励后形成最初的宏观横向磁化矢量，均为 M_0，此时 TE=0。图 4-24（b）表示两种组织在不同 TE 的对比度，从图中可知，如果 TE 太短，信噪比高，但对比度差；如果 TE 中等，对比度理想；如果 TE 太长，对比度下降或丧失。

（六）质子密度加权成像

质子密度图主要反映不同组织间质子含量的差别。质子密度图很容易实现，以 A、B 两种组织为例，A 组织质子含量高于 B 组织，进入主磁场后，质子含量高的 A 组织产生的宏观纵向磁化矢量大于 B 组织[图 4-25（a）]，90°脉冲激励后 A 组织产生的旋转宏观横向磁化矢量就大于 B 组织[图 4-25（b）]，这时马上检测 MR 信号，A 组织产生的 MR 信号将高于 B 组织[图 4-25（c）]，即质子密度越高，MR 信号强度越大，这就是质子密度加权成像。

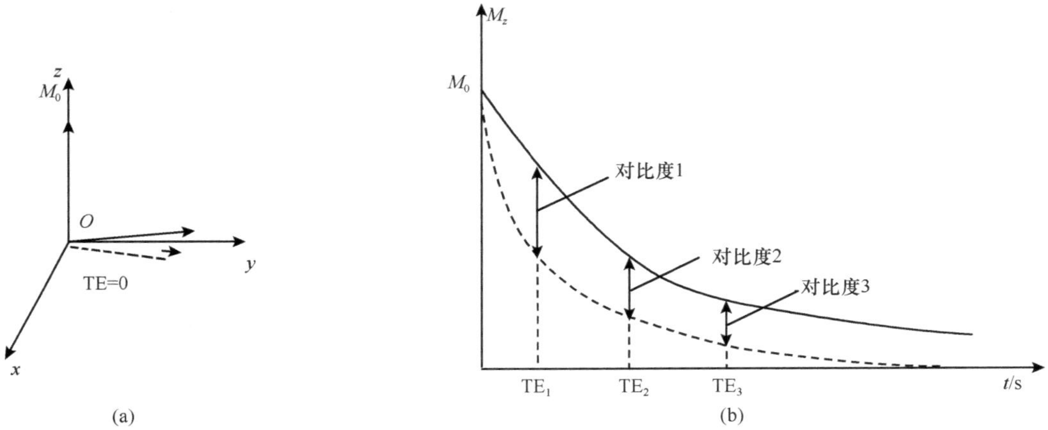

图 4-24 两种组织在三种 TE 时间下的 T_2 对比度

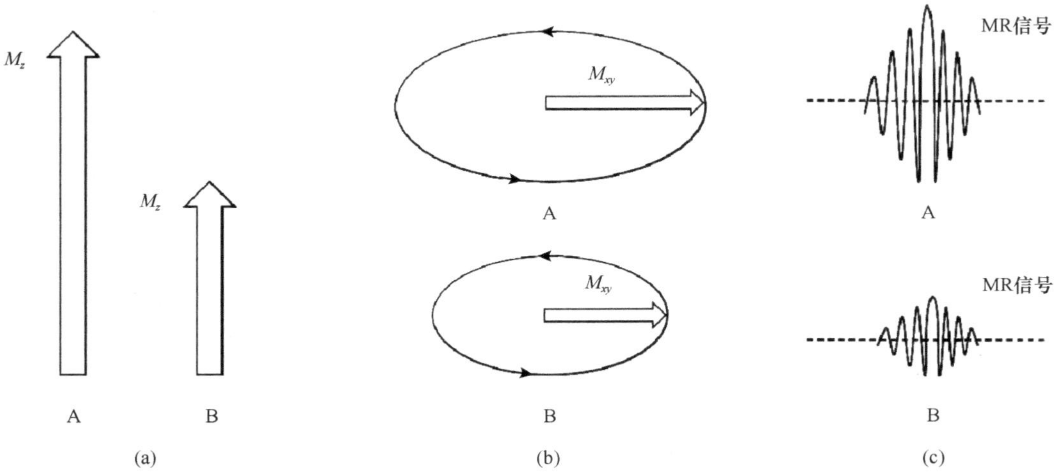

图 4-25 质子密度加权成像示意图

理想情况是使用的 TR 很长而 TE 为零。长 TR 可以保证组织的宏观纵向磁化矢量完全恢复，减少 T_1 对比；短 TE 可以减少 T_2 对比。由于电子设备响应及空间编码需要时间，TE 总是有一定的大小，则横向磁化已经开始衰减，因此这类图像总是有一些 T_1 和 T_2 对比的成分，使用长 TR 和短 TE 脉冲序列仅降低了 T_1 和 T_2 对比，这时其他对比如质子密度占优势。

（七）其他加权成像技术

前面所述的是磁共振成像中最基本的几种加权成像技术，反映的是组织的一般特性。实际上还存在其他一些加权成像技术。例如，利用弥散加权成像（DWI）技术来反映活体组织中水分子的布朗运动；利用灌注加权成像（perfusion-weighted imaging，PWI）技术可以反映组织的微循环状态；磁敏感加权成像（susceptibility-weighted imaging，SWI）技术可以利用组织磁化敏感性改变反映组织成分和结构的变化等。

五、磁共振信号的产生

（一）磁共振信号

磁共振信号只能采集到旋转的宏观横向磁化矢量，宏观横向磁化矢量切割接收线圈而产生的电信号实际上就是原始的磁共振信号（图 4-26）。宏观横向磁化矢量有几种基本记录方式，利用不同的采集方式可以采集到不同类型的磁共振信号。

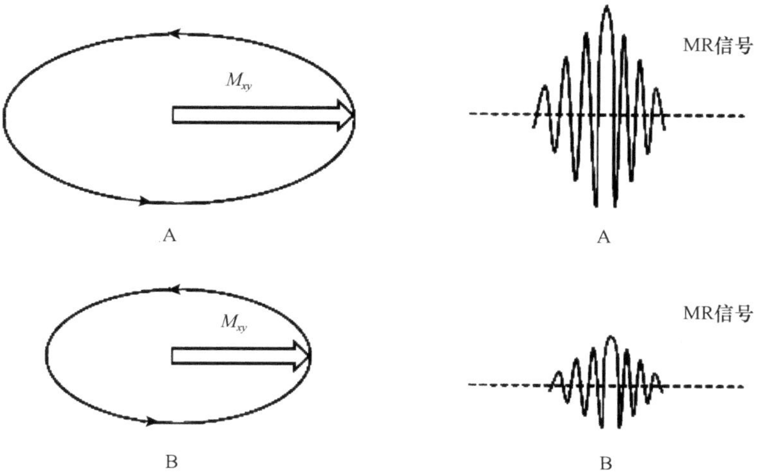

图 4-26　宏观横向磁化矢量与磁共振信号强度的关系

信号采集时刻，如果 A 组织的宏观横向磁化矢量大于 B 组织，则线圈探测到的 A 组织信号幅度将大于 B 组织，在图像上 A 组织的信号强度将高于 B 组织。这是所有磁共振成像序列的共同规则。

（二）自由感应衰减（FID）信号

接受某种射频脉冲（如 90°脉冲）激发后，组织将产生宏观横向磁化矢量。射频脉冲关闭后，由于受到 T_2 弛豫和主磁场不均匀双重因素的影响，组织中的宏观横向磁化矢量以指数形式快速衰减，即自由感应衰减。如果利用磁共振接收线圈直接记录宏观横向磁化矢量的这种自由感应衰减，则得到的磁共振信号就是自由感应衰减信号（图 4-27）。

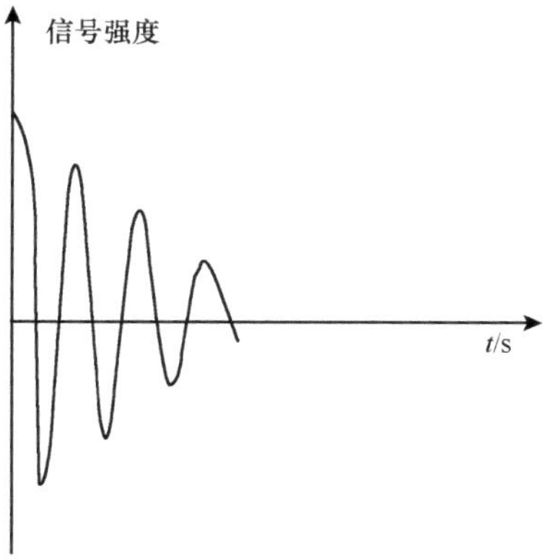

图 4-27　自由感应衰减信号

（三）自旋回波信号

当 90°脉冲关闭后，出现 FID 信号，主磁场的不均性等导致质子进动频率不同，迅速失相位，经过时间 τ 后几乎均匀分布在 360°圆周上，宏观横向磁化矢量便衰减为零，FID 信号完全消失。此时施加 180°重聚焦脉冲后，所有质子绕 x 轴旋转 180°达到其镜像位置，各质子仍保持原来的进动方向，但它们的排列顺序发生了颠倒，进动快的落在了后面，进动慢的却到了前面，再经过 τ 时间，即施加 90°脉冲后的 2τ 时刻，各质子的相位变得一致。此时所接收的信号就是自旋回波序列（SE）信号。当 $t>2\tau$ 之后，质子系统又将失相位。由此可见，施加 180°重聚焦脉冲前，质子系统是失相位过程，在 $t=2\tau$ 时刻，质子的相位变得一致，之后又将离相。

自旋回波信号有以下几个特点。

（1）回波形状：回波形状恰似两个 FID 信号背靠背对接起来，这说明在 90°脉冲作用后和 180°重聚焦脉冲作用前的 τ 时间内是离相运动，宏观横向磁化矢量衰减；在 $t=\tau$ 到 $t=2\tau$ 时间内是聚相运动，恰在 $t=2\tau$ 时达到相位完全一致，形成回波峰值，在 $t>2\tau$ 之后又是离相运动。

（2）回波峰值：在 $t=0$ 到 $t=2\tau$ 期间，主磁场不均匀造成失相位，通过 180°重聚焦脉冲使相位在 $t=2\tau$ 时刻变为一致，但在这期间由于质子自旋-自旋相互作用仍造成宏观横向磁化矢量的衰减。因此，在 $t=2\tau$ 时刻宏观横向磁化矢量的大小用 $M_{xy}=M_0e^{-2\tau/T_2}$ 来表示。也就是从 FID 发信号峰值到自旋回波峰值之间按 T_2 规律衰减。

（3）回波衰减速率：在 $t=2\tau$ 时刻后，由于质子自旋-自旋相互作用和磁场的不均匀性，自旋回波信号本身衰减比较快，就像 FID 信号一样由 T_2WI 决定，即 $M_{xy} = (M_0 e^{-2\tau/T_2})e^{-(\tau-2\tau)/T_2*}$

在 90°脉冲作用后 M_0 发生反转变为 M_{xy}，此时质子群同相位[图 4-28（a）]。由于主磁场的不均匀性或化学位移导致质子群逐渐失相位。假设有两个质子，进动快的质子以 ω_0^+角速度进动，进动慢的质子以 ω_0^-角速度进动，经过时间 τ 后，进动快的质子转了一圈多，进动慢的质子也转了一圈多，但仍然比进动快的质子落后一些[图 4-28（b）]。这时施加 180°重聚焦脉冲，使得两个质子的进动相位发生改变[图 4-28（c）]，进动方向也发生改变。那么原本进动快的质子落在了进动慢的质子的后面。再经过时间 τ 后，两个质子又各自转了一圈多，进动快的质子到达了$-y$ 位置，进动慢的质子也到达了$-y$ 位置，从而达到了 180°重聚焦脉冲的作用，使得两质子再次同相位[图 4-28（d）]。

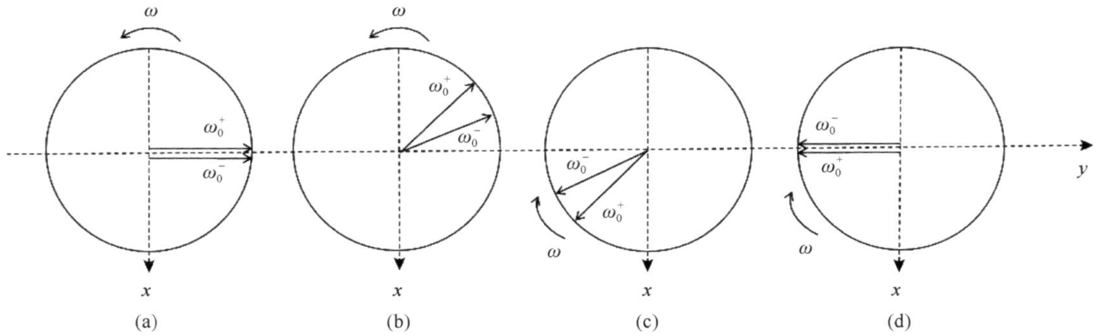

图 4-28　180°重聚焦脉冲使失相位质子重新获得相位一致

（四）梯度回波信号

梯度回波（gradient recalled echo，GRE）是利用读出梯度场的切换产生的回波。射频脉冲激发后，在读出方向即频率编码方向上先施加一个梯度场，此梯度场和主磁场叠加后将造成频率编码方向上的磁场强度差异，造成了失相位，质子群失相位的速度比自由感应衰减更快，组织的宏观横向磁化矢量很快衰减到零，此梯度场称为离相位梯度场。此时在频率编码方向上施加一个强度相同但方向相反的梯度场，原来在离相位梯度场作用下进动慢的质子进动频率加快，原来进动快的质子进动频率减慢，由离相位梯度场造成的质子失相位将逐渐得到纠正，组织的宏观横向磁化矢量逐渐恢复，经过与离相位梯度场作用相同的时间后，由离相位梯度场造成的质子失相位得到纠正，组织的宏观横向磁化矢量逐渐恢复到信号幅度的峰值，此梯度场称为聚相位梯度场。从此时间点后，聚相位梯度场的作用又变成离相位梯度场，质子又发生了相位离散，组织的宏观横向磁化矢量又开始衰减至零（图 4-29）。由于这种回波是利用读出梯度场的切换产生的，因此称为梯度回波。

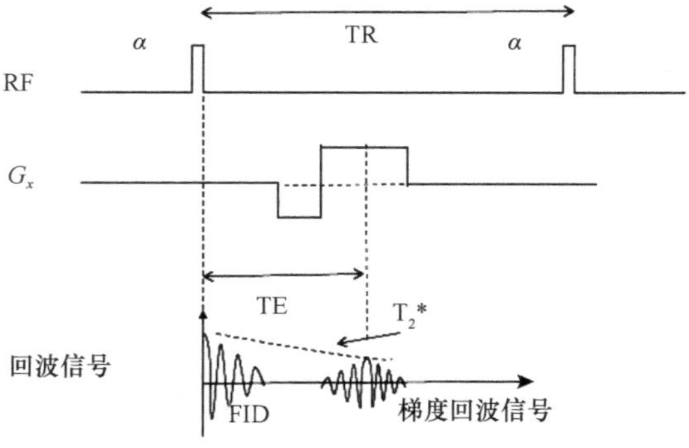

图 4-29　使用双向频率编码梯度形成梯度回波

梯度回波由于没有采用 180°重聚焦脉冲，不能剔除主磁场不均匀性造成的宏观横向磁化矢量的衰减，与自旋回波相比，梯度回波的信号强度相对较弱，信噪比相对较低。当然，梯度回波采用小角度激发，这也是导致其信号强度和信噪比相对较低的原因。

采取频率编码在 x 轴施加负向的线性梯度场，其作用是使宏观横向磁化矢量在 x-y 平面内首先失相位，使其宏观横向磁化矢量大小变为零，它后面紧随着再施加沿 x 轴正向的线性梯度场，并接收信号，这一梯度场有两个作用：一是对其进行频率编码；二是使 x-y 平面已经失相位的宏观横向磁化矢量重新获得相位一致。即回波信号是通过梯度磁场的双向作用而产生的，因此，称为梯度回波。施加相反方向的两个梯度场应满足以下条件：磁场梯度强度应相等，沿 x 轴负向磁场梯度作用时间是施加正向梯度磁场的 1/2，极性相反；或者作用时间相同，但沿 x 轴负向磁场梯度的强度是沿 x 轴正向磁场梯度的 1/2。

磁共振信号的产生主要有三种：FID 信号、自旋回波信号及梯度回波信号。它们在遵循法拉第电磁感应定律的同时各自也有不同，如产生方式、信号大小。FID 信号是在 90°脉冲施加后最早出现的磁共振信号，其幅值在初始时刻是最大的。由于受主磁场不均匀性及质子自旋-自旋的影响，信号衰减过快，未能及时进行空间定位而无法采集，FID 信号不作为磁共振最终的选择信号。在 SE 中，施加 180°重聚焦脉冲以后获得的自旋回波信号按照指数规律衰减。虽然 180°重聚焦脉冲可以减少主磁场不均匀性的干扰，但质子自旋-自旋带来的信号衰减仍无法避免，并按照 T_2 规律衰减，自旋回波信号的幅值必然小于 FID 的初始信号。梯度回波信号则完全不同于前面两种信号：其一是小角度激发，保留有部分宏观纵向磁化矢量；其二是主磁场不均匀性无法避免。这两点使得梯度回波信号又比自旋回波信号小得多，其按照 T_2WI 规律衰减。因此，在信号初始幅值上，FID 信号最大，自旋回波信号次之，梯度回波信号最小。

六、磁共振信号检测

磁共振在弛豫过程中产生的包含人体信息的射频信号必须通过射频接收系统接收，再通过信号处理才能最终生成可以观察到的图像。射频接收系统由接收线圈和接收通道组成。接收线圈主要用来接收人体弛豫时所发射出来的磁共振信号，保证射频接收系统在拉莫尔进动频率范围内高效率地接收磁共振信号。接收通道由低噪声放大器、衰减器、滤波器、相位检测器、低通滤波器、A/D 转换器等组成，对原始数据进行处理后，由计算机重建得到 MR 图像。

七、磁共振空间信号定位

三维空间坐标系中，任何一点都可以用 x、y、z 来表示。在磁共振扫描图像中，也存在着类似的一个空间坐标系，它非常抽象，称为 K 空间。通过 K 空间的傅里叶变换，可以得到每个体素的位置。如果按照外加主磁场 B_0 的方向进行分类，MR 系统的磁体可以分为纵向磁场的磁体和横向磁场的磁体两大类，其中超导磁体几乎都采用了纵向磁场。在纵向磁场的全身 MR 系统中，磁体 z 轴一般定义为磁体的轴向。z 轴一经确定，x 轴和 y 轴方向就可以通过右手螺旋定则加以定义（图 4-30）。

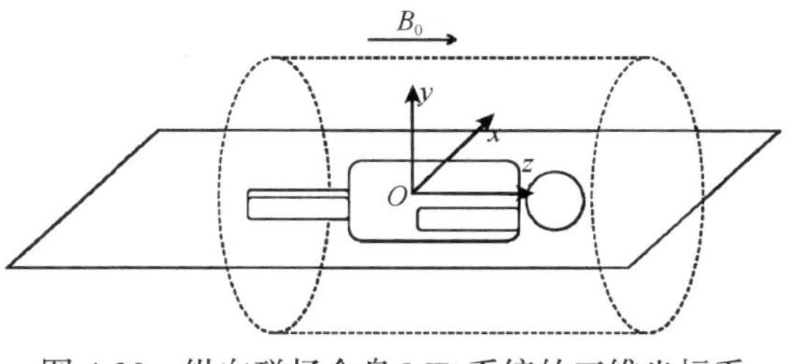

图 4-30 纵向磁场全身 MR 系统的三维坐标系

为了说明人体的方位，解剖学规定了三个标准断面。分别是横断面，即平行于 x-y 平面的人体解剖面；矢状面，即平行于 y-z 平面的人体解剖面；冠状面，即平行于 x-z 平面的人体解剖面。

线性梯度场（linear gradient field）就是磁感应强度随位置以线性方式变化的磁场，简称梯度场。为了得到任意层面的空间信息，MR 系统在 x 轴、y 轴和 z 轴均使用了线性梯度场，分别称为 G_x、G_y 和 G_z。在磁共振成像过程中，线性梯度场是由梯度线圈产生的，置于 x 轴、y 轴和 z 轴方向的三个梯度线圈分别产生 G_x、G_y 和 G_z。

主磁场 B_0 是均匀磁场，其大小和方向是固定不变的。但梯度场的大小和方向均可以改变，梯度场和主磁场 B_0 叠加后使得磁场发生梯度性的变化。确定空间坐标的第一步是选择层面，由层面选择梯度完成。G_x、G_y 和 G_z 中任何一个均可用来选择层面，这取决于扫描层面的位置。层面选定以后，质子的空间位置被限制在层面选择梯度所确定的平面内，再利用两个坐标值就可以确定出其位置了。MR 系统中，这两个坐标值由其余两个梯度确定，在二维傅里叶成像方法中分别用来进行频率编码和相位编码，解码后即得到检测点的平面坐标。

1. 层面的选择和层厚的确定 磁共振成像中，通过控制层面选择梯度场和射频脉冲来完成 MR 图像层面与层厚的选择。当层面选择梯度场和特定中心频率脉冲共同作用时，该层面被激发，而其他邻近组织不被激发，从而实现选层。沿 z 轴施加一个线性梯度磁场，沿梯度磁场方向上不同位置的自旋磁场强度不同，因而在不同的频率上进动，但与 z 轴垂直的每一个平面的自旋质子进动频率相同。当使用一个射频脉冲激发时，仅有进动频率与射频频率相等的某一平面内的自旋质子能够被激发，产生核磁共振。射频脉冲的频率范围称为带宽。带宽决定了层面的厚度，带宽越大，扫描层面越厚。除了带宽决定层厚，梯度场 G_z 也会对层厚产生影响（以横断面图像分析）。如果选取层面射频脉冲的带宽不变，不同的 G_z 对应不同的层厚。G_z 变化快，即斜率大，对应层厚小；G_z 变化慢，即斜率小，对应层厚大。总之，层厚取决于选择梯度 G_z 和射频脉冲的带宽。

使用选择梯度和一定中心频率的射频脉冲实现选层，改变射频脉冲的中心频率实现不同层面的选择，改变带宽可控制选层厚度。在梯度磁场一定时，层面与射频带宽成正比。在射频带宽一定时，选层方向的磁场梯度与层厚成反比。

2. 频率编码 层面选择仅确定了被激发和采集的层面与层厚，此时采集的 MR 信号包含全层的信息。只有把采集的 MR 信号分配到层面内不同的空间位置上（即各个像素中），才能显示层面内的不同结构。因此，在完成了层面选择后，还需要进行层面内的空间定位编码。层面内的空间定位编码包括频率编码和相位编码。假设层面的厚度很小，不予考虑，则层面上质子的进动频率都相同。在施加完层面选择梯度 G_z 后，所选层面外体素不受影响，而选取层面内各体素的宏观纵向磁化矢量 M_0 翻转到 x-y 平面内，并以 ω_0 绕主磁场 B_0 旋转，则信号来自所选定的层面，所选层面内各体素产生的磁共振信号都随时间变化呈指数衰减且余弦振荡，振动角频率 ω_0 都相同，但信号的幅值是不同的（取决于体素内质子含量）。图 4-31 中所示的断层图像假定矩阵为 3×3。

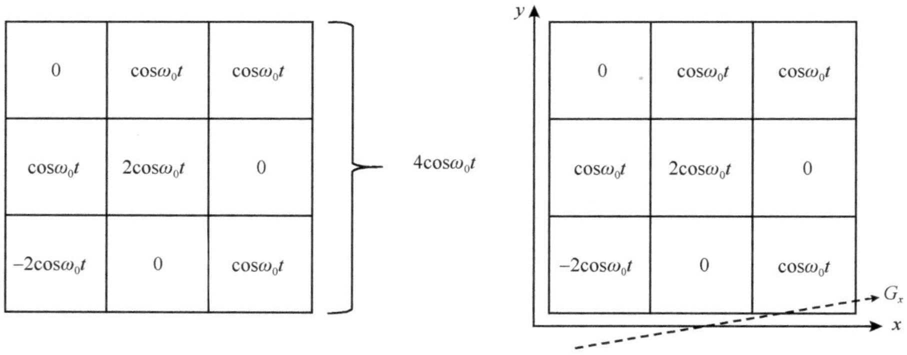

(a) 矩阵　　(b) 频率编码梯度

图 4-31 矩阵为 3×3 的断层图像

如图 4-31（a）所示，施加 90°脉冲后，体素内各质子群的进动角频率一致，均为 ω_0，接收到的信号为这 9 个信号之和，即 $4\cos\omega_0 t$。频率编码就是在接收信号期间，在层面上沿 x 轴方向施加线性梯度场 G_x，使各列体素的磁共振信号的频率发生变化的过程。由于各列处在不同的主磁场中，各列中质子的进动频率不同，各列体素的磁共振信号的频率发生变化[图 4-31（b）]。沿 x 轴方向施加的线性梯度场 G_x 称为频率编码梯度场或读出梯度。在 G_x 的作用下，三列体素内质子进动频率发生改变（图 4-32）。

（1）中间一列中的体素由于所施加的频率编码梯度为零，可认为不受 G_x 的影响。其宏观横向磁化矢量 M_{xy} 仍保持原来的角频率 ω_0 绕主磁场旋转。

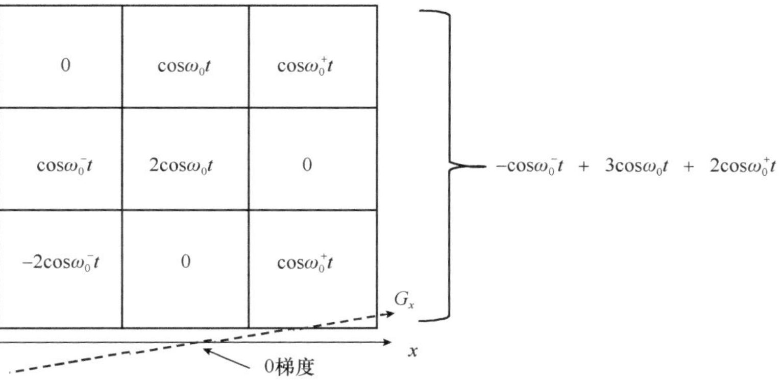

图 4-32 施加频率编码梯度后的断层图像

（2）右侧一列位于较高的磁场中，该列中各体素的 M_{xy} 绕主磁场旋转的角频率 ω_0 高，记作 ω_0^+。

（3）左侧一列位于较低的磁场中，该列中各体素的 M_{xy} 绕主磁场旋转的角频率 ω_0 低，记作 ω_0^-。

在接收信号期间，施加频率编码梯度场 G_x 使得沿 x 轴方向上的各列体素所产生的磁共振信号频率不相同。根据信号频率就可以知道该信号来自哪一列，与 x 轴建立起了一一对应的关系。此时所接收的信号仍为 9 个体素信号之和。以此类推，当层面是 256×256 矩阵时，进行频率编码得到 256 个不同的频率，把进行一次频率编码获得的不同频率的个数称为频率编码数。此时，要想区分每列体素的不同，还需要引入相位编码梯度场。

3. 相位编码 在 x 轴方向上施加了频率编码梯度场后，经傅里叶变换的 MR 信号仅完成了前后方向的空间信息编码，而 y 轴方向上的空间定位编码还未能实现。只有对 y 轴方向的空间信息进行相位编码，才能完成层面内的二维定位。

相位编码和频率编码一样也使用梯度场，但与频率编码梯度场不同的是：①梯度场施加方向不同，频率编码同相位编码的施加方向相互垂直；②施加的时刻不同，频率编码梯度场必须在 MR 信号采集的同时施加，而相位编码梯度场必须在信号采集前施加。

在 y 轴方向施加相位梯度场 G_y 期间，相位编码方向上的质子将感受到不同强度的磁场，因而将出现快慢不同的进动频率，由于进动频率的不同，y 轴方向各个位置上的质子进动的相位将出现差别。这时关闭相位编码梯度场，y 轴方向上磁场强度的差别消失，各个位置上质子的进动频率也恢复一致，但前面曾施加过一段时间梯度场造成的质子进动的相位差别被保留下来，这时采集到的 MR 信号中就带有相位编码信息，通过傅里叶变换可区分出不同相位的 MR 信号，而不同的相位则代表 y 轴方向上的不同位置。

在没有施加相位编码梯度或频率编码梯度以前，各体素具有相同的频率和相位[图 4-33（a）]。此时先不施加 G_x，施加 G_y 以后，不同行出现相位差[图 4-33（b）]。

傅里叶变换区分不同频率的 MR 信号的能力很强，但区分 MR 信号相位差别的能力较差，只能区分相位相差 180°的 MR 信号。所以 MR 信号的相位编码需要多次重复进行，矩阵为 256×256 的 MR 图像需进行 256 次相位编码方能完成，也就是说，需要用不同的相位编码梯度场重复采集 256 个 MR 信号，不同的相位编码梯度场得到的 MR 信号也称为相位编码线，填充在 K 空间相位编码方向的不同位置上，只有经过傅里叶变换，才能重建出空间分辨力合乎要求的图像。

相位编码梯度 G_y 是在接收信号前施加的，在信号接收时早已关闭，已经知道在接收信号期间打开频率编码梯度 G_x，它将沿 x 轴方向对各列进行频率编码。中间质子的进动频率不会发生改变，但该列各体素由于 G_y 作用以后已经产生相位差，这样中间一列的三个体素尽管频率均为 ω_0，但相位不同。右侧一列在打开频率编码梯度 G_x 后，因处在较高的磁场中，所以具有较高的频率 ω_0^+，但该列三个体素在 G_y 作用后相位差仍然保留，同样左侧一列因处在较弱的磁场中，具有较低频率 ω_0^-，但这一列中各体素具有不同的相位差。

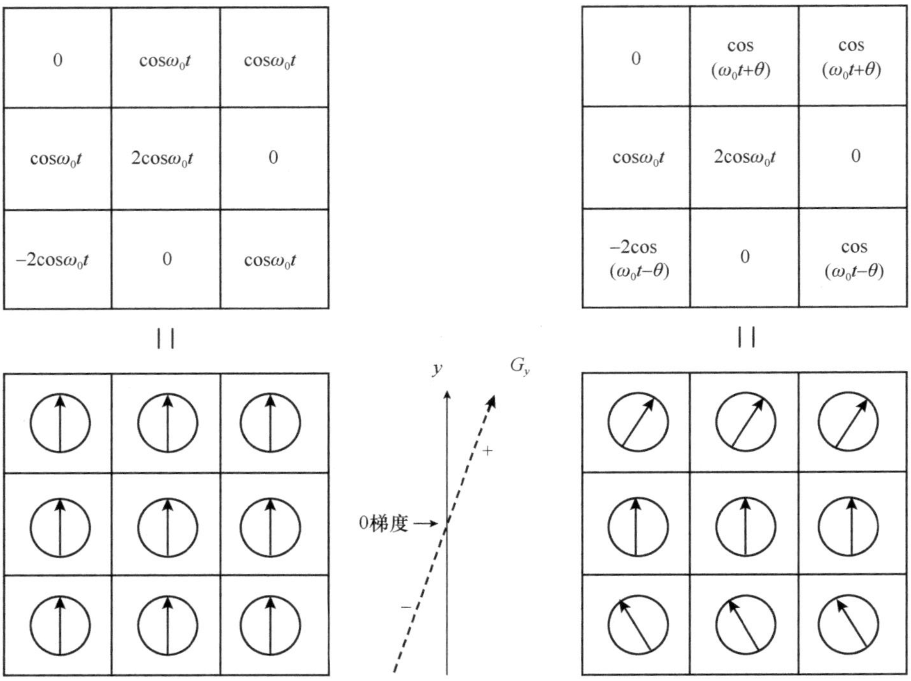

(a) (b)

图 4-33 施加相位编码梯度前后的断层图像

至此，通过 G_x 和 G_y 作用后，每个体素产生的信号具有特定的频率和相位（图 4-34）。因此，可以通过信号的频率和相位这两个特征来区分每个体素的信号。

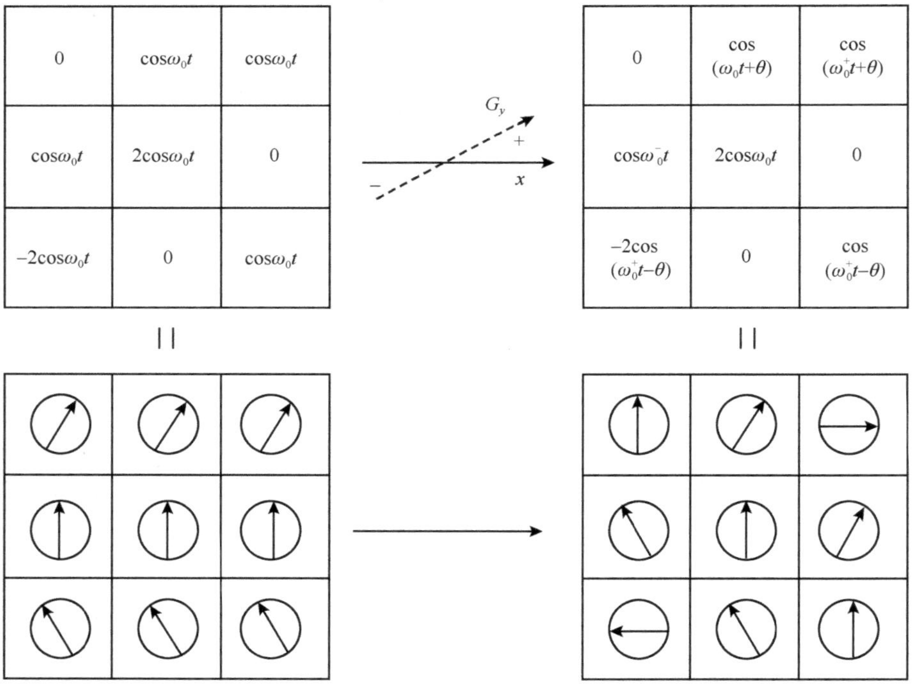

(a) (b)

图 4-34 体素在 x-y 平面上的空间定位

八、K空间

K 空间也称为傅里叶空间，是带有空间定位编码信息的 MR 信号原始数字数据的填充空间，每一幅 MR 图像都有其相应的 K 空间数据点阵。对 K 空间的数据进行傅里叶变换，就能对原始数字数据中的空间定位编码信息进行解码，分解出不同频率、相位和幅度的 MR 信号，不同的频率和相位代表不同的空间位置，而幅度则代表 MR 信号强度。把不同频率、相位及强度的 MR 数字信号分配到相应的像素中，就得到了 MR 图像数据，即重建出了 MR 图像。傅里叶变换就是把 K 空间的原始数据点阵转变成磁共振图像点阵的过程。

图 4-35 给出了从层面矩阵到数据空间又到 K 空间的过程。水平刻度为采样间隔 ΔT_s，竖直刻度为 TR，即数据空间位于时间域内，经过数学运算将数据空间的坐标转换为空间域内，就得到真正的 K 空间，经傅里叶变换得到层面图像。

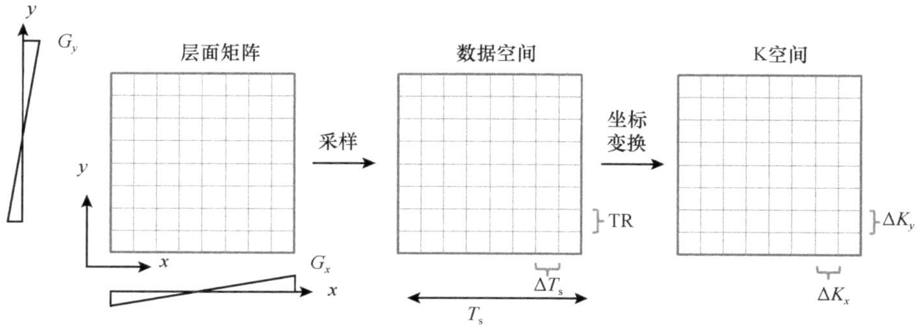

图 4-35 K 空间形成过程

射频脉冲在相位编码和频率编码梯度场作用下，经线圈采集得到 MR 模拟信号，再通过模数转换得到 MR 数字信号，填入 K 空间形成数字点阵，再经过傅里叶变换分解出不同频率、相位、强度的信号，最后分配到各个像素中，形成图像点阵，得到 MR 图像。

有了上面的介绍后，相信大家对 K 空间已有了基本的了解。下面对其环节进行相关介绍。

（一）数据空间

K 空间起源于数据空间，它是 K 空间的“模拟”形式。真正的 K 空间需要将时间域的坐标变换为空间域的坐标，即 $\Delta T_s \rightarrow \Delta K$ 的转换。首先来了解数据空间，因为只有了解数据空间才能对抽象的 K 空间进行描述。

图 4-36 中所具有的相位编码数为 256。把零相位编码放在 K 空间的中心，所以由下而上（即 y 轴）依次排列从−127 的相位编码到+128 的相位编码。在这里频率编码数也为 256，沿着 x 轴。在沿着 y 轴向上移动时，每个信号采集时的相位编码梯度逐步增加，最大梯度位于+128。同样，在沿着 y 轴从零梯度向下时，每个信号采集时的相位编码梯度沿着相反方向增加，最大梯度位于−127。

每次相位编码后，都对应一次回波信号的产生，然后按照上述方式将得到的信号填充到数据空间的某一行，直到完成第 256 行信号的填充，这样便有了数据空间。数据空间中第二行的信号将与第一个信号的形状非常相似（因为两个信号都来源于同一层组织，仅采集的时间不同），但是信号大小要小于第一个信号（因为相位编码梯度不同）。在数据空间内画出第二行的信号时，可以看出它在形态上与第一个信号非常类似，但振幅稍低。填充数据空间内最后一行（+128）的信号将会非常平直，因为它出现最大失相位。同时也看到，数据空间中的某一行到下一行的时间为 TR，而某一行的采集时间为 T_s，TR 是远远大于 T_s 的，这就导致数据空间内时域上的极度不对称。

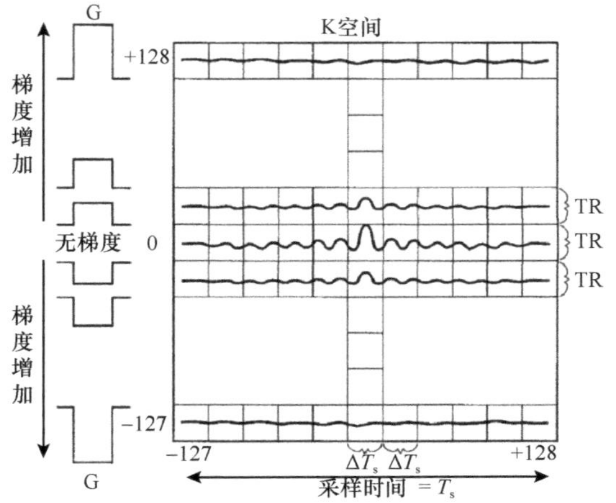

图 4-36 K 空间的“模拟”形式（两个轴都随时间而变）

（二）K 空间的基本特性

K 空间的特性主要表现为：①K 空间中的点阵与图像的点阵不是一一对应的，K 空间中每一点包含扫描层面的全层信息；②K 空间在 K_x 和 K_y 方向上都呈现镜像对称的特性；③填充 K 空间中央区域的 MR 信号（K 空间线）主要决定图像的对比，填充 K 空间周边区域的 MR 信号（K 空间线）主要决定图像的解剖细节；④K 空间中的信息经过傅里叶逆变换而产生 MR 图像。

（三）K 空间的填充方式

在磁共振扫描时，根据选择的扫描序列采样方式不同，K 空间中信号的填充方式也不同。利用特殊 K 空间采集技术可以在保证成像信噪比的前提下大大缩短扫描时间。

1. 常规 K 空间采集技术

（1）笛卡儿 K 空间采集填充：笛卡儿 K 空间数据采集和填充的主要特点是往 K 空间一行一行平行填充数据，其又分为单向平行采集和迂回平行采集。单向平行采集方式包括临床上最常用到的（快速）自旋回波序列（SE），（快速）反转恢复（IR）序列等；迂回平行采集技术主要用于平面回波成像（EPI）序列。

（2）螺旋状采集填充：螺旋扫描是一种高速的数据采集方法，在扫描过程中，采样点在二维空间中是一个螺旋轨迹，就是在一次激发后，通过调节梯度波形，数据点沿着 K 空间的螺旋轨迹采集。螺旋状采集填充技术是对普通放射状采集填充技术的一种改良。普通放射状采集填充技术虽然可以进行快速数据填充，但是 K 空间中填充的数据相对稀疏，尤其是在 K 空间边缘，会造成图像质量尤其是空间分辨力的下降。螺旋状采集填充技术在每次射频脉冲激发时都会采集多行 K 空间中心数据，一次采集的行数等于加速因子，加速因子越大，一次激发采集到的行数越多，且后一次数据采集在相邻的前一次采集的基础上旋转一定角度 θ，采集的相位编码方向会随着旋转角度的变化而变化。这样一来，填充在 K 空间中心位置和边缘位置的数据都会重叠，这些冗余数据经过计算机处理后重建出来的图像无论是空间分辨力、对比度还是信噪比都要远远优于普通放射状采集填充技术。另外，螺旋状采集填充技术还可以用来消除扫描过程中由于患者移动而产生的运动伪影。

2. 部分 K 空间采集技术 磁共振的 K 空间是一个共轭对称的空间，部分 K 空间采集技术利用了这个特性，在一次射频脉冲过后采集信号的过程中不完全采集整个 K 空间数据，而是只采集一部分空间填充，对于其余的空间计算机自动进行数据填补。采集的信号减少，采集所需时间也大大缩短，加快了扫描速度。实际采样过程中，部分 K 空间采集的数据一般大于 K 空间的 1/2，这样可以保证 K 空间平面中间的数据是完全真实采集的，同时也在一定程度上排除了主磁场不均匀性引起的数据相移。部分 K 空间采集技术由于没有采集完整的磁共振信号，因此不可避免地会影响图像的信噪比，还有可能产生 Gibbs 伪影。为了解决这方面的问题，并充分利用其快速成像的特性，有学者将该方法与其他成像技术相结合，如 SENSE/GRAPPA 与部分 K 空间采集技术相结合，以及匙孔技术与导航回波联合应用等。

3. 匙孔技术　匙孔成像方法是先采集一幅参考图像，以后各幅图像均只采集 K 空间零傅里叶线邻近的数据（称为动态图像），动态图像数据与参考图像高频傅里叶线区的数据相组合，就得到所需的原始数据。这项技术主要用于加快动态增强扫描的速度，图像的动态部分可在非常短的时间内采集到。因此这种方法加快了扫描速度，大大节约了采集时间，同时具有信噪比和空间分辨力高的特点。

（四）K 空间与二维傅里叶变换

磁共振系统通过直线式采样得到原始数据，其数据均匀分布在笛卡儿坐标系的网格点上，即存放于 K 空间，经过对这些 K 空间数据进行傅里叶逆变换就可以得到二维平面内每个确定位置像素的信号强度，将其转换为相应的灰度值，就可以得到磁共振图像。K 空间数据进行二维傅里叶逆变换得到目标图像 $m(x,y)$ 的过程为

$$m(x,y)=\iint S(K_x,K_y)\mathrm{e}^{\mathrm{i}2\pi(xK_x+yK_y)}\mathrm{d}K_x\mathrm{d}K_y$$

在磁共振系统获取原始数据的过程中，主磁场的非均匀性、成像目标的运动、外界噪声等使获得的原始数据极有可能存在部分错误信息。因此，在进行图像重建前，对 K 空间的数据进行处理是很有必要的，这些处理包括滤波、伪影矫正等，处理后的 K 空间数据将重建出更加清晰的图像。

第三节　磁共振成像脉冲序列

【案例 4-5】

男性，63 岁，因“突发呕吐伴左侧肢体无力 3h”入院。急诊行 CT 头颅平扫未发现明显异常，被检者有 CT 对比剂过敏史，未做 CTA。随后，行磁共振头颅平扫，在 T_2-FLAIR 和 DWI 序列图像上发现右侧颞叶高信号区，结合临床诊断为右侧颞叶脑梗死。

【问题 4-5】

（1）为什么急性脑梗死患者行 CT 头颅平扫检查未发现异常，而磁共振头颅平扫却清晰可见病灶？

（2）MRI 检查为何要做多个不同序列？

【案例 4-5 分析讨论】

急性脑梗死患者的症状很明显，急性缺血时，神经细胞能量衰竭致钠钾泵及其他细胞内能量相关活动停止，水分由细胞外向细胞内净转移，细胞体积增大，细胞外间隙变小，形成细胞毒性水肿，因组织总含水量未变，在 CT 头颅平扫以及磁共振 T_1WI 及 T_2WI 成像时，均未显示明显异常，但 T_2-FLAIR 及 DWI 序列成像后，被检者脑部组织梗死区域呈现出明显的高信号，为明确诊断提供了影像信息。

MR 的序列有各自不同的特性，各种序列所侧重观察的内容不同，不同序列可以分别显示病灶的质地、含水量、有没有出血、肿瘤细胞密度、是脓液还是陈旧出血等。多序列组合能为被检者提供精确的影像诊断。

一、磁共振脉冲序列

影响磁共振信号强度的因素是多种多样的，如组织的质子密度、T_1 值、T_2 值、化学位移、液体流动、水分子扩散运动等都将影响其信号强度，可以通过调整成像参数确定何种因素对于组织的信号强度及图像的对比起决定性作用。

可调整的成像参数主要是射频脉冲、梯度场及信号采集时刻。射频脉冲的调整包括带宽、幅度、施加时刻及持续时间等；梯度场的调整包括梯度场施加方向、场强、施加时刻及持续时间等。把射频脉冲、梯度场和信号采集时刻等相关各参数的设置及其在时序上的排列称为 MR 脉冲序列（pulse sequence）。

脉冲序列（图 4-37 和图 4-38）就是具有一定带宽、一定幅度的射频脉冲与梯度脉冲的有机组合。脉冲序列一般由 5 部分构成：射频脉冲、层面选择梯度场、相位编码梯度场、频率编码梯度场、MR 信号。

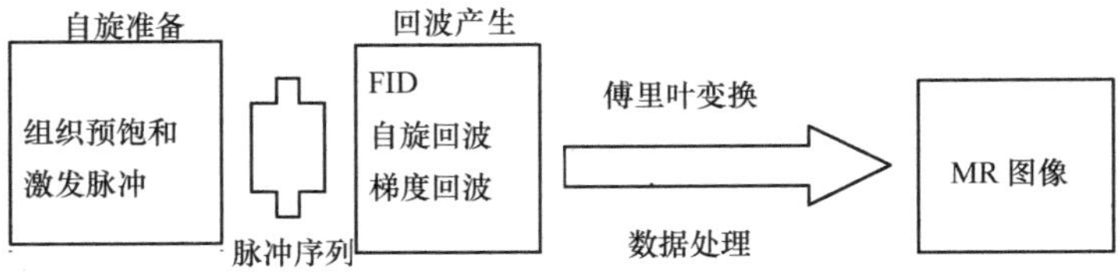

图 4-37 MR 脉冲序列结构示意图

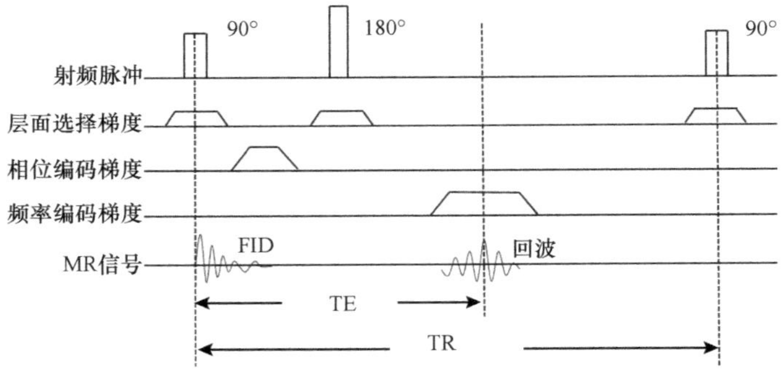

图 4-38 SE 脉冲序列的基本构建图

射频脉冲由多次重复的 90° 脉冲和 180° 脉冲构成，对于层面选择梯度场，在 90° 脉冲和 180° 脉冲时施加；对于相位编码梯度场，在 90° 脉冲后 180° 脉冲前施加；对于频率编码梯度场，必须在回波产生过程中施加

MR 脉冲序列的相关参数有时间参数、空间分辨力和翻转角。其中时间参数包括重复时间、回波时间、有效回波时间、回波链长度、回波间隙、反转时间、激励次数、采集时间等；空间分辨力包括层厚、层间距、矩阵、视野等。

重复时间（TR）：是指脉冲序列相邻两次执行的时间间隔，是指脉冲序列执行一遍所需要的时间，也就是从一个 RF 脉冲出现到下一个周期同一脉冲出现所经历的时间。TR 是扫描速度的决定因素，也是图像对比度（T_1值、T_2值和质子密度对比度）的主要控制因子。

回波时间（echo time，TE）：是指从第一个 RF 脉冲到回波信号产生所需要的时间。在多回波序列中，RF 脉冲至第一个回波信号出现的时间称为 TE_1，至第二个回波信号出现的时间称为 TE_2，以此类推。TE 和 TR 共同决定图像的对比度。

有效回波时间（effective TE）：是指射频脉冲中点到填充 K 空间中心的那个回波中点的时间间隔。

回波链长度（echo train length，ETL）：是快速成像序列的专用参数，是在 FSE 或 EPI 序列中一次 90° 脉冲激发后所产生和采集的回波数目。ETL 称为快速成像序列的时间因子。图 4-39 为回波链长度为 3 的快速自旋回波序列。

回波间隙（echo spacing，ES）：是指回波链中相邻两个回波中点之间的时间间隙。ES 越小，整个回波链采集所需要的时间越少，可间接加快采集速度。ES 决定序列回波时间的长短，因而关系到图像的对比度。

反转时间（inversion time，TI）：仅出现在具有 180° 反转预脉冲的脉冲序列中，一般指 180° 反转预脉冲中点到 90° 脉冲中点的时间间隔。TI 的长短对最终的信号和图像对比度影响很大。一般对于压制脂肪信号，可以选短 TI 进行扫描，而脑灰质、脑白质一般选用较长的 TI 值。

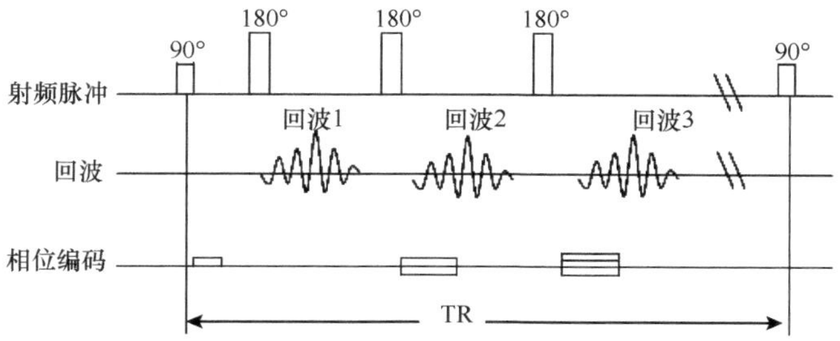

图 4-39 回波链长度为 3 的快速自旋回波序列示意图

在反转恢复序列中 180°反转预脉冲中点的时间间隔为反转时间（TI），90°脉冲中点到回波中点的时间间隔定义为 TE。

激励次数（number of excitation，NEX）：也称为信号平均次数，是指脉冲序列中每一个相位编码步级的重复次数。NEX 增加，有利于减少伪影并增加信噪比，但会增加扫描时间。

采集时间（acquisition time，TA）：也称为扫描时间，是指整个脉冲序列完成信号采集所需要的时间。二维 MRI 的采集时间 TA=TR×Np×NEX（Np 为 NEX=1 时 TR 需要重复的次数）；三维 MRI 的容积采集需要增加层面方向的相位编码，容积内分为几层则需要进行同样步级的相位编码，因此其采集时间 TA=TR×Np×NEX×S（S 为容积范围的分层数）。

层厚（slice thickness）：是由层面选择梯度场强和射频脉冲的带宽来决定的，在二维图像中，层厚即被激发层面的厚度[图 4-40（a）]。层厚越薄，图像在层面选择方向上的空间分辨力越高，但由于体素体积变小，图像的信噪比降低。

层间距（slice gap）：是指相邻两个层面之间的距离[图 4-40（a）]。层距与层厚之比称为层面系数。

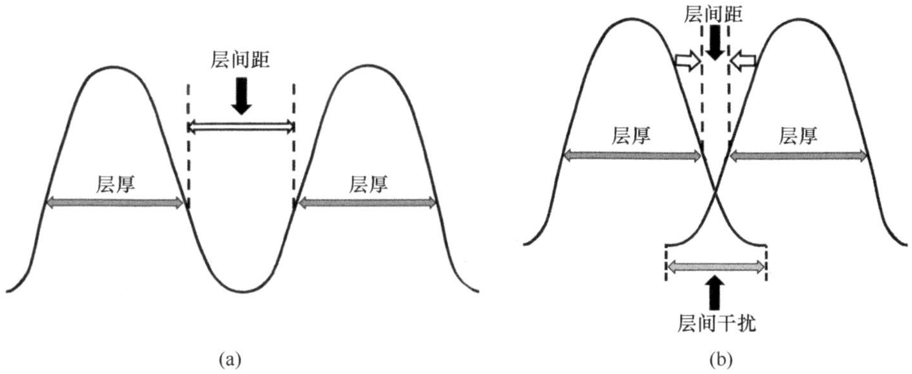

图 4-40 层厚与层间距示意图

由于梯度场线性和射频脉冲选择性的限制，层面邻近的质子将同时受到激发。当层面较小时，邻近层面内的质子受到激发而出现层间干扰[图 4-40（b）]。增加层间距后，层间干扰会减少或消失。

MR 的层面成像是通过选择性的射频脉冲来实现的，由于受梯度场线性、射频脉冲的频率特性等的影响，实际上扫描层面附近的质子也会受到激励，层面之间的信号相互影响，把这种效应称为层间干扰（cross talk）或层间污染（cross contamination）。为了减少层间污染，二维 MRI 时往往需要一定的层间距。

矩阵（matrix）可分为采集矩阵和显示矩阵。通常所说的矩阵一般指采集矩阵。采集矩阵是指每幅图像所包含像素的数目，对应于磁共振成像就是频率编码和相位编码步数。频率编码方向上的像素数目不直接影响图像采集时间；而相位编码方向上的像素数目取决于相位编码的步级数，因而数目越大，图像采集时间越长。MR 图像的像素与成像体素是相互对应的。在其他成像参数不变的前提下，矩阵越大，成像体素越小，图像层面内的空间分辨力越高。

视野（FOV）：是指 MR 实施扫描的解剖区域大小，简称扫描野，如图 4-41 所示。即图像区域在频率编码方向和相位编码方向的实际尺寸，其大小以线圈的有效容积为限。在矩阵不变的情况下，FOV 越大，成像体素越大，图像层面内的空间分辨力越低。

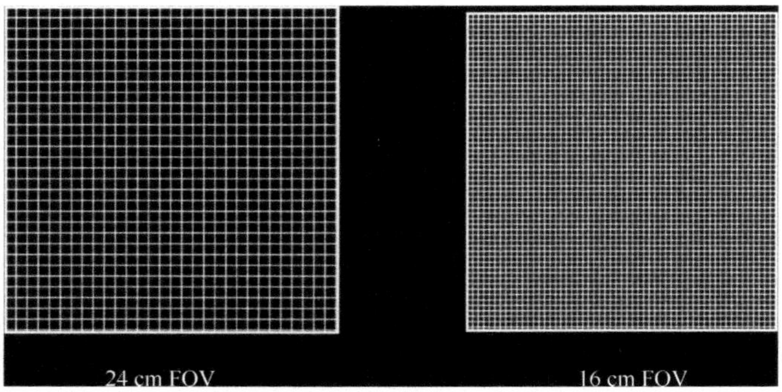

图 4-41 FOV

翻转角又称射频激励角，是指在射频脉冲的激励下，层面内的宏观纵向磁化矢量（M_z）偏离主磁场（B_0）方向的角度，它的大小取决于激励射频的强度和作用时间。激励射频强度越大、作用时间越长，则宏观磁化矢量的翻转角越大。自旋回波中常用的翻转角有 90°和 180°。梯度回波等快速成像序列中，常采用小于 90°的翻转角，系统恢复时间较短，因而能够有效提高成像速度。

常用的 MR 脉冲序列有自由感应衰减类序列、自旋回波序列、快速自旋回波序列、梯度回波序列、反转恢复序列及快速反转恢复序列、平面回波成像序列等。

二、自由感应衰减类序列

自由感应衰减（free induction decay，FID）是磁共振及成像中最简单的信号形式。MR 信号为自由感应衰减信号的脉冲序列统称为自由感应衰减类序列，其中包括饱和恢复序列与采集 FID 信号的反转恢复序列。

FID 信号是在射频脉冲激发后利用接收线圈直接采集组织宏观横向磁化矢量衰减过程中所得到的信号。图 4-42（a）中射频脉冲激发后甲组织中产生的宏观横向磁化矢量大于乙组织，因此其 FID 信号较强；图 4-42（b）中甲组织的信号强度高于乙组织的信号强度。

（一）饱和恢复序列

饱和恢复（saturation recovery，SR）序列也称为部分饱和（partial saturation）序列，如图 4-43 所示，90°脉冲将产生一个最大的宏观横向磁化矢量，90°脉冲结束后宏观横向磁化矢量将以指数形式衰减，即产生 FID 信号。SR 序列是结构最为简单的序列，利用连续的 90°脉冲进行激发，在每个 90°脉冲后采集 FID 信号。由于 FID 信号衰减很快，一般难以利用该序列来反映组织的 T_2 对比。如果 TR 很短，则几乎所有组织将饱和，难以接受下一个 90°脉冲的激励，因而组织信号很弱。如果 TR 很长，则每一次 90°脉冲激发前所有组织的纵向弛豫已经完成，图像失去了 T_1 对比，可以得到质子密度对比。如果选择一个合适的 TR，每一个 90°脉冲激发前，组织的纵向弛豫部分完成，因而存在 T_1 对比，得到的将是 T_1WI，这时组织只有部分饱和，这也是该序列被称为部分饱和序列的原因。

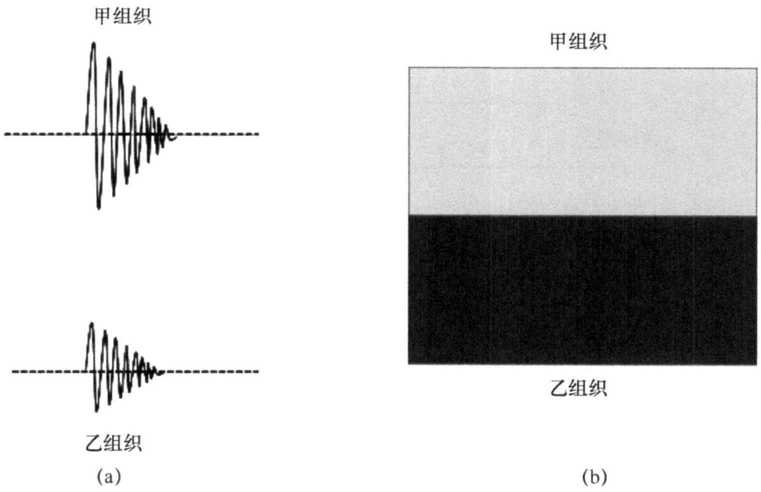

图 4-42 FID 信号

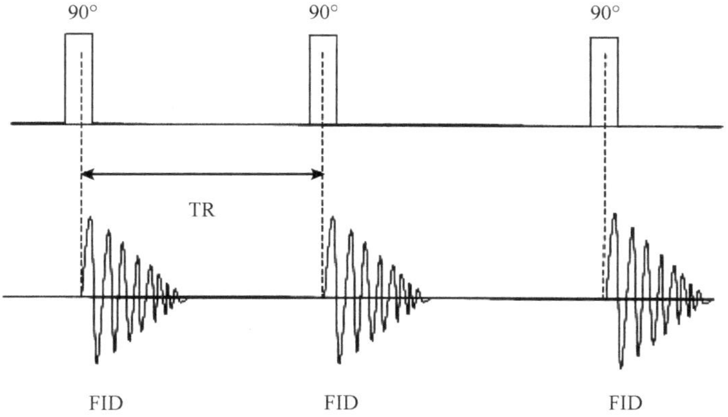

图 4-43 饱和恢复序列结构图

饱和恢复序列由连续的 90°脉冲构成，每个 90°脉冲均采集 FID 信号。选择合适的 TR，利用饱和恢复序列可得到 T1WI，选用长 TR 则可得到质子密度加权图像。

（二）采集 FID 信号的反转恢复序列

利用 180°脉冲把组织的宏观纵向磁化矢量偏转 180°，即反转到与主磁场相反的方向上，在组织发生纵向弛豫的过程中施加 90°脉冲，记录不同组织间纵向弛豫的差别。施加 90°脉冲后可以采集 FID 信号，也可以利用 180°聚焦脉冲采集自旋回波信号。早期的 IR 序列多采集 FID 信号，目前临床上常规应用的 IR 序列则一般采集的是自旋回波信号。

三、自旋回波序列

（一）自旋回波序列原理

凡成像时采集的是自旋回波信号的序列都属于自旋回波序列，反转恢复序列及快速反转恢复序列采集的信号也可以是自旋回波，但其序列结构有一定的特殊性。

自旋回波序列（spin echo，SE）是磁共振成像中最基本的脉冲序列（图 4-44），它是以 90°脉冲激励开始，后续施以 180°相位重聚脉冲并获得回波信号的脉冲序列。自旋回波属于一种能量守恒的散焦-聚焦过程，也可称为离相-重聚过程（图 4-45）。自旋回波产生过程中单一磁矩的相位变化如图 4-46 所示。

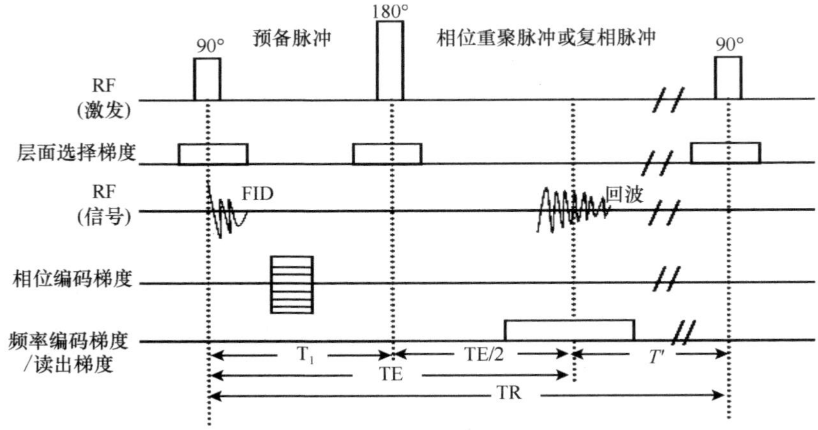

图 4-44 自旋回波的时序图

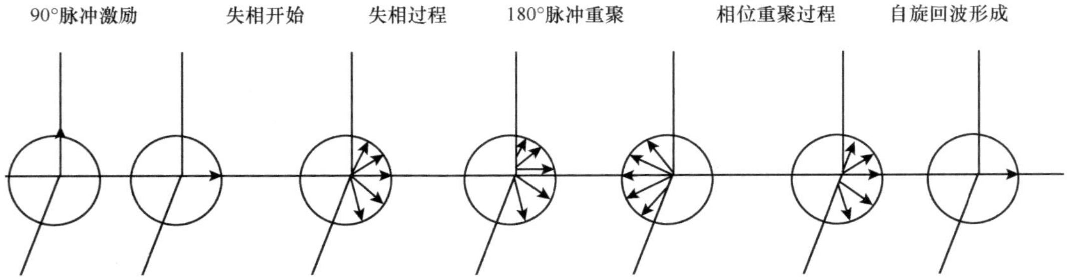

图 4-45 质子群的相位重聚

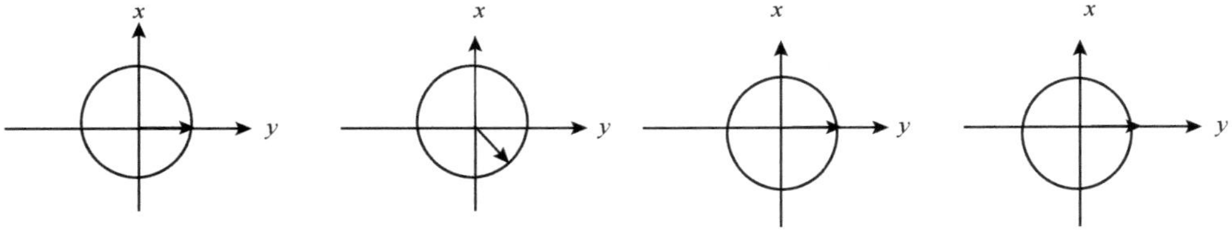

(a) 核磁矩受90°脉冲激励后同其他核磁矩一起倒向y轴

(b) 在不均匀场ΔB_i中该核磁矩得了$\Delta\omega_i t$的相位

(c) 180°脉冲使核磁矩的相位成了$-\Delta\omega_i t$

(d) t时延后该核磁矩与其他核磁矩在y轴重聚

图 4-46 自旋回波产生过程中单一磁矩的相位变化

磁化矢量在受激励后以相同频率、相同相位的形式发生进动。由于外加磁场的不均匀性和质子间的自旋-自旋作用，同一频率进动的质子群产生进动频率上的差异，使得一部分质子以较快频率进动，另一部分质子则以较慢频率进动。进动快的质子在前，进动慢的质子在后，质子相互之间产生相位差。由于各个氢质子间的核磁矩相移值大小不一，一定时间后，质子群的进动失去同步而分散在 x-y 平面内，这就是“频散导致像散”现象，该相位失散的过程也就是横向弛豫的过程。

与外加磁场不均匀性相关的 T_2WI 效应，以及质子间的自旋-自旋作用均可以使质子群在很短的时间内失去相位一致性，因此直接采集 90°脉冲后面的 FID 信号的时间是极其短暂的。如果一定的时间间隔以后，在 x-y 平面内施加 180°脉冲，将使进动频率快的质子在后、进动频率慢的质子反而在前，然后仍以原有的频率继续进动。再经过相同时间的延迟，失相的质子群重新发生相位重聚，质子间相位差重新归于零。质子群相位再次重聚时，x-y 平面内的宏观横向磁化矢量再次达到最大，产生最大的信号强度。随后质子群又一次失相位，接收线圈中又可再次检测到逐渐衰减的信号，这样形成一个逐渐升高后又逐渐下降的回波信号，称为自旋回波。由于 180°脉冲可反复施加，因此可以相应得到一系列的回波信号，但由于 T_2 衰减效应的存在，回波的幅度依次下降。

（二）自旋回波序列的时序及信号强度

90°脉冲是 SE 的激励脉冲，在它的作用下平衡状态的磁化矢量 M_z 迅速倒向 x-y 平面。180°脉冲是 SE 的相位重聚脉冲，其作用是改变 x-y 平面内质子群的进动方向，使失相的质子达到相位重聚。质子吸收 180°脉冲的射频能量后，以自旋回波的形式释放能量。

（三）自旋回波信号的波形

自旋回波信号是一个对称的波形，上升一侧是质子群相位重聚形成的，重聚的速度与相位失相时相同，因而它是 FID 信号的镜像波形；下降一侧则是质子群以近乎 90°脉冲后的速度离相的结果，波形应与 FID 信号相似。

（四）自旋回波序列的图像特征

自旋回波序列所获图像最主要的优势是图像的权重最确定，其信号强度至少取决于氢质子密度、T_1 和 T_2 弛豫时间、TR 及 TE 五个参数。也就是说通过 TR、TE 的不同组合可以获得特定权重的图像，包括 T_1 加权、T_2 加权以及质子密度加权图（图 4-47）。T_1 的权重随着 TR 的增加而下降，T_2 的权重则随着 TE 的增加而增加。与梯度回波序列相比，由于自旋回波序列中 180°相位重聚脉冲的应用，主磁场的不均匀性以及磁敏感性差异造成的图像伪影较小，这也是自旋回波序列的另一个优势。

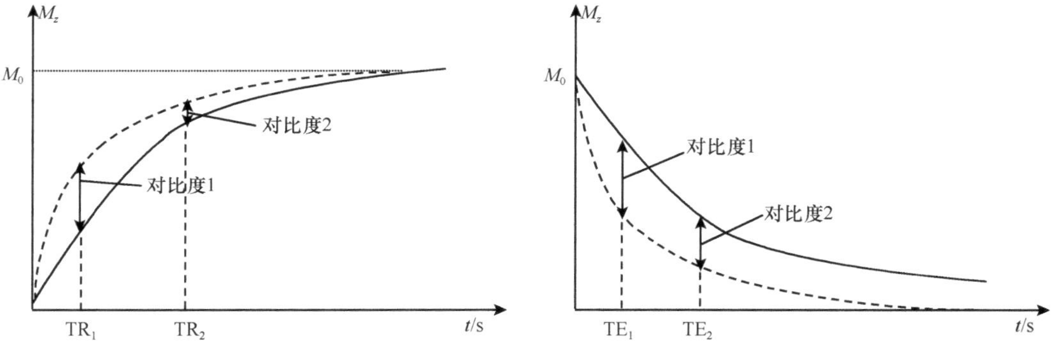

(a)TR与T_1对比度的关系 (b) TE与T_2对比度的关系

图 4-47 自旋回波序列的图像特征

由图 4-47（a）可知，当 TR 较短时（如图中的 TR_1），T_1 值不同的组织很容易分辨。当 TR 较长时（如图中的 TR_2），无论长 T_1 值组织还是短 T_1 值组织都已基本恢复，这种情况下，两者的信号差就小。由图 4-47（b）可知，取较长的 TE（如图中的 TE_2）时，不同 T_2 值组织比取较短 TE（如图中的 TE_1）时易分辨

在 SE 中如果选用一个很短的 TE 基本剔除了组织 T_2 值对图像对比的影响，而选择一个合适短的 TR 时，在下一次 90°脉冲激发前不同的组织由于纵向弛豫的快慢不同，已经恢复的宏观纵向磁化矢量就不同，下一个 90°脉冲激发后产生的宏观横向磁化矢量就不同，马上利用 180°相位重聚脉冲产生回波（选用很短的 TE），来记录这种不同组织之间宏观横向磁化矢量的差别，这种宏观横向磁化矢量的差别实际上就是 90°脉冲激发前不同组织之间的宏观纵向磁化矢量的差别，而不同组织之间的这种宏观纵向磁化矢量的差别是由前一次 90°脉冲关闭后不同组织之间的 T_1 弛豫差别造成的，因此一次 90°脉冲激发后利用 180°脉冲采集的自旋回波信号实际上记录的是前一次 90°脉冲激发后的组织纵向弛豫的差别（即 T_1 值不同），即 T_1WI。

T_1WI 必须选择合适短的 TR 和尽量短的 TE。SE T_1WI 的 TE 一般为 8～20ms，TR 一般为 200～600ms。在一定的范围内 TR 越短 T_1 权重越重，在临床应用中应该根据不同需要选择合适的 TR，产生合适权重的 T_1WI。如果要最大限度地区分两种组织的 T_1 弛豫差别，SE 的 TR 选择在该两种组织 T_1 值的平均值附近时，T_1 对比最好。在 T_1WI 上，组织的 T_1 值越短，其信号强度越高。

SE 中，如果选用很长的 TR，能保证每一次 90°脉冲激发前各种组织的宏观纵向磁化矢量都已

经回到平衡状态，就可以基本剔除组织的 T_1 弛豫对图像对比的影响。90°脉冲激发后，各组织的宏观横向磁化矢量将因 T_2 弛豫发生衰减，由于各组织的 T_2 弛豫快慢不一，在某一时刻，各组织残留的宏观横向磁化矢量就会存在差别，此时利用 180°脉冲在一个合适的时刻（合适长的 TE）产生一个自旋回波，采集的 MR 信号主要反映各种组织残留宏观横向磁化矢量的差别，即 T_2 弛豫差别，得到的图像就是 T_2WI 图像（图 4-48）。

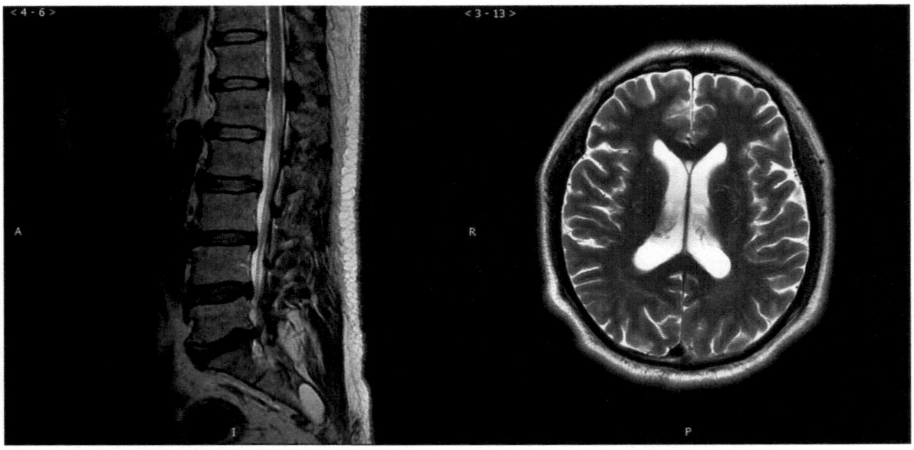

(a) 腰椎T_2WI图像　　(b) 头颅T_2WI加权图像

图 4-48　T_2WI 图像

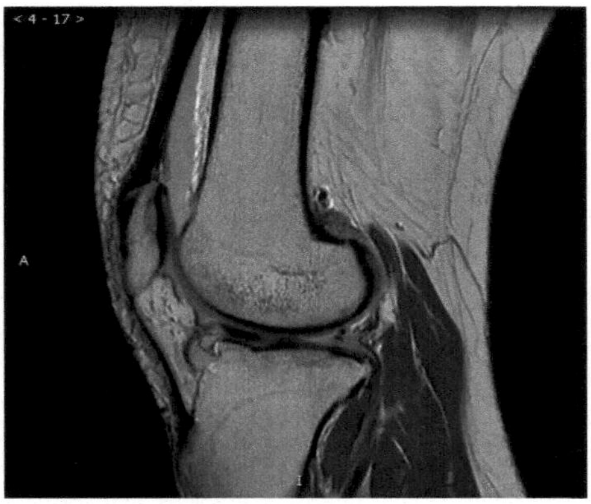

图 4-49　膝关节 PDWI 图像

SE 中，如果选择很长的 TR 则基本剔除了组织 T_1 值对图像对比的影响，每次 90°脉冲前不同组织间的宏观纵向磁化矢量差别即质子密度差别，90°脉冲后把这种宏观纵向磁化矢量的差别变成宏观横向磁化矢量的差别，这时利用 180°脉冲马上产生一个自旋回波（选择很短的 TE），基本剔除组织 T_1 值对图像对比的影响，得到的每一个 MR 信号的对比实际上来自各组织的质子密度差异，因此采用长 TR、短 TE 得到的是质子密度加权成像（PDWI），如图 4-49 所示。

利用 SE 进行质子密度加权成像的 TR 应该与 T_2WI 的 TR 相似，TE 应该与 T_1WI 的 TE 相似，组织质子密度相差不大，则其对比度不强（10%～15%），但有较高的信噪比，用于观察细小结构的组织。

（五）自旋回波序列的特点及其临床应用

SE 是 MR 最基本的脉冲序列。在临床上应用广泛，具有以下优点：序列结构相对简单；图像具有良好的信噪比；图像的组织对比良好；对磁场的不均匀敏感性低。同时也存在一些缺点：90°脉冲能量较大，纵向弛豫时间较长，需要用较长的 TR（特别是 T_2WI），且一次激发仅采集一个回波，因而序列采集时间较长，体部 MRI 时容易产生伪影，难以进行动态增强扫描，为了减少伪影，常需要增加激发次数，从而进一步增加了采集时间。

随着序列的发展，现已很少利用 SE 进行 T_2WI 和 PDWI。目前 SE 序列多用于获取 T_1WI，如颅脑、头颈部、脊柱脊髓、骨关节、软组织等部位的常规 T_1WI 序列的获取。在实际临床应用中，逐渐发展形成了以自旋回波序列为基础的自旋回波序列家族，如单回波 SE、双回波 SE 和多回波 SE；也有单层面 SE 和多层面 SE 等。其中临床应用最广的是多层面 SE 和多回波 SE。

（六）自旋回波序列的衍生

1. 自旋回波序列的多层面成像　多层面成像时进行射频激发、层面选择、频率编码、相位编码等工作的时间远小于 TR，余下了许多对于硬件系统而言固定的“空闲时间”。在“空闲时间”内，射频系统、梯度系统等均处于闲置的不工作状态。多层面成像技术就是一种充分利用这部分“空闲时间”，显著提高扫描效率的成像技术。在“空闲时间”内，硬件系统将切换至其他层面，进行其他层面的成像，使得在一个 TR 内完成更多层面的扫描。一个 TR 内能够采集的层面数量与“空闲时间”的长短密切相关，具体而言受到 TR、TE 以及回波信号采样时间的限制。序列的 TE 越短或 TR 越长，“空闲时间”越长，在一个 TR 周期内能够完成成像的层面就越多。

2. 自旋回波序列的多回波成像　自旋回波序列的多回波成像指在施加 90°脉冲之后，使用多个 180°聚焦脉冲以产生多个回波信号。这些回波数据采集后被置于不同的原始数据 K 空间并生成多幅图像。在多回波序列的读出阶段，每个回波信号均需开启一次读出梯度进行采样，但各回波的相位编码梯度却是相同的。因此，与单回波的 SE 相比，多回波 SE 在 TR 相等的情况下可以得到多幅图像，而且图像的权重不一。通常采用两个回波，即双回波（double echoes）序列，使得一次扫描同时获得两幅不同对比度的图像：一幅为质子密度加权图像；另一幅则为 T_2 加权图像。在多回波 SE 中，由于回波信号是逐渐降低的，因此当回波数目获取太多时，后面回波生成的图像信噪比明显下降。多回波 SE 的另一个用处是，利用多个回波信号（通常需要三个以上）的衰减关系可以计算被检组织的弛豫率（T_1 值、T_2 值）。

四、快速自旋回波序列

（一）快速自旋回波的定义

一次 90°脉冲激发后，利用多个 180°聚焦脉冲采集多个自旋回波，就可以填充 K 空间的多条相位编码线（图 4-50），那么序列所需要重复执行的次数（即 TR 需要重复的次数）将明显减少，从而加快成像速度。这种序列在临床上一般称为快速自旋回波序列（fast spin echo，FSE）。

如图 4-50 所示，一次 90°脉冲激发后利用 5 个 180°聚焦脉冲采集了 5 个自旋回波，回波链长度 ETL=5，两个相邻的回波中点的时间间隔为回波间隙（ES）。这五个自旋回波填充 K 空间的 5 条相位编码线，分别填充 K 空间的不同位置，其中第三个回波信号的数据填充在 K 空间中心区域，决定图像的对比，把 90°脉冲中点到填充 K 空间中心的回波中点的时间间隔定义为有效回波时间。快速自旋回波序列中，90°脉冲激发后采集到的不是一个回波，而是一串回波，把这一串回波称为回波链（echo train）。把一次 90°脉冲激发后所产生的回波链中的回波数目称为回波链长度（ETL）。

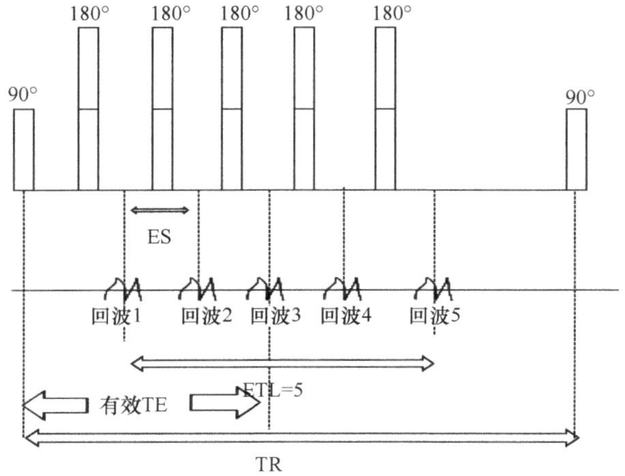

(a)快速自旋回波示意图

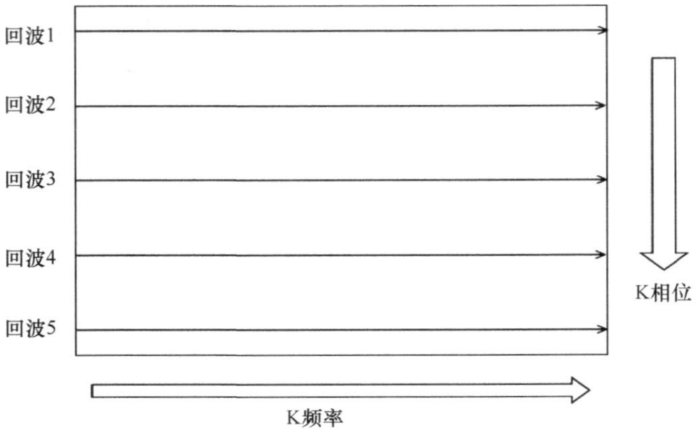

(b) 相应的K空间填充示意图

图 4-50 快速自旋回波示意图及相应 K 空间填充示意图

（二）快速自旋回波序列的特点

与 SE 相比，采用快速自旋回波序列后，成像速度明显加快，在其他参数不变的前提下，ETL 越长，90°脉冲所需要的重复次数越少（即 TR 次数越少），采集时间成比例地缩短，例如，ETL=5，则该 FSE 的采集时间为相应 SE 的 1/5。

快速自旋回波的图像是由 TE 不同的回波构成的，回波链中每个回波信号的 TE 不同。FSE 在一次 90°脉冲激发后利用多个 180°聚焦脉冲来产生多个自旋回波信号，实际上每个回波信号的 TE 是不同的。第一个回波信号的 TE 最短，最后一个回波信号的 TE 最长。把 90°脉冲中点到填充 K 空间中心的回波中点的时间间隔定义为有效回波时间。填充 K 空间中心的回波主要决定图像的对比，如果把第一个回波填充在 K 空间中心（即选择很短的有效回波时间），将基本剔除组织的 T_2 弛豫对图像对比的影响，得到的将是 T_1WI 或 PDWI；如果把一个长回波链中的最后一个回波填充在 K 空间中心（即选择很长的有效回波时间），得到的将是权重很重的 T_2WI；如果在回波链中选择一个合适的回波信号填充在 K 空间中心（即选择合适长的有效回波时间），将得到权重合适的 T_2WI。实际上填充 K 空间各个位置的回波信号对图像对比都有不同程度的贡献，而回波链中各回波的 TE 不同，因此与相应 SE 相比，FSE 的组织对比将有不同程度的降低，一般情况下 ETL 越长，图像的组织对比越低。

在 90°脉冲激发后，由于 T_2 弛豫，宏观横向磁化矢量将随时间推移逐渐衰减，FSE 的回波链在不同的时间点（不同的 TE）采集回波信号，因此回波信号的幅度（信号强度）将逐渐降低，如果不考虑相位编码梯度场对组织信号的影响，则回波链中第一个回波信号最强，往后回波信号强度逐渐减弱，最后一个回波信号最弱。这种强度具有差别的回波信号填充在 K 空间中，在傅里叶变换中将发生相位错误，从而导致图像模糊。ETL 越长，填充 K 空间的回波信号强度差别越大，图像越模糊。因此，ETL 延长尽管可以缩短采集时间，但将增加图像模糊度，并影响图像对比，所以相对于 SE，FSE 的图像会有模糊效应。

如图 4-51 所示，FSE 利用 5 个 180°聚焦脉冲，产生 5 个自旋回波[图 4-51（a）]，各回波的 TE 是不同的，回波 1 的 TE 最短，回波 5 的 TE 最长[图 4-51（b）]，可以通过对相位编码的调整，把回波链中任何一个回波填充在 K 空间中心，确定图像的权重和对比。同时由于 T_2 弛豫，各回波的信号强度也不相同，回波 1 的信号强度最大，回波 5 的信号强度最弱，在回波链中前面的回波之间的强度差别最大，以后的回波之间的强度差别逐渐缩小[图 4-51（b）]。

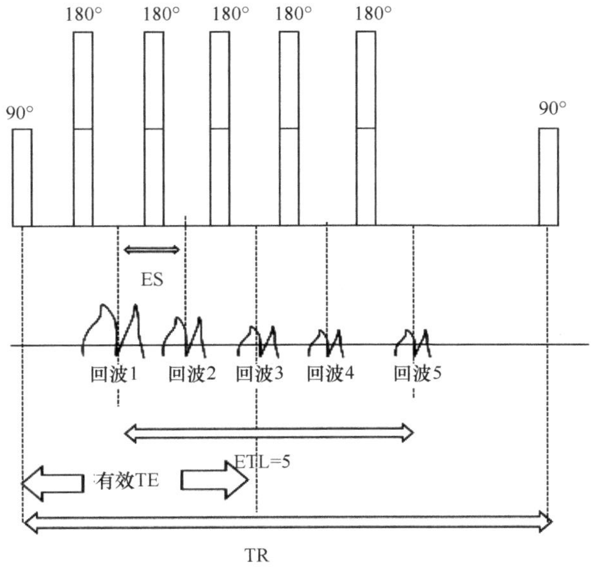

(a)

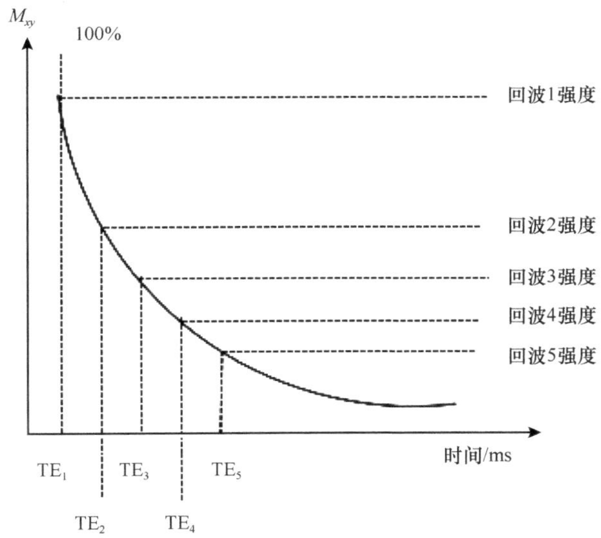

(b)

图 4-51　FSE 回波示意图

在 SE T_2WI 上，脂肪组织呈现中等偏高信号，而在 FSE T_2WI 上，脂肪组织将保持很高的信号。这主要由于两个方面的原因：①脂肪组织内的质子之间存在着 J-耦联，这种耦联结构可增加磁场的波动，加快了质子失相位，因此脂肪组织的 T_2 值并不长，FSE 连续的 180°聚焦脉冲可打断 J-耦联，因而减缓了脂肪组织的质子失相位，延长了脂肪组织的 T_2 值，从而增加了脂肪组织的信号强度；②180°聚焦脉冲的磁化转移效应引起其他组织信号降低。FSE 中，ETL 越长，ES 越小，脂肪组织信号的强度相对于 SE 增加越明显。

与 SE 相同，FSE 也利用 180°聚焦脉冲产生回波，180°聚焦脉冲可以剔除主磁场不均匀性的影响，因而对主磁场不均匀性不敏感。这一特点的优点在于磁化率敏感伪影不明显；但不利于一些能够增加主磁场不均匀性的病变（如出血等）的检出。

FSE 的结构为 90°脉冲激发后利用连续的 180°聚焦脉冲激发产生回波。180°聚焦脉冲能量很大，如此大的能量连续激发，传递到人体组织的能量将在短时间内很快积聚，特殊吸收率（special absorption ratio，SAR）将明显升高，可引起体温升高等不良反应，这在高场强的 MRI 设备中将表现得更为突出。ETL 越长，ES 越小，SAR 值增加越明显。

（三）FSE 的相关参数及其对图像的影响

1. TR 及 TE FSE 的 TR 比相应加权成像 SE 的 TR 要长一些，而 FSE 回波链中每个回波的 TE 是不同的。

2. ETL ETL 是 FSE 的关键参数，也是 FSE 快速成像因子，但需要注意并不是 ETL 越长越好，在临床成像中应根据不同的需要选择合适的 ETL。一般情况下，ETL 增加，其优点在于：成像速度加快；可进行权重较重的 T_2WI，如水成像等。缺点在于：软组织对比可能降低；图像的模糊效应增加；图像的信噪比可能降低；脂肪组织信号增高；SAR 值增高；磁化转移效应更为明显。

3. 回波间隙 ES 缩短的优点在于：回波链中各回波的 TE 差别缩小，图像的软组织对比可能增高；回波链中各回波的强度差别缩小，图像模糊效应减轻；在保持图像原有组织对比和模糊效应的前提下可相应增加 ETL，从而加快采集速度。其缺点在于：脂肪组织的信号更高；由于单位时间内施加的 180°聚焦脉冲增多，SAR 值进一步升高；磁化转移效应增加，可能会增加组织饱和度并可能降低图像对比。

（四）FSE 的临床应用

在临床上，FSE 已经广泛应用。FSE 分为 FSE T_1WI 序列、短 ETL 的 FSE、中等 ETL 的 FSE T_2WI 序列、长 ETL 的 FSE T_2WI 序列四种，下面逐一介绍其临床应用。

1. FSE T_1WI 序列 FSE T_1WI 序列通常选择较短的 ETL，因为 ETL 越长，填充 K 空间的回波中 TE 长的回波信号越多，因而将增加 T_2 弛豫对图像的污染，降低 T_1 对比。对于 FSE T_1WI 序列来说，应该把回波链中第一回波信号填充在 K 空间中心（选择最短的有效 TE），以尽量减少 T_2 弛豫对图像对比的影响。FSE T_1WI 序列的 TR 通常为 200～600ms，有效 TE 常为 8～15ms，ETL 常为 2～5。

FSE T_1WI 序列的缺点有：①由于受 T_2 弛豫的污染，图像的 T_1 对比不如 SE T_1WI 序列；②具有 FSE 的模糊效应；③扫描速度还是比梯度回波序列慢，需要屏气扫描时，一次屏气能够扫描的层数有限。

FSE T_1WI 序列的主要用途有：①对 T_1 对比要求相对较低，以显示结构为主的部位，如脊柱、大关节、骨与软组织、盆腔等；②要求加快扫描速度时，患者耐受能力较差；③垂体动态增强扫描；④腹部屏气扫描。

2. 短 ETL 的 FSE ETL 为 2～10，实际应用中 ETL 通常为 5～10。短 ETL 的 FSE 通常用作 PDWI 和 T_2WI，具有以下优点：①与 SE 相比，成像速度明显加快，根据选择的扫描参数不同，TA 一般为 2～7min；②由于回波链较短，其 T_2 对比较好，接近于 SE T_2WI；③对主磁场不均匀性不敏感，没有明显的磁敏感性伪影。短 ETL 的 FSE T_2WI 序列的主要缺点是扫描速度不够快，用于体部成像时容易产生运动伪影。

在 20 世纪 90 年代生产的 MRI 设备上，短 ETL 的 FSE T_2WI 序列是在临床上最常用的 T_2WI 序列之一，主要用于对 T_2 对比要求较高的部位：①颅脑 T_2WI 常规序列；②配用呼吸触发和脂肪抑制技术后作为上、中腹部脏器 T_2WI 常规序列；③盆腔的 T_2WI 序列；④骨关节的 PDWI 或权重较轻的 T_2WI 序列等。

3. 中等 ETL 的 FSE T_2WI 序列 ETL 为 10～20。与短 ETL 的 FSE T_2WI 序列相比，中等 ETL 的 FSE T_2WI 序列的特点表现为：①扫描速度更快，根据成像参数的不同，TA 一般为 1～5min；②由于 ETL 比较长，图像的 T_2 对比不及短 ETL FSE T_2WI 序列。中等 ETL 的 FSE T_2WI 序列的主要临床用途有：①对 T_2 对比要求相对较低，主要显示解剖结构的部位，如脊柱、骨关节等；②脏器内在的 T_2 对比好，并要求 T_2 权重较重的部位，如前列腺等。中等 ETL 的 FSE 已经在很大程度上取代短 ETL 的 FSE 成为最常用的 T_2WI 序列，广泛应用于颅脑、耳鼻喉、脊柱脊髓、骨关节软组织、腹盆部的 T_2WI 检查。

4. 长 ETL 的 FSE T_2WI 序列　ETL＞20，通常为 20～640，长 ETL 的 FSE T_2WI 序列的特点有：①成像速度快，根据所选用的参数不同，TA 可为 0.25min 甚至 1～3min；②由于 ETL 较长，图像模糊更明显，且 T_2 对比降低。长 ETL 的 FSE T_2WI 序列主要用于：①体部屏气 T_2WI，主要用于呼吸节律不能很好控制导致呼吸触发短 ETL 或中等 ETL 的 FSE T_2WI 失败的病例；②水成像，配用呼吸触发技术可进行腹部水成像，如 MR 胆管成像（magnetic resonance cholangiography，MRCP）等。

五、梯度回波序列

（一）梯度回波原理

梯度回波（gradient echo，GRE）也是一种 MR 回波信号。梯度回波利用读出梯度场的切换产生回波。

以头颅横断面且频率编码方向（左右）为例。在射频脉冲激发后（α 角），在频率编码方向上先施加一个右高左低的离相位梯度场[图 4-52（a）和（b）]，这样就造成右边的质子进动频率明显高于左边的质子，加快了质子的失相位，因而组织的宏观横向磁化矢量很快消失。这时依然在频率编码方向上施加强度相同、方向相反即右低左高的聚相位梯度场[图 4-52（a）和（c）]，原来进动频率高的右边质子进动变慢，而原来进动频率低的左边质子进动变快，由于离相位梯度场造成的失相位逐渐得以纠正，组织宏观横向磁化矢量逐渐恢复[图 4-52（a）中上升箭头]，当聚相位梯度场作用时间达到与离相位梯度场一样时，离相位梯度场造成的失相位得以完全纠正，信号强度达到峰值，从此时刻后，在聚相位梯度场的继续作用下，质子又发生了失相位，组织宏观横向磁化矢量又开始出现衰减直到零[图 4-52（a）中下降箭头]，从而形成一个完整的梯度回波。

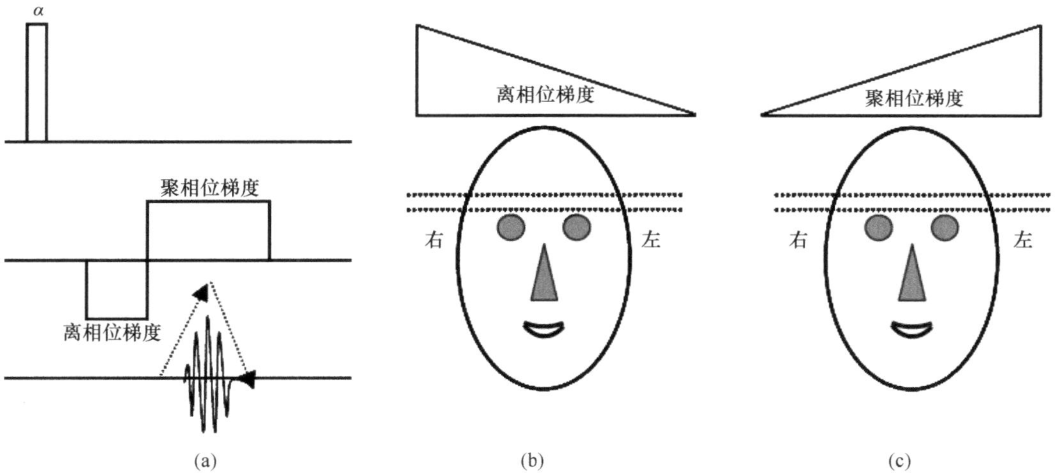

图 4-52　梯度回波的产生

（二）梯度回波序列的特点

1. 小角度激发，成像速度快　梯度回波一般采用小角度脉冲（称为 α 脉冲，α 角常介于 10°～90°）激发，产生宏观横向磁化矢量的效率较高，与 90°脉冲相比，30°脉冲的能量仅为 90°脉冲的 1/3 左右，但产生的宏观横向磁化矢量达到 90°脉冲的 1/2 左右。组织可以残留较大的宏观纵向磁化矢量，纵向弛豫所需要的时间明显缩短，因而选用较短的 TR，可以明显地缩短采集时间。与此同时，由于小角度激发，射频能量降低，从而可以减少 SAR 值（图 4-53）。

2. 信噪比降低　由于梯度回波序列的离相位梯度场加快了质子的失相位，聚相位梯度场只能剔除离相位梯度场造成的失相位，而不能像自旋回波序列 180°聚焦脉冲一样剔除主磁场不均匀性造成的质子失相位，所以无法得到真正的 T_2 弛豫信息，只能得到弛豫时间更短、回波幅度更弱的 T_2WI 弛豫信息（图 4-54），直接导致实际工作中梯度回波序列信噪比低于自旋回波序列。

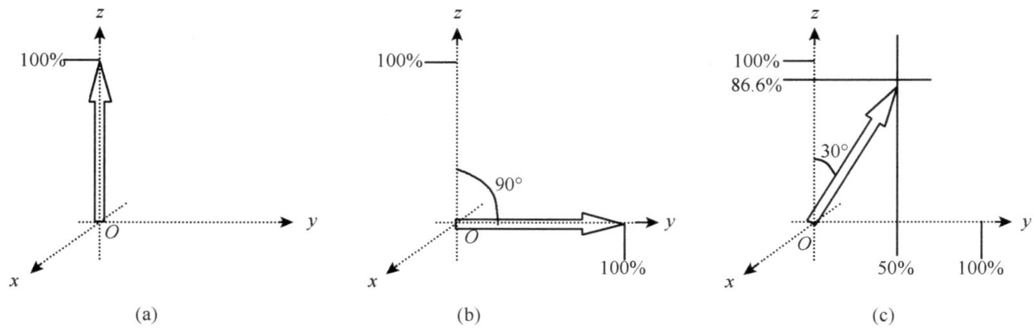

图 4-53 梯度回波序列结构图

（a）平衡状态下，组织的宏观纵向磁化矢量为 100%，没有宏观横向磁化矢量；（b）90°脉冲激发后，宏观纵向磁化矢量偏转 90°，即产生了一个最大的宏观横向磁化矢量（100%），宏观纵向磁化矢量变为零；（c）30°脉冲激发后，宏观纵向磁化矢量偏转 30°，产生的宏观横向磁化矢量为 90°脉冲的 50%，而宏观纵向磁化矢量保留了平衡状态下的 86.6%。反映的是 T_2WI 弛豫信息而非 T_2 弛豫信息，固有信噪比相对较低

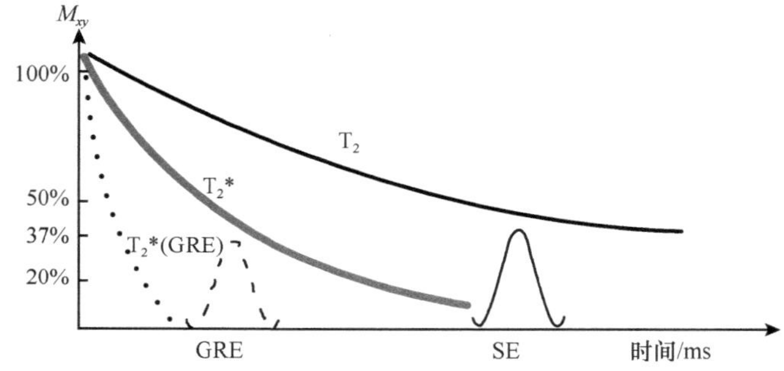

图 4-54 SE 及 GRE 序列宏观横向磁化矢量的衰减

图示同一种组织三种横向磁化矢量的衰减，深粗曲线为 T_2 弛豫曲线；浅粗曲线为 T_2WI 弛豫曲线；虚曲线为施加离相位梯度场后组织宏观横向磁化矢量的衰减曲线。T_2WI 弛豫受 T_2 弛豫和主磁场不均匀性两种因素影响，SE 的 180°聚焦脉冲可以剔除主磁场不均匀性造成的质子失相位，因而将得到组织真正的 T_2 弛豫信息（SE）。GRE 序列施加的离相位梯度场将加快质子的失相位，图示虚曲线 T_2WI（GRE）下降明显快于浅粗曲线 T_2WI，而聚相位梯度场只能剔除离相位梯度场造成的质子失相位，因而得到的只能是 T_2WI 弛豫信息（GRE）。由于 T_2WI 弛豫明显快于 T_2 弛豫，即便 GRE 序列选用的 TE 比 SE 的 TE 短，其回波幅度也常常不如 SE，因此总体来说，GRE 序列图像的固有信噪比低于 SE

3. GRE 序列对主磁场不均匀性敏感 自旋回波序列的特点之一是对主磁场不均匀性不敏感，因为 180°聚焦脉冲可剔除主磁场不均匀性造成的质子失相位。在 GRE 序列中，回波的产生依靠梯度场的切换，不能剔除主磁场的不均匀性造成的质子失相位。因此，GRE 序列对主磁场的不均匀性比较敏感。容易产生磁化率伪影，特别是在气体与组织的界面上，容易检出能够造成局部磁场不均匀的病变，如出血、血色病等。

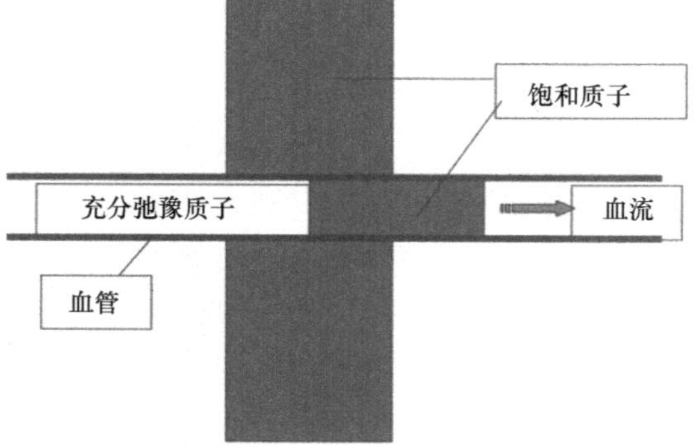

图 4-55 GRE 序列中血流呈现高信号

4. GRE 序列中的血流呈现高信号 梯度回波序列的血流呈现高信号，是因为梯度回波的信号是通过梯度场切换采集的，只要目标血流没有流出梯度场的采集范围，都能够被采集到，因此其呈现高信号，而 SE 则因为流空效应而呈现低信号（图 4-55）。

5. 对设备要求高 梯度回波序列对梯度场要求较高，扫描时反复切换梯度场，使梯度场负担加重，切换时噪声也进一步加大（使用短 TR 和短 TE 时，梯度场处于高速开关状态，使用长 TE 时又会产生磁敏感和化学位移伪影等多种伪影）。

（三）常规梯度回波序列

常规梯度回波（GRE）序列即利用梯度回波进行成像的序列，是目前 MRI 快速扫描序列中最成熟的方法，不仅可缩短扫描时间，而且图像的空间分辨力和信噪比均无明显下降。

梯度回波序列与 SE 的主要区别在于前者使用小于 90°的射频脉冲激发，并采用较短的 TR 时间，而 SE 则采用 90°脉冲及 180°脉冲（图 4-56）；另一个区别是梯度回波序列使用梯度脉冲取代 180°聚焦脉冲。

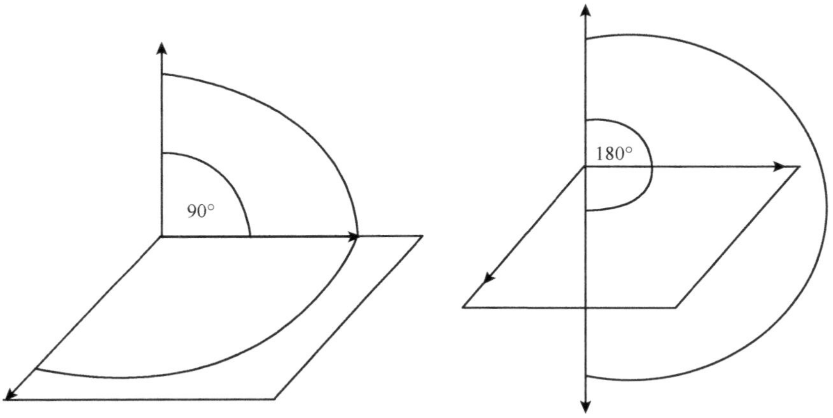

图 4-56 SE 90°脉冲及 180°脉冲

常规 GRE 序列结构图和其他所有序列一样，也由射频脉冲、层面选择梯度、相位编码梯度、频率编码梯度（或称读出梯度）及 MR 信号五部分构成（图 4-57）。与 SE 相比，常规 GRE 序列有两个特点：①射频脉冲激发角度小于 90°；②回波的产生依靠读出梯度场（即频率编码梯度场）切换，把小角度脉冲中点与回波中点的时间间隔定义为 TE，两次相邻的小角度脉冲中点的时间间隔定义为 TR。

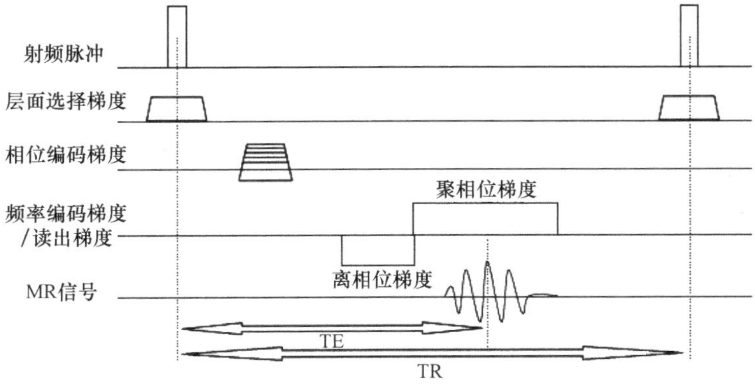

图 4-57 GRE 序列结构图

GRE 序列不用 180°聚焦脉冲重聚焦，而是用一个反方向梯度来重新使快速衰减的横向磁矩再现，获得一个回波信号进行成像。由于梯度回波序列使用反向梯度获得回波，其强度是按 T_2WI 衰减的，相对于使用 180°聚焦脉冲的 SE 的 T_2 加权图像，GRE 序列获得的图像是 T_2WI 加权图像。

GRE 序列产生的图像对比要比 SE 复杂得多，可产生其他序列难以获得的临床信息。图像的对比不仅取决于组织的 T_1 值、T_2 值，还与 B_0 的不均匀性有关，主要依赖于激发脉冲的翻转角 α、TR 和 TE 三个因素，还与磁敏感性和流动有关。

小角度激发的优点有：①脉冲的能量较小，SAR 值降低；②产生宏观横向磁化矢量的效率较高，与 90°脉冲相比，30°脉冲的能量仅为 90°脉冲的 1/3 左右，但产生的宏观横向磁化矢量达到 90°脉冲的 1/2 左右；③采集时间缩短，小角度激发后，组织可以残留较大的宏观纵向磁化矢量，纵向弛豫所需要的时间明显缩短，因而可选用较短的 TR，缩短采集时间；④MR 图像信号强度的大小与 M_z 翻转到 x-y 平面的 M_{xy} 的大小成正相关，而 M_{xy} 的大小是由激发脉冲发射时 M_z 的大小及其激发后的翻转角两个因素决定的；⑤图像具有较高的信噪比（SNR），小角度脉冲的 M_z 变化较小，脉冲发射前的 M_z 接近于完全恢复，能形成较大的稳态 M_z，故 GRE 序列可产生较强的 MR 信号，尽管成像时间缩短，但是图像具有较高的信噪比。

（四）扰相梯度回波序列

当 GRE 序列的 TR 明显大于组织的 T_2 值时，下一次 α 脉冲激发前，组织的横向弛豫已经完成，即宏观横向磁化矢量几乎衰减到零，这样前一次 α 脉冲激发产生的宏观横向磁化矢量将不会影响后一次 α 脉冲激发所产生的信号，但当 TR 小于组织的 T_2 值时，下一次 α 脉冲激发前，前一次 α 脉冲激发产生的宏观横向磁化矢量尚未完全衰减，这种残留的宏观横向磁化矢量将对下一次 α 脉冲产生的宏观横向磁化矢量产生影响，这种影响主要以带状伪影的方式出现，且组织的 T_2 值越大、TR 越短、激发角度越大，带状伪影越明显。

为了消除这种伪影，必须在下一次 α 脉冲施加前去除这种残留的宏观横向磁化矢量，采用的方法是在前一次 α 脉冲的 MR 信号采集后、下一次 α 脉冲来临前对质子的相位进行干扰，加快失相位，从而消除这种残留的宏观横向磁化矢量。

干扰的方法有两种：①施加扰相位梯度场，可只施加于层面选择方向或三个方向都施加；②施加扰相位射频脉冲。施加了扰相位梯度场或扰相位射频脉冲后，将造成人为的磁场不均匀，加快了质子失相位，从而消除了这种残留的宏观横向磁化矢量。把施加了扰相位梯度场或扰相位射频脉冲的梯度回波序列称为扰相 GRE 序列。

与常规 GRE 序列相比，扰相 GRE 序列（图 4-58）唯一的不同就是在前一次 α 脉冲的回波采集后，下一次 α 脉冲来临前，在层面选择方向、相位编码方向上及频率编码方向上都施加了一个很强的梯度场，人为造成磁场不均匀，加快了质子失相位，以彻底消除前一次 α 脉冲的回波采集后残留的宏观横向磁化矢量。

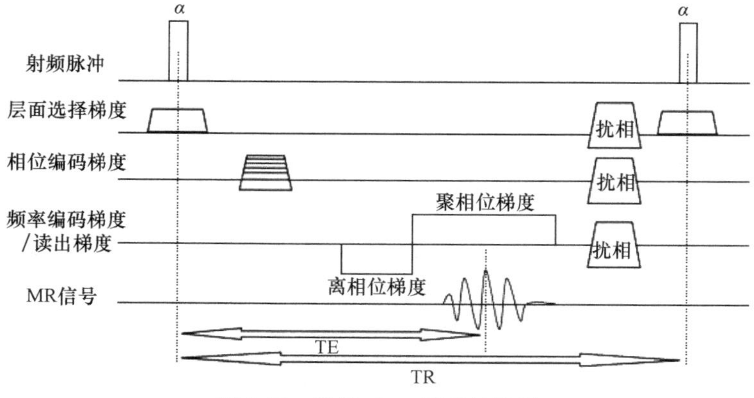

图 4-58 扰相 GRE 序列结构图

扰相梯度回波序列在临床上应用十分广泛，尤其以 T_1WI 最为常用，扰相 GRE 腹部屏气二维

T_1WI序列成像、扰相GRE腹部屏气三维T_1WI序列成像、利用扰相GRE序列进行流动相关性MRA、扰相GRE序列对比剂增强MRA、扰相GRE T_1WI序列心脏成像、扰相GRE T_1WI序列关节软骨成像等均较为常见。同时也可以利用扰相GRE序列进行脑、垂体、骨和软组织的快速T_1WI或动态增强扫描（图4-59）。

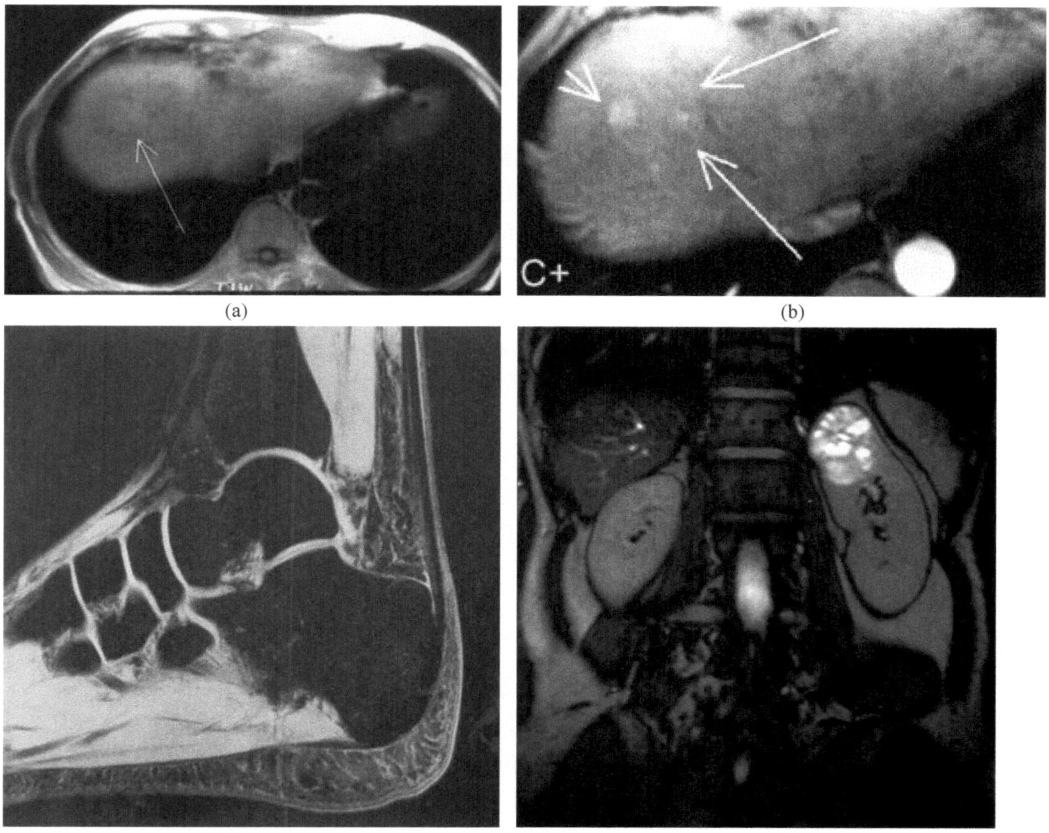

(a) (b) (c) (d)

图4-59 腹部成像的价值

图中箭头指向病灶

1. 扰相GRE腹部屏气二维T_1WI序列成像 扰相GRE腹部屏气二维T_1WI序列为上中腹部脏器检查的常用T_1WI序列之一，已经基本取代SE T_1WI。对于1.5T MRI，TR一般为80～200 ms，激发角度为60°～90°，短TE通常为4～4.5 ms，TA一般为15～30s，一次屏气即可扫描15～30层，可以覆盖肝、胆、胰、脾和双肾。利用该序列还可以进行动态增强扫描。该序列加上脂肪抑制技术可以清晰显示胰腺病变。通过对TE的调整还可以进行化学位移成像。与SE T_1WI相比，该序列用于腹部成像时的优点表现在：①T_1对比良好；②如果屏气良好，则没有明显的呼吸运动伪影；③成像速度快，可以进行动态增强扫描。缺点主要是屏气不好者有明显的呼吸运动伪影。

2. 扰相GRE腹部屏气三维T_1WI序列成像 当腹部脏器屏气扫描要求层厚较薄，或需要同时兼顾脏器成像和血管成像时可考虑选用该序列，可进行平扫T_1WI，也可进行动态增强扫描。对于1.5T MRI，TR一般为4～8ms，短TE小于3ms，激发角度一般为10°～20°，根据成像参数和扫描层数的不同，扫描时间常为20～30s。与扰相GRE腹部屏气二维T_1WI序列相比，该序列的优点为：①在层面较薄时可以保持较高的信噪比；②没有层间距，有利于小病灶的显示；③可同时兼顾脏器实质成像和三维血管成像的需要。缺点主要是其软组织T_1对比往往不及扰相GRE腹部屏气二维T_1WI序列。

3. 利用扰相 GRE 序列进行流动相关性 MRA 无论时间飞跃法（TOF）MRA 还是相位对比（phase contrast，PC）MRA，也无论是二维 MRA 还是三维 MRA，均可采用扰相 GRE T_1WI 序列，下面就以最常用的三维 TOF MRA 为例介绍其临床应用。对于 1.5T MRI，TR 为 25～45ms，短 TE 一般为 6.9 ms，激发角度为 20°～30°，根据成像参数的不同，TA 一般为 5～10min。从上述扫描参数可以看出，三维 TOF MRA 实际上是一个 T_1 权重比较重的 T_1WI，这样可以抑制背景静止组织的信号，而有效地反映血液的流入增强效应。三维 TOF MRA 在临床上多用于头颈部的血管成像。利用扰相 GRE 序列进行的二维或三维 TOF 或 PC 血管成像技术的优点在于无须注射对比剂即可清楚显示血管结构。

4. 扰相 GRE 序列对比剂增强 MRA 对比剂增强 MRA（contrast enhancement MRA，CE-MRA）一般也采用三维扰相 GRE T_1WI 序列，对于 1.5T MRI，TR 为 3～6ms，TE 为 1～2ms，激发角度为 25°～40°，根据成像参数的不同，扫描时间常为 15～60s，可以进行屏气扫描。从成像参数可以看出，三维 CE-MRA 所用的扰相 GRE 序列的 T_1 权重很重，比三维 TOF MRA 的 T_1 权重更重，可有效地抑制背景静止组织的信号，而注射对比剂后 T_1 值明显缩短的血液则呈现明显高信号。CE-MRA 目前在临床上已经得到广泛应用，血管结构显示清晰，比流动相关的 MRA 得到的信息更可靠，对于直径较大的血管特别是体部和四肢的血管病变来说，CE-MRA 完全可以作为首选检查手段，从而避免不必要的 DSA 检查。

5. 扰相 GRE T_1WI 序列心脏成像 扰相 GRE T_1WI 序列配用心电门控和呼吸门控（或屏气），可以进行心脏的亮血成像，可以较好地显示心脏的结构，也可进行心脏功能的初步分析。

6. 扰相 GRE T_1WI 关节软骨成像 利用三维扰相 GRE T_1WI 序列可很好地显示关节软骨，在该序列图像上，透明软骨呈较高信号，而纤维软骨和韧带呈低信号。对于 1.5T MRI，TR 为 10～15ms，选用尽量短的 TE，激发角度常为 10°～15°。该序列在膝关节、髋关节、腕关节、颞颌关节等部位成像上有较多的应用。

7. 其他应用 由于扰相 GRE T_1WI 序列成像速度比 SE T_1WI 快，临床上也可利用扰相 GRE T_1WI 序列进行脑、垂体、骨与软组织的快速 T_1WI 或动态增强扫描。

在 FSE 发明之前，扰相 GRE T_2WI 在临床上的应用非常广泛，特别是用于脊柱和骨关节病变的检查。随着 FSE T_2WI 的广泛应用，扰相 GRE T_2WI 序列的应用大大减少。目前扰相 GRE T_2WI 序列主要用于：大关节病变的检查，特别是膝关节半月板损伤的检查；脊柱病变特别是退行性病变的检查；出血病变的检查，如脑出血、关节出血等，对于出血病变的检查，扰相 GRE T_2WI 序列比 FSE T_2WI 序列更敏感（图 4-60）。

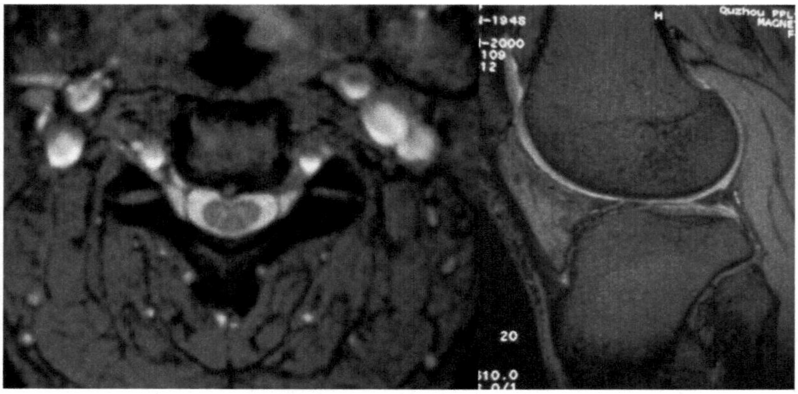

图 4-60 扰相 GRE 序列的应用

快速扰相梯度回波序列是在扰相梯度回波序列的基础上发展和改进而产生的。上述扰相梯度回波序列中，TR 和 TE 值都很小，为提高梯度回波信号又要选用小角度的翻转角，这时形成的图像是质子密度加权图像。为了实现 T_1 或 T_2 加权，除了以上扰相梯度回波序列，还可在短 TR 短 TE 的快速 GRE 序列前加一个脉冲，可称为快速梯度序列的磁矩预准备成像（magnetization prepared rapid acquisition）。在这个预准备脉冲之后，通过控制后续的梯度脉冲出现的间隔时间（TI），既可选择性抑制某一种组织信号，从而实现心脏快速成像时的亮血或黑血成像技术，又可选择性形成 T_1 或 T_2 加权图像。快速扰相梯度回波结合 K 空间分段采集技术是心脏快速 MRI 和冠状动脉成像的主要方法（图 4-61）。

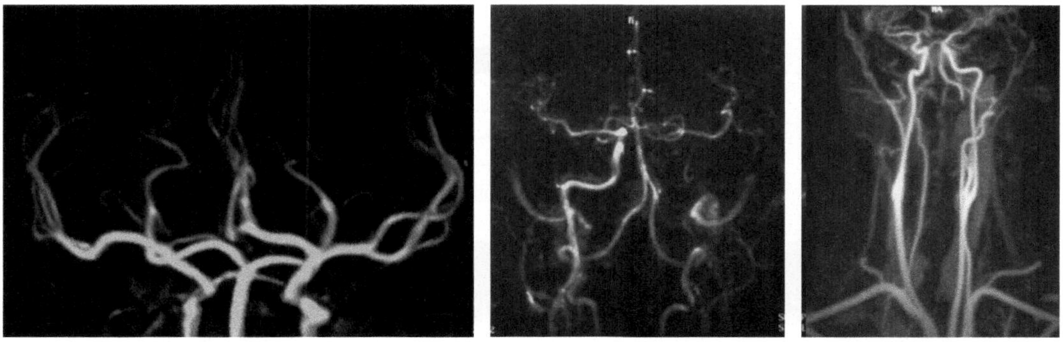
(a) 3D-TOF MRA (b) 2D-PC MRA (c) CE-MRA MIP

图 4-61 快速扰相梯度回波的应用

（五）稳态进动梯度回波序列

在扰相梯度回波序列中，使用扰相位梯度场或扰相位射频脉冲消除残留的宏观横向磁化矢量。而稳态进动梯度回波序列，则是通过在层面选择方向、相位编码方向及频率编码方向上都施加一个相反的梯度场，从而发生相位重聚，尽可能保留这些残留的梯度场，并对下一次回波信号进行反应。

在了解稳态进动梯度回波序列前，有必要了解 GRE 序列中的稳态进动 GRE 序列中存在的两种稳态，即纵向稳态和横向稳态。

梯度回波中由于施加的是小角度脉冲，因此射频脉冲激发后，仍残留着较多的宏观纵向磁化矢量，如果 TR 间期不足以使所有组织都完成纵向弛豫，则下一次脉冲激发前组织的宏观纵向磁化矢量由两部分构成：前一次激发后残留的宏观纵向磁化矢量和 TR 间期中纵向弛豫所恢复的宏观纵向磁化矢量。经过数个脉冲后，在以后每一个射频脉冲激发前，该组织的宏观纵向磁化矢量将基本保持一致，约为平衡状态时的 63%。把梯度回波序列中这种经过数个射频脉冲激发后，在以后各个射频脉冲激发前，组织的宏观纵向磁化矢量保持稳定状态的现象称为纵向稳态。纵向稳态存在于任何梯度回波序列中。

射频脉冲关闭后，组织的宏观横向磁化矢量将发生衰减，发生 T_2WI 弛豫，且 T_2WI 弛豫的速度与宏观横向磁化矢量的大小有关，宏观横向磁化矢量越大衰减就越快，越小则衰减越慢。与纵向稳态一样，实际上经过几次 α 脉冲激发后，在以后每一个 α 脉冲激发前，组织残留的宏观横向磁化矢量将保持稳定，这就是横向稳态。

稳态进动梯度回波序列就是利用与空间编码反向的聚相位梯度场，使得序列在横向、纵向上均达到稳态，从而用于成像，它具有以下优点：成像速度快，运动伪影小；拥有三个方向的流动补偿效应，短 TR 短 TE 成像，流动液体失相位效应小；长 T_2WI 信号组织强度大，与其他组织对比明显（图 4-62）。

基于上述优点，稳态进动梯度回波序列常常用于配合心电门控（触发）技术进行心脏及冠脉成像、大血管病变（动脉瘤、动脉夹层等）检查、水成像（内耳、胰胆管）以及消化系统检查。但是由于该序列软组织对比度不高，以及 GRE 序列先天性的磁场敏感性，不适合用于实质性脏器的检查（图 4-63）。

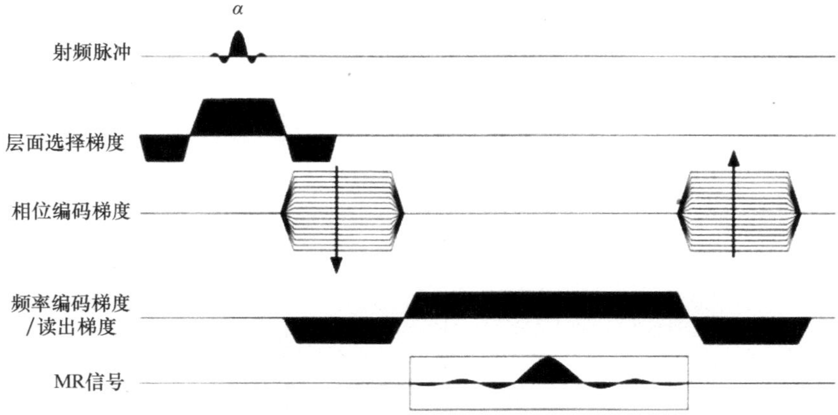

图 4-62　稳态进动梯度回波序列结构图

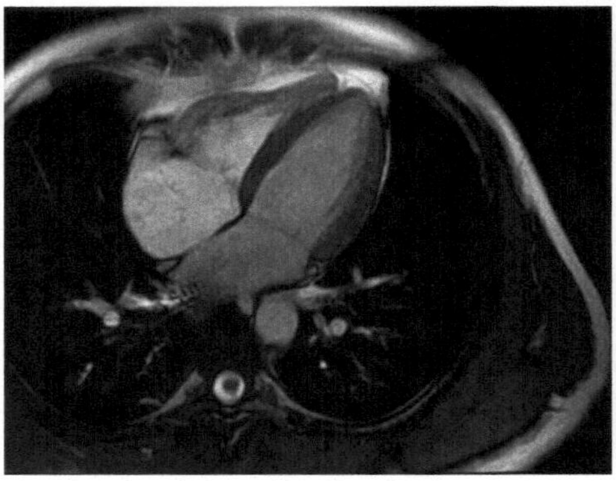
(a) 心脏

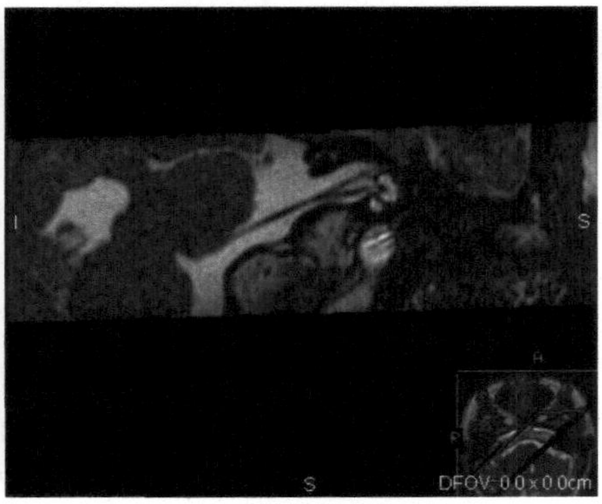
(b) 耳蜗前庭神经

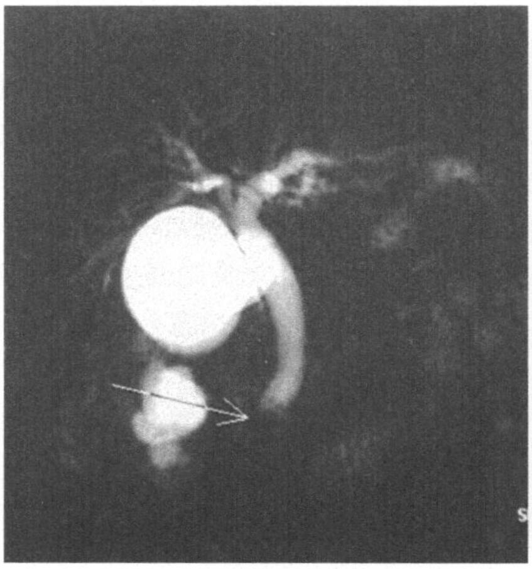
(c) 胰胆管成像

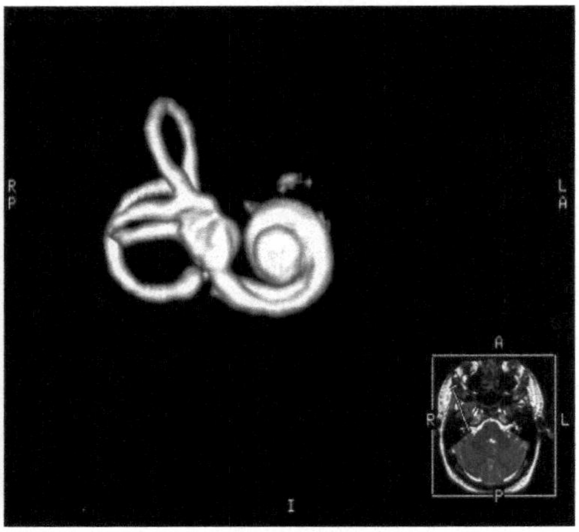
(d) 人工耳蜗

图 4-63　稳态进动梯度回波序列的应用

（六）其他 GRE 序列

除了上面提到的 GRE 序列，其他 GRE 序列还有很多，如采集刺激回波的 GRE 序列、双回波 GRE 序列等。

六、反转恢复序列及快速反转恢复序列

反转恢复（inversion recovery，IR）序列是指先施加一个 180°反转预脉冲，在适当的时刻施加

一个 90°脉冲，90°脉冲后接着施加一个 180°聚焦脉冲，采集一个自旋回波，实际上就是在 SE 前施加一个 180°反转预脉冲。IR 序列是由一个 180°反转预脉冲后跟随一个 SE 构成的，快速反转恢复序列则是一个 180°反转预脉冲后跟随一个 FSE 构成的。

（一）基本原理

用 180°脉冲对组织进行激发，将使组织的宏观纵向磁化矢量偏转 180°，即偏转到与主磁场相反的方向上，该 180°脉冲也称为 180°反转预脉冲。180°反转预脉冲的能量明显大于 90°脉冲，因此射频脉冲关闭后组织的 T_1 弛豫所需时间也明显延长。由于 180°反转预脉冲激发后组织纵向磁化过程延长，组织间的纵向弛豫差别加大，即 T_1 对比增加，明显高于 90°脉冲（图 4-64）。

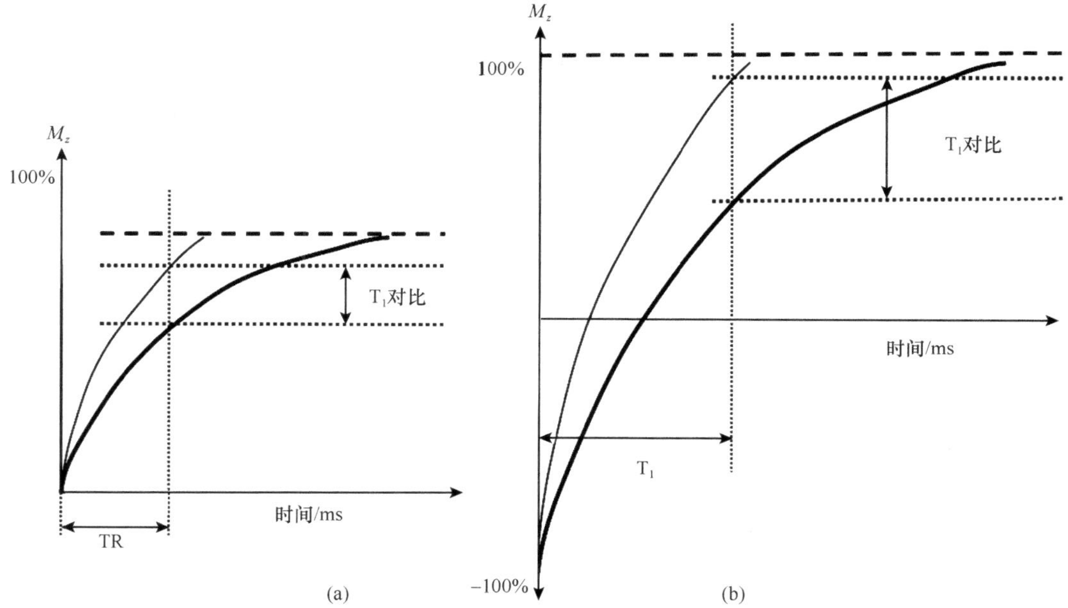

图 4-64 180°反转预脉冲与 90°脉冲激发后组织 T_1 弛豫的比较

图 4-64 中纵坐标为宏观纵向磁化矢量（M_z）的大小（单位以%表示），横坐标为时间（单位以 ms 表示）；细曲线为甲组织的纵向弛豫曲线，粗曲线为乙组织的纵向弛豫曲线，甲组织的纵向弛豫速度快于乙组织。如图 4-64（a）所示，90° 脉冲激发后两种组织开始纵向弛豫，经过 TR 后两种组织的宏观纵向磁化矢量的差别即 T_1 对比。如图 4-46（b）所示，180°反转预脉冲使纵向磁化矢量偏转到反方向，180°反转预脉冲结束后，两种组织开始纵向弛豫，纵向磁化矢量从反向最大逐渐缩小到零，又从零逐渐增大到正向最大，同时由于纵向弛豫过程延长，甲组织和乙组织的 T_1 对比加大。

180°反转预脉冲结束后，组织的纵向弛豫过程中，其宏观纵向磁化矢量从反向（与主磁场相反方向）最大逐渐缩小到零，而后从零开始到正向（与主磁场方向相同）逐渐增大到最大，如果在某组织的宏观纵向磁化矢量到零的时刻给予一个 90°脉冲，则该组织由于没有宏观纵向磁化矢量，因此没有横向磁化矢量产生，该组织就不产生信号，利用这一特点可以选择性抑制一定 TI 值的组织信号（图 4-65）。

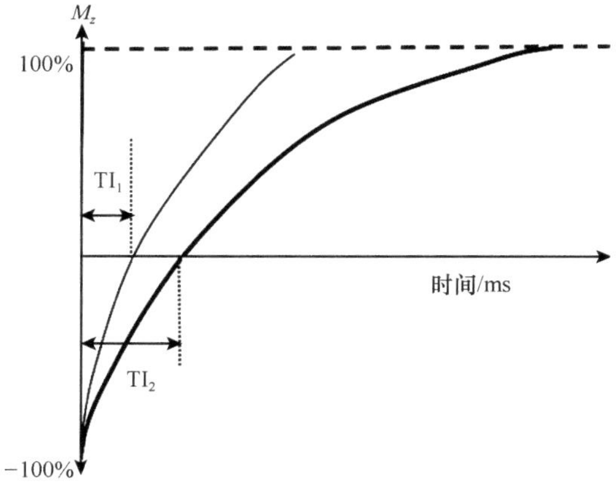

图 4-65 利用 180°反转预脉冲抑制组织信号

180°反转预脉冲把组织的纵向磁化矢量反转到–100%，180°反转预脉冲关闭后，组织中的宏观纵向磁化矢量先是负值逐渐缩小直到零，此后正值逐渐增大直到100%，由于甲组织（细曲线）的T_1弛豫比乙组织（粗曲线）快，其宏观纵向磁化矢量从–100%到零所需要的时间不同，如果在TI_1处给予一个90°脉冲，甲组织的信号将被抑制，如果在TI_2处给予一个90°脉冲，乙组织的信号将被抑制。

IR序列的成像参数包括TI、TE、TR。TI是TR序列图像对比的主要决定因素，尤其是T_1对比的决定因素。TI的作用类似于SE中的TR，而IR序列的TR对T_1加权程度的作用相对要小。

（二）反转恢复（IR）序列

IR序列是个T_1WI序列，该序列是先施加一个180° 反转预脉冲，在适当的时刻施加一个90° 脉冲，90° 脉冲后马上施加一个180° 聚焦脉冲，采集一个自旋回波，实际上就是在SE前施加一个180° 反转预脉冲（图4-66）。IR序列由一个180°反转预脉冲后跟随SE构成。把180°反转预脉冲中点到90°脉冲中点的时间间隔定义为反转时间（TI，TI决定图像的T_1对比和权重）。把90°脉冲中点到回波中点的时间间隔定义为回波时间（TE），IR的T_1WI序列应该选择很短的TE，以尽量剔除T_2弛豫对图像的污染。把两个相邻的180°反转预脉冲中点的时间间隔定义为TR，IR序列中应该选择很长的TR（至少相当于SE T_2WI或FSE T_2WI的TR）。因此IR序列中T_1对比和权重不是由TR决定的，而是由TI来决定的。

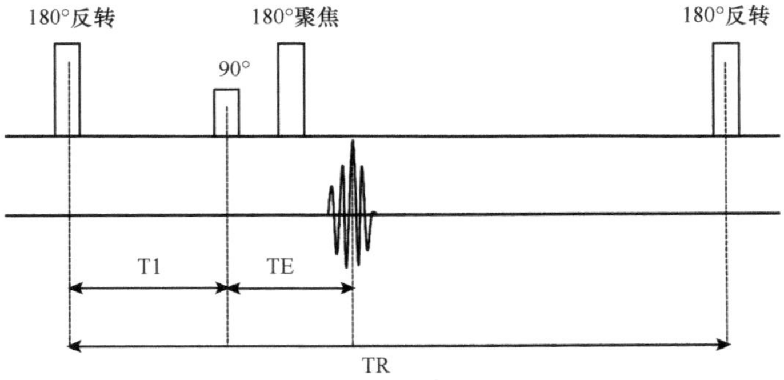

图4-66　IR序列结构

IR序列具有以下特点：①T_1对比最佳，明显高于SE T_1WI序列；②一次反转仅采集一个回波，且TR较长，因此扫描时间较长，相当于SE T_2WI序列。鉴于上述特点，IR序列一般作为T_1WI序列，在临床上应用并不广泛，主要用于增加脑灰白质之间的T_1对比，对儿童髓鞘发育研究有较高价值。IR序列也可用作脂肪抑制或水抑制，但由于扫描时间过长，现在脂肪抑制或水抑制一般采用快速反转恢复序列来完成。

（三）快速反转恢复（FIR）序列

快速反转恢复（fast inversion recovery，FIR）或（turbo inversion recovery，TIR）序列也称为反转恢复快速自旋回波（IR-FSE或IR-TSE）序列。IR序列是由一个180°反转预脉冲后跟随一个SE构成的，FIR序列则是一个180°反转预脉冲后跟随一个FSE构成的（图4-67）。

FIR序列是先施加一个180°反转预脉冲，在适当时刻（TI）再施加一个90°脉冲，90°脉冲后利用多个180°聚焦脉冲（图4-67中为5个）采集多个自旋回波，因此存在回波链（图4-67中ETL=5）。可以把回波链中的任何一个回波填充在K空间中心，把90°脉冲中点与填充K空间的那个回波中点的时间间隔定义为有效TE。两个相邻的180°反转预脉冲中点的时间间隔定义为TR。

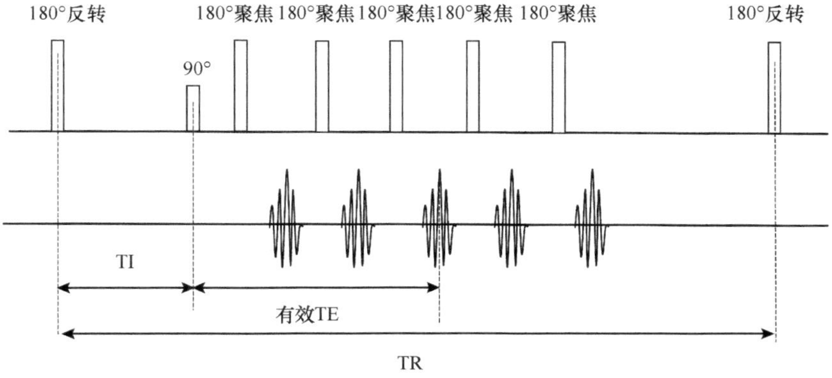

图 4-67 FIR 序列结构

由于 FIR 序列中有回波链的存在，与 IR 序列相比成像速度大大加快了，相当于 FSE 与 SE 的成像速度差别。FIR 序列具有以下特点：与 IR 序列相比，FIR 序列成像速度明显加快，在其他成像参数不变的情况下，缩短的倍数等于 ETL；由于回波链的存在，FIR T_1WI 序列的 T_1 对比因受 T_2 的污染而降低，不如 IR 序列高；由于回波链的存在，可出现与 FSE 相同的模糊效应；与 FSE T_1WI 序列相比，由于施加了 180°反转预脉冲，FIR T_1WI 序列的 T_1 对比有了提高；选择不同的 TI 可选择性抑制不同 TI 值组织的信号，在保证 TR 足够长的情况下，抑制某种组织信号的 TI 值等于该组织 T_1 值的 69%。

（四）FIR 序列的临床应用

1. STIR 序列 短反转时间反转恢复（short TI inversion recovery，STIR）序列主要用于 T_2WI 的脂肪抑制，因为脂肪组织的纵向弛豫速度很快，即 TI 值很短。在 1.5TMRI 中，脂肪组织的 TI 值为 200～260ms，在 3.0TMRI 中，脂肪组织的 TI 值为 290～320ms。在 TR 足够长的前提下，施加 180°反转预脉冲后，脂肪组织的宏观纵向磁化矢量从反向最大到零所需要的时间为其 TI 值的 69%，这时施加 90°脉冲，由于没有宏观纵向磁化矢量，就没有宏观横向磁化矢量产生，脂肪组织的信号被抑制，采用很短的 TI 是该序列名称的来由。在 1.5TMRI 中，STIR 序列一般 TI 选择为 150～180ms，在 3.0TMRI 中，一般 TI 选择为 200～220ms，TR 一般大于 2000ms，ETL 和有效 TE 根据不同的需要进行调整。实际上 STIR 技术不但可以用于 FIR 序列，也可与梯度回波、EPI 等很多序列结合起来，用于脂肪抑制。STIR 序列的优点在于：场强依赖性低。由于该技术基于脂肪组织的 TI 值，所以对场强的要求不高，低场 MR 也能取得较好的脂肪抑制效果（图 4-68）。与频率选择饱和法相比，STIR 序列对磁场的均匀度要求较低。大 FOV 扫描也能取得较好的脂肪抑制效果。STIR 序列的缺点表现为：信号抑制的选择性较低。如果某种组织（如血肿等）的 TI 值接近于脂肪，其信号也将被抑制。由于 TR 延长，扫描时间较长。一般不能应用于增强扫描，因为被增强组织的 TI 值有可能缩短到与脂肪组织相近，信号被抑制，从而可能影响对增强的诊断。

2. FLAIR 序列 液体抑制反转恢复（fluid attenuated inversion recovery，FLAIR）序列即黑水序列，可以有效地抑制脑脊液的信号。在脑部或脊髓 T_2WI 上，当病变相对较小且靠近脑脊液时（如大脑皮质病变、脑室旁病变），呈现略高信号或高信号的病灶常常被更高信号的脑脊液掩盖而不能清楚显示，如果在 T_2WI 上能把脑脊液的信号抑制下来，病灶就能得到充分暴露。FLAIR 序列实际上就是长 TI 的 FIR 序列，因为脑脊液的 TI 值很长，在 1.5TMRI 中为 3000～4000 ms，3TMRI 中为 2400～4000ms，这时脑脊液的宏观纵向磁化矢量刚好接近于零，即可有效抑制脑脊液的信号。在临床实际应用中，1.5TMRI 中一般 TI 选为 2100～2500 ms，3.0TMRI 中一般 TI 选为 1700～2500 ms，TR 需要大于 TI 的 3～4 倍甚至以上，ETL 及有效 TE 与 FSE T_2WI 相仿。在设备上该序列也

被称为 T_2-FLAIR（图 4-69）。

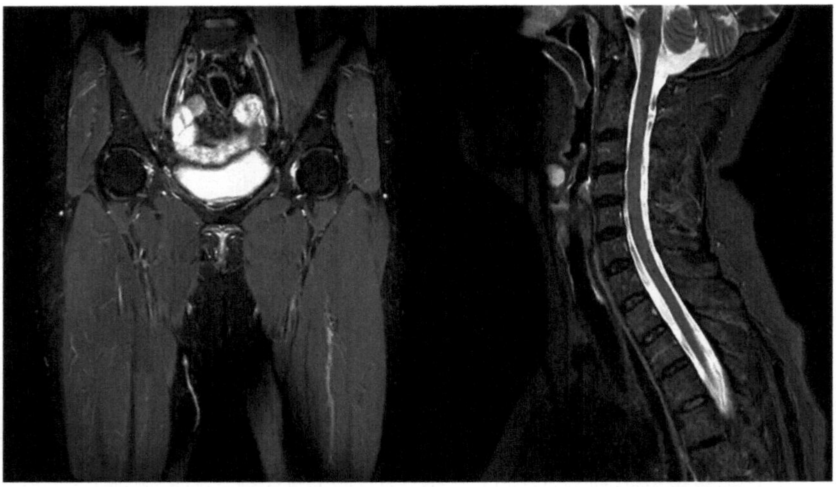

(a) STIR COR　　(b) STIR SAG

图 4-68　STIR 序列脂肪抑制效果图

3. FIR T_1WI 序列　FIR T_1WI 序列指相较于短 ETL 的 FSE T_1WI 序列，在每个 90°脉冲前施加一个 180°反转预脉冲，以增强图像的 T_1 对比。根据所选的成像参数不同，FIR T_1WI 序列的 TA 一般与 SE 相近或略短于 SE T_1WI 序列。在临床上主要用于脑实质的 T_1WI，脑灰白质的 T_1 对比优于 SE T_1WI 序列或 FSE T_1WI 序列，但不及 IR T_1WI 序列。以 1.5TMRI 为例，一般 TR 为 2000～2500 ms，TI 为 750 ms，ETL 为 4～8，把回波链中的第一个回波填充在 K 空间中心（即选择最短的有效 TE）。由于组织的 TI 值随主磁场场强的不同变化，因此不同场强下应该对成像参数进行相应调整，在 1.5TMRI 上 TI 一般选择为 650～750ms，在 3.0 TMRI 上 TI 一般选择为 700～900ms。

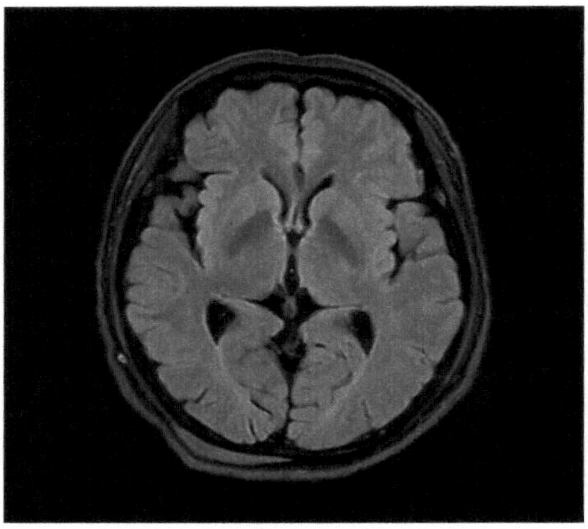

图 4-69　T_2-FLAIR

（五）FIR 衍生序列

1.反转恢复单次激发快速序列　利用 180°反转预脉冲与单次激发 FSE 相结合可得到反转恢复单次激发 FSE（IR-SS-FSE）。IR-SS-FSE 的应用主要有：①采用 STIR 技术进行脂肪抑制；②采用 FLAIR 技术抑制脑脊液信号；③选用合适的 TI 并选用最短的 TE（把回波链中最早的回波填充到 K 空间中心）可获得 SS-FSE 超快速 T_1WI。

2. 多反转预脉冲序列　对于前面所述的各种反转恢复序列，序列每执行一次只使用 1 个 180°反转预脉冲，若在序列每执行一次使用 2 个或 3 个 180°反转预脉冲，称为双反转或三反转预脉冲技术，利用这种技术可以依据 TI 值的不同选择性抑制 2 种或 3 种组织的信号。多反转预脉冲技术既可以与快速自旋回波序列结合使用，也可以与快速梯度回波序列结合使用。

（1）利用双反转快速自旋回波显示脑灰白质。对双反转快速自旋回波（dual IR-FSE）的两个反转预脉冲的反转时间进行调整，可以选择性抑制脑脊液和脑白质的信号而突出脑灰质的信号；也可抑制脑脊液和脑灰质的信号而突出脑白质的信号。

（2）多反转快速自旋回波序列在心血管黑血（black blood）技术中的应用。黑血技术是心血管

MRI 检查非常重要的技术之一。利用双反转快速自旋回波序列可以进行心脏的黑血成像，利用三反转快速自旋回波序列还可在此基础上进行脂肪抑制。

（六）螺旋桨技术或刀锋技术 FSE 及 FIR 序列

螺旋桨（propeller）技术和刀锋（blade）技术是基于 FSE 及 FIR 序列进行 K 空间放射状填充的一种技术，可以在很多情况下消除运动伪影和磁敏感伪影。

单纯的 K 空间放射状填充轨迹只能用于没有 ETL 的序列，如 SE 或者 GRE 序列，这种 K 空间的填充轨迹只需要进行频率编码，而不需要进行相位编码。在一个 TR 间期采集一个回波，填充一条 K 空间线，在下一个 TR 间期的频率编码梯度场方向上旋转一个很小的角度采集另一个回波，旋转相应的角度填充另一条 K 空间线，如此反复，直至填满整个 K 空间，中心区域有诸多信号的重叠，但周边信号的密集度较低，为保证图像的空间分辨力，K 空间周边区域的信号填充需要有足够的密集度，要达到这一目标，单纯 K 空间放射状填充需要采集很多 MR 信号，因此成像速度很慢，临床上很少使用。

螺旋桨技术则是两种技术的组合，即 FSE 或 FIR+K 空间放射状填充。FSE 或 FIR 具有 ETL，在一个 TR 间期采集一个回波链，回波链中每一个回波都需要进行频率编码和相位编码，在某个角度上平行地填充于 K 空间，这一组填充信息称为螺旋桨的叶片或者刀锋；在下一个 TR 间期采集另一个回波链，这个回波链的频率编码和相位编码方向与前一个相比，已经旋转了一定角度，因此需要旋转了一定角度后再平行地填充于 K 空间，形成螺旋桨的另一个叶片。如此反复进行，直至填满这个 K 空间，即多个螺旋桨叶片组成一个完整的旋转螺旋桨。可以看出，螺旋桨技术的 K 空间填充轨迹是平行填充与放射状填充的结合，平行填充轨迹使 K 空间周边区域在较短的采样时间内具有较高的信号密集度，保证了图像的空间分辨力，放射状填充轨迹则使 K 空间中心区域有较多的信号重叠，提高了图像的信噪比并减少了运动伪影（图 4-70）及磁敏感伪影，减轻了金属伪影。

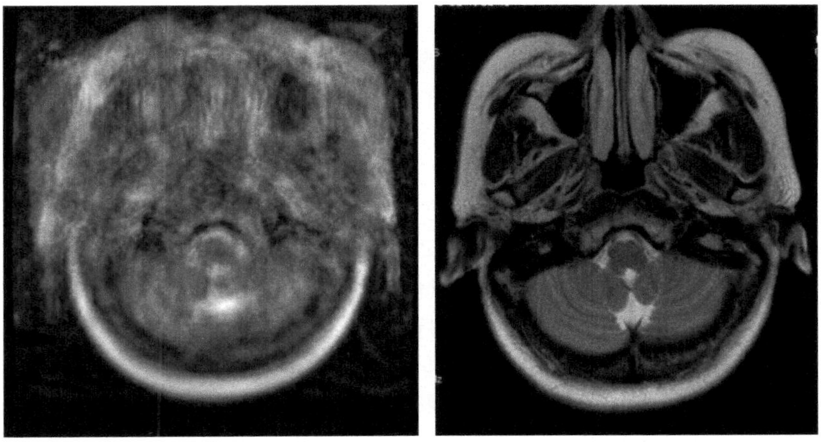

(a)　　(b)

图 4-70　螺旋桨技术对运动伪影的抑制

七、平面回波成像序列

平面回波成像（echo planar imaging，EPI）是在梯度回波的基础上发展而来的，EPI 技术本身采集到的 MR 信号也属于梯度回波信号。EPI 是 MRI 中的一种快速成像方法，不仅可以使运动器官“冻结”，显示清晰的断层图像，而且不用门控就能实时显示心脏的动态图像。除此之外，通过在脑功能成像、扩散成像和灌注成像等方面的应用，EPI 序列正在开发更大的应用领域。

（一）基本原理

梯度回波通常是在一次射频脉冲激发后，利用读出梯度场的一次正反向切换产生一个梯度回波，EPI 技术则与之不同，它是在一次射频脉冲激发后，利用读出梯度场的连续正反向切换，每次切换产生一个梯度回波，因而将产生多个梯度回波组成的梯度回波链。因此，实际上 EPI 可以理解成“一次射频脉冲激发采集多个梯度回波”的采集模式。由于 EPI 回波链是由读出梯度场的连续正反向切换产生的正反向回波链，因此产生的信号在 K 空间内填充属于一种迂回轨迹，与一般的梯度回波或自旋回波序列显然是不同的。这种 K 空间迂回填充轨迹需要相位编码梯度场与读出梯度场相互配合方能实现，相位编码梯度场在每个回波采集结束后施加，持续时间的中点正好与读出梯度场切换过零点时重叠。

（二）分类

EPI 序列的分类方法主要有两种：一种按照一幅图像需要进行射频脉冲激发的次数进行分类；另一种则根据其准备脉冲的不同进行分类。

（1）按激发次数分类。根据一幅图像需要进行射频脉冲激发的次数，EPI 序列可分为单次激发 EPI 序列和多次激发 EPI 序列。

单次激发 EPI（single shot EPI，SS-EPI）序列是指 EPI 序列在一次激发后获得图像重建的全部数据，它是 EPI 序列的标准形式，是目前采集序列中较快速的 MR 序列。多次激发 EPI（multi shot EPI，MS-EPI）序列是指一次射频脉冲激发后利用读出梯度场连续切换采集多个梯度回波，填充 K 空间的多条相位编码线，需要多次射频脉冲激发和相应次数的 EPI 采集及数据迂回填充才能完成整个 K 空间的填充。MS-EPI 所需要进行的激发次数取决于 K 空间相位编码步级和回波链长度（ETL）。从数据采集的角度来看，MS-EPI 与 FSE 非常近似，FSE 也可在每次激发后收集多个相位编码步。两者的最基本区别在于信号的生成原理不同：FSE 用一连串的 180°聚焦脉冲来形成所需要的回波信号，而 MS-EPI 则利用梯度场的连续正反向切换来产生回波信号，因此，MS-EPI 的回波链时间远比 FSE 短。

SS-EPI 与 MS-EPI 各有优缺点：①SS-EPI 的成像速度明显快于 MS-EPI，因此更适用于对成像速度要求很高的功能成像；②由于 MS-EPI 的 ETL 相对较短，MS-EPI 的图像质量一般优于 SS-EPI，信噪比更高，EPI 常见的伪影更少。

（2）按准备脉冲分类。根据准备脉冲的不同，EPI 序列可分为以下三种：梯度回波 EPI 序列、自旋回波 EPI 序列和反转恢复 EPI 序列。①梯度回波 EPI（GRE-EPI）序列。它是最基本的 EPI 序列，结构也最简单，是在 90°脉冲后利用 EPI 采集技术采集梯度回波链，90°脉冲后，回波链采集的信号衰减曲线实际上就是 FID，因此有的文献也把该序列称为 FID-EPI 序列。GRE-EPI 序列一般采用 SS-EPI 方法来采集信号，一般用作 T_2WI 序列。②自旋回波 EPI 序列。如果 EPI 采集前的准备脉冲为一个 90°脉冲后跟随一个 180°脉冲，即自旋回波序列方式，则该序列称为 SE-EPI 序列，180°脉冲将产生一个自旋回波，而 EPI 方法将采集一个梯度回波链，一般把自旋回波填充在 K 空间中心，而把 EPI 回波链填充在 K 空间其他区域，由于与图像对比关系最密切的 K 空间中心填充的是自旋回波信号，因此认为该序列得到的图像能够反映组织的 T_2 弛豫特性，该序列一般用作 T_2WI 或水分子弥散加权成像（DWI）序列。SE-EPI 序列可以是 MS-EPI，也可以是 SS-EPI。③反转恢复 EPI（IR-EPI）序列。其准备脉冲为 180°反转预脉冲，用于制造 T_1 对比，180°反转预脉冲后经过一定的反转时间（TI），施加 90°脉冲，然后进行 EPI 采集。IR-EPI 序列一般采用 ETL 较短（ETL=4～10）的 MS-EPI 序列，常用作超快速 T_1WI。

（三）临床应用

近年来 EPI 序列在临床上的应用日益广泛，其用途与其预脉冲和序列结构密切相关，下面以不同的序列结构分别简述其临床应用。

（1）单次激发 GRE-EPI T_2WI 序列。单次激发 GRE-EPI T_2WI 序列多在 1.0T 以上 MRI 机上使用，其准备脉冲为 90°，一般采用 SS-EPI，TR 为无穷大，对于 1.5T MRI，TE 一般为 30～50ms，一次可完成数十幅图像的采集。该序列主要用于：①MR 对比剂首次通过灌注加权成像；②基于血氧水平依赖（blood oxygenation level dependent，BOLD）效应的脑功能成像。

（2）多次激发 SE-EPI T_2WI 序列。多次激发 SE-EPI T_2WI 序列在临床上应用较少，激发次数常为 4～16 次，一般用于腹部屏气 T_2WI。

（3）单次激发 SE-EPI T_2WI 序列。单次激发 SE-EPI T_2WI 序列在临床上应用较多，TR 为无穷大，所以剔除了 T_1 弛豫对图像的对比，根据需要和机器软硬件条件的不同，TE 一般为 50～120ms。该序列主要用于：①脑部超快速 T_2WI，该序列图像质量不及 FSE T_2WI，因此一般用于临床情况较差或不能配合检查的患者；②腹部屏气 T_2WI，该序列用于腹部的优点是成像速度快，数秒内可完成数十幅图像的采集，即便不能屏气也没有明显的呼吸运动伪影，图像的 T_2 对比也较好，缺点在于磁敏感伪影比较明显；③在该序列基础上施加扩散敏感梯度场即可进行水分子弥散加权成像（DWI）和扩散张量成像（DTI）。

（4）多次激发 IR-EPI T_1WI 序列。该序列在临床上应用比较少，其准备脉冲是 180°反转预脉冲，ETL 一般为 4～10，相位编码步级一般为 128，因此需要进行 16～32 次激发，一般用于心肌灌注加权成像，也可以用于腹部的灌注加权成像。

（5）单次激发反转恢复 SE-EPI 序列。该序列在临床上应用较少，可用于脑部超快速 FLAIR 扫描，在此序列上施加扩散敏感梯度场可进行 DWI。

八、特殊成像序列

PRESTO（principles of echo shifting with a train of observations）和 GRASE（gradient and spin echo）实际上基本属于 EPI 序列，但与一般 EPI 序列有诸多不同。

（一）PRESTO 序列

单次激发 GRE-EPI 序列可以选择较长的 TE 来增加 T_2WI 效应，但单次激发 GRE-EPI 序列的回波链太长，其信号质量偏低；利用单次激发 GRE-EPI 序列进行对比剂首过法 PWI，高浓度对比剂通过组织的毛细血管床时，组织的 T_2 值将明显降低，则进一步降低了 EPI 回波链的信号质量，回波链中偏后的回波几乎采集不到信号，将会大大降低图像的质量。利用短回波链的 EPI 序列结合回波移位技术则可解决上述问题，这种技术的组合就是 PRESTO 序列。

回波移位技术可以分解为以下几个步骤：①一个射频脉冲激发后，组织中将产生宏观横向磁化矢量，这里称它为 $M_{xy}1$，这时在负方向施加一个梯度场，作用面积假设为 1M，这个梯度场将造成 M_{xy} 因失相位而快速衰减。②在下一个射频脉冲来临前，在正方向施加一个梯度场，其作用面积是负方向梯度场的 2 倍（为 2M），与负方向的梯度场相互抵消的结果是使 $M_{xy}1$ 经受了面积为 1M 的正方向失相位梯度场。③用下一个射频脉冲进行激发，将会产生第二个宏观横向磁化矢量，这里称它为 $M_{xy}2$，这时再施加一个面积为 1M 的负方向梯度场，其扮演两个作用，一方面它成为 $M_{xy}2$ 的负方向失相位梯度场，$M_{xy}2$ 因此很快衰减；另一方面它完全地抵消了前一个 TR 间期残留的面积为 1M 的正方向失相位梯度，成为 $M_{xy}1$ 的聚相位梯度，因此 $M_{xy}1$ 在第二个 TR 间期得到重聚。④这时利用短回波链的 EPI 技术快速采集残留的 $M_{xy}1$。上述几个步骤的结果是把第一个 TR 间期的回波信号移位到第二个 TR 间期中来采集（图 4-71），因此该序列的 TE 要大于 TR。

PRESTO 序列有以下几个优点：①与单次激发 GRE-EPI 序列相比，EPI 回波链明显缩短，提高了回波信号的强度，改善了图像的质量；②该序列具有较长的 TE，保证图像有足够的 T_2WI 权重；③该序列 TR 短于 TE，保证了成像速度。

PRESTO 序列主要用于以下几个方面：①对比剂首过法脑 PWI；②基于 BOLD 效应的功能磁共振成像（functional magnetic resonance imaging，fMRI）；③DWI。另外，回波移位技术不但可以用于短回波链的 EPI 序列及 PRESTO 序列，也可用于 GRE 序列，进行 TE 大于 TR 的快速 T_2WI，可以用于磁敏感加权成像（SWI）。

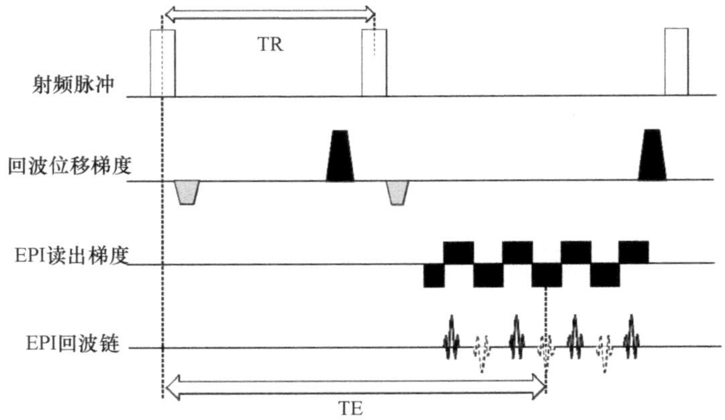

图 4-71 PRESTO 序列结构图

（二）GRASE 序列

GRASE 序列顾名思义是自旋回波与梯度回波的结合，而实际上是快速自旋回波（FSE）与 EPI 的结合。在一次 90°脉冲激发后，利用多个 180°聚焦脉冲，可产生多个自旋回波，每个自旋回波信号在相邻的两个 180°聚焦脉冲之间产生，此为 FSE 技术；在两个相邻的 180°聚焦脉冲之间，即每个自旋回波信号产生前后，利用读出梯度线圈的连续切换（EPI 技术），伴随一个自旋回波会有两个甚至更多的梯度回波，从而实现梯度回波或 EPI 技术与 FSE 技术的结合。一般情况下，把自旋回波信号填充在 K 空间中心，决定图像对比，而把梯度回波信号（或 EPI 回波链）填充在 K 空间周边区域，决定图像的解剖细节。

GRASE 序列由于结合了 FSE 与 EPI 技术，可以克服单纯 FSE 技术和单纯 EPI 技术的一些不足，从而体现出本身的一些优点：①由于 GRE 采集要快于 SE 采集，因此与 FSE 相比，GRASE 序列单位时间内可采集更多的回波，从而可提高空间分辨力；②由于采用 EPI 模式采集了梯度回波，所需要用的高能量 180°聚焦脉冲明显减少，从而明显降低了 SAR 值；③180°聚焦脉冲的减少也降低了脂肪组织的信号；④与 EPI 技术相比，GRASE 序列由于采用 180°聚焦脉冲，从而减轻了单纯 EPI 常见的磁敏感伪影和图像变形。当然 GRASE 序列不仅吸取了 FSE 技术和 EPI 技术的优点，这两种技术的一些缺陷也被带入了 GRASE 序列。

GRASE 序列的对比与 FSE 序列近似，而且对比出血病变等比 FSE 更敏感，目前 GRASE 序列在临床上的应用并不广泛，可用于颅脑的 T_2WI，由于其 SAR 值低，可能在 3.0T 的设备上应用有一定优势。

GRASE 序列是 FSE 技术与 EPI 技术的结合。90°脉冲激发后，采用多个 180°聚焦脉冲，将采集到多个自旋回波信号，这是 FSE 技术；在每个自旋回波产生前后，利用梯度场连续切换可采集到多个梯度回波，此为 EPI 技术[图 4-72（a）]。图 4-72（a）一个自旋回波伴随有 2 个梯度回波，在实际成像过程中，可以根据需要增加 EPI 的成分，让一个自旋回波伴随有 4 个、6 个甚至更多的梯度回波。一般把自旋回波信号填充于 K 空间中心，把梯度回波信号填充于 K 空间周边[图 4-72（b）]。图 4-72 中 GE 表示梯度回波，SE 表示自旋回波。

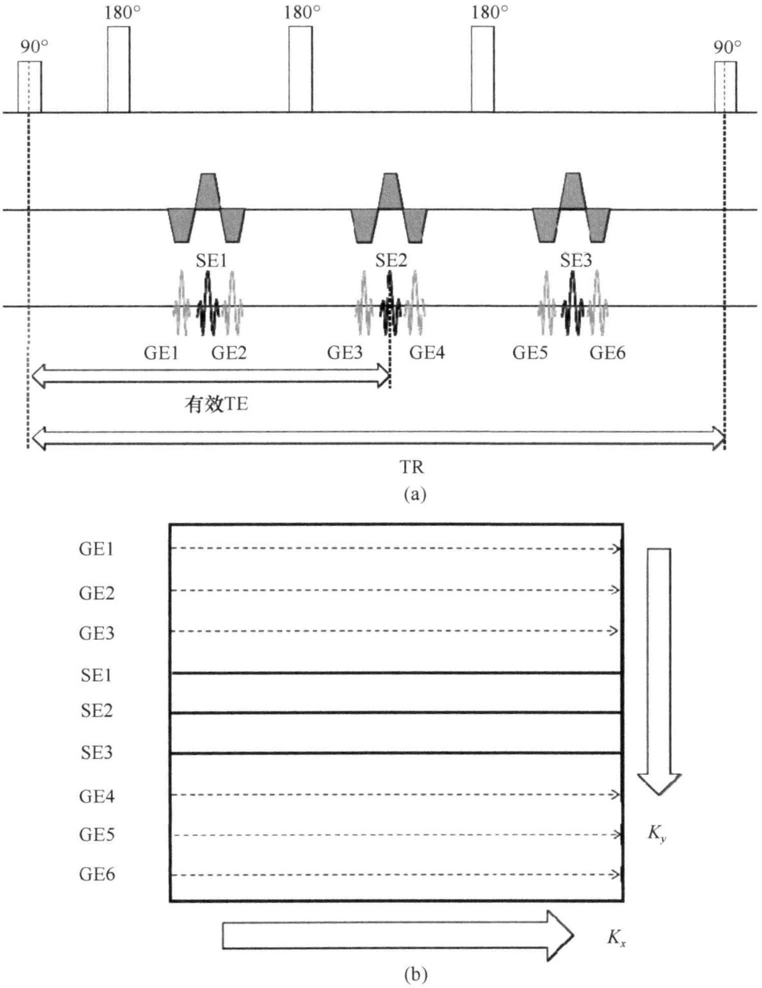

图 4-72　GRASE 序列的 K 空间填充示意图

【案例 4-6】

男性，55 岁，因上腹部不适就诊，自述肝区疼痛，有腹胀、乏力、消瘦等症状。B 超检查发现肝脏左叶低密度肿块影，边界不清。随后，医生要求行上腹部 MRI 平扫加增强检查。被检者来到放射科预约检查时，得知预约时间是次日上午，故认为预约时间长，不能及时检查，便投诉了放射科。

【问题 4-6】

（1）为什么磁共振检查预约时间相对较长？

（2）肝脏磁共振常规增强扫描分哪几个期相，各自成像特点是什么？

【案例 4-6 分析讨论】

磁共振的检查特点是多序列、多参数、多方位成像，每个部位检查时间相对较长；上腹部 MRI 检查常常需要了解胆道情况，MRCP 水成像需要禁水。为了获得优质的上腹部 MRI 图像，提前做好相关准备需要时间。

常规肝脏增强效应典型分三期。

（1）动脉期：显示富血管肿瘤极其重要，成像时间的标志是肾皮质显著强化，而肾髓质强化不明显，肝动脉明显强化，并可能有门脉主干强化，但肝静脉无强化。

（2）门静脉期：该期肝内所有血管均明显强化，对肝内病变的肝段定位极有价值，并用于显示血管的通畅性，此期肝实质强化也明显，乏血供病变与肝实质的信号差异最大。

（3）平衡期或延迟期：注射对比剂 2min 后扫描，对比剂均匀分布于肝脏间质内，肿瘤间质、炎症及纤维化组织内对比剂滞留最多，若辅以脂肪抑制技术，延长强化显示更佳。肝血管瘤延长增强扫描通常需要注射对比剂后 5～10min 进行。

第四节 磁共振成像设备的维护

【案例 4-7】

某医院近期准备安装一台 1.5T 超导磁共振成像设备，医院将机房设在院内一角，两侧邻近公路，往返机动车较多，厂家工程师认为周围环境对磁场的均匀度和稳定性可能会有较大影响，建议重新选址。

【问题 4-7】

（1）磁共振系统对铁磁性物质非常敏感，机房在选址和建造过程中有哪些要求？

（2）设备间外部的无线电脉冲会对内部产生影响，内部的高频脉冲也会影响外部环境，怎样才能最好地避免此种情况？

（3）失超是磁共振系统发生的紧急危险情况，如何设计建造才能在发生危险的情况下保证人员和财产的安全？

【案例 4-7 分析讨论】

影响场地选择的因素有：系统产生磁场对环境的干扰和环境干扰对磁体的影响。例如，离火车大于 50m，离汽车大于 13m，离电梯大于 7.5m 等，扫描间的尺寸要保证房间外磁场强度小于 5G；扫描间地板承载能力＞600kg/m^2 等。

为避免电磁波影响磁共振成像质量，所以对扫描间做屏蔽，对 RF 波进行过滤，扫描室内所有材料均为无磁材料。扫描间内不能有悬挂物体。

为了避免磁共振系统失超带来的危害，失超管必须用内径为 150mm 的无磁圆形不锈钢管，失超管出口端向下倾斜 5°，为了避免失超时通过失超管排到室外的氦气再通过其他空气管道进入室内，失超管在墙壁上的开口距离左右和下面的空气管道至少 3m，距离上面的空气管道至少 6m。

一、磁共振的硬件机器保养

磁共振成像设备是临床上常见的医疗设备之一，磁共振成像设备性能优劣和成像的质量好坏对临床诊断的准确性有直接的影响。正确合理地使用磁共振成像设备和进行有计划的全面保养，是延长机器使用寿命、减少设备故障发生率的前提条件。

（一）磁共振成像设备的硬件

（1）主磁体。主磁体是磁共振成像设备的基本组成之一，其作用是为原子核磁化提供静磁场。根据磁场产生的方式可将主磁体分为永磁型和电磁型。永磁体由多块具有铁磁性的永磁材料拼接成环型或轭型，磁场均匀度和强度欠稳定，易受外界因素的影响（尤其是温度）。电磁型磁体以超导磁体为主，保证其干净整洁、恒定的温度（22～24℃）和相对湿度（40%～60%）尤为重要。磁体外壳应经常用脱脂棉蘸酒精擦拭消毒和保持清洁。由于存在强大磁场，不能携带任何铁磁性物质进入磁体间，包括手机、手表、钥匙、硬币、金属饰品、助听器、磁卡、信用卡等随身物品以及呼吸机、心脏起搏器等救生器材，这些物品除对图像造成影响外，还可能被磁体吸附而造成对磁体的损害。超导磁体应每日记录液氦水平，观察液氦消耗量，液氦低于 50%时要及时补充。每半年对磁体保养 1 次，特别是对磁场均匀度进行校正。

（2）计算机。计算机是 MRI 设备的大脑，安置在专门设计的计算机房内。对计算机保养也是要保证一定的温度、湿度和空气净化度。一般每 3 个月对其保养 1 次，主要是除尘清洁。平时应保持硬盘容量低于 80%，这样可以使机器正常使用，减少一些软件故障。定期对系统碎片和硬盘的数据库进行整理，使它能高效地工作。厂家可根据医院的需要和要求对应用软件包进行不定期升级。

（3）梯度放大器（gradient amplifier，GA）。梯度场是在 x、y、z 轴方向梯度线圈中流动电流（即梯度电流）的激励下产生的，而梯度电流是由放大器产生并输出的。梯度放大器是整个梯度系统的功率输出级。它必须具有功率大、开关时间短、输出电流精确、可重复性好、可持续工作时间长、散热系统好等特点，才能为系统提供线性度满足要求的、快速开关的梯度场，从而快速修改主磁场，实现空间定位。梯度放大器一般有 2～3 个柜，常安置在计算机房内，其对环境的要求同计算机，一般包括 x、y 和 z 梯度放大，工程师每 3 个月对其保养 1 次。

（4）射频放大器（RF amplifier）。磁共振信号的数量级只有微伏，因此需要对接收到的磁共振信号进行放大。射频脉冲接收单元将接收到的磁共振信号进行适当放大并做一定的处理，得到的信号供数据采集系统使用。射频放大器是一个具有对射频进行放大功能的组合柜，也安置在计算机房内，其对环境的要求也同计算机。工程师每 3 个月对其保养 1 次。

（5）主操作台。主操作台是 MRI 设备的指挥系统，安置在操作室内，其对环境温度的要求比上述几种设备略低，但其必须具有恒定的湿度和空气净化设施。工程师每 3 个月对其保养 1 次。

（6）患者检查床。患者检查床是一种与主磁体配套的设备，安置在扫描室内主磁体的长轴方向上。驱动其上下、前后活动的马达安装在检查床下面。工程师每半年对其保养 1 次。

（二）表面线圈及其保养

表面线圈（surface coil）是 MRI 设备保证成像质量的关键部件之一。它是根据人体不同解剖部位的组织特点和生理曲度灵活设计的。不同的生产厂家有不同的设计特点。表面线圈一般分为软式和固定式两种。对软式线圈不可过分折叠和弯曲，不得用锐器刺伤其表面。固定式线圈不可撞击硬物。对于线圈表面的脏物应使用清洁剂擦干净，不得用有机溶剂擦洗。工程师每 3 个月对其保养 1 次。

（三）其他辅助配件

配电柜内装有总电源的稳压装置、计算机电源开关、射频电源开关、梯度电源开关、液氦显示器电源开关、不间断电源开关及水冷机电源开关等，磁共振成像设备是高精设备，对电力要求高，如电源故障直接影响设备的开机率，工程师每个月必须对其保养 1 次。

磁体线圈充电电源为主磁体线圈充电及磁场强度的校正提供条件。工程师每 3 个月对其保养 1 次。

不间断电源（uninterruptible power supply，UPS）是一种延时保护电路，可以保障整个 MRI 设备的正常运行，在外界突然停电的情况下能够保护设备。UPS 一般采用免维护蓄电池，即在蓄电池制造过程中用钙代替锑，用铅钙合金代替铅锑合金，这样能降低液体气化速度，从而减少电解质流失量，UPS 电池三年左右更换。

水冷系统是磁共振系统关键的外围设备之一，其能否正常运行直接关系到磁共振成像设备能否正常工作。水冷系统在磁共振系统中有两个作用：一是对梯度线圈进行冷却；二是对氦压缩机进行冷却。对氦压缩机的冷却要求水冷系统 24h 连续运行，这就对水冷系统的稳定性、可靠性提出了更高的要求。为了达到上述目的，对水冷系统的保养与维护工作就显得尤为重要。工程师每个月必须对其保养 1 次。除了定期更换水冷系统的冷却水、清洁管路，日常工作中还要熟悉水冷机在正常工作状态下的数值，定期观察并记录操作面板及各个压力表上的数据，以便及时发现故障并检修。

精密空调装置是保证整个 MRI 设备正常运行的重要辅助装置之一，工程师每个月必须对其保养 1 次，每个月需定期清洗过滤网，每个月由空调专业技术人员对其进行保养，包括空调的清洗、排水管通畅性的检查、运行性能检测等。

心电门控仪能保障 MR 图像不受心跳及血管搏动伪影干扰，从而获得更准确的 MR 图像，是一种辅助设备。工作人员必须保持其表面洁净，不得随意折叠、弯曲，以免损伤线路从而造成心电门控工作异常并影响图像质量。

呼吸门控仪可监控患者呼吸并且保证 MR 图像不受呼吸运动伪影干扰，以此来提高图像的质量。工作人员对其进行的保养同心电门控仪。

高压注射器、造影剂不使用时尽量远离磁体。造影剂或患者血液如果溅到磁体表面要立即清理，避免对图像造成影响。

（四）保养时间表

MRI 设备保养时间表见表 4-3。

表 4-3 MRI 设备保养时间表

部件	间隔时间	备注
应急开关	1 次/年	
失超开关模拟测试	1 次/年	
质量保证	1 次/年	
SAR 测试	1 次/年	
心电导线	1 次/年	
检查床急停开关	1 次/年	确保开关的灵敏性和准确性
挤压球囊	1 次/年	
激光定位灯	1 次/年	检查是否有偏差，是否要更换
心电警告标志	1 次/年	
系统各部分的风扇、空气滤过器	1 次/年	必要时直接更换
监视器的亮度、对比度	1 次/年	保持与后处理工作站、诊断工作站及激光打印输出的一致性
检查床的活动情况	1 次/年	检查是否摩擦力增大或不顺畅、是否有异响
中心频率测量	1 次/年	磁体温度的异常可导致主磁场产生漂移
磁体压力	1 次/年	
检查室屏蔽	1 次/年	排除电磁波等环境因素的影响
动态数据保存	4 次/年	
线圈信噪比检测	1 次/年	信噪比下降需及时找出原因并检修
液氦容量		每天记录容量的数据，要求不低于 50%

（五）保养方式

检查空调及一次水冷机运行状态。一次水、二次水水温和液氦量记录表如表 4-4 所示。

表 4-4 记录一次水、二次水水温和液氦量

医院/Hospital： 年-月/Year-Month：

日期	一次水温度	二次水温度	冷头是否运行	液氦量%（Helium level）	压缩机压力	记录人	备注
1							
2							
3							
4							
5							

MR 系统温湿度要求见表 4-5。

表 4-5 MR 系统温湿度要求

房间	温度/℃	相对湿度/%
磁体间	18～22	40～60
操作间	15～30	40～60
设备间	18～22	40～80

二、磁共振成像设备常见故障

磁共振成像设备作为高端的医疗检查设备，在疾病诊断方面具有许多独特优势，已经广泛使用于临床诊疗工作中。如何维护好磁共振成像设备，出现故障时发现问题所在，保证设备的正常使用已成为放射科每位磁共振技师的重要工作。

（一）磁共振系统故障分类

1. 硬件故障 由运行环境改变或零件老化而引起的设备故障通常称为硬件故障（hardware failure），包括电路故障、机械故障和其他因素故障。最为常见的是电路和其他因素故障，而机械故障极为少见。MR 硬件系统包含射频场系统、计算机与图像重建分析系统、数据分析与处理系统、梯度场系统、制冷系统、主磁场系统。

2. 软件故障 软件故障（software failure）是系统软件发生缺失或破坏，参数发生变化引起的故障，或者因为使用者操作或设置错误，引起的故障。MR 软件系统包含①系统自带软件：数据收集、图像重建界面、磁共振控制界面。②计算机操作系统：Linux、Windows-XP、Unix。③检查与相关维修程序。④序列：形式各异的磁共振成像序列。

（二）发生故障的原因

（1）设备调试不到位。安装人员在进行安装调试时，安装调试不到位是造成此类故障的重要因素，这一点不管是在设备出厂时还是维修时均有体现，例如，安装者在对设备磁体进行安装时，射频、磁场梯度没有达到相关标准，梯度增益和涡流外补偿参数效果不良，磁场均匀性不符合标准，线圈调谐没有考虑到被检查者的影响等均可使磁共振成像设备发生故障。

（2）突然断电引起的故障。突然断电对于磁共振成像设备损害极大，往往会引起高频电路电子元件损坏。如果长时间停电，还会引起液氦的蒸发消耗，给医院造成较大损失。

（3）外部辅助设备故障引起的设备停机。水冷机和精密空调、电源等是磁共振系统重要的辅助设备。这些辅助设备发生故障会给磁共振成像设备造成故障和损坏。

（三）MRI 设备故障检测方式

故障检测的常见方式有：①排除法。缩减故障可能性范围，排除不可能发生故障的情况。②对比法。全面分析故障，对参数进行调整。③测量法。对电源电压、DC-DC 输入电压、电源电压稳态量进行测量，查看是否符合标准。④观察法。拆开设备后，查看是否存在短路、断路等不良情况。⑤软件测试法。使用自带测试设备，对软件故障进行全面判断。⑥模拟检测法。断开设备负载和电路之后，对前电路输出情况进行全面观察，查看其是否符合标准。

（四）MRI 设备故障维修

MRI 设备相互之间的联系错综复杂，MRI 设备的随机资料很多，这些资料对于日常维护保养设备至关重要。一旦设备发生故障，应根据故障现象查阅相关资料进行分析，确定范围后进一步检查，缩小范围，最后确定故障部件。

大型设备的维修有具体的方法，要全面系统地掌握 MRI 设备的工作原理，熟练操作应用 MRI 设备，全面了解 MRI 设备的随机资料及资料组成，以便在维修过程中随时查阅。

1. 主计算机系统 主计算机系统（computer system）又叫主控计算机。主计算机的故障主要发生在硬件和软件上。硬件故障通常由设备自备的故障诊断软件进行报错，但有些故障会使诊断程序无法运行，需用其他办法来运行故障诊断软件。例如，当键盘输入有问题时，可通过维护终端（便携电脑或网络登录）等方法启动诊断程序。若碰到启动故障，应根据故障提示或现象区别对待，一般随机资料会详细介绍主计算机的结构框图及启动过程，必要时可利用替换法更换相应的硬件，也可到同类机型上测试怀疑出现故障的硬件。软件故障也经常发生，有时故障现象同硬件故障没有明显的界线，一般通过重装程序即可排除。在 MRI 系统中，主机还有些外部设备，如只读光盘（compact disc read-only memory，CD-ROM）、模组或模块（modification，MOD），这些设备相对比较独立，故障的判定比较容易。

2. 射频系统 射频系统（radio frequency system）的故障率比较高，且往往发生整个射频接收回路的失调。引起失调的原因很多，包括发射通道耦合不良、接收线圈接触不良、调试电路有问题等。这些故障现象最直接的反应是图像有问题，它不是由硬件引起的，而是在通道耦合上出了问题，可通过对发射接收通道进行调整，使仪器恢复到正常状态，在接收电路上要特别强调，虽然线圈在出厂时或安装时已调试到最佳工作状态，但是在使用过程中对其频繁的操作，可引起线圈变形或接触不良，从而使线圈的工作状态变差，有时甚至引起线圈的损坏。

对于射频通道上的硬件进行调试、维修，要注意不可随意调节控制板上的电位器、可调电容器等，而要按要求一步一步地调试。

（五）MRI 设备常见故障和解决方式

故障举例 1：设备图像出现半模糊半清晰故障。图像显示异常，右侧显示屏无影像出现，左边正常。针对这一现象，首先将 RF 相关测试项目做好，检测其中是否有错误项目，假如所有检测项目均正常，就要进行 Mars 测试。当 pci-star 结果呈现为 not ok 时，证明该项目出现问题，工作人员对该模块进行排查。更换零件后重启机器，若恢复正常图像，则证明所更换的零件就为故障零件。在分析故障时，逐步测试是主要分析思路，可以减少故障范围，在熟悉设备结构的情况下，利用这种方式能够较快找出故障点进行维修，及时解决问题。

故障举例 2：MRI 设备机房空调故障引起的故障。故障现象为：设备间温度过高引起磁共振成像设备停机。MRI 设备是高科技设备，对温度、湿度要求高，当室内温度过高时，磁共振成像设备就会停止工作。为了在最大程度上避免这种现象出现，最好在机房内设置报警器，及时发现温度异常变化。值得说明的是，温度太低同样会造成设备故障，在 MRI 设备中，含有大量半导体元件，若长期处于低温环境中，设备元件反应灵敏度就会下降，因此控制好机房温度相当重要。

故障举例 3：开机之后单击校正与扫描按钮无任何反应，全面检测计算机和磁共振系统是否正常。如果出现界面文件异常情况，就要将事先备份好的系统软件文件目录覆盖在系统文件夹内。这种情况一般由强制关机或扫描中停止供电所引起。

故障举例 4：扫描时，显示器中相关操作正常进行，但结束后不能自动切换界面图像。出现这种故障的主要原因为软件运行不畅或人机对话故障，这种故障出现较少，无任何规律可循。维修时首先将环境问题加以排除，彻底清洁设备内灰尘。对设备进行综合保养，若上述问题未得到解决，且电源正常，则应利用示波器对 CPU 的电源电压进行查看，以排查固件问题。

故障举例 5：设备调频调整出现故障，在扫描时报错。此类故障产生是因为无法找到中心频率。患者检查位置不正确、接收信号过低、线圈选择失误等均有可能造成这种现象发生。在进行检查维修的时候，要先将患者信息加以注册，然后单击 Patient 下方的 Register 按钮，在呈现出注册信息之后，填写相关信息，打开除 Localizer 外的任何一个序列，按中间 Adjustments 键，后按 Options 下方 Adjustments 键进入中心频率界面内，将频率调整为 400 MHz，然后按 GO 键，直到出现单峰位置，幅度值为千级别以上，数值表最后一项出现 Y 标志，表示调节成功，后按 Apply 键，患者可正常进行扫描。

故障举例 6：床位升到规定高度，床板难以进入扫描区域。当床板后退到零刻度位置时，床位不能下降。故障原因分析：床体升到位置后，没有按顺序进入扫描区域，说明床体无法明确定位，不能前进，所以故障发生在升降位光耦传感器上。当床体到达零刻度位置时却不能持续降低，说明床体没有完全回到零刻度位置，未触发床体位置信号。故障排除：①拆开床两侧外壳，在位于床体正下方的判断床位升降光耦传感器上，发现有灰尘及摩擦痕迹。用纱布清理干净灰尘、擦痕后，床体无法下降的故障排除。②当拆开床板的后侧外壳时发现床板到达尾部，所用遮挡片已不能挡住光耦传感器，需调节遮挡片到正常位置，可排除床体无法进入扫描区域的故障。

故障举例 7：颈椎、肩关节、膝关节扫描图像的信噪比很差，而头颅、腹部扫描图像正常。故障分析与处理：仔细观察发现，用柔软表面线圈扫描肩关节、膝关节等的信噪比均很差。头正交线圈、腹部表面线圈扫描图像均正常。颈椎、膝关节、肩关节扫描图像雪花斑点明显，严重影响医学诊断。系统未见错误提示，检查机房温湿度，温度为 20℃，相对湿度为 68%。检查各线圈插头及通道插座，发现多个线圈通道插头、插座有碳化现象，同时通道插座塑料底座有被电击而碳化脱落的情况，用 95% 乙醇清洁各线圈插头及通道插座，并根据线圈通道受损状况，予以更换通道插座。颈椎、肩关节、膝关节扫描图像雪花斑点极大地减少。根据多次检查和更换备件后图像质量的变化情况可知，图像信噪比差为个体问题。在颈椎线圈通道及柔软表面线圈通道上，向两头延伸排查。将柔软表面线圈带到其他场地进行扫描，结果出现同样故障。拆开柔软表面线圈插头，对其插脚氧化层进行清理，肩关节、膝关节扫描图像正常。用同样的方法清理颈椎线圈连接部位的氧化层，颈椎扫描图像恢复正常。因扫描部位不同，线圈须频繁更换。若运行环境湿度控制不好，则线圈插头插座极易氧化。线圈通道因氧化造成接触不良、打火积碳时，会引发对射频信号的干扰，而颈椎线圈和柔软表面线圈较敏感，导致其所扫描图像的信噪比较差。因此，建议定期对线圈通道进行保养，尤其是在温湿度发生大幅度变化时，应及时进行保养，以保证仪器的正常使用。

故障举例 8：患者在连接腹部线圈后无法正常扫描，无法正常显示扫描水膜。故障原因分析：拆开线圈外皮革套，会发现线圈接线盒可能因为患者的体重被压塌，盒内的两个空心电感线圈也可能被压扁，使电感线圈磁通量有所变化，也使腹部线圈整体参数发生变化，影响机器的正常运行。故障排除：依据原尺寸用相同线径的漆包线绕制两个新线圈装入接线盒，测试后发现机器运转正常。

故障举例 9：在进行扫描时图像存在斜条伪影干扰。分析故障的原因及处理方法：对全部线圈扫描进行详细检查，发现图像出现“水纹”状伪影，其中，最明显的图像伪影部位为腹部，系统未出现错误报警提示，将机器关机并进行重新启动后，故障依旧。将线圈全部更换并确认接好线圈接口后重新进行扫描，伪影仍然未消失。对机房内的所有辅助设备进行全面检查，结果显示未存在异常，水泵动静态压力显示无异常，水冷机正常运行，对磁体的湿度以及温度进行检查，发现均处于正常范围。考虑到屏蔽出现异常，可能存在屏蔽门关闭不全等问题，从而进行排查，结果显示无异常。考虑到伪影的发生因素可能为打火，因此，扫描前将屏蔽房内的照明灯完全关闭，随后将磁体风扇以及冷头关闭再进行扫描，伪影未消失。于是对射频系统进行排查，对射频放大部分的控制线和线缆全部重新连接后进行扫描，图像仍存在伪影。继而将梯度放大部分的线缆重新连接后进行扫描，图像正常，伪影现象消失。可见，在梯度系统里存在接触不良的现象时，容易引起梯度打火，从而对系统的成像造成干扰。因此，在工作中，应对系统进行全面检查，分析干扰图像的因素后给出解决策略。

故障举例 10：场地电柜中配置的空气开关经常“跳闸”，电路不稳定，影响氦制冷机的正常启动，可能有液氦挥发的现象。故障原因分析：氦制冷机不启动可能导致液氦的挥发。在检修前，须先用手动模式启动氦制冷机，防止液氦挥发，再检查配电柜有无松动以及缺相、错相的线头。观察、测试嵌入式制冷系统里继电器的使用情况，最后发现因为电源线破损而导致电风扇接口处因电压不稳而漏电跳闸。故障排除：根据配置的线路图，及时更换嵌入式制冷系统电路回路中的破损漆包铜线后排除故障。

故障举例 11：磁体的上方管路外结满冰霜，氦制冷机压力的指示数值和工作数值相差悬殊。液氦液面显示异常，但当灌满液氦时，未发现液面显示结果出现明显变化。故障原因分析：磁体的上方管路结冰主要是因为制冷系统工作效率低，液氦挥发较多，挥发时也带走一部分热量，导致液面显示异常。检查时发现制冷系统内的水冷管路出现渗漏。冷却水渗入压缩机内形成冰堵导致制冷系统故障。故障排除：更换氦制冷机和压缩机。当更换氦制冷机时，须先做消磁处理，且更换前必须用真空泵先处理高低压管路，否则如果管路内残留有杂质，修好后仍会出现以上问题。

MRI 设备是医院中的重要设备。加强上岗人员的操作培训及对设备进行定期维护保养能有效降低设备的故障率。因此必须做到以下几点。

（1）上机人员必须经过专业培训，熟悉设备的工作原理和操作规程，取得操作上岗证后方可上机操作。

（2）每天工作前坚持对设备进行例行检查并做好记录。查看液氦存量、扫描室温度和湿度等。仔细倾听冷头工作的声响，看是否异常。

（3）尽量避免强制关机和突然停电。突然停电后要及时恢复供电，减少液氦的蒸发。

（4）每年对设备进行定期保养 2 次。及时更换水冷机过滤网，保证液氦制冷系统工作正常。

三、磁共振的安全性

在对患者进行 MRI 检查时，静磁场、高速变化的梯度磁场及射频场都会使人体产生不同生理功能的变化，这就是生物效应（biological effect）。目前临床上常用的 MRI 设备多为 0.2～3.0T，3.0T 及以上的 MRI 检查系统的生物效应问题是人们关注的焦点。目前，美国食品药品监督管理局（Food and Drug Administration，FDA）将临床人体 MRI 检查的最高场强限制在 3.0T 以内。

（一）静磁场的生物效应

静磁场的生物效应主要有温度效应（temperature effect）、磁流体动力学效应（magnetohydrodynamic effect）及中枢神经系统效应等。

（1）静磁场对哺乳动物体温的影响称为温度效应。静磁场不影响人的体温。

（2）磁流体动力学效应是指处于静磁场环境中，心血管系统中的血流及其他流动体液产生生物效应，静磁场能使血液中红细胞的沉积速度加快，感应出生物电位及引起心电图发生改变等。血液在磁场中的沉积现象称为静态血磁效应，能使血液中的红细胞沉积速度加快；心血管系统在磁场中诱导出生物电位的现象称为动态血磁效应；心电图（electrocardiogram，ECG）改变主要表现为 T 波的抬高以及其他非特异性的波形变化，是生物电位诱导变化的结果。在临床诊断中 T 波抬高认为是心肌梗死、心肌缺血或钾中毒的表现，但在 MRI 中，由静磁场引起的心电图变化并不伴随心功能或循环系统的功能不全，被认为没有生物风险。但是，有心脏疾病的被检者在进行 MRI 检查时，还是要严密观察，规避风险。

（3）静磁场能够对中枢神经电荷载体或传导过程产生影响和干扰。研究表明，被检者急性、短期暴露在 3.0 T 及以下的静磁场中，中枢神经系统无明显不良反应和生物学影响，但在 4.0 T 以上的超高磁场中，部分人会出现头痛、头晕、恶心、胸闷，甚至口中有异味等感觉。这说明超高磁场环境可导致人体产生某种显著的神经电生理变化。

（二）梯度磁场的生物效应

（1）梯度磁场在工作中高速切换导致梯度磁场强度剧烈变化，诱导机体产生感应电流，该电流作用于周围神经，可引发周围神经刺激效应，导致机体发生抽搐或收缩。

（2）感应电流作用于心血管系统，使血管和心肌纤维等电敏感性细胞发生去极化过程，诱发心室颤动、心律不齐等。

（3）梯度感应电流作用于中枢神经系统可致视觉磁致光幻视（magnetophosphene），简称光幻视或磁幻视，即患者眼前出现闪光感或色环等现象。它与静磁场和梯度磁场切换率相关，梯度磁场停止后即自行消失。FDA 规定了梯度磁场变化率的安全标准：MRI 检查过程中，被检者所经受的梯度磁场变化率不能达到使外周神经出现误刺激的阈值，且至少有 3 倍的安全系数。具体标准为最大梯度变化率在 6T/s 以下。

（三）射频场的生物效应

MR 射频脉冲将能量施加给人体组织，使人体组织的温度升高，通常这种温度升高与特殊吸收率（SAR）成正比，而 SAR 与射频脉冲的频率、类型、带宽、重复时间、线圈类型、组织大小、组织器官形态等诸多因素有关，目前在整体 SAR 值达到 6.0W/kg 及以下时，对人体的生理调节未见明显的不良影响。

（四）噪声

MR 装置的音频噪声可分为静态及动态两种。静态噪声是由于磁体冷却系统即冷头的工作而引起的噪声，这种噪声一般比较小。动态噪声是 MRI 检查在成像过程中，由于梯度磁场规律性地开启和关闭，在主磁场的共同作用下，造成梯度线圈的规律性机械振动，从而产生扫描时的特殊噪声。梯度磁场是 MR 扫描时噪声的最主要来源。系统的静磁场越高、梯度上升速度越快或梯度脉冲的频率越高，发出的噪声就越大。目前使用的 0.2～4.0T 的 MRI 设备的噪声范围在 82～93dB，一般不会对人体产生有害的影响，但某些患者也可产生短暂性的听力降低、烦躁和不适，通常均可恢复。当所用梯度场达到 25mT/m 时，它所产生的扫描噪声可高达 110dB，不仅会影响医患之间的通话联络，还可对被检者造成一定程度的心理或生理伤害。适当使用耳塞可帮助降低噪声 10～30dB，因此进行 MRI 检查时推荐使用耳塞。MRI 检查时的噪声与检查的层厚、视野、重复时间及回波时间等有关，因此适当选择参数对降低噪声也会有一定的帮助。

（五）磁场与环境的相互影响

1. 磁场对环境的影响　根据磁共振成像原理，MRI 需采用三种不同的磁场：①主磁场；②梯度磁场；③射频场。磁场对周围环境的影响只需考虑主磁场，主磁场最强，且难以实现绝对屏蔽。MR 磁体所产生的磁场向空间各个方向散布，称为杂散磁场（stray magnetic field）。它的强弱与空间位置有关，随着空间点与磁体距离的增大，杂散磁场的场强逐渐降低。杂散磁场是以磁体原点为中心向周围空间散发的，因而具有一定的对称性。当杂散磁场的场强达到一定程度时，就可能干扰周围环境中磁敏感性强的设备，使其不能正常工作，即 MRI 对环境存在磁影响，为减轻杂散磁场对外界环境的影响，常采用磁屏蔽的方法来限制。

2. 环境对磁场的影响　磁体周围铁磁环境的变化会影响磁场的均匀程度，造成 MR 图像质量下降，这些因素统称为磁场干扰（magnetic interference）。它可分为静干扰和动干扰两大类。建筑物中的钢梁、钢筋等铁磁性加固物或建筑材料属于静干扰，会使主磁体漏出的杂散磁场产生畸变，相当于外部磁场发生改变，而使主磁场均匀度下降，一般可通过在主磁体内附加一种线圈来校正，这种校正线圈称为匀场线圈。移动、变化的磁场干扰源称为动干扰。常见的动干扰有两类：一类是移动的铁磁性物体，如轮椅、小汽车等；另一类是可产生交变磁场的装置，如变压器、高压输电电缆等。它们对磁场的影响程度取决于各自的重量、距磁体的远近以及交变磁场的强弱。动干扰是随机性的，很难补偿，更加有害。一般可允许的最大交变磁场干扰强度为 0.001G。另外，空间无线电波（广播、电视、通信等）也是一种干扰源。为减轻外界环境对主磁场的影响，常采用射频屏蔽的方法来限制。

3. 磁场与金属物的相互作用

（1）体内金属的运动和移位：体内金属在磁场中会受到磁场力的作用。影响其大小的因素主要有以下几个：①主磁场及梯度磁场的大小；②物体本身铁磁性的大小；③物体的形状及质量；④物体与成像平面的位置及方向关系；⑤成像时间的长短。例如，强磁场会引起一些手术中植入的金属夹子移位，由此产生的组织损伤及由血管夹子脱落导致的出血，可对患者的生命构成威胁。

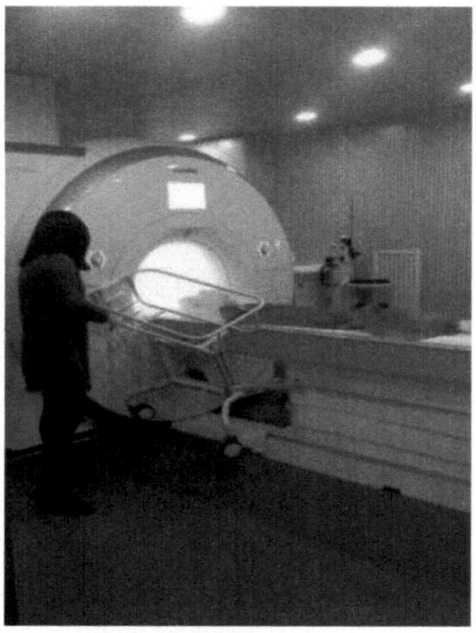

图 4-73 小推车被吸入磁共振室

（2）投射效应：体外金属在高场强的磁场中主要引起投射效应（又称导弹效应），即在强磁场作用下，铁磁性物体从磁体以外的地方以一定加速度和速度投向磁体，易造成人员伤害或设备损坏。投射效应是 MR 系统最大的安全性问题之一。常见的铁磁性投射物既可以是容易被被检者误带入磁体的随身铁磁性物品，如小钥匙、硬币、手表、手机、助听器等小物体，也可能是与医疗工作有关的物品，如小型外科手术器械，甚至氧气瓶、医疗仪器（尤其是各种监护仪器）、轮椅、小推车（图 4-73）等大物体。磁体的场强不同，铁磁性投射“飞”向磁体时的加速度也就不同。一般说来，场强越大，投射效应越强。

（3）金属伪影：金属植入物由于其磁化率不同而导致静磁场局部的均匀性遭到破坏，进而引起成像物体的几何失真和信号强度失真。对有金属植入物的被检者进行 MR 扫描时，可选择去金属伪影序列。如果没有特殊序列也可以：避免采用 GRE 序列；尽量应用短回波时间的 FSE；增加接收带宽；减小回波链长；根据解剖位置大小应用尽可能小的扫描视野；如果需要脂肪抑制，最好选择 STIR 脂肪抑制序列。实际操作中应根据具体金属植入物的大小、材料、植入位置、方向等来综合选择合适的脉冲序列及合理的参数，以达到伪影最小化的目的。

（六）磁场的热效应

在 MR 扫描过程中，产生的射频脉冲和梯度磁场切换脉冲可使人体产生电流。若体内有金属植入物，在电流作用下产生的热效应可导致热损伤。例如，金属植入物呈环形或螺旋状则更易发热，重者导致Ⅰ度或Ⅱ度烧伤。

（七）磁场的干扰效应

在 MR 扫描过程中，强大的静磁场可使植入设备的功能被抑制或改变。在扫描过程中，植入装置的金属导线受到梯度磁场的快速切换脉冲和射频磁场脉冲的作用，产生电磁干扰效应，使植入装置的功能抑制或改变。例如，心脏起搏器在磁场中受到射频脉冲的电磁干扰，可使心脏起搏器节律加快、紊乱或停止，这将导致患者严重损伤，甚至死亡。所以，装有植入型心律转复除颤器（implantable cardioverter defibrillator，ICD）和心脏起搏器的患者均被认为是 MRI 检查的禁忌证。目前也有磁共振兼容的心脏起搏器出现，但必须满足一定的扫描条件。

四、磁共振配套保障系统

MRI 设备的安装和后期使用必须考虑磁场对周围环境的影响以及周围环境对 MRI 设备的影响。为此将保障 MRI 设备正常运作的设备称为 MR 配套保障系统。MR 配套保障系统包括磁屏蔽（magnetic shielding）、射频屏蔽（radio frequency shielding）、水冷机（cooling-water machine）和精密空调（precision air conditioning）等外围设备。

（一）磁屏蔽

磁屏蔽是采用高饱和度的铁磁性材料或通电线圈来包容特定容积内的磁力线，从而大大削减磁屏蔽外部边缘磁场的分布，以防止外部铁磁性物质对磁体内部磁场均匀性产生影响（图 4-74）。

磁屏蔽分为有源屏蔽（active shielding）和无源屏蔽（passive shielding）两种，其中有源屏蔽是指由一个线圈或多个线圈组成的置于主磁场线圈之外的磁屏蔽，主磁场线圈工作时在屏蔽线圈中通以与主磁体线圈反向的电流，产生反向磁场来抵消主磁场的边缘磁场，从而达到屏蔽的目的。无源屏蔽是使用铁磁性屏蔽体（硅钢板）包容主磁场以达到磁屏蔽的目的，它不使用电流源，而是采用软磁体材料罩壳。无源屏蔽有三种：第一种是在磁体间的四周墙壁、地基和天花板等六面体中镶入4～8mm厚的硅钢板，构成磁屏蔽体；第二种为定向屏蔽，只在边缘磁场的分布超出了规定限度的方向安装硅钢板，形成边缘磁场的定向屏蔽；第三种是自屏蔽，在磁体周围安装铁磁性材料屏蔽体从而达到屏蔽作用。

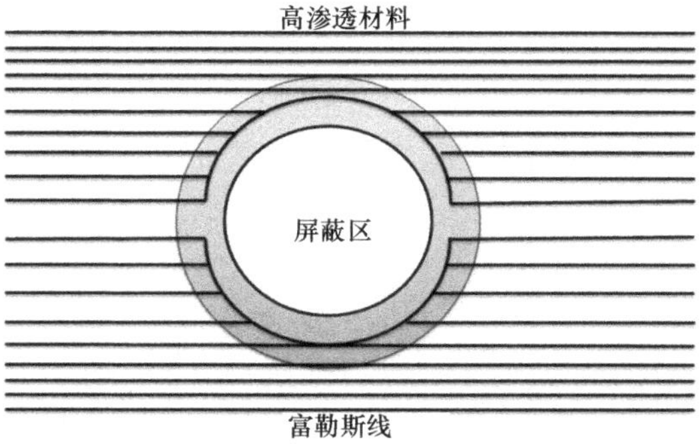

图 4-74　磁屏蔽原理

（二）射频屏蔽

MR射频发射的RF脉冲极易干扰邻近的无线电设备（如调频无线电广播），线圈接收的MR信号功率为纳瓦级，又容易受外界电磁波的干扰而淹没，因此，MR磁体间必须安装有效的射频屏蔽。

射频屏蔽是利用屏蔽体对电磁波的吸收和反射作用，隔断外界与MRI设备之间的电磁场耦合途径，以阻挡或减弱电磁波的相互干扰。射频屏蔽合格的要求是各墙面、开口处对15～100MHz（1.5T设备）及15～150MHz范围内平面波的衰减大于10dB。通常采用导电性良好的金属材料作为屏蔽体（紫铜板），镶嵌于磁体室的四壁、天花板及地板内（厚度≥0.2mm，含铜量达到99.9%），以构成一个完整的、密封的法拉第屏蔽体，观察窗的玻璃间改用双层铜丝网屏蔽体。另外，所有连接进磁体间的管线必须通过安装在射频屏蔽上的各种滤波器才能进入。所有进出磁体室的送风管、回风口、氧气管及失超管等必须通过相应的波导管穿过RF屏蔽体。整个屏蔽体必须通过独立设置的接地点单独接地，且接地电阻要求小于2Ω，屏蔽体对地绝缘要求大于1000Ω。

（三）水冷机

1. 水冷机的原理以及构成　为了确保MRI设备的磁体系统（包括磁体、冷头）、射频系统以及梯度系统在自体不断产热的情况下正常运转而配置了水冷机组，其是MRI设备运作的基本保障。

MRI设备的冷头通过氦压缩机采用水冷却方式为其制冷，它的原理是通过冷水管包绕散热器，由水冷机组提供的循环冷水带走所产生的热量以达到冷却目的。同时梯度放大器以及梯度线圈所产生的热量也通过此方式循环冷却（图4-75）。

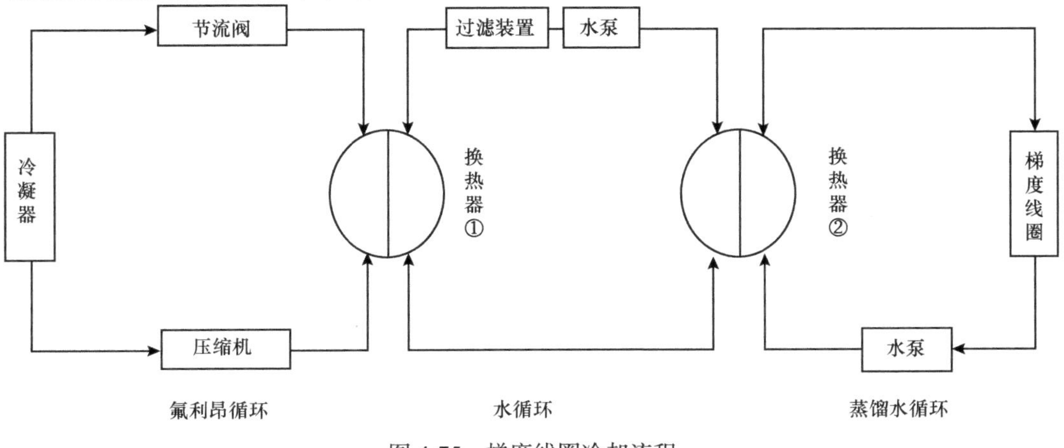

图 4-75　梯度线圈冷却流程

通常 MRI 设备所配置的水冷机组为双机组，但根据不同机型 MRI 设备氦压缩机及梯度系统的产热量，水冷机的功率、机组也会相应改变。

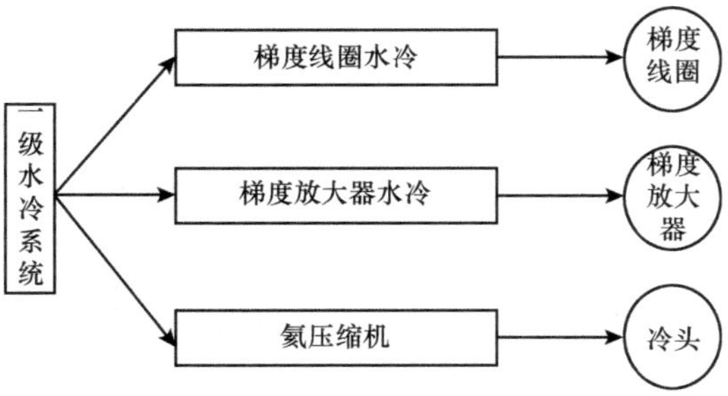

图 4-76　磁共振水冷系统的结构示意图

双机组水冷机（图 4-76）一般由一级水冷机组、二级水冷机组、压缩机构成。其中一级水冷机组常为室外水冷，二级水冷机组由梯度线圈（gradient coil，GC）水冷和梯度放大器（GA）水冷构成，其分别冷却梯度线圈和梯度放大器。

磁共振水冷系统的工作原理是：压缩机将氟利昂蒸汽进行压缩处理，而高压气体会经过分离器，将自身所携带的润滑油进行分离处理，最终会进入冷凝器中，被有效地凝结成液体。液体氟利昂会经过冷凝器的下部出液管，直接进入干燥滤过器中，最后再循环到回热器之中，在整个过程中，液体氟利昂会被蒸发器的低温蒸汽进行进一步的冷却处理，进入节流阀中，接受节流降压干预，送入蒸发器中被吸热汽化。在该过程当中，氟利昂汽化吸热的作用就可以达到给水降温的目的，最终实现了制冷的目的。

以超导磁共振水冷系统的运作过程为例，其水冷系统的工作包括以下内容：压缩机主要负责制冷剂整机的压缩处理、输送处理；冷凝器负责输出热量；蒸发器负责吸收热量，达到输出冷量的制冷效果；节流阀在操作过程中，可以将降压节流功能更好地实现，同时还可以将制冷剂的流量进行有效的调节，避免对蒸发器造成较大的压力。由此，可以发现水冷系统包含很多的设备，各个设备在运行过程中表现为协同的特点，这样才能更好地对 MRI 设备进行循环冷却。

2. 水冷机的维护　水冷机组是 MRI 设备正常运转最基本也是最重要的保障系统，其维护与保养至关重要。

（1）一级水冷机组的预防性维护。一级水冷机组异常常见原因有 ：① 室外机滤网堵塞，导致室外机无法散热，达到一定温度时室外机停止工作；②室外机内部水管使用时间过长，一些接口处出现轻微渗漏，从而破坏水循环。为避免这些可能引起一级水冷机组故障的因素，在平时预防性维护时应注意以下几点：①每 3～4 个月对室外机进行保养，主要包括拆卸滤网清灰，检查室外机内部的水路连接是否正常、有无渗漏破损。室外机一般安装在室外，极易受到天气状况的影响，因此夏季因高温发生故障的概率大大上升，所以对室外机进行保养与维护的时间还应考虑地区天气的影响。②检查室外机与二级室内水冷机组相连接的管道是否破裂、渗水。由于温差的关系，管道上常常会形成冷凝水，过多的冷凝水会影响机房湿度，严重时甚至会在设备间地上形成积水，对梯度放大器和射频放大器等造成影响，形成安全隐患。因此在进行预防性维护时要仔细检查管道外的包膜是否破裂、渗水。定时清洗设备间内管道连接处的过滤网，保证管道水路通畅，防止积水形成。

（2）二级水冷机组的预防性维护。二级水冷机组一般放置于磁共振成像设备间中，不同型号的磁共振成像设备配置不同型号与类别的二级水冷机组。一般将二级水冷机组分为一体式和独立式两种。

一体式水冷机组将梯度放大器水冷和梯度线圈水冷整合在一个高约 2m 的立式机箱柜中，将两路水冷在机箱柜中分为左右两半，即可分别形成 2 个独立的水路循环。而独立式水冷机组则是将 2 个水路循环分别放置于 2 个独立机箱柜中，变为 2 个箱式水冷机。一体式水冷机组集成度较高，占地面较小，整体构架也相对独立式水冷机组更加简洁，已成为现在各大厂商生产磁共振成像设备的主流选择。

对于一体式水冷机组，日常工作中需要进行的预防性维护有：①水路循环中水箱（tank）的液位是设备维护的重点环节。理论上两侧水路皆为封闭回路，但在设备长期使用过程中仍存在冷却液流失的情况。注意水位标注的 MAX 和 MIN，当水位低于 MIN，也就是液位最低限时，整机将停止工作，请及时补充水箱里的冷却液。②管路温度和冷却泵的启动设置温度也需多加关注。在预防性维护过程中，需要利用主机自带的软件检查二级水冷机组的相关参数。一般管路温度为 20～

30℃，冷却泵的工作温度为 25℃左右。如果检查结果出错，需及时查看系统的报错日志，知晓冷却泵的工作状态等。

对于独立式水冷机组需进行的预防性维护有：①独立式水冷机组管路温度和冷却泵的设置温度与一体式水冷机组不同。可以直接在机器侧盖板的指针盘上读出工业（GC）管路的工作温度，设置的冷却泵工作温度一般为 20～25℃，长输（GA）管路的工作温度和流量可在侧盖的数字电子屏上读出，冷却泵的工作温度与 GC 管路相同，单梯度的流量为 20～40L/min，双梯度的流量为 40～80 L/min。②水箱的液位。打开盖板后打开顶部的水箱观察水位，如果水位在 1/2 以下，则需马上添加冷却液，同时检查水箱进出口连接处是否出现渗漏，若出现渗漏，需立即联系工程师到场检修。③管路的连接和电磁阀。打开盖板，检查水冷机组各条管路是否有漏水，内部的电线是否接触到水，如果有水则必须马上擦干并检查漏水处，同时清理水冷机底部的锈渍。观察电磁阀接口处是否有漏水，有漏水则必须联系工程师更换电磁阀。

（四）精密空调

MRI 设备操作间的各个电子柜、图像处理器、控制计算机、氦压缩机和电源等部件在日常工作时都会产生一定热量，使室温升高，影响系统的可靠性。因此，将 MRI 设备操作间所配置的恒温恒湿机房专用空调称为精密空调。

1. 精密空调的作用与工作环境简介　由于磁共振成像设备利用了大量探测器测量、精密机械传动、计算机控制及图像信息存储、显示等技术，对设备各环节的温度、湿度、电压等参数都有严格要求。当温度、湿度异常时将引起以下不良后果：环境温度过高时，容易引起磁场的漂移、电气元件散热不良，会导致设备电路工作异常，严重时可导致控制芯片和线圈烧毁；而环境温度过低时，会改变设备的元器件物理特性，导致系统部分功能暂时或长期无法工作。环境湿度过高时，空气中的水分凝结并附着于电气元件上，导致设备元器件电气性能改变或精密度降低；环境湿度过低时，产生的静电会造成计算机磁盘数据丢失，严重时静电火花会引起电气元件高压放电或击穿，造成设备安全隐患。因此机房温度要求保持在 18～24℃，相对湿度保持在 40%～65%。当机房温度高于 28 ℃ 时，设备将受系统保护而无法工作。因此精密空调的正常运行是保证整机系统正常工作的前提条件之一。

MRI 设备对环境的要求一般为：室温 21℃±3℃、相对湿度 40%～65%。根据不同 MRI 设备的产热量需配置相应功率的空调机组以保障其正常运行。同时空调系统应安装空气滤过器，使 80% 以上、大小为 5～10μm 的尘粒得以滤除，以保持一定的空气洁净度，在控制室温和相对湿度的同时控制灰尘，确保 MR 设备的正常运作。

2. 精密空调的定期维护　定期维护内容主要有：①清洗空气滤网，当堵塞严重无法清理时，应及时联系相关人员更换；②检查制冷剂剩余量，不足时联系相关人员进行添加；③清理机柜、风道、冷凝器等，主要擦拭积灰和凝结水汽；④检查系统风冷部件工作是否正常，异常时应及时报修；⑤检查可见螺钉及接线部位，防止松动或脱落。应根据当地所处地域及季节具体情况制定相应的维护方案，定期对空调设备的滤网、制冷剂、机柜、风道、冷头和湿度调节装置等进行检查维护。

例如，当室外温度过低时，空调设备室外机不工作，机房主要靠空调机组的加热系统维持温度，机组制热时功率较大，要定期检查供电部件；设备间空气干燥，会有较多灰尘，容易堵塞机组滤网，需要定期清洗滤网，为保护电器元件，应选用恒温恒湿空调或对设备间加装加湿器。

【案例 4-8】

男性，56 岁，因“头痛 3 个月”到当地医院就诊。医生建议进行磁共振头颅平扫检查。被检者向技师说明，八年前因车祸伤致胫腓骨骨折，体内植入金属物固定，当地医院基于安全考虑不予检查。遂转入某三甲医院检查，根据提供的手术资料，经综合判断材料为弱磁性材质，认为可行 1.5T 磁共振头颅扫描。患者在做完检查后说腿部有微微发热的感觉，并前往服务台咨询。

【问题 4-8】

（1）什么样的金属植入物可以行磁共振检查？

（2）患者腿部为什么会发热？

【案例 4-8 分析讨论】

体内植入物泛指通过各种渠道进(植)入体内并长期停留体内的异物。根据物质的磁化率，一般将其分为铁磁性植入物和非铁磁性植入物两大类。磁化率小于 1.05 的金属样品一般认为是非铁磁性物质，包括顺磁物质及抗磁物质，如纯钛、钛合金、镍钛合金等，铁磁性物质的磁性远远超过非铁磁性物质的磁性。研究表明，带有非铁磁性植入物的患者在一定条件下可接受 MRI 检查。

MRI 检查过程中，扫描时过大的梯度感应电流使植入物发热，局部温度升高有可能使组织灼伤，被检者腿部有金属植入物存在，故有发热现象产生。

本章小结

磁共振成像设备由主磁体系统、梯度系统、射频系统、计算机系统及其他附属设备等构成。主磁体系统分为永磁型和电磁型两类，为 MRI 设备提供特定要求的静磁场；梯度系统利用梯度线圈产生相对主磁场较微弱的随空间位置变化的磁场，可以解读接收信号的空间位置，进行空间定位；射频系统是 MRI 设备中实施射频激励并接收和处理射频信号的功能单元，由射频发生器、射频放大器和射频线圈等构成，实际应用中，主要涉及射频线圈。射频线圈分为发射线圈和接收线圈。发射线圈发射射频脉冲、激发人体内氢质子发生共振，接收线圈接收人体内发出的 MR 信号。计算机系统包括主计算机硬件系统和软件系统、图像重建系统、图像显示及控制台等，它们构成了 MRI 设备的控制网络。

磁共振成像的基本原理是原子核自旋过程中产生磁矩。^{1}H 在人体内含量最丰富，成为 MRI 的首选靶原子核。主磁场中进动的质子在受到与其进动频率一致的射频脉冲激发时，会发生能级的跃迁，这种现象称为磁共振现象。质子弛豫过程中产生的包含人体信息的射频信号通过射频接收系统接收，然后通过信号处理生成可以被观察到的图像。

磁共振成像的基本序列分为自由感应衰减类序列、自旋回波序列、快速自旋回波序列、梯度回波序列、反转恢复序列及快速反转恢复序列、平面回波成像序列等。

磁共振的维护包括主磁体、梯度系统、射频系统、表面线圈以及其他辅助配件的维护；磁共振配套保障系统包括磁屏蔽、射频屏蔽、水冷机和精密空调等外围设备的保障。磁共振常见故障包括软件和硬件故障。磁共振系统对人体的影响包括静磁场的生物效应、梯度磁场的生物效应、射频场的生物效应、噪声、磁场与环境的相互影响。

思考题

1. 梯度磁场的作用是什么？
2. 射频系统包括哪两部分？作用是什么？
3. 简述质子密度加权成像原理。
4. 常规 SE 脉冲序列的构成是怎样的？它的临床应用有哪些？
5. STIR、FLAIR 两种序列的特点是什么？临床意义是什么？
6. 简述梯度场的生物效应。
7. 简述磁共振系统故障分类。

参 考 文 献

冯庆宇.2011.核磁共振成像装置（MRI）质量控制与实施保证[J].中国医疗设备，(1)：151-155.
韩鸿宾.2016.磁共振成像设备技术学[M].北京：北京大学医学出版社.
胡家灯.2000.核磁共振成像扫描装置的机房设计[J].医疗装备，13（4）：19-20.
胡文娟.2011.基于K空间的并行磁共振成像算法的研究[D].沈阳：东北大学硕士学位论文：18-19.
金玮，王龙辰，李斌.2014.磁共振K空间采集技术及其研究进展[J]. 中国医疗器械杂志，38（1）：54-56.
李朝伟，贺建林，姚翔.2012.医院磁共振机房的屏蔽原理和设计原则[J].中国医学装备，9（1）：62-63.
卢爱国，张金葆，刘宇静，等.2014.浅谈医学影像设备机房的设计[J].中国医疗设备，29（12）：88-89，92.
钱明珠，林伟，黄敏华，等.2010.3.0T 磁共振扫描的安全性探讨[J].医疗卫生装备，(4)：314，322.
杨正汉，冯逢，王霄英.2007.磁共振成像技术指南——检查规范、临床策略及新技术应用[M].北京：人民军医出版社.
余建明，李真林.2018.医学影像技术学[M].北京：科学出版社.

第五章　超声成像原理与设备

学习要求

记忆：超声的传播特性、超声成像设备的分类、超声探头的原理与结构，以及模拟超声成像设备与数字超声成像设备的区别。

理解：超声成像技术、三维超声成像技术，以及超声成像设备成像参数的种类与测量方法。

运用：运用所学知识对超声成像设备进行调试和维护维修。

超声在生物医学中的应用有超声诊断、超声治疗和生物组织超声特性研究三个方面。超声诊断发展最快，现阶段已经有多种类型的超声成像设备供临床使用。

医学超声（US）成像是将超声波发射到人体内，接收从人体组织反射的超声波，获得反映组织信息的声像图的技术。

第一节　医学超声成像设备的成像原理

【案例 5-1】

女性，35 岁，怀孕 28 周，自己发现左侧乳房胀痛，触摸乳房内有硬块，来医院就诊。临床医生触诊发现左乳外上象限有较硬结节，边界不清，建议做彩超检查。患者认为自己正处在怀孕期间，担心超声检查对胎儿有影响。

【问题 5-1】

（1）被检者的担心有必要吗？应如何向被检者解释？

（2）乳腺检查还有其他的方式吗？适合于该被检者吗？

【案例 5-1 分析讨论】

该被检者的担心是没有必要的。因为诊断用的超声波对人体是没有损伤的。孕妇在怀孕期间，正常产检也需要对胎儿进行 4～5 次超声检查。乳腺超声检查与胎儿的超声检查所用的都是对人体没有损伤的超声波，只是在频率上稍高，并没有本质区别。

对于乳腺疾病的检查尤其怀疑是乳腺癌时，还应该做钼靶 X 射线检查，但该项检查的设备会产生辐射损伤，尤其胎儿对辐射损伤更为敏感。由于该被检者正在孕期，不适合该项检查，所以临床医生并没有要求患者做钼靶 X 射线检查。

压电效应是在 1880 年由皮埃尔·居里（Pierre Curie）和雅克·居里（Jacques Curie）兄弟发现的，该发现是利用电子学技术产生超声波的基础，超声技术从此开始得到快速发展与推广。

一、超　声　波

（一）超声波的定义

超声波是一种机械波。机械波是在机械力（弹性力）的作用下产生的机械振动在连续的弹性介质内的传播过程。它传播的是机械能量。机械波只能在介质中传播，不能在真空中传播。机械波的速度一般从几百米每秒至几千米每秒。频率超过 20 kHz 的机械波称为超声波。医学超声的频率范围在 0.2～100MHz，超声诊断用超声频率范围在 0.5～15MHz。

（二）超声波的参数

1. 周期 超声波的周期是指超声波向前移动一个波长的距离所需的时间，常用 T 表示。其大小与成像的分辨力有关。

2. 波长 波长用 λ 表示，是指超声波在介质中传播时，两个相邻同相位点之间的距离。

3. 声速 声速是指超声波在介质中单位时间内传播的距离。声速 c 与介质的弹性系数 B 和密度 ρ 有关。

超声波在人体软组织中的传播速度基本相等，常用 1540m/s 估算。

4. 频率 频率用 f 表示，介质中质点在单位时间内振动的次数称为超声波的频率。频率在超声成像中是非常重要的参数，它与探测深度成反比。

5. 声强 声强用 I 表示，在单位时间内，通过垂直于传播方向上单位面积的超声能量称为超声强度，简称声强。

6. 声压 超声波在介质中传播时，介质的质点密度时疏时密，以致平衡区的压力时弱时强，这样就产生了一个周期性变化的压力。单位面积上介质受到的压力称为声压，用 P 表示。

7. 声功率 声功率是指声源在单位时间内发射出的总声能，常用单位是瓦特（W）。声功率是反映声源辐射声能本领的物理量，与声强或声压等物理量有密切的关系。

8. 声特性阻抗 声特性阻抗是介质对振动面反作用的定量表达。声特性阻抗又称为声阻抗率，是描述声波传输介质的重要物理量。

二、回声检测原理

（一）正逆压电效应

某些电介质在沿一定方向上受到外力的作用而变形时，其内部会产生极化现象，同时在它的两个相对表面上出现正负相反的电荷。当外力去除后，它又会恢复到不带电的状态，当作用力的方向改变时，电荷的极性也随之改变，这种现象称为正压电效应。相反，当在电介质的极化方向上施加电场后，这些电介质也会发生变形，电场去掉后，电介质的变形随之消失，这种现象称为逆压电效应。能够产生压电效应的电介质称为压电换能器。

在超声成像设备应用中，超声波的发射利用了压电换能器逆压电效应的原理。而超声波的接收利用了压电换能器正压电效应的原理。因此压电效应是压电换能器工作的基础。

（二）波的传播特性

超声波在介质中传播的物理性质和其他类型的波动类似，有波的反射、折射、散射、衍射等现象，两波相遇时遵循干涉叠加原理。

1. 反射和折射 平面超声波在无限大界面上的反射与折射定律与光学是相同的。

试验表明，反射超声能量的大小取决于两种介质的声特性阻抗差，Z_1 和 Z_2 差越大，反射能量越多，透射能量越少。如果 $Z_1=Z_2$，没有反射，即全透射。例如，探头吸声背块和晶体声特性阻抗相同，在界面上没有反射，从而保证了背向辐射的超声全部进入吸声背块。

实际超声诊断中，超声要通过几层声特性阻抗不同的介质传播。例如，超声穿过探头和皮肤间的耦合层进入人体后，要透过皮肤层、脂肪层、肌肉层，最后再进入内脏，这就要了解超声波在通过各层介质后的传播规律。

超声波透过薄层时与该层材料的特性无关，中间层足够薄，或厚度为半波长的整数倍时，超声波几乎可以全部通过中间介质。因此，在超声诊断中耦合层的厚度尽可能薄，只要把探头与皮肤间的气泡排除即可。压电换能器辐射面上的保护膜厚度也要按这个关系选用。

中间层的厚度为 1/4 波长的奇数倍，且声特性阻抗等于其他两种介质声特性阻抗的几何平均值时，从第一种介质到声特性阻抗完全不同的第三种介质，可以达到完全透射。为此，在晶体表面增加一层匹配层，其厚度为 $\lambda_2/4$ 的奇数倍，声阻抗等于晶体和皮肤声阻抗的几何平均值，则超声能量就能全部透过匹配层进入人体。

2. 散射 散射是指声波在传播过程中，投射到不平的分界面或介质中的微粒上而向不同方向传播的现象。

散射的条件是障碍物的大小远远小于声波波长，散射时小障碍物将成为新的波源，并向四周发射超声波。利用超声波的反射只能观察到脏器的轮廓，利用超声波的散射才能弄清脏器内部的结构变化。

3. 衍射 衍射是指声波在传播过程中，遇到障碍物或缝隙时传播方向发生变化的现象。只有缝、孔的宽度或障碍物的尺寸跟波长相近或者比波长更小时，才能观察到明显的衍射现象。超声波与障碍物相互作用后，可绕过界面或障碍物的边缘几乎无阻碍地向前传播。

衍射现象在诊断时也经常用到，如胆结石，超声波与之作用并在其界面上发生反射，在其边缘上发生衍射，于是在胆结石后方出现“声影”，这常作为判断是否为结石的依据。

4. 干涉和叠加原理

（1）干涉。两个或多个振动方向相同、相位相同、频率相同的声源，在同一介质中相遇时，可使某些地方的振动始终加强（相位相同叠加）而某些地方的振动始终减弱甚至抵消（相位相反叠加），超声能量在空间重新分布，引起声场中振动幅值的变化，这一现象称为波的干涉。波的干涉是波叠加的一个特殊情况，任何两列波都可以叠加，但只有满足相干条件的两列波才能产生稳定的干涉现象。

（2）叠加原理。介质中同时存在几列波时，每列波能保持各自的传播方式而不互相干扰。在波的重叠区域里，各点的振动物理量等于各列波在该点引起的物理量的矢量和。这一现象即波的叠加原理。

三、超声成像方式

利用超声波进行医学成像时，尝试过很多方法，如反射成像、透射成像、散射成像等。现代最成熟、最常用的方法是反射成像。反射成像又可分为回波幅度信号成像和回波频移信号成像。回波幅度信号成像有 M 型、A 型、B 型等方式。其中 B 型成像方式是超声成像设备中运用最广泛、最典型的成像方式，而且多数 B 型成像设备已兼容了 M 型与 A 型成像方式。回波频移信号成像主要是超声多普勒成像。三维超声成像、超声弹性成像、超声谐波成像也已经逐渐普及。

（一）A 型超声成像

A 型是幅度调制型（amplitude mode），简称 A 超，是超声技术最早应用于医学诊断中的一种成像仪器。

当超声波束在人体组织中传播遇到不同声阻抗的两层邻近介质界面时，在界面上就产生反射回声，每遇到一个界面，产生一个回声，该回声在示波器的屏幕上以波的幅度形式显示出来（图 5-1）。

根据 A 超提供的回波幅度、回波数量等信息对组织状态进行诊断。临床上常用此法测量组织界面的距离、脏器的径线，常用于眼科及颅脑疾病的探查。

（二）B 型超声成像

B 型是亮度调制型（brightness mode），简称 B 超，也称为断面显像仪。其工作原理是借助压电换能器或波束的动态扫描，获得多组回波信息，并把回波信息调制成灰阶显示，形成断面图像（图 5-2）。

在临床应用方面，B 超可以清晰地显示各脏器及周围器官的各种切面图，由于图像富有真实感，接近于解剖的真实结构，因此 B 超已经成为超声影像诊断中采用的主要方式。

（三）M 型超声成像

M 型是运动扫描型（motion scanning）的简称，M 型超声诊断仪是一种单轴测量距离随着时间变化的曲线的仪器，用于显示运动回波曲线。图像水平方向代表时间，垂直方向代表人体深度。由于探头位置固定，心脏及血管有规律地收缩和舒张，心脏各层组织和探头间的距离便发生规律性变化。因而，返回的超声信号也同样发生改变。随着水平方向的慢扫描，便把心脏各层组织的回声显示成运动的曲线，即 M 型超声心动图（图 5-3）。

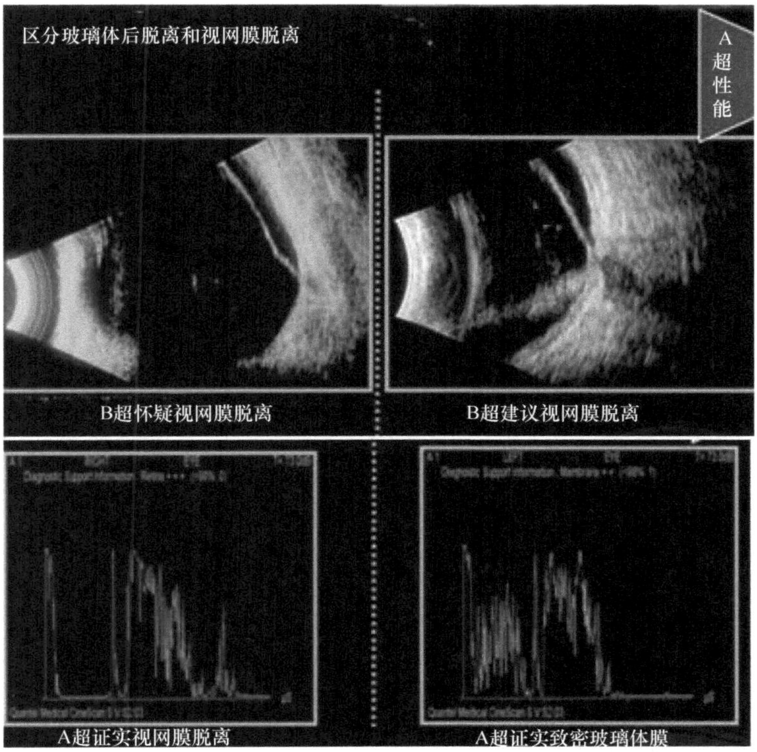

图 5-1　A 型超声成像显示图

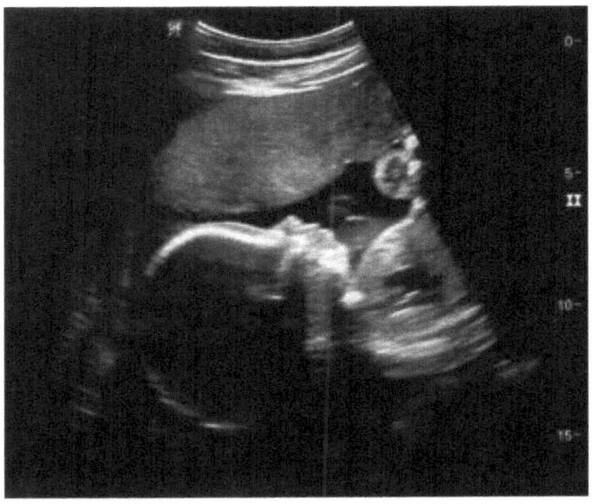

图 5-2　B 型超声成像显示图

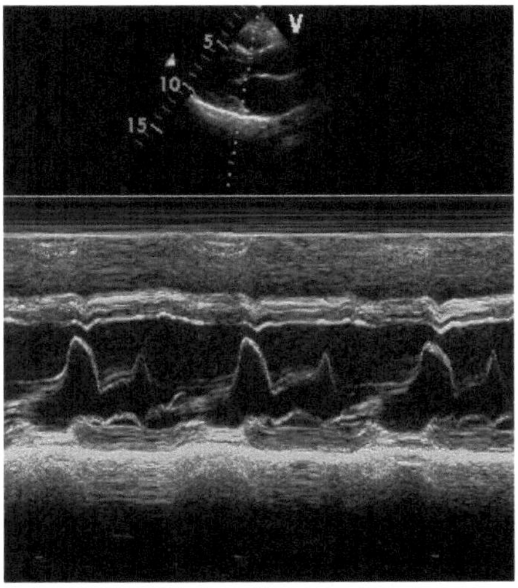

图 5-3　M 型超声成像显示图

同时输入其他生理信号，还可以进行比较研究，如研究心脏各部分运动和心电图、心音图的关系，研究心脏搏动与脉搏之间的关系等。此外，还可以研究人体内其他运动界面的活动情况，如胎心以及一些动脉血管的搏动等。

（四）超声多普勒成像

应用多普勒效应，结合声学、电子技术制成的超声成像系统称为多普勒超声诊断设备。它能够对运动器官、组织无损伤性地检测出其运动信息，广泛应用于心脏、血管、血流和胎儿心率等的检测。

1. 超声多普勒技术

（1）多普勒效应：当声源、接收器、介质之间存在相对运动时，接收器接收到的超声频率和声源发射的超声频率之间产生改变，这种现象称为多普勒效应，其变化的频差称为多普勒频移。多普勒频移与运动物体的速度有关，只要测得多普勒频移就可以求得相应的速度，从而达到非侵入性检测体内生理状况的目的。

（2）多普勒技术的医学应用：应用多普勒效应测定血流速度的基本原理是：应用两块平行并列放置的压电晶体，其中一块作为发射极，另一块作为接收极。通常在医学超声诊断中，压电换能器静止不动，主要是介质在运动。当超声波入射到达血管内的血液细胞时，由于血液细胞是运动的，就出现了第一次多普勒频移现象；而被血液细胞反射的超声波返回到接收极时，由于反射体的血液细胞相当于超声波的声源，它也是运动的，于是就出现了第二次多普勒频移现象。

2. 多普勒频移信号的彩色显示 多普勒频移信号的彩色显示指在二维B型或M型超声图的基础上，用不同的色彩表示血流方向及其相对速度等动态信息。红细胞的动态信息主要由速度、方向和分散三个因素组成。常用红色和蓝色表示血流方向，朝向探头运动的红细胞用红色表示，离开探头运动的红细胞用蓝色表示。用显示的亮度来表示速度的快慢，即流得越快的血流色彩就越明亮，反之，流得越慢的血流色彩就越暗淡。用绿色来表示分散（血流的紊乱情况），即血流为层流时其色彩变化小，而血流为杂乱血流时色彩变化大。

多普勒频移信号彩色显示原理图如图5-4所示。应当注意的是，即使是同一血流，由于探头所放位置不同，有时用红色表示，有时用蓝色表示。

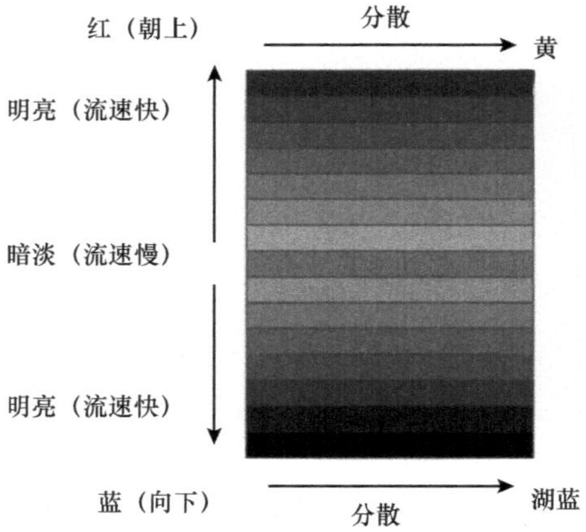

图5-4 多普勒频移信号彩色显示原理图

（五）三维超声成像

20世纪70年代中期人们开始探讨发展三维超声成像技术，自80年代后期开始，由于电子计算机技术的飞速发展，三维超声成像技术得到了实现，三维超声成像开始是在妇产科进行胎儿成像的。目前已用于心脏、脑、肾、前列腺、眼、腹部肿瘤和动脉硬化的诊断。三维超声成像是超声诊断技术的一次重大进步。

1. 三维超声成像技术的发展 三维超声成像技术的发展可分为三个阶段。

（1）自由臂三维成像。其成像原理是利用二维探头对目标进行逐个层面的扫查，获得多个二维图像信息，再将二维图像信息重建为三维立体影像。优点是无需特殊的探头，成本较低。缺点是成像速度慢，图像质量差。

（2）容积三维成像。它的成像原理和自由臂三维成像的成像原理一样，区别在于设计了专门的容积探头，提高了成像速度，可以瞬间重建。但这不是真正意义上的实时三维。它还是一个断面一个断面地进行扫查，然后进行三维重建。其探头的内部有一个小电机，带动晶片进行摆动，逐一扫过每一个层面，通过计算机强大的数据采集和处理功能，重建成立体图像。目前，容积三维成像技术的应用比较广泛，因其扫查范围大，在妇产科、腹部检查方面有很大的优势。但在心脏领域的检查方面有局限。

（3）实时三维成像。用于实时三维成像的矩阵探头的出现彻底改变了三维超声成像的方式。其成像原理是通过探头发出呈矩阵排列的扫描线，一次采集得到容积体的成像信息，进而形成三维影像。主机接收的回波信号可以遍及三维的任意立体空间，覆盖的范围之内没有盲区，实时更新所覆盖范围内形态的变化，即实时三维成像技术。通过实时三维成像技术，可以得到心脏的立体结构，心腔内的结构可以非常直观地获得，有利于诊断和医学研究。但由于有肋骨的遮盖，以及探头大小和机器处理能力的限制，目前在成像的角度上还有限制，且成像的质量也有待于提高。

2. 三维超声成像的优势

（1）直观显示图像。采集了人体结构的三维数据后，医生可通过人-机交互方式实现图像的放大、旋转及剖切，从不同角度观察脏器的切面或整体。可使医生全面了解病情，提高疾病诊断的准确性。

（2）精确测量结构参数。心室容积、心内膜面积等是心血管疾病诊断的重要依据。在获得了脏器的三维结构信息后，这些参数的精确测量就有了可靠的依据。

（3）准确定位病变组织。三维超声成像可向医生提供肿瘤（尤其是腹部肝、肾等器官）在体内的空间位置及其三维形态，从而为进行体外超声治疗和超声导向介入性治疗手术提供依据，治疗中可避免损伤正常组织。

（4）缩短数据采集时间。三维超声成像系统在很短时间里就可采集到足够多的数据，并存入计算机。医生可通过计算机存储的图像进行诊断，而没必要在患者身上反复用二维探头扫查。甚至在患者离开医院后，医生还可以从不同的角度观察病变的组织和脏器。

未来三维超声成像技术的发展将得益于计算机和相关领域技术的快速发展。新的算法研究将进一步提高重建速度和图像质量，为检查和诊断提供更准确的依据。实现高速计算和大容量存储能力，在三维超声成像技术的基础上增加时间维度，实现四维实时动态超声功能已不是难事。高分辨力探头的发展可以更好地对细微的结构成像，特别是矩阵探头的使用，也将加快四维超声成像技术的发展。

（六）超声弹性成像

组织弹性成像（tissue elastography）是以弹性这一个物理特征作为成像参数而形成的影像。

由于组织的弹性模量分布与病灶的生物学特性密切相关，传统的CT、MRI及常规超声扫查无法直观地展示组织弹性模量这一基本力学属性的特征。而利用超声弹性成像可以定量估算弹性模量的分布并且将其转化为医学超声成像的关注点，超声弹性成像已经成为医学超声成像中一项快速发展的技术。

1. 超声弹性成像研究

（1）超声弹性成像。对组织施加一个激励，在弹性力学、生物力学等物理规律作用下，组织将产生一个响应，如位移、应变等分布将有一定差异。当组织被轴向压缩时，组织内所有点上都会产生一个沿被压缩方向的应变，当组织内部弹性系数分布不均匀时，组织内的应变也会有相应的差异。弹性系数小的区域，对应的应变比较大；反之，弹性系数较大的区域，相应的应变较小。

近年发展的实时组织弹性成像则将受压前后回声信号移动幅度的变化转化为实时彩色图像。弹性系数小的组织受压后位移变化大，显示为红色；弹性系数大的组织受压后位移变化小，显示为蓝色，弹性系数中等的组织显示为绿色，以色彩对不同组织的弹性编码来反映组织硬度，反映的并不是被测体的硬度绝对值，而是与周围组织相比较的硬度相对值。

（2）弹性图与声像图的区别。传统声像图通过组织回波信息表达组织相应的解剖结构情况，弹性图则与组织的局部应变有关，通过组织的弹性特征反映出组织质地变化，弹性图的建立一般需要三步：①计算组织应变量、杨氏模量及泊松比等；②逆运算；③图像重建。通常，弹性系数的大小以明暗不同的灰度图来表示，从而显示出病变组织与周围组织的区别及其与周边的关系。

2. 超声弹性成像的方法 弹性成像的基本原理是：当一定的外力作用于组织时，因应力而产生的应变是局部力学参数的函数，即分别采集组织压缩前后的射频信号。利用在时间延迟估计中应用非常广泛的互相关分析方法对信号进行分析，得到组织内部的应变分布。已应用的成像方法主要有以下两种。

（1）施以动态应力。对被试验组织从外部给以低频振动（20～1000Hz）来激发组织内部的振动，被周围软组织包绕的硬而不均质的组织在正常的振动特征模式里产生干扰，应用多普勒探测计算程序形成实时振动图像。

（2）施以静态应力。给弹性组织施加一定的静态或半静态压力，对加压前后的回波信号利用一定的方法进行分析，从而得出沿压电换能器轴方向的组织内的应变剖面图。

当静态应力或动态应力作用于均质各向同性的弹性体时，弹性体都有一定的应变常数，但是当组织内部弹性分布不均匀时，其应变分布也会变化。测量压电换能器表面所接触的应力范围并校正组织内非均匀应力范围，在得到应力和病变范围后，计算组织的弹性模量剖面图，将这些信息重建后显示为弹性图。

（七）超声谐波成像

谐波成像技术是近几年发展起来的新技术。传统的超声影像设备是接收和发射频率相同的回波信号成像，称为基波成像（fundamental imaging，FI）。基波成像采用线性声学原理，即认为人体是一种线性的传播介质，发射某一频率的声波后，从人体内部反射或散射并被探头接收的回声信号也是该频率附近的窄带信号。虽然不断有新技术的出现，但这种成像方式始终存在一定的缺陷，提高二维图像质量一直是工程技术领域不断研究的内容，也是临床医生的迫切要求。

实际上，超声波在人体传播过程中，表现出明显的非线性。回波信号受到人体组织的非线性调制后产生基波的二次、三次等高次谐波，其中二次谐波幅值最强，用回波的二次、三次等高次谐波成像的方法称为谐波成像（harmonic imaging，HI）。谐波成像是非线性声学在超声诊断方面的应用。

在谐波成像技术中又根据是否使用超声对比剂而分为两种不同的成像类型，不使用超声对比剂的谐波成像称为组织谐波成像；使用超声对比剂的谐波成像则称为对比谐波成像。

1. 组织谐波成像 组织谐波成像是利用宽频探头，接收组织对发射波进行非线性调制而产生的谐波信号，采用滤波技术去除基波信号，仅利用谐波来进行成像。

（1）组织谐波成像技术：从工程技术的角度来看，组织谐波成像系统比传统超声成像系统更具先进性和复杂性，实现的难度也较大。

（2）组织谐波影像的特点：组织谐波成像技术决定了其影像的特点。

1）组织谐波影像具有较好的对比解析度。在超声影像中，低旁瓣代表高对比解析度，谐波信号可以在成像时提供较低的旁瓣强度（图 5-5），而且不管声波传播经过的是否为均匀介质，都可以观察到同样的现象。组织谐波影像比基波影像有更好的对比解析度，可以在诊断中给医生提供更明确的诊断信息。

2）组织谐波成像有效地抑制了伪像，提高了图像质量。超声影像中大部分伪像来源于腹壁或接近于腹壁的反射和散射信号，由于超声波传播的初期谐波能量较低，所以这些信号中含有极少的谐波能量，如果利用谐波成像，大部分近场伪像将被消除。另外，弱的基波几乎不产生谐振能量，也对消除伪像有一定的作用。

2. 对比谐波成像 对比谐波成像是指用超声对比剂（ultrasonic contrast agent，UCA）进行的谐波成像。

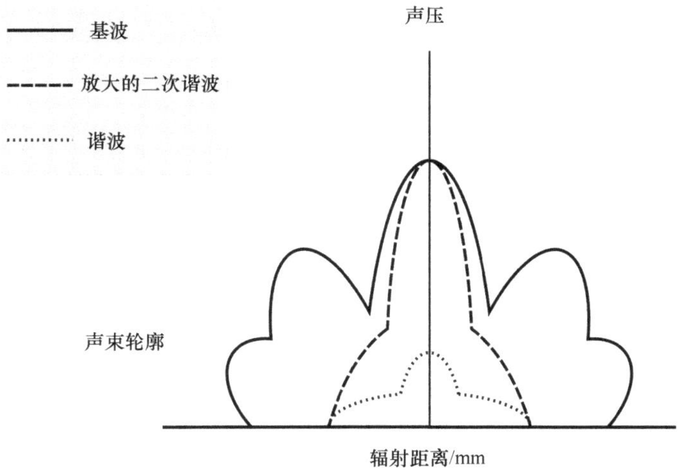

图 5-5　基波、二次谐波声束比较示意图

（1）超声造影成像。利用超声对比剂的各种超声特性，已经研究出了一系列基于超声对比剂的血流灌注成像方法，包括对比剂基波成像、对比剂谐波成像、谐波功率多普勒成像等。超声造影成像是当前医学超声成像中的热门研究课题，超声对比剂与造影技术发展迅速，为超声造影成像的发展打下了良好的基础。

近年来，超声造影成像技术的临床应用范围与应用深度日益增加，越来越多的超声成像设备都配备了超声造影成像功能。

（2）超声对比剂。超声对比剂是一类能显著增强超声背向散射强度的化学制剂。其主要成分是微气泡。

对超声对比剂的要求为：①安全；②可以通过肺循环；③稳定性好；④可以改变组织的声学特性。

（3）对比谐波成像。对比谐波成像是超声造影成像技术中最成熟、应用最广泛的成像技术，是通过提取超声对比剂的非线性谐波信号来进行成像的技术。

超声对比剂注入血管可改变组织的声学特性，其基本性质就是增强组织的回波能力，在 B 型超声成像中可提高图像的清晰度和对比度。利用谐波成像技术可测量体内微小血管血流，能抑制不含超声对比剂的组织运动在基波上产生的杂波信号，大大提高信噪比。

【案例 5-2】

在一次体检过程中有一位被检者因近期咳嗽请求检查医生对其肺部进行超声检查。某家医院超声科医生对其要求予以拒绝，并建议患者去做 X 射线平片或 CT 检查。被检者不理解，认为医生多开检查单。

【问题 5-2】

（1）该被检者的要求是否合理？医生是否多开检查单？

（2）请从原理上分析超声成像设备为什么不适合检查肺部？

【案例 5-2 分析讨论】

被检者的要求不合理，医生也并没有多开检查单。人体的结构中肺与胸腔之间有一层负压的胸腔，而且肺组织内主要是肺泡，内含空气。超声波反射回来的强度不均匀，看不清楚肺部的结构。X 射线或 CT 对肺部的检查是具有特异性的，能够检查并确诊大部分肺部疾病，所以医生的建议是正确的。

第二节 医用超声成像设备的组成结构

【案例 5-3】

某家教学医院的超声科室每年有十几位实习学生在科室内实习。该科室所使用的超声成像设备在两年内更换了三把超声探头，损失很大。

【问题 5-3】

（1）请分析超声探头损坏的原因。

（2）应该如何避免超声探头被损坏?

【案例 5-3 分析讨论】

根据超声探头的结构可知，超声探头内部的压电晶体是非常容易被摔坏或者碰撞损坏的。而该医院是一所教学医院，经常有实习学生轮流操作机器。由于操作人员经常更换，加之培训工作做得不到位，所以造成损坏三把超声探头。厂家工程师在培训过程中一定要告诫操作人员对超声探头务必认真保护；另外，该医院是教学医院，带教老师教授学生时也一定要强调该如何正确使用超声探头。

超声成像设备围绕着超声探头的结构变化及成像方式的不断更新而发展。设备的结构基本相同，由超声探头、发射单元、接收单元、控制单元、图像处理与显示单元等构成。

一、医用超声探头

医用超声探头是各种超声成像设备借以将电能与机械能相互转换的部件，超声的产生和接收都由探头完成。本节主要阐述医用超声探头的基本特性及各类探头的基本结构，并讲述超声场、超声束聚焦知识。

探头是超声成像设备最关键的部件，发展的不同时期出现了不同种类的探头，根据诊断部位、应用方式、探头所用振元数目、波束控制方式及几何形状的不同，分为多种探头。

按诊断部位分为小器官探头、心脏探头、腹部探头、妇科阴式探头和颅脑探头等；按应用方式分为体外探头、体内探头、穿刺活检探头；按探头所用振元数目分为单振元探头和多振元探头；按波束控制方式分为电子线阵探头、相控阵探头、机械扇扫探头和矩阵探头等；按探头的几何形状分为矩形探头、柱形探头、凸形探头、圆形探头等。

（一）探头的基本结构

1. 单振元柱形探头 单振元柱形探头主要用于 A 超和 M 超，是各型探头的结构基础。

单振元柱形探头主要由压电晶体、垫衬吸声材料、声学绝缘层、外壳、保护面板五部分组成（图 5-6）。

（1）压电晶体：用于接收电脉冲产生的机械超声振动，其几何形状和尺寸是根据诊断要求来确定的，上、下电极分别焊有一根引线，用来收、发电信号。

（2）垫衬吸声材料：用于衰减并吸收压电晶体背向辐射的超声能量，使之不在探头中来回反射而导致振子的振铃时间加长，因此要求垫衬吸声材料具有大的衰减能力。

（3）声学绝缘层：防止超声能量传至探头外壳引起反射，造成对信号的干扰。

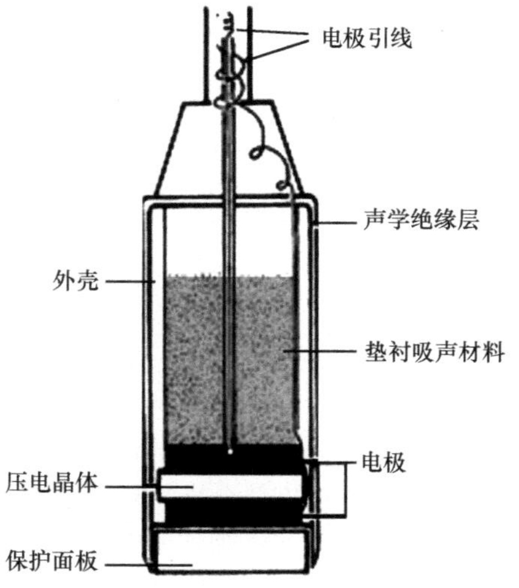

图 5-6 单振元柱形探头结构示意图

（4）外壳：作为探头内部材料的支承体，固定电缆引线，壳体上通常标明该探头的型号、标称频率。

（5）保护面板：用以保护压电晶体不被磨损。保护层应该选择衰减系数低、耐磨的材料，由于保护层与压电晶体和人体组织同时接触，其声阻抗应接近人体组织的声阻抗，并将保护层兼作为层间插入的声阻抗渐变层，其厚度应为 $\lambda/4$ 或 $\lambda/4$ 的奇数倍。

2. 单振元机械扇扫探头 利用机械扇扫实现超声图像的实时动态显示，随着技术的进步，20 世纪 80 年代中期，机械扇扫压电换能器的产品性能日趋完善。

机械扇扫探头是一种较成熟的探头，它由压电振子、直流马达、旋转变压器以及曲柄连杆机构组成（图 5-7）。该探头仍采用圆形压电振子，并将其置于一个盛满水的小盒中，前端由橡皮膜密封，此范围又称为透声窗。

机械扇扫探头具有较好的柱状声束，有利于提高系统的灵敏度，且体积小，重量轻，使用操作比较轻巧、方便；另外，光栅的线密度可以做得较高，从而可获得令人满意的图像质量。当然，其缺点也是明显的，即扫描重复性、稳定性较差，噪声大，寿命短。所以渐渐地被凸形探头、相控阵探头等取代。

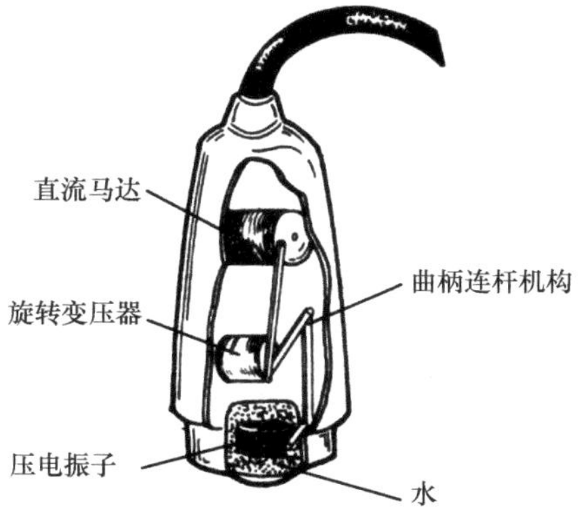

图 5-7 机械扇扫探头结构示意图

3. 电子线阵探头 电子线阵探头由于具有较高的分辨力和灵敏度、波束容易控制、实现动态聚焦等特点已被广泛采用。

电子线阵探头的压电换能器采用了多个相互独立的压电振子排列成一条线，主要由多元换能器、匹配层、声透镜、阻尼垫衬、二极管开关控制器和外壳六部分组成（图 5-8）。

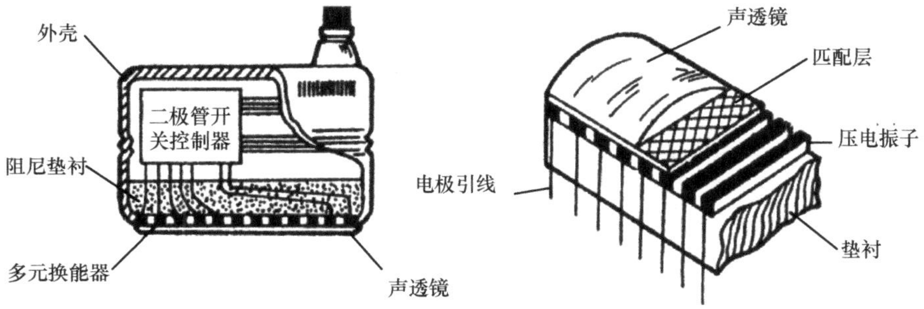

(a) 探头　　(b) 多元换能器

图 5-8 电子线阵探头的内部结构示意图

（1）多元换能器。多元换能器的振元通常采用切割法制造工艺，即对宽约 10mm、具有一定厚度的矩形压电晶体，通过计算机程序控制顺序开槽。开槽宽度应小于 0.1mm，开槽深度由发射频率决定，这是因为所用晶片的厚度都取决于探头的工作频率，相当于半波长厚度的频率，称为压电振子的基础共振频率。

至于每个振元的宽度，要从辐射强度和波束的扩散角两个方面考虑。宽度窄，振元的有效面积小，辐射强度小，影响探测灵敏度；宽度窄还会造成近场区域以外的扩散角大，声束主瓣宽，副瓣大，横向分辨力小。

更新的设计是采用组合振元方式，即每一组激励振元由几个晶片组成，则可较好地解决互耦与工艺的矛盾。既保证了探头的辐射功率，又使副瓣压缩。

（2）匹配层。多元换能器中的压电振子发出的超声波通过声透镜传播到人体时，由于两者的声特性阻抗差别比较大，将产生反射，增加能量损耗并影响分辨力，因此，在压电振子和声透镜之间加入声特性阻抗适当的薄层来实现匹配，而在声透镜和人体之间使用耦合剂进行匹配。

（3）声透镜。其作用与光学透镜相似，对多元换能器发出的超声束起会聚作用，可改善探测灵敏度，提高横向分辨力。声透镜一般做成平凸形，利用折射原理聚焦声束。要求声透镜的材料应有较大的折射率，其声阻抗应接近压电振子和耦合介质的声阻抗，且对工作频率内的超声能量衰减最弱。其材料通常采用环氧树脂、丙烯树脂与其他成分复合配制而成。

（4）阻尼垫衬。其作用与单振元柱形探头中的垫衬作用相同，用于产生阻尼，抑制振铃并消除反射干扰。对阻尼垫衬材料的要求也和单振元柱形探头相似。

（5）二极管开关控制器。其用于控制探头中各振元按一定的组合方式工作，采用二极管开关控制器就可以使探头与主机的连线数大大减少。

（6）外壳。外壳起保护作用，一般采用重量轻、硬度大的聚丙烯材料。

4. 相控阵探头 相控阵探头把若干个独立的压电晶片按一定的组合方式排成一个阵列，通过控制压电振子的激励顺序和信号延时，达到对声束方向、焦点位置与大小等声场特性进行控制的目的。相控阵探头可以实现波束电子相控扇形扫描，因此又可以称为电子扇扫探头。它可用于相控阵扫描超声诊断仪。

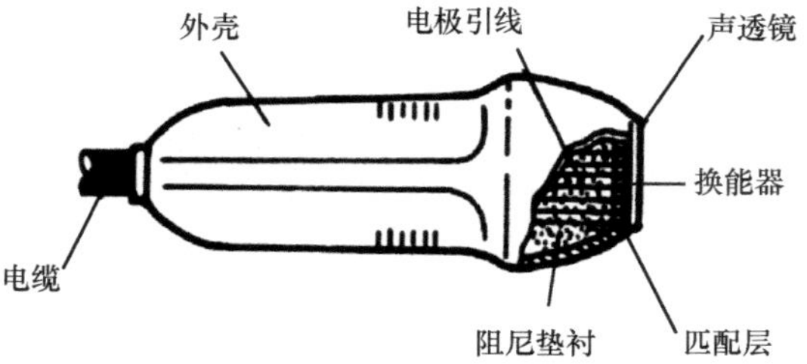

图 5-9 相控阵探头的结构图

相控阵探头结构与电子线阵探头的结构相似。其一是所用换能器也是多元换能器；其二是探头的结构、材料和工艺相近。它主要由多元换能器、阻尼垫衬、声透镜以及匹配层几部分组成（图 5-9）。

相控阵探头与电子线阵探头的不同之处主要有两点：一是在探头中没有二极管开关控制器，这是因为相控阵探头中各振元不像电子线阵探头各振元那样分组、分时工作，而是同时被激励的，因此，不需要用二极管开关控制器来选择参与工作的振元；二是相控阵探头的体积和声窗面积都较小，这是因为相控阵探头是通过控制超声波束的方向以扇形扫描方式工作的，其近场波束尺寸小，也正因如此，它具有机械扇扫探头的优点，可以通过一个小的“窗口”，对一个较大的扇形视野进行探查。所以心脏检查所用的探头都是相控阵探头。

相控阵探头对阵元间互耦的影响等参数上的要求比电子线阵探头更高。当窗口面积一定时，从结构上要满足相关参数要求，使得相控阵探头的加工难度比电子线阵探头大了很多。

5. 凸形探头 凸形探头的结构与电子线阵探头相同，只是振元排列成凸形。但振元结构相同时，凸形探头的视野要比电子线阵探头大。由于其探查视场为扇形，故对某些声窗较小的脏器的探查，凸形探头相比电子线阵探头更为优越。但凸形探头波束扫描远程扩散，必须给予线插补，否则会因线密度过低，影响图像的清晰度。

6. 矩阵探头 矩阵探头是近几年出现的多平面探头，主要应用于实时三维超声成像。其压电换能器由一块矩形压电晶体用激光切割成数千个小的振元排列而成。

矩阵探头发出的扫描线呈矩阵排列，振元同时发射、接收声束，可以在三维的立体空间层面，反映靶目标任意细微结构的真实三维状况。

为实现实时三维成像，探头还匹配了先进的微电子处理技术，处理能力很强，可同时处理几千个晶片接收的声束信息，形成三维实时影像。

（二）压电材料

医用探头的核心是压电换能器，也称为压电振子，它是用具有压电效应的压电材料制成的。探头的压电材料是决定机器质量的基础。因为它直接关系到电声转换效率。

目前用于医用压电换能器的压电材料，按物理结构可分为压电单晶体、压电多晶体（压电陶瓷）和压电高分子聚合物（复合压电材料）等。

（三）超声场

弹性介质中充满超声能量的空间称为超声场。超声传播所到之处，就形成了超声场。不同的超声振源以及不同的传播条件将形成不同的超声能量的空间分布。了解超声场的性质和分布特点，对超声成像设备的设计与应用无疑都是很重要的。

1. 单晶圆形声源的超声场　单晶圆形晶片处于发射状态时，就像活塞做往复振动。声能量密度最大的中心线称为声轴，在声轴周围一定范围内的声场轴区称为声束，声束横断面的直径称为束宽。声束根据声程分为近场和远场，靠近振源的超声场称为近场，距振源有一定距离的超声场称为远场。

（1）近场区内的声场特性：在近场区，瞬时声压和质点振速不同相，是一个花瓣区，干涉和衍射使声压和声强起伏很大，是不能用于超声诊断的一个区，总希望它越短越好。一般来说，晶片直径越大，波长越小，则近场长度越长。

（2）远场区内的声场特性：在远场区，瞬时声压和质点振速同相，声压和声强比较平稳，用于超声诊断。

2. 矩形声源的超声场　下面分单个矩形振元与多个矩形振元分析。

（1）单个矩形振元：矩形振元的超声场分布比圆形振元复杂，单个矩形振元的超声场指向性如图 5-10 所示：当 $m=n$ 时，主声束[图 5-10（a）]所示的截面为圆形的立方体；当 $m>n$ 时，主声束[图 5-10（b）]所示的截面为椭圆形的立方体。

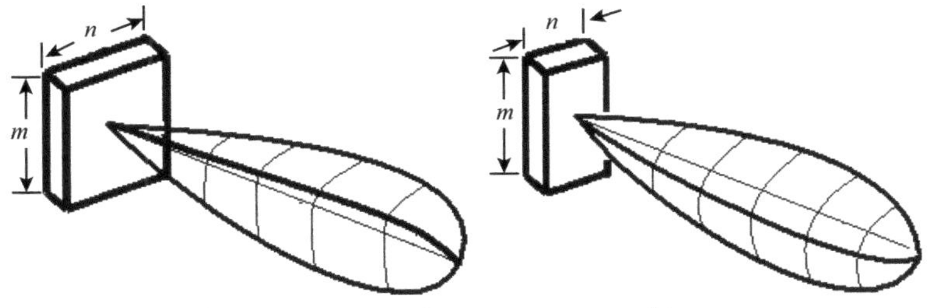

图 5-10　单个矩形振元超声场指向性图

（2）多个矩形振元：现代的压电换能器多是多个矩形振元线阵排列的，当它们以同频率、同相位、等振幅振动时，可近似将其当作均匀点源直线阵来处理（图 5-11）。

各振元波相干的结果是，在基阵中心轴线 z 轴上声压最大，且成束状发射。其指向性图与单个矩形振元的不同之处是主瓣的宽窄、副瓣的大小、振元间互耦影响的强弱，这是列阵换能器设计中要考虑的主要问题。

（3）线阵超声场指向性的控制：前面讨论多个矩形振元线阵排列产生的超声场指向性时，假设条件是各振元以同频率、同相位、等振幅振动。如果各振元激励信号不同相位（即延时激励）会出现什么状况呢？经研究发现，延时激励会使线阵超声场的指向性发生改变。

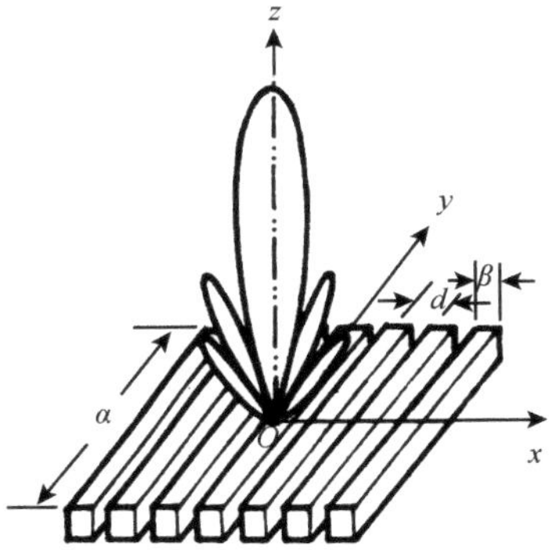

图 5-11　多个矩形振元超声场指向性图

当线阵排列的五个振元同时被激励时，其合成超声场的主瓣中心线垂直于振元排列方向[图 5-12（a）]。但如果激励的方式发生改变，如采用延时激励，即第Ⅰ个振元最先激励，延时一段时间再激励第Ⅱ个振元，以此类推。这时合成超声场的指向性就与振元排列方向的法线产生了一个偏角 α[图 5-12（b）]。偏角的方向与激励顺序有关，由振元Ⅰ～Ⅴ的顺序逐个延时激励时，偏角在 z 轴右侧；由振元Ⅴ～Ⅰ

的顺序逐个延时激励时，偏角在 z 轴左侧。偏角 α 的大小与激励信号的延时量有关。

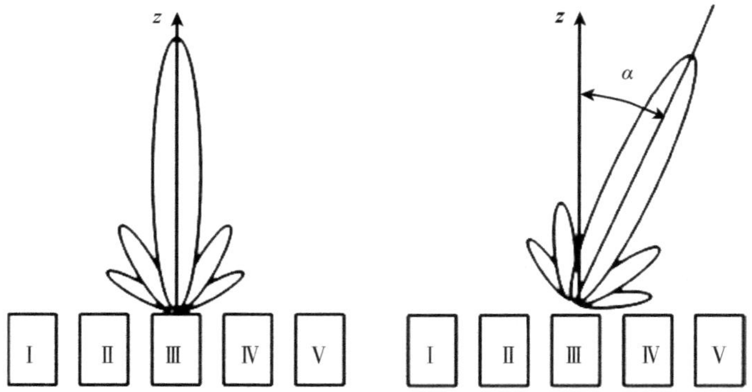

(a) 同时激励　　(b) 延时激励

图 5-12　线阵超声场指向性控制示意图

（四）组合扫描

现代探头的压电换能器多是由相互独立的多个振元排列组成的，即电子线阵探头。为了提高系统的分辨力和灵敏度，工作时通常都是若干个相邻的振元同时受到激励，这种方式称为组合扫描。

多阵元组合发射等效于单个振元的宽度加大。也便于对波束进行电子聚焦和多点动态聚焦，从而改善整个探测深度范围内的分辨力和图像清晰度。

线阵各振元选用不同的工作次序和方式，会直接影响成像质量。由于振元分组激励的顺序不同，也就形成不同的发射束扫描。B 超仪中常用的扫描方式有组合顺序扫描、组合间隔扫描等。现分述如下。

1. 组合顺序扫描　设总振元数为 n，子振元数为 m（假设 m=4），则激励顺序为：1～4，2～5，3～6，4～7，…（图 5-13）。

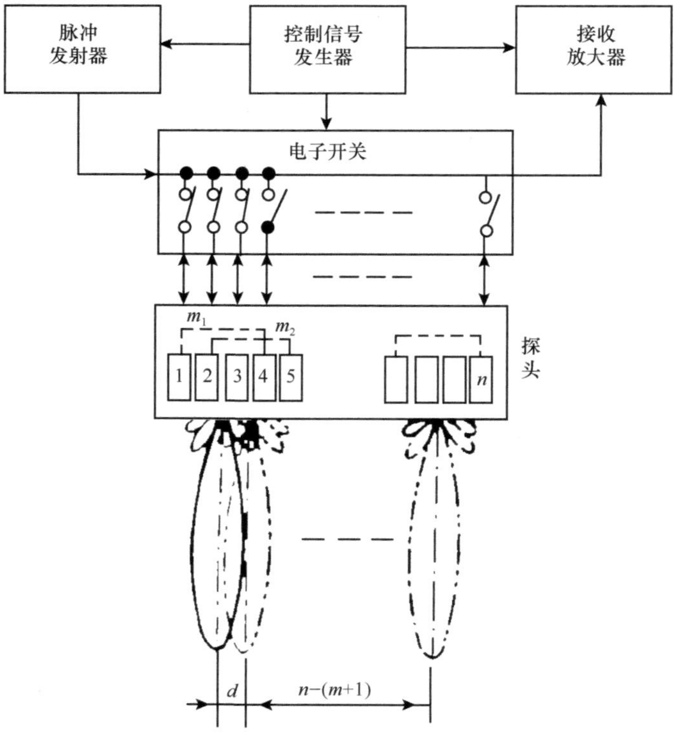

图 5-13　组合顺序扫描示意图

由图 5-13 可见，顺序扫描是用电子开关顺序切换方式，将相邻的 m 个振元构成一个组合，接入发射/接收电路的振子，使之分时组合轮流工作，产生合成超声波束发射并接收（表 5-1）。这种顺序扫描方法最简单，虽然它也使等效孔径加大，波束变窄分辨力有所提高，但从表 5-1 可知，此种扫描声束的线距等于振元间距，图像质量不高。

表 5-1　组合顺序扫描工作流程

次数	振元	中心	间隔
第 1 次	1～4	振元 2、3 中间	
第 2 次	2～5	振元 3、4 中间	d
第 3 次	3～6	振元 4、5 中间	d
第 4 次	4～7	振元 5、6 中间	d
⋮	⋮	⋮	
第 $n-m+1$ 次	（$n-m+1$）～n	振元（$n-2$）、（$n-1$）中间	d

2. 组合间隔扫描　要提高图像质量，必须缩小声束间的线距。改变振元组合方式是可以减小声束间的线距的。下述的间隔扫描只不过是对顺序扫描的一种改进。

$d/2$ 间隔扫描：设总振元数为 n，子振元组合分为两组：一组为 m，另一组为 $m+1$。对其分组间隔进行激励（图 5-14），假设 $m=5$，则 $m+1=6$，分组激励次序为 1～5，1～6，2～6，2～7，3～7，…这时可见声束间距为 $d/2$，与组合顺序扫描相比，线数增加近 1 倍，使生成的图像更加清晰（表 5-2）。

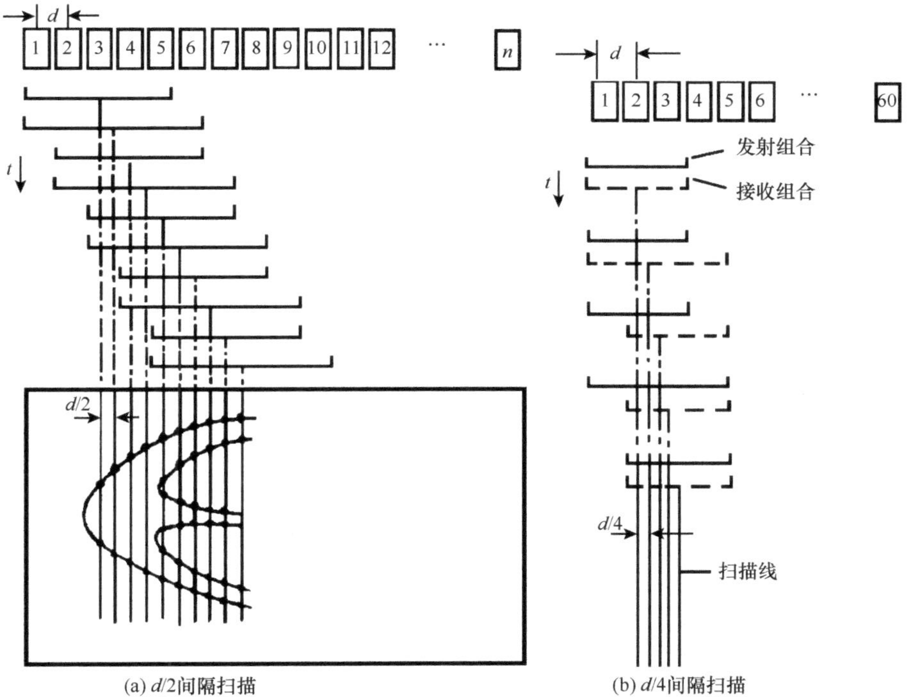

图 5-14　组合间隔扫描示意图

表 5-2 *d*/2 间隔扫描工作流程

次数	振源	中心	间隔
第 1 次	1～5	振元 3 中心	
第 2 次	1～6	振元 3、4 中间	*d*/2
第 3 次	2～6	振元 4 中心	*d*/2
第 4 次	2～7	振元 4、5 中间	*d*/2
第 5 次	3～7	振元 5 中心	*d*/2
第 6 次	3～8	振元 5、6 中间	*d*/2
⋮	⋮	⋮	

（五）声束的聚焦

探头发出的超声束在探测深度范围内会聚称为超声的聚焦，要提高超声探测器的灵敏度和分辨力，除了对电子线阵探头实施多振元组合发射，还需将探头发射的超声束在一定的深度范围内会聚，以此加强声束的穿透力和回波能量。

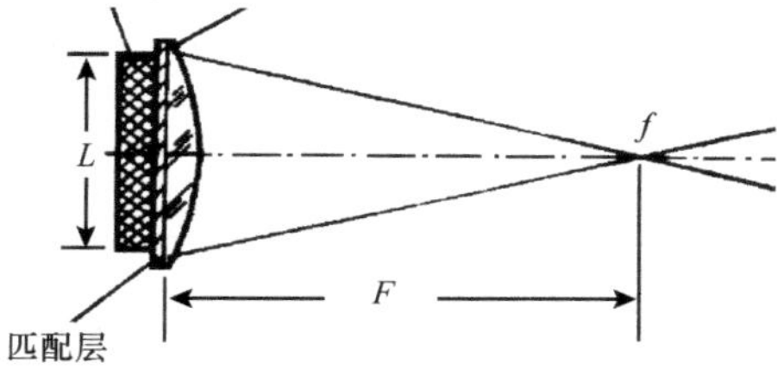

图 5-15 声透镜聚焦原理

声束聚焦通常分为两类：声学聚焦和电子聚焦。采用何种聚焦方式，视不同的应用场合而定。有些场合仅采用一种聚焦方式就满足了要求，有的场合同时用两种聚焦方式。

1. 声学聚焦 声学聚焦与光学聚焦的基本原理相似，采用声透镜进行聚焦。声透镜是利用声波经过声速不同的介质时会产生折射的原理而制成的聚焦元件。其聚焦原理如图 5-15 所示。焦距 F 的长短与声透镜曲率半径成正比，与折射率成反比。通过对声透镜几何尺寸和材料特性的选择，可改变其聚焦特性。为了减小超声波在材料中的传输损耗，声透镜应尽可能做得薄。要保证良好的声学聚焦效果，还应考虑声透镜材料的选择、声阻抗的匹配以及制作工艺等。

2. 电子聚焦 用声透镜对声束进行聚焦，其焦距是固定不变的，这不适合探测不同深度的目标。人们依据对线阵振元延时触发可改变声束指向性的原理，研究出电子聚焦的聚焦方式，为动态聚焦打下了良好的基础。电子聚焦的实质是对各振元进行延时激励，即每一个激励脉冲经不同的延时后到达各振元，使得这些振元发射的声场在某个既定的区域内，因相位相同产生相长干涉，而在另一区域内产生相消干涉，使各阵元发射的超声波在焦点处会聚，压电换能器辐射的波阵面等效于一个凹面发射源。

电子聚焦的焦距长短取决于被激励的阵元数目、激励脉冲的延迟时间以及压电换能器的工作频率和间隔距离等。通常焦距越长，被激励的阵元越多，延迟时间越长。

假定将要发射的一组阵元数 n=8，若从两端向中心逐步增加延迟时间，则合成波面呈凹形弧面（近似于二次曲线凹面），这如同凹面镜一样，在焦距处形成声束聚焦（图 5-16）。

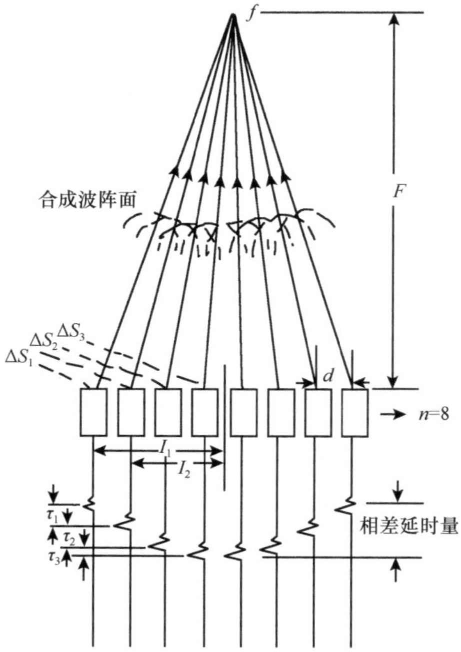

图 5-16 电子聚焦图

3. 动态电子聚焦 超声成像过程中，只有在整个探测深度范围内的波束都能良好地会聚，才能提高整幅图像的清晰度，这就要求发射波的焦距可变，有多个焦点，称为动态电子聚焦。由于发射波的焦距随发射激励脉冲的不同延时量而改变，因此，改变激励脉冲的延迟时间，就可调节焦距，从而获得动态电子聚焦。

动态电子聚焦又可分为等速动态电子聚焦和全深度分段动态电子聚焦。等速动态电子聚焦的实现方法是：通过计算机控制，以一定的速率改变发射和接收的延迟时间，使焦点随发射和接收同步移动，使整个探测深度的所有位置都有良好的横向分辨力。显然，这种聚焦方式最理想。但由于焦点的移动速度快，延时分级细，延时精度高，故对电路设计带来更高的要求。目前一种较为简单实用的方法是全深度分段动态电子聚焦（图 5-17）。

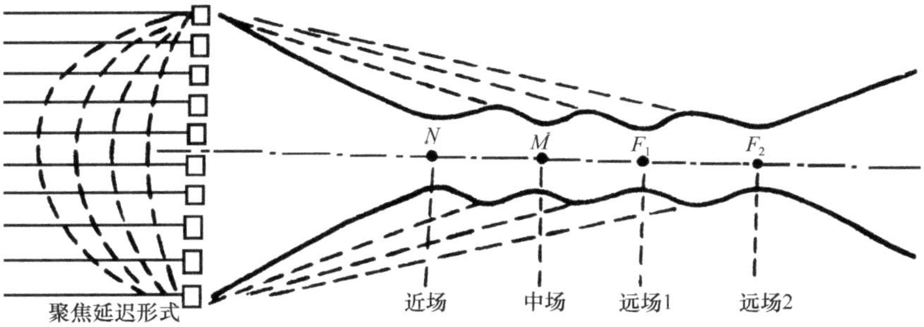

图 5-17 全深度分段动态电子聚焦

全深度分段动态电子聚焦就是将所要探测的深度划分成若干段，常分为四段，即近场（N）、中场（M）、远场 1（F_1）、远场 2（F_2）。这四个焦距由聚焦延迟时间关系和传播介质中的声速所确定。工作时按近场、中场、远场 1、远场 2 的顺序发射。

这种聚焦方式的优点是：分段数少（仅分为四段），对延迟线的转换速度要求不高，电路实现也较容易。但也有缺点，即显示一行信息需经若干次不同焦点的发射与接收，降低了成像速度，容易造成图像闪烁。超声成像设备在图像处理过程中采用“缓入快出”的方式来解决上述问题。

二、模拟 B 超的构成与工作原理

（一）发射单元

发射单元是指把控制单元给出的触发逻辑信号调制成探头振元所需的激励脉冲信号的单元电路，某型 B 超发射单元电路框图如图 5-18 所示，这是一种较为典型的电路，可分为发射聚焦电路、发射多路转换电路、发射脉冲产生电路、二极管开关电路和二极管开关控制电路。

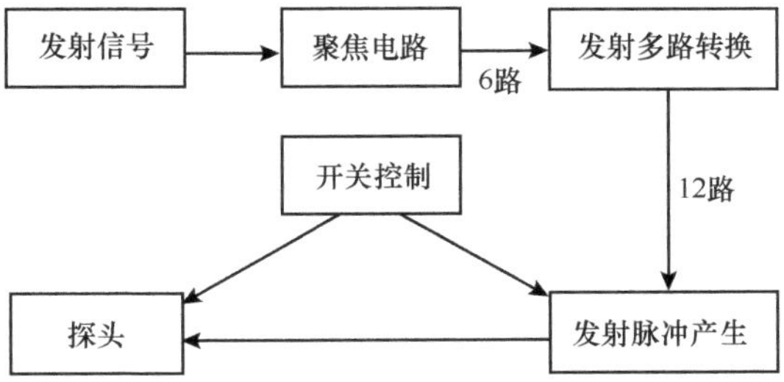

图 5-18 发射单元电路框图

1. 发射聚焦电路 通常由多路延迟线组成，用于完成对发射波束长轴方向的电子聚焦。其原理是利用多路延时线，对单个驱动脉冲进行延时分配。以形成多个具有不同延时量的触发脉冲输出，经发射多路转换开关选择后，触发发射脉冲产生电路，对探头产生激励，形成发射超声聚焦波束。输出的各路触发脉冲的延时量必须根据当前发射的焦距来确定，由 CPU 根据操作者的命令给出相应的控制数据（聚焦码）来实现。

对发射聚焦电路的基本要求是：①能根据波束扫描方式的需要，提供不同延时量的脉冲信号；②具有足够的延时精度；③一次输出的各脉冲信号应符合发射聚焦的要求；④考虑探头工作频率和多点动态聚焦的需要，脉冲延时能通过数控方式快速变换。

2. 发射多路转换电路 电子线阵探头振元数量很多，发射多路转换电路是要对聚焦电路输出的多路延时脉冲，根据扫描、多点动态聚焦的需要进行按组从新分配的过程。一般在控制码的控制下，由数据选择器来实现。

3. 发射脉冲产生电路 发射多路转换电路输出的延时脉冲是逻辑信号，不能直接用来激励探头的振元，使之产生超声振荡，而是要将这一逻辑脉冲“转换”成一个幅度、宽度、功率等能满足振元产生超声振荡的脉冲。这一“转换”是采用发射脉冲产生电路实现的，发射脉冲的幅度和宽度是两个重要指标。

一般而言，脉宽窄，则分辨力高，盲区小；幅度大，则超声功率就强，而且接收灵敏度也就高。另外，尽可能减小发射激励脉冲的后沿振铃，以适应一定的高电压输出。

4. 二极管开关电路和二极管开关控制电路 设置二极管开关的目的是减少主机与探头的连线。为了控制二极管开关电路，还必须设置一个二极管开关控制器，用以产生控制探头中二极管开关相应需要的控制信号。二极管开关电路一般安装在探头中，而二极管开关控制电路则安装在主机中。

（二）接收单元

接收单元是指探头接收到反射超声波，将其转换成电信号输送到回波信号合成的电路。某型超声成像设备接收单元电路框图如图 5-19 所示，分为前置放大、信号合成（虚线部分）两部分，信号合成又分为接收多路转换、可变孔径、相位调整等电路。

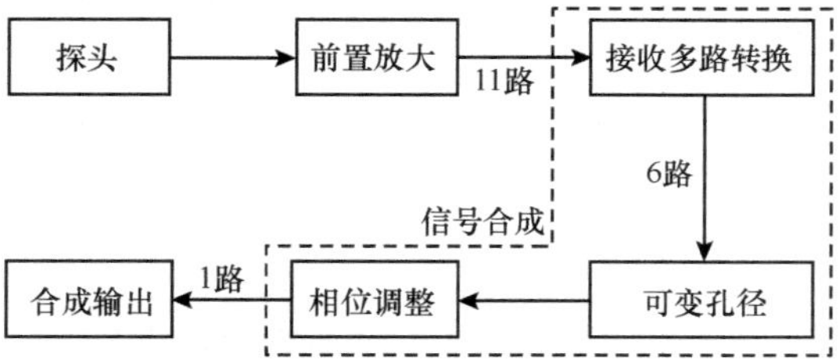

图 5-19 接收单元电路框图

由于发射电路采用多振元组合发射和动态聚焦，接收电路也要与发射电路对应起来，形成对发射调制的解调过程。

1. 前置放大器 由于探头获得的回波信号十分微弱，再加上传输衰减，其信噪比就降得更低。因此应预先给予一定量的放大，再送往后级合成处理。对前置放大器的要求是在做到低噪声和外部干扰小的前提下，尽可能提高前置放大器的增益。另外，由于回波信号占据一定的频带范围，因此要求前置放大器有足够的带宽，否则容易产生波形失真，从而导致纵向分辨力下降。

前置放大器的路数与一次投入工作的振元数目和开关二极管阵列的控制有关。

2. 信号的合成 信号合成是对同一目标反射信号到达不同振元的信号合成，对于具有对称延时特点的回波，一般采用如下步骤：第一步，将具有对称特点的 $2n$ 路回波，用多路转换开关，在控制码的控制下，合成（转换）为 n 路信号；第二步，根据发射焦点数据，对第一步已获得的 n 路信号再次进行调相（即对发射聚焦的“解焦”），使之同相合成为单一的信号输出。

（1）接收多路转换开关：接收多路转换开关的任务就是从前置放大器的 16 路输出中，选出当前有回波信号输出的 11 路，并将它们合成（转换）为 6 路（F_0～F_5）输出。

（2）可变孔径电路：采用多振元组合发射，虽实现了动态电子聚焦，但接收会带来压电换能器有效孔径增大的问题，孔径增大意味着近场分辨力降低。采用可变孔径接收，近场用小孔径，中场、远场用较大孔径，既保证了近场分辨力不会降低，又照顾到中场、远场的指标。

（3）相位调整：接收相位调整是信号合成的最后一步，它实质上是发射聚焦的解焦电路。相位调整电路对可变孔径电路输出的各路信号之间的延时量进行调整，使之实现同相合成。

（三）图像形成单元

图像形成单元是指回波信号合成后经过一系列处理，最后形成全电视信号的单元电路。它由模拟信号处理和图像形成两个部分组成，即预处理电路和数字扫描变换电路。

1. 预处理电路 要解决的问题是：①超声在传播过程中衰减，即处在不同深度上的反射回波信号由于衰减量不同而造成回波信号幅度差异很大，需要通过时间增益补偿电路来解决；②工作频率越高，衰减越大，发射信号频谱的中心频率随探测深度的增加而下移，需要采用动态滤波来解决；③在同距离上的反射目标，由于反射系数不同而造成反射回波信号幅度差异很大，要对回波信号进行对数压缩；④反射回波中包含高频载波成分，需要用检波电路得到需要的反射回波幅度信息；⑤对反射源的边界需要用勾边电路来突出，便于病灶的诊断和器官组织的测量。

（1）时间增益补偿（time gain compensation，TGC）电路与动态滤波（dynamic filter，DF）电路

1）TGC 电路：TGC 的原理是要求动态地提供增益控制，TGC 电路提供一个随时间而变的、能跟踪所预期的回波信号的控制电压，来控制放大器的增益。

2）DF 电路：动态滤波就是一个频率可控的选频网络，从医学角度讲，就是通过动态滤波把有诊断价值的回波提取出来，滤除近场的过强低频成分和深部高频的干扰。

（2）对数放大器：对数放大器可以实现超声图像的灰阶显示，使所显示的图像层次更加丰富，而对射频回声信号实施对数压缩则是实现灰阶显示的基础，它是模拟图像处理的一项重要内容。对数放大器就是用于对信号实施对数压缩的一种非线性放大器，它在医用 B 超中得到了普遍应用。

超声回波信号的动态范围可达100dB以上，甚至可达120dB，显示的有效动态范围为20～26dB，与超声回波信号的动态范围差别甚大。为此必须通过对数压缩来均衡这种差异。

（3）检波电路：检波电路将对数放大器输出的高频（3.5MHz、5MHz 等）回波信号变换为视频脉冲信号输出，以便于实施数字扫描变换处理和屏幕显示。随着集成芯片技术的发展，现代超声成像设备中常采用包络检波器等成熟的集成电路，提高了电路的稳定性和可靠性。

（4）边缘增强电路：在图像处理技术中，边缘增强是不可缺少的处理环节。为了突出图像的轮廓，使之便于识别和测量，常采用边缘增强电路，边缘增强方法有多种，如微分相加、积分相减等。

2. 数字扫描变换电路　数字扫描变换（digital scan converter，DSC）电路是计算机技术和数字图像处理技术电路在 B 超中的成功应用，采用 DSC 技术后的 B 超，不仅能用标准电视的方法显示清晰的动态图像，而且提供了强大的图像处理功能。

DSC 电路实质上就是一个带有图像存储器的数字计算机系统，但又不是以 CPU 为中心来安排系统的结构。图像存储器有单独的读写地址发生器而与 CPU 不发生直接联系，但它也受 CPU 控制。另外，各图像处理电路有并行的数据通路，不必单个与 CPU 打交道，加快了图像处理速度。

（1）A/D 转换：要对超声视频模拟信号实施计算机图像处理，首先必须将模拟信号转换成数字信号，这一转换过程称为图像数字化。转换频率要大于原始信号频率的 2 倍，转换精度视像素的灰阶而定。通常采用 4 位或 8 位甚至更高的 A/D 转换器。

（2）前处理：在 A/D 转换之后、在图像存储器之前的这一段处理称为图像的前处理。前处理不会改变 A/D 转换获得的各像素之间持有沿波束矢量方向的时间关系。B 超的前处理主要包括行相关处理和帧相关处理。设有缓冲存储电路、行相关电路、串/并变换电路和帧相关电路。

（3）图像存储器：又叫主存储器或帧存储器，是 DSC 电路的核心部件。图像存储器用于存储一帧或数帧超声图像数据，其单帧容量取决于一帧扫描行信息线的数量以及对探测深度回波进行 A/D 变换的取样速率。其字长由像素灰阶而定。

（4）后处理：在图像存储器之后到 D/A 转换之前的这一段处理可称为图像的后处理。后处理以提高图像清晰度、突出各具有诊断价值的图像特征为目的。例如，可根据不同要求随意改变显示图像的灰阶范围，特别是对于那些可存储多幅图像的高档设备，借用电影演放功能把脏器活动的全过程展示在医生面前，为临床提供了方便。一般后处理有以下内容：灰度修正、灰阶的扩展与压缩、伽马校正、直方均衡、电子放大、插行处理、灰阶标志生成、正/负像翻转等。

（5）全电视信号合成和 D/A 转换：为了适应电视显示，DSC 电路形成的数字信号要转换成模拟信号，即 D/A 转换。一个完整的超声电视信号不仅包含带有人体组织信息的回声信号，还包含灰阶标志信号、字符信号。在进行 D/A 转换之前，先要进行全电视信号合成。

（四）系统控制单元

超声成像系统是一个较为复杂的电子测量仪器设备，要使各部分电路有条不紊地工作，必须对整机进行有序协调的控制。前面介绍的发射单元、接收单元、图像形成单元等涉及许多控制信号，都是由控制单元给出的。

三、全数字超声的原理

全数字超声诊断系统从波束形成到信号转化过程全部采用数字化处理，20 世纪 90 年代出现了世界上第一台全数字超声诊断系统，经过几十年的发展，不断改进，不断更新，其已完全取代了模拟超声诊断设备。全数字 B 超的关键技术如下。

全数字化技术保证了超声诊断设备图像更清晰、更准确，分辨率更高，大大提高了超声诊断的正确率，直接决定超声诊断设备的整体质量。在一定程度上可解决带宽、噪声、动态范围、暂态特性之间的矛盾，随机噪声降低，使超声成像系统具有更高的可靠性和稳定性。

从分析成像原理的角度出发，可以把 B 超分成发射单元、接收单元、图像形成单元和系统控制单元等。如果从生产制造的角度出发，还可以把 B 超分成前端、信号处理和后端。

波束合成器称为 B 超的前端，扫描变换器称为 B 超的后端。B 超的后端总是数字化的，即数字扫描变换（DSC），而 B 超的前端最初是模拟前端。当 B 超具有一个数字前端时，它的信号处理部分是数字信号处理，而扫描变换本来就是数字化的，这样的 B 超称为全数字 B 超。

1. 数字波束形成　数字波束形成的关键是波束合成，波束合成简单地说就是延时求和。延时是控制声束方向和聚焦的需要，是 B 超前端的核心。延时精度是 B 超最重要的指标之一，是图像质量的核心要素。延时的复杂性在接收动态聚焦的场合变得更加突出，这时要随着接收深度的增加而实时动态地改变延时量。延时的方法可分为两大类：模拟延时与数字延时。模拟延时一般采用抽头延时线的器件，延时精度、可控性、可靠性都有限。数字延时的性能在很大程度上依赖于数字器件的速度和集成度，随着数字器件速度和规模的提高，数字延时有模拟延时无可比拟的优势。下面介绍两种数字波束合成器。

（1）控制采样脉冲方式：数字波束合成器通过控制 A/D 转换器的采样脉冲实现数字延时（图 5-20）。

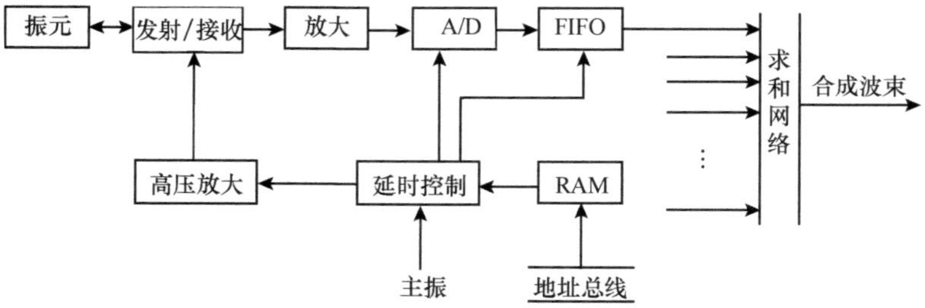

图 5-20　控制采样脉冲方式的数字波束合成器（一个通道）

这种波束合成器的数字延时精度等于主振周期 T。延时量以 T 为量化单位转换成二进制数码存放在各通道延时数据随机存储器（random access memory，RAM）中，以备实时扫描过程中随时调出使用。各通道的延时控制器主要由发射延时计数器和接收延时计数器组成。A/D 变换器的输出暂存于各通道的先入先出（first in first out，FIFO）之中，当各通道的 FIFO 都已收到它的第一个样本时，便可以启动各通道的 FIFO 移位输出。各通道的 FIFO 输出相加就是各通道信号的延时相加，也就是波束合成器的输出。

（2）基于双口 RAM 方式：数字波束合成器是基于双口 RAM 实现的（图 5-21）。

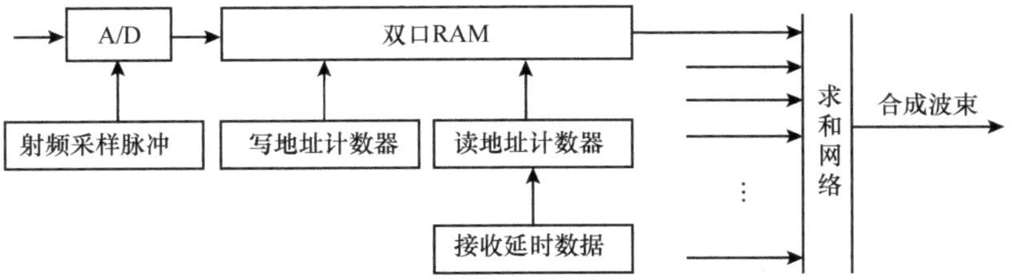

图 5-21　基于双口 RAM 方式的数字波束合成器（一个通道）

在这种数字波束合成器中，各通道回波信号被同一射频采样脉冲均匀采样，并按同样的地址将采样数据分别同步写入各通道的双口 RAM。从各通道双口 RAM 的不同地址单元取数求和即可实现波束控制与动态聚焦所需的延时，延时精度等于射频采样间隔。读地址计数器与写地址计数器的时钟频率都等于射频采样率，写地址计数器仅仅进行周而复始的简单变化，但读地址计数器为了动态聚焦的需要，不再有写地址计数器那样简单的变化规律。在每一个接收聚焦段期间，写地址计数器具有简单递增的变化规律，而在从一个接收聚焦段跳到另一个接收聚焦段时，新的延时数据装载读地址计数器，使读地址出现一次“异动”的节拍，之后又是有规律的简单递增的变化规律。

2. 数字信号处理　数字信号处理的核心内容是检波，用以完成这个任务的电路称为检波器。最简单的检波器仅需要一个二极管，目前，集成射频检波器已得到了广泛的应用，具有更高的灵敏度和稳定性。

全数字 B 超数字信号处理一般采用的检波器分为包络检波器和同步检波器。前者的输出信号与输入信号包络呈对应关系，主要用于标准调幅信号的解调。后者实际上是一个模拟相乘器，为了得到解调作用，需要另外加入一个与输入信号的载波完全一致的振荡信号（相干信号）。

包络检波器输入的是高采样率的射频回波，输出的是低采样率的视频信号。有两种包络检波器可供选择：一种是绝对值包络检波器；另一种是正交包络检波器。

【案例 5-4】

某台超声成像设备的腹部探头图像有暗道，呈规则性分布。其他探头安装到该探头插座上图像显示正常。

【问题 5-4】

（1）试分析产生该现象的原因。

（2）试分析该故障的解决方法。

【案例 5-4 分析讨论】

探头是超声成像设备中最关键的部件，在探头的结构中如果负责发射和接收超声波的压电振子损坏，就会在超声图像上有暗道。由于其他探头安装在该插座上图像显示正常，所以发射单元和接收单元应该是正常的。故障在腹部探头上。该故障只需要更换一把新的腹部探头或其他设备上正常的同型号腹部探头就可以解决。

第三节　医用超声成像设备的质量控制与维护

【案例 5-5】

男性，35 岁，因“右下腹疼痛 1 天”来医院就诊。被检者体重 95kg，白细胞总数 15×10^9/L。超声检查完成后，医生告知被检者由于皮下脂肪过厚，不易看清阑尾等小器官的结构，所以本次检查结果仅供参考。该被检者认为医院对他收取了检查费用，但没有给出确切的检查结果，所以进行了投诉。

【问题 5-5】

（1）医生的说法是否有道理？该如何向被检者解释？

（2）对于肥胖被检者如何才能使图像更加清晰？

【案例 5-5 分析讨论】

医生的说法是有道理的。医用超声波的穿透能力是有限的，检查深度在 300mm 左右。对于脂肪过厚型的肥胖被检者，超声波更不易于穿透，所以阑尾等小器官的结构的检查清晰度势必受到影响。通过与被检者沟通解释，被检者表示理解，撤销了投诉。

检查肥胖被检者的腹部脏器时，应将超声成像设备的频率降低，这样可以增加声波的穿透能力、加深深度。焦点位置移到远场使图像的横向分辨力提高。

新的超声成像设备安装与调试完毕后或超声成像设备在使用一定时间后要对设备的各项性能参数进行检查，即质量控制，只有设备的图像质量达到了医疗诊断的要求后方可投入临床使用中。在超声成像设备使用过程中要定期对其进行维护与保养。超声成像设备在临床使用过程中无论出现任何故障都不可以继续进行临床诊断使用，需要由厂家授权允许的专业维修人员修复并经过院方验收合格后方可使用。下面介绍超声成像设备的质量控制参数。

一、超声成像设备的质量控制参数

（一）参数

1. 超声工作频率 单位时间内超声波振动的次数称为超声工作频率。它并不等于探头的标称频率，但由于它们相差并不显著，习惯上都把探头的标称频率称作超声工作频率。超声工作频率的选择，主要考虑衰减和探测部位的不同，但也要考虑对纵向分辨力的影响。频率越高，波长越短，则波束的方向性越好。这会使纵向分辨力提高，但衰减也成比例地增加，必然会使探测深度减小，信噪比也受到影响。

2. 脉冲重复频率 单位时间内超声波发射的次数（或脉冲数）称为脉冲重复频率。脉冲重复频率决定仪器的最大探测深度 D_{max}。

$$D_{max}=\frac{1}{2}c\times t \tag{5-1}$$

式中，c 为超声波在人体中传播的平均速度；t 为超声波往返一次所需的时间。

当脉冲重复频率确定后，其脉冲周期 $T=1/F$ 即被确定。T 即超声波往返一次可利用的最大时间。考虑显示器扫描的逆程时间，应有 $t<T$，即

$$D_{max}<\frac{1}{2}c\times t \tag{5-2}$$

脉冲重复频率不可太高，太高将限制仪器的最大探测距离；但也不可太低，太低将影响图像的帧频或线密度。

3. 脉冲持续时间 脉冲持续时间指探头受电激励后产生超声振动时间的长短。它直接影响超声系统的纵向分辨力。当两个界面距离相隔很近时，如果发射脉冲持续时间过长，则回波 1 的后沿将与回波 2 的前沿混在一起，以致无法分辨。脉冲持续时间过长还影响对浅部位回波的分辨，这是因为主波的后沿与回波的前沿混在了一起。因此，希望当施加于探头的电激励脉冲结束后，探头产生超声振动（称为振铃）的时间越短越好，最好是激励脉冲一结束振荡立即停止。

4. 分辨力 能分辨最小病灶的能力，称为超声分辨力。分辨力分为纵向分辨力和横向分辨力。

纵向分辨力表示在声束轴线方向上，对相邻回声图像的分辨能力。可以用两回声点之间的最小可辨距离来表示，其值越小，则纵向分辨力越高。纵向分辨力受多种因素的影响：①与超声发射频率有关，声波的纵向分辨力极限为声波的半波长；②与超声发射脉冲的持续时间有关，脉冲持续时间越短，纵向分辨力越高；③就系统而言，它还在很大程度上受接收机增益的影响，并在一定程度

上受被测介质特性（指被测体的色散吸收和运动情况）的影响。

横向分辨力表示在垂直于声束轴线的平面上，对相邻回声图像的分辨能力，也可以用此平面上两回声点之间的最小可辨距离来表示，其值越小，则横向分辨力越高。影响横向分辨力的因素更多，但最主要的因素是超声束（探头）的大小、超声工作频率、物体离探头的距离以及系统内的动态范围。为了提高横向分辨力，目前采用声聚焦的方法，以缩小声束的有效尺寸。

5. 探测深度 探测深度指仪器发射的超声波束穿透被测介质并清晰显示出回声图像所能达到的最远距离。仪器的探测深度主要受以下因素的影响：①接收系统的灵敏度，灵敏度越高，远距离的微小回波越能得到显示，探测深度就越大；②被测介质对声波的吸收、反射、散射和折射，通常工作频率越高，介质对声波的衰减越大，探测深度就会越小；③发射功率，发射功率越强，相同的被测界面反射回波就越强，远距离的微小声阻抗差也能产生较强的反射，从而使更远距离的病灶也能被探测到。

要提高仪器的探测深度，可以降低工作频率或加大发射功率，但它们都受其他许多因素的限制。最有效而又可行的办法是提高接收机的灵敏度，这就要求仪器既要有足够大的增益，又要有极小的噪声。否则，接收到的远距离小信号将被噪声所淹没，还是不能提高探测深度。

6. 图像帧频 图像帧频指仪器成像系统每秒内可成像的帧数。一般情况下，要获得一幅图像所需的时间越短越好，由于人眼的视觉暂留，我们看到的应是一幅完整的图像。帧频大于每秒 10 幅的成像系统称为实时显像系统，帧频小于每秒 10 幅的成像系统称为静态显像系统。实时显像系统若每秒成像在 25 帧以上称为高速成像系统，能即时显示脏器的活动状态，且视觉已察觉不出图像的闪动情况，故又称为实时成像系统。实时成像系统可用于观察动态脏器，如心脏与胎儿等的运动情况。

超声断层的实时显像是靠帧频的提高来实现的，但帧频的提高又会使像质降低。一幅图像所包含的扫描线数称为像质。超声波在生物体软组织中传播的速度平均约为 1540m/s，即超声波在人体组织中传播 1cm 距离，往返一次所需的时间为 13μs。假定作用距离为 L（以 cm 为单位），需要 $13\times L$（μs），每帧图像为 N 条扫描线，一幅图像需要 $13\times L\times N$（μs），则帧频 F 为

$$F=\frac{1}{13\times L\times N\times 10^{-6}}\ (\text{Hz}) \tag{5-3}$$

即

$$L\times N\times F=77\times 10^{3} \tag{5-4}$$

这说明作用距离、扫描线数、帧频三者的乘积为一个常数，扫描线数受到作用距离、帧频的制约，所以在超声显像中三者必须兼顾。

7. 灰阶级 灰阶级是表示图像显示器调辉显示能力的一个参数，灰阶级有 16、32、64、128 和 256 等级之分，级数越高表示图像显示器调辉能力越强。仪器的灰阶级越高，其显示回声图的层次感越强，图像的清晰度就越高。

8. 动态范围 动态范围是指在保证回声既不被噪声淹没也不饱和的前提下，允许仪器接收回声信号幅度的变化范围。一般仪器的动态范围在 40～60dB，也有些仪器的动态范围可调。动态范围越大，所显示图像的层次越丰富，图像就越清晰。影响动态范围的主要因素有探头、放大器以及垂直线性等。动态范围通常不可能做得很大。

对于以上所讨论的诸多参数，在评定或选购一台超声仪器时是必须了解和比较的。在仪器选购时，应考虑使用场合和要求上的差异。

（二）参数测量方法

1. 测量模体技术要求

（1）超声模体（图 5-22）材料的声学要求。声速：（1540±15）m/s（标准），声衰减斜率：（0.7±0.05）dB/（cm·MHz）（标准），工作温度：5～40℃。

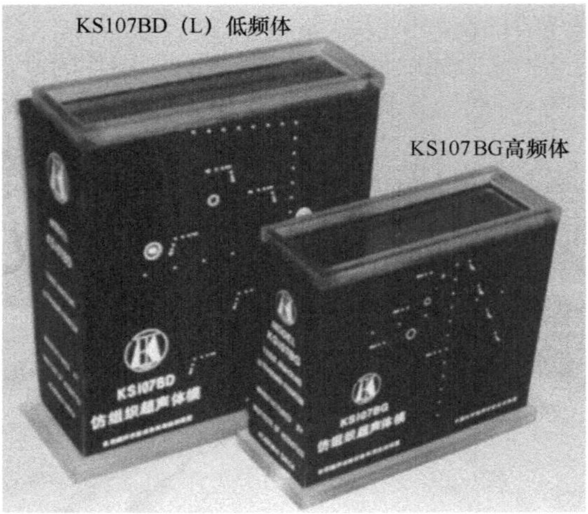

图 5-22 测试模体图形

低频测试模体的靶点分布如图 5-23 所示，高频测试模体的靶点分布如图 5-24 所示。

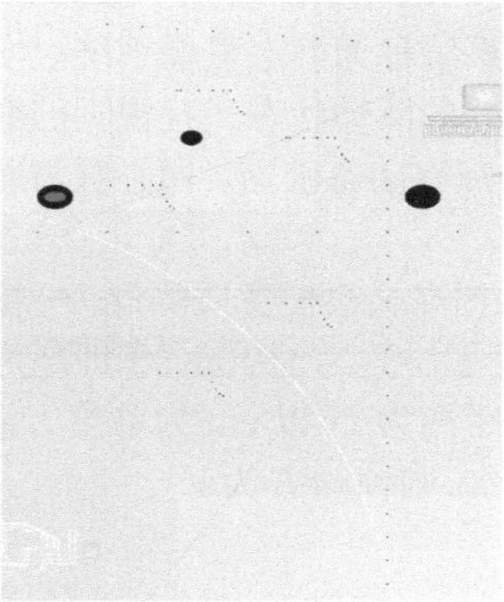

图 5-23 低频测试模体靶点分布

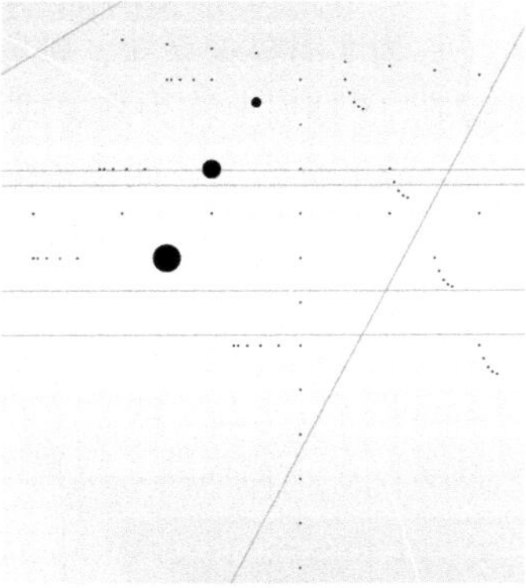

图 5-24 高频测试模体靶点分布

（2）分辨力、几何位置精度、探测深度、盲区用靶线的几何学要求。靶线直径：（0.30±0.05）mm 尼龙线（标准）或 0.10～0.35mm 尼龙线、金属丝（可选），靶线位置公差：±0.1mm。

2. 测量环境 尽量避免外界的振动、噪声、电磁场等物理干扰，光照适当，不影响各项试验工作的正常进行。

3. 探测深度试验 开启被测设备，将探头经耦合剂置于超声模体声窗表面上，对准其中的纵向靶群，调节被测设备的增益、TGC、动态范围（或对比度），调节亮度且以无光晕、无散焦为限，聚焦（可调者）置远场或全程，在屏幕上显示最大深度范围的声像画面，读取纵向靶群中可见最大深度靶线的所在深度，即探测深度。

4. 侧向（横向）、轴向（纵向）分辨力试验 开启被测设备，将探头经耦合剂置于超声模体声窗表面上，根据被测设备类型，对照分类参数的要求，对准模体中规定测量深度的侧向或轴向靶群，被测设备的调节要求同“探测深度试验”部分所述，增益、聚焦（可调者）置于该靶群所在深度附近，隐没模体材料产生的背向散射光点，保持靶线图像清晰可见，微动探头，读出可分开显示为两个回波信号的两靶线之间的最小距离（图 5-25 和图 5-26）。

应根据设备的档次及频率，按照相应要求对规定深度内的全部靶群进行试验，当规定深度内各靶群的分辨力均达到相应要求时，认为分辨力试验合格。

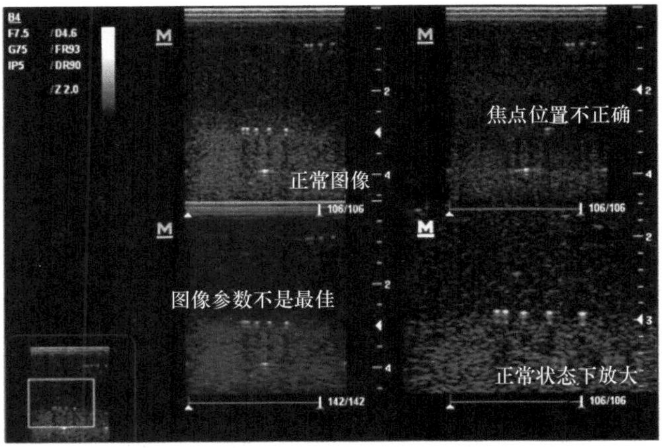

图 5-25 侧向（横向）分辨力测试图形

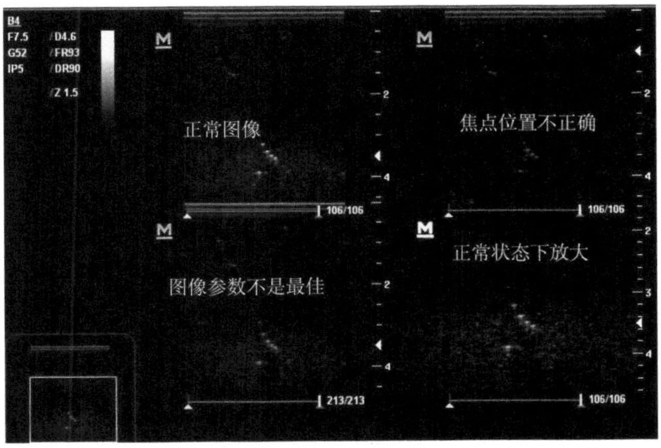

图 5-26 轴向（纵向）分辨力测试图

5. 几何位置精度试验 开启被测设备，将探头经耦合剂置于超声模体声窗表面上，对准其中的纵向或横向线性靶群，利用设备的测距功能或屏幕标尺，在全屏幕分别按纵向和横向每 20mm 测量一次距离，再按式（5-5）计算出每 20mm 的误差（%），取最大值作为纵向和横向几何位置精度（图 5-27）。

$$\text{几何位置精度（\%）}=\frac{\text{测量值}-\text{实际距离}}{\text{实际距离}}\times 100\% \quad (5\text{-}5)$$

6. 盲区试验 开启被测设备，将探头经耦合剂置于超声模体声窗表面上，对准其中的盲区靶群，观察距探头表面最近且其后图像都能被分辨的那根靶线，测量该靶线与探头表面的距离，盲区应小于该距离。试验时，如果探头不能对靶群中的所有靶线同时进行成像，也可平移探头分段或逐一显示（图 5-28）。

7. 电源电压适应范围试验 将电源电压分别调至额定值的 110%和 90%，设备应能正常工作，其探测深度、轴向（纵向）和侧向（横向）分辨力、纵向和横向几何位置精度均应符合标准参数的要求。

8. 连续工作时间试验 试验环境为基准条件，设备处于连续扫描显示工作状态（机械扇扫可间歇工作），8h 后检测其探测深度，以及纵向、横向分辨力，确保其符合标准参数的要求。

二、超声成像设备的定期维护

对超声成像设备定期进行维护是减少和避免故障、使仪器处于良好工作状态和得到高质量影像的有效手段。超声成像设备的定期维护主要包括日常维护和性能参数的定期校正。

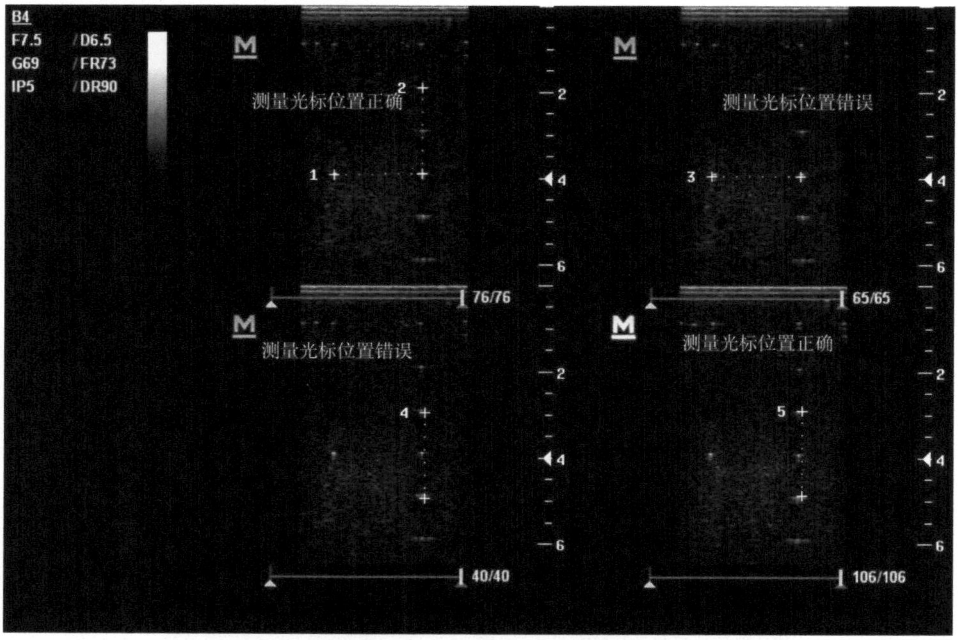

图 5-27 几何位置精度（示值误差）

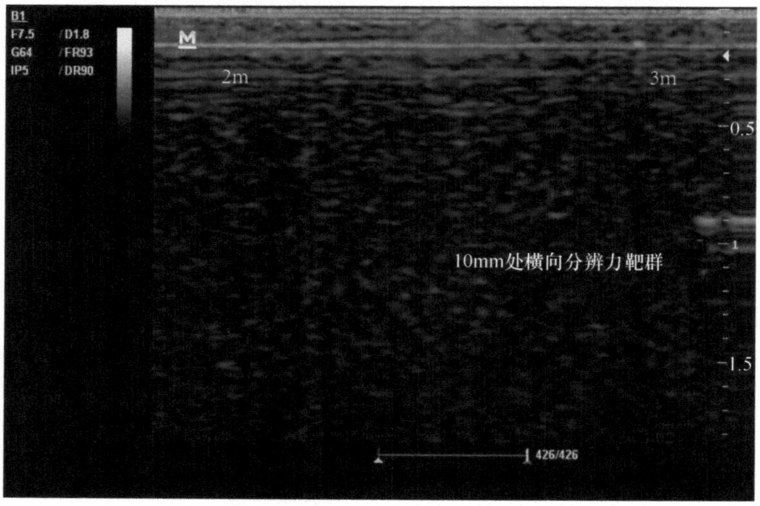

图 5-28 盲区测试图

（一）日常维护

（1）开机前检查电源电压是否在正常范围内（220V±22V），尤其是配有不间断电源的机器，一定要在不间断电源正常工作后再打开超声仪器。当电源电压波动超过 220V±22V 时，应马上关掉电源，停止工作。

（2）定期检查保护地线。由于操作者和患者都要直接接触超声仪器，为防止漏电伤及人员，必须定期检查保护地线是否连接正常，接地电阻是否达到安全要求（小于 4Ω）。

（3）清除机器内外灰尘和污物。根据使用环境的卫生情况，定期清除机器内外的灰尘和污物。机器外部卫生应坚持每天进行，主要是擦拭仪器的外部，并对面板和开关旋钮进行检查，注意不能用腐蚀性物质和有机类物质擦拭仪器；机器内部卫生应根据使用环境定期进行，一般来说应一年不少于两次，建议在春、秋两季进行。机器内部卫生一般应由专业技术人员或经过专业培训的医院技师完成。保养过程中，禁止随意扳动电路零件和接线的位置，更不得随意旋动各可调元件。在实施机内保养时，严禁通电，并应拔去系统电源插头，以确保仪器与人身安全，保养完成之后，要对整机连线和接插件进行检查，防止在连接不正确或机内遗忘有工具等的情况下通电，确认无误后方可通电试机。探头应随时保持清洁，有污物时应用柔软纸巾轻轻擦拭，不能用坚硬的物体清除。探头应避免剧烈振动。

（4）在确认仪器没有通电的情况下进行电缆的可靠连接检查和导电接触面的清洁。当导电接触面有锈蚀或污物时，应用专用清洗剂清洗，严禁用砂布或其他金属物件打磨，并且不能用手直接接触，以免汗渍造成锈蚀。

（5）检查仪器的探测性能和面板控制键的控制性能，并正确调整各性能控制旋钮，使指示范围和显示值相符。

（6）检查并旋紧各固定螺丝，特别是主机脚轮，以免在移动中发生意外。正确使用各种工具，以防各固定螺钉因超力矩而损坏。

（二）性能参数的定期校正

超声仪器中的横向分辨力、纵向分辨力、几何位置精度、声输出强度等决定图像的质量，应定期请专业人员利用专用检测装置对这几项参数进行校正。

（三）保养时间表

超声成像设备的保养时间如表 5-3 所示。

表 5-3 超声成像设备的保养时间表

保养内容	保养时间	备注
电源电压	1 次/天	应每天进行监测
接地装置	1 次/月	每月检查连接情况，接地电阻每半年测量一次
仪器外部卫生	1 次/天	时间应选择在春、秋两季
仪器内部保养	1 次/半年	在移动中有异常现象时应随时修复
器件间连接电缆	1 次/半年	维修后应重新进行参数校正
面板控制功能	1 次/月	
机械部分	1 次/半年	
重要参数校正	1 次/年	

三、超声成像设备常见故障分析

（一）设备故障产生的原因

超声成像设备是一种复杂的电子设备，故障总是不可避免的，其后果将直接影响设备的正常使用。作为一个设备的管理者或维修人员应能分析产生故障的原因，以便准确及时地予以排除。产生故障的原因归纳起来主要有三个方面：①器件本身的自然损耗；②仪器使用环境和条件恶劣；③人为故障。探头是很精密的器件，人为的强烈振动引起频率的偏差会严重影响图像的质量。

（二）设备故障对影像质量的影响

超声成像设备的故障有的并不影响图像的质量，如注释功能、测量功能、局部放大等，而同一种不良的影像也可能是由不同的故障引起的。在这里仅根据信号的流程原理做出几种分析。

（1）图像监视器无图像显示或图像显示区为全白色，可由监视器自身故障、主存储器故障、接收与视频放大电路板故障、数字扫描变换器故障、CPU 板故障和为这些电路板提供电源的电源电路故障造成。

（2）图像垂直方向回波减少或图像正常但图像整体表现灵敏度降低，可由探头性能变坏故障、发射与控制电路板故障、接收与视频放大电路板故障造成。

（3）图像在监视器屏幕水平或垂直方向不停移动，故障点可能在监视器的同步信号方面或 CPU 板上。

（三）实际故障举例

1. 腹部探头图像出现干扰 超声成像设备图像有干扰是非常常见的现象，遇到这种情况时要认真查找干扰源，然后排除干扰原因，这才是解决干扰问题的根本办法。某台彩超腹部探头的彩色血流和 B 超模式均出现干扰，其他探头正常（图 5-29）。

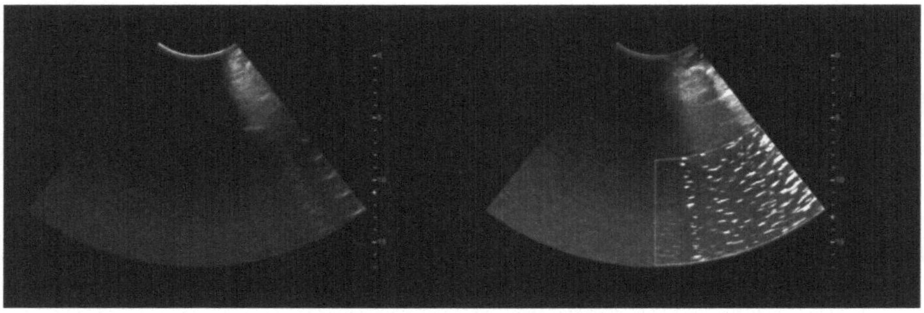

图 5-29 超声图像干扰现象

故障原因：现场有 UPS，使用电池供电时干扰同样存在；将设备移动到远处科室后干扰消除。确认故障由空间干扰造成。对科室内的用电设备（计算机、空调、风扇和灯）逐一排查，故障未消除；科室外部设备太多，而且在同一个电网中都有可能引起干扰。医生下班后，逐一对科室外的设备断电排查。最终确认为隔壁科室日光灯造成的干扰。

2. 电源故障 电源部分是为整台机器供电的枢纽，如果电源部分出现故障，机器就不能正常工作。

故障现象：医生反馈，机器使用中突然死机掉电，其后主机再无法开机。

现场检查发现：接上交流时，交流指示灯正常亮。按下开机键后交流指示灯常亮，开关键指示灯常亮，硬盘灯无反应，显示器指示灯先亮绿色后熄灭再亮橙色，其他均无反应。观察机器背面，开机后 12V 指示灯亮，5V、3.3V 指示灯均熄灭（图 5-30）。

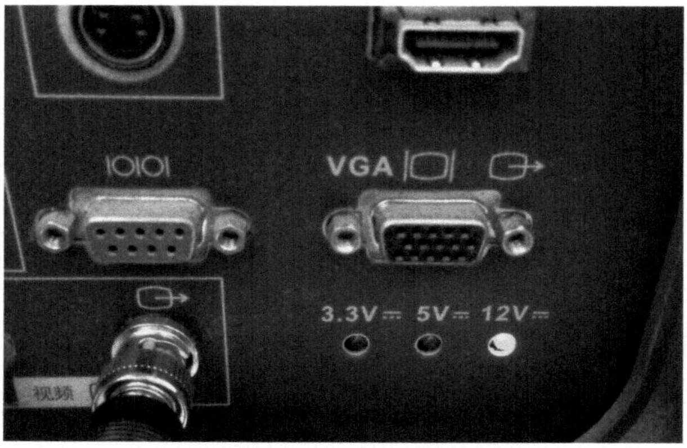

图 5-30 设备后面板指示图

根据现象初步判断该机器为 AC-DC 或者后端电源板故障，于是申请现场更换。但是现场维修时发现，更换 AC-DC 和后端电源板均无法解除故障，且更换后的故障现象和之前完全一致。此时怀疑电源负载有问题，应采用最小化系统排除故障。拆掉主机前壳、探头板，露出后端母板。将后端母板上的线材拔掉，仅剩交流输入、显示器电源信号、控制面板信号，这个时候开机，机器正常启动。后经逐一加电时发现，该故障由控制面板上 5V 指示灯故障引起，造成后端电源板 5V 指示灯和 3.3V 指示灯没有输出，整机不能正常开机。后经更换该机键盘印制电路板件后机器工作正常。

3. 系统软件问题

（1）故障现象：机器开机后出现错误提示，无法进入系统。

（2）故障分析：根据英文报错提示，应该是没有找到的硬盘，所以判断 Windows XP 系统损坏或者硬盘故障，尝试使用 U 盘启动，出现了新的报错信息，确认是由于 U 盘本身问题导致的，无法识别，重新更换了一个 U 盘，使用 U 盘启动盘进入系统后发现 C 盘损坏，无法打开。最后换上已经制作好系统软件和应用软件的硬盘后工作正常。

【案例 5-6】

男性，45 岁，因“上腹部不适，进食油腻后加重 2 个月”来医院就诊。临床医生建议被检者进行肝、胆、胰、脾超声检查，检查时发现胃腔内较多强回声，干扰明显，胰腺显示不清。超声科医生追问被检者最近是否做过胃肠道或者胆道造影检查，被检者回答说前天在其他医院做过胃肠道钡餐造影检查。超声科医生建议被检者三日后再来做腹部超声检查。被检者认为超声科医生故意刁难，并与医生发生了争执。

【问题 5-6】

（1）该超声科医生的建议是否正确？

（2）此次事件应该如何向患者解释？

【案例 5-6 分析讨论】

该超声科医生的建议是正确的。

被检者在进行腹部超声检查前 2 日，应避免做胃肠道或胆道造影检查。造影检查后会有对比剂残留在腹部的脏器内，不仅会影响胆囊、胰腺的超声显像，而且容易发生误诊。通过与被检者解释沟通，被检者表示理解，并配合了超声科医生的工作。

本章小结

通过本章的学习，重点掌握超声的传播特性；超声成像设备的分类；超声探头的原理与结构；模拟超声设备与数字超声设备的比较。理解超声成像原理和三维超声成像技术以及超声设备成像参数种类与测量方法。能运用所学知识对超声设备进行调试和维护维修。

思考题

1. B 型超声的断面成像原理和 CT 的断面成像原理有何不同？
2. 三维超声的成像原理和 CT 的三维成像原理有何不同？

参考文献

韩丰谈. 2016.医学影像设备学[M].4 版. 北京：人民卫生出版社.

韩丰谈，朱险峰. 2010.医学影像设备学[M].2 版.北京：人民卫生出版社.

韩丰谈，朱险峰. 2008.医学影像设备安装与维修学[M].北京：人民卫生出版社.

第六章　核医学成像原理与设备

学习要求

记忆：核医学的物理基础、内外照射的防护措施。

理解：核探测仪器的基本原理、种类、电子学线路及放射性药物的基本知识。

运用：核医学成像设备的应用。

第一节　核医学物理基础

【案例 6-1】

女性，26 岁，超声显示甲状腺左叶腺瘤，为明确腺瘤功能情况，临床医生要求进行甲状腺核素显像。被检者及家属认为核医学检查会受到核辐射，担心影响未来生育，所以前往核医学科前台咨询医务人员。

【问题 6-1】

（1）被检者及家属的担心是否正确？

（2）作为核医学医务人员，该如何向被检者及家属解释沟通？

【案例 6-1 分析讨论】

（1）被检者及家属的担心可以理解，但是不正确。

（2）核医学成像所用的放射性核素的物理半衰期通常较短，在数十分钟至数天之间（例如，常用的 ^{99m}Tc 的半衰期为 6.02h），在诊断完成后放射性核素会迅速衰减；另外，体内使用的诊断用放射性核素剂量为微量，其衰变产物的毒理效应极小或无，且容易从体内清除，辐射损伤微乎其微，不影响生育。

一、原子核的组成和性质

原子（atom）是元素的基本构成单位，由原子核和核外电子组成（图 6-1）。

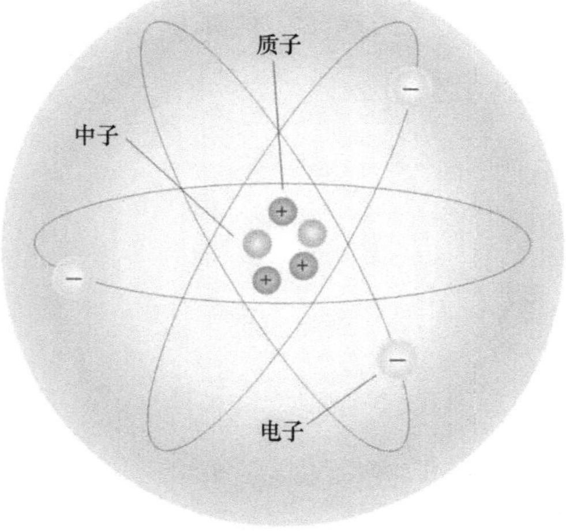

图 6-1　原子结构示意图

质子（proton）和中子（neutron）共同组成原子核，统称为核子（nucleon），核子之间存在很强的短程引力，称为核力。带正电荷的质子之间同时存在着静电排斥力。核力和静电排斥力的相对大小决定了原子核的稳定性，其与核内质子数和中子的比例有关。通常采用 $^{A}_{Z}X_{N}$ 表示原子的结构，X 代表元素符号，Z 代表质子数，N 代表中子数，A 代表原子的质量数（mass number），也可简便地只记元素符号和质量数 ^{A}X，如 ^{131}I、^{18}F。

电子环绕着原子核在确定的轨道上不断高速旋转，这些确定的轨道用 K、L、M、N、O、P、Q 等字母表示，不同轨道上的电子携带的能量不同。K 层电子距离原子核最近，与原子核的相互吸引力最强，但其电子带有的位能最低，以此类推，越外层的电子，与原子核的吸引力越小，但其位能也越高。核外电子都是最先占据能量低的状态，称为基态（ground state）。当原子受射线照射或受热时，内层电子就可能获得能量，跃迁到能量较高的外层上，此时的状态称为激发态（excited state）。处于激发态的原子不稳定，会以释放光子等形式释放能量，使外层电子跃迁到内层，使整个原子从激发态回到基态。

能量的基本单位是电子伏特（eV），即在电势差为 1V 的电场中使 1 个电子加速可获得的能量。

二、同位素、核素、同质异能素

（一）同位素

原子核中具有相同的质子数、不同中子数的元素互称为同位素（isotope）。如 ^{1}氢、^{2}氢、^{3}氢元素均有 1 个质子，都是氢元素，但它们的中子数不同，所以三者互称为同位素（图 6-2）。一种元素可以有几种甚至几十种同位素。同一元素的所有同位素的化学和生物学性质几乎相同，但物理性质有所不同。

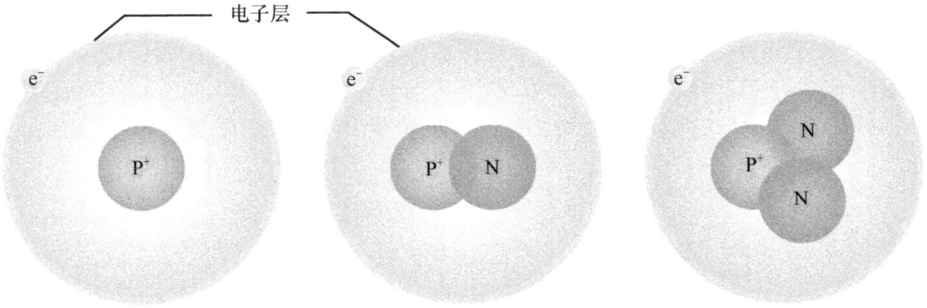

图 6-2 同位素示意图

（二）核素

核素（nuclide）是具有一定质子数、质量数和能量状态的原子。同一种核素的质子数、中子数和原子核所处的能量状态均相同，化学性质和核物理性质也相同，是某一原子固有的特征。如 $^{1}_{1}$H、$^{12}_{6}$C、$^{198}_{79}$Au，其质子数、中子数不同，所以表示不同的核素。

（三）同质异能素

核内质子数、中子数相同，但能量状态不同的核素彼此称为同质异能素（isomer）。与核外电子一样，原子核也可处于不同的能量状态，最低能量状态称为基态，能量较高的状态称为激发态，激发态是某些核反应裂变及放射性衰变后的结果。激发态核素的表示方法是在原子质量数的后面加上小写的 m，例如，^{99}Tc 的激发态是 ^{99m}Tc，^{99}Tc 和 ^{99m}Tc 互为同质异能素。

三、放射性核衰变

只有当中子和质子的数目保持一定的比例时，原子核才能稳定。对于原子质量较小的核素，当 $Z/N=1$ 时，原子核是稳定的；当质子数较多时（一般 $Z>20$），相互之间斥力增大，需要有更多的中子才能克服斥力保持核的稳定性。因此，由原子核内部因素决定的变化具有自发性，不受核外因素的影响。

核素分为稳定性核素和不稳定核素。稳定性核素的原子核能稳定存在，不会自发地发生变化；不稳定核素的原子核在自发地放出各种射线后变成另一种核素，也称为放射性核素。这种放射性核素的原子核自发地放出射线后转变成另一种原子核的过程，称为放射性核衰变（radiation decay），简称核衰变（decay）。所有的核衰变过程都严格遵循质量守恒、能量守恒、动量守恒、核子数守恒和电荷守恒等基本定律。在目前已发现的天然核素中，280 多种是稳定性核素，60 多种是放射性核素。另外，用人工的方法可以使稳定性核素变成不稳定的放射性核素。

（一）放射性核衰变的类型

1. α 衰变　不稳定原子核自发地释放出 α 粒子（由 2 个质子和 2 个中子组成）而变成另一个核素的过程称为 α 衰变，可用下式表示：

$$^{A}_{Z}X \rightarrow {}^{A-4}_{Z-2}Y + {}^{4}_{2}\mathrm{He} + Q$$

式中，X 为衰变前核素（称为母核）；Y 为衰变后核素（称为子核）；Q 为衰变过程放出的能量（以 MeV 为单位），称为衰变能。

α 粒子的穿透力弱，在空气中射程短（只有几厘米），很容易被物质吸收，不能用于核医学成像。但 α 射线能量单一，对局部组织的电离作用强，被有目的地引入组织后，可以在不损害远处组织的情况下对组织产生破坏，所以在组织的内照射治疗方面具有潜在的优势。

2. β^- 衰变　β^- 衰变为放射性核素的原子核释放出 β^- 射线的衰变，在质量较轻、中子数过多的原子核中易发生。β^- 衰变时会释放出一个 β^- 粒子（负电子）和反中微子（ν），同时核内一个中子转变为质子，因而子核比母核原子序数增加 1，中子数减少 1，原子质量数不变。β^- 衰变可用下式表示：

$$^{A}_{Z}X \rightarrow {}^{A}_{Z+1}Y + \beta^- + \bar{\nu} + Q\text{（能量）}$$

例如，^{32}P 的衰变可表示为

$$^{32}_{15}\mathrm{P} \rightarrow {}^{32}_{16}\mathrm{S} + \beta^- + \nu + 1.71\mathrm{MeV}$$

β^- 粒子穿透力弱，不能用于显像，但可用于核素治疗。常用的放射性治疗核素多是 β^- 衰变核素，如 ^{131}I、^{32}P 等。

3. 正电子衰变　由于核内中子缺乏致使释放出正电子的衰变，称为正电子衰变，也叫 β^+ 衰变。衰变时发射一个正电子和一个中微子（ν）后，原子核中的一个质子转变为中子，因此，正电子衰变时母核和子核的质量数无变化，但子核的核电荷数减少 1，可用下式表示：

$$^{A}_{Z}X \rightarrow {}^{A}_{Z-1}Y + \beta^+ + \nu + Q\text{（能量）}$$

例如，^{18}F 衰变可表示为

$$^{18}_{9}\mathrm{F} \rightarrow {}^{18}_{8}\mathrm{O} + \beta^+ + \nu + 1.655\ \mathrm{MeV}$$

发生正电子衰变的核素都是人工放射性核素。正电子射程仅仅为 1～2mm，在失去其全部动能的同时，会与其邻近的电子碰撞而发生湮灭辐射（annihilation radiation），同时失去电子质量，转变成两个方向相反、能量相等（皆为 511 keV）的 γ 光子。正电子发射型断层显像仪（positron emission tomography，PET）就是通过探测方向相反的同能量光子进行机体内的定量、定性和代谢显像的。

4. 电子俘获衰变　原子核内质子俘获一个核外轨道电子后，放出一个中微子和转变成一个中子的过程，称为电子俘获（electron capture，EC）衰变，其过程可用下式表示：

$$^{A}_{Z}X + e^- \rightarrow {}^{A}_{Z-1}Y + \nu + Q\text{（能量）}$$

例如，$^{125}_{53}\mathrm{I} + e^- \rightarrow {}^{125}_{52}\mathrm{Te} + \nu + Q$。

电子俘获衰变时，原子核结构的改变可能伴随其他射线的释放（图 6-3）。如果位于内层轨道的电子被俘入核内，外层电子向内层补充，两层轨道之间的能量差会转换成特征 X 射线发射出去；如果将能量传递给更外层轨道的电子，使之脱离轨道而释放，成为自由电子，则称为俄歇电子。

电子俘获衰变所发射的特征 X 射线可用于核素显像（如 ^{111}In 显像等），而俄歇电子可用于核素治疗（如 ^{125}I 治疗等）。

5. γ 衰变　有些放射性核素的原子核在经历 α 衰变、β 衰变或电子俘获衰变之后，仍处于不稳定的激发态，激发态或高能态的原子核以放出γ射线（光子）的形式释放多余能量，从而跃迁到较低能级或基态，这个过程称为γ衰变；或者激发态或高能态的原子核将多余的能量传给一个核外电子，使之脱离原子核的束缚成为自由电子发射出去，这种现象称为内转换，放出的电子称为内转换电子（图 6-4）。

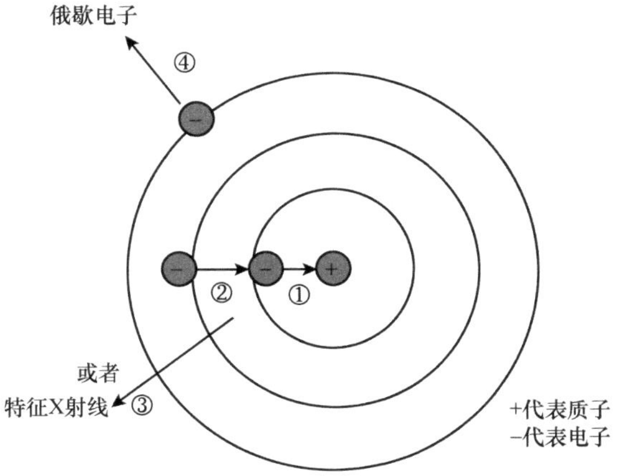

图 6-3 电子俘获衰变图

原子核俘获一枚内层电子①；外层电子向内层补充②；两层轨道之间的能量差被转换成③特征 X 射线或④俄歇电子释放

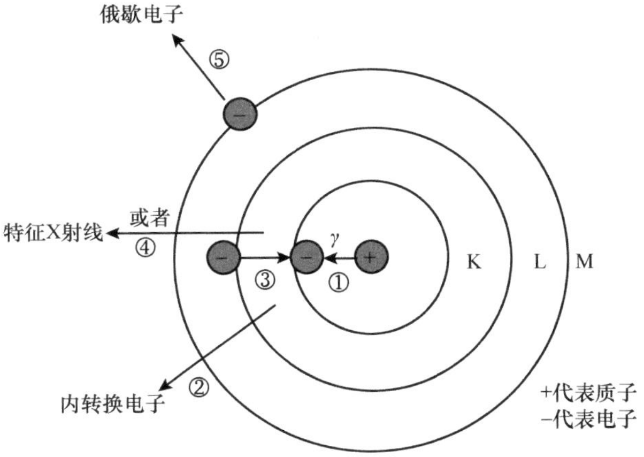

图 6-4 内转换电子示意图

α 衰变、β 衰变或电子俘获后，仍处于激发态的原子核把能量转给一个核外电子①，这个电子被逐出原子成为内转换电子②，外层电子填补空穴，原子核回复到基态③，能量由特征 X 射线④或俄歇电子带走⑤

γ射线的本质是中性的光子流，穿透能力强，电离能力很小。在γ衰变的过程中，原子核的原子序数和原子质量均不改变，仅是能级改变，用下式表示：

$$^{Am}_{z}X \rightarrow ^{A}_{Z}X + \gamma + Q（能量）$$

例如，^{99m}Tc 的γ衰变可表示为

$$^{99m}Tc \rightarrow ^{99}Tc + \gamma + 141keV$$

^{99m}Tc 发生γ衰变时，会发射出能量为 141 keV 的纯γ射线。

（二）放射性核衰变规律

放射性核素的衰变是一种自发的过程，这种衰变与温度、压力、湿度等周围环境无关，不同放射性核素的原子核在单位时间内发生衰变的概率不同，用衰变常数 λ 表示。

单位时间内放射性核素衰变的原子核数（即衰变率$\frac{dN}{dt}$）与原有的原子核总数N成正比，即

$$\frac{dN}{dt}=-\lambda N$$

衰变常数λ是反映放射性核素衰变速率的特征参数，λ值是固定的。负号表示原子核由于衰变而变少。

放射性核素衰变速率常以用物理半衰期（physical half life，$T_{1/2}$）表示，指因衰变放射性核素数目减少到原来的1/2所需的时间。每种放射性核素的物理半衰期是特有的。λ与$T_{1/2}$之间的关系为

$$\lambda=\frac{0.693}{T_{1/2}} \text{或} T_{1/2}=\frac{0.693}{\lambda}$$

进入人体内的放射性核素除发生物理衰变外，还可以通过机体代谢排出体外。这种由于生物代谢导致体内放射性核素原来的1/2所需的时间，称为生物半衰期（biological half life，T_b）；由物理衰变与生物代谢的共同作用使体内放射性核素减少至原来 1/2 所需要的时间，称为有效半衰期（effective half life，T_e）。三者关系如下：

$$\frac{1}{T_e}=\frac{1}{T_{1/2}}+\frac{1}{T_b}$$

$$T_e=\frac{T_{1/2}\times T_b}{T_{1/2}+T_b}$$

四、放射性物质测量常用单位及含义

单位时间内发生衰变的原子核数用放射性活度（radioactivity，A）表示，放射性活度与放射性原子核数目N之间的关系为：$A=\lambda N$。

放射性活度的单位是贝可（Becquerel，Bq），代表每秒一次衰变。

五、带电粒子与物质的作用

（一）电离作用

电离作用是指α、β等带电粒子通过物质时与物质原子的核外电子发生静电作用，使原子失去轨道电子而形成自由电子和正离子的过程。

（二）激发作用

带电粒子通过物质时，如果所获得的能量不足以使原子的核外电子脱离原子，只能从内层轨道跃迁到外层轨道，这时原子从稳定的基态变成激发态，这种作用称为激发作用。被激发的原子极不稳定，很快以发射特征X射线的形式释放出多余的能量，由激发态退回到稳定的基态。

电离作用和激发作用是引起化学、物理变化和生物效应的主要机制，是放射性核素探测和治疗的基础。

（三）散射作用

β射线由于质量小，行进途中易受介质原子核电场的作用而改变原来的运动方向的现象称为散射作用。一般情况下，带电粒子在物质中通过时会经过多次散射。

（四）轫致辐射

轫致辐射是指快速电子通过物质时，在原子核电场作用下，改变运动方向，速度急剧减低，从而电子的部分或全部动能转化为连续能量的X射线发射出来，这是连续X射线的发生机制。

（五）吸收作用

吸收作用是指在带电粒子使物质的原子发生电离和激发的过程中，能量全部耗尽，射线不再存在。

六、光子与物质的相互作用

γ 射线和 X 射线及轫致辐射等均是呈电中性的光子流，与物质相互作用方式相同，主要产生三个效应。

（一）光电效应

光电效应是指当能量等于或略高于轨道电子结合能的 γ 光子与物质原子中内层电子相互作用时，将全部能量转移给电子，使之脱离原子成为自由电子发射出来的过程。

（二）康普顿效应

随着光子能量的增加，γ 光子与电子作用时，只将部分能量传递给核外电子，使之脱离原子核束缚成为自由电子，该电子称为康普顿电子，而 γ 光子本身能量减少，改变方向继续运行。

（三）电子对效应

光子穿过物质时,光子在与介质原子核电场的相互作用过程中突然消失而产生一对正、负电子，这种作用称为电子对生成。这种情况只有在 γ 射线的能量大于 1.02 MeV 时才有可能发生。

能量低的光子与高原子序数物质的相互作用中，以光电效应为主；中等能量的 γ 射线以康普顿散射为主；电子对效应主要发生在高能光子与高原子序数物质的相互作用中。

【案例 6-2】

女性，54 岁，拟于下午 2 点来核医学科行肾动态显像，显像剂 ^{99m}Tc-DTPA 的使用剂量约为 5.5×10^{8}Bq。

【问题 6-2】

核医学化学师上午 8 点配药时，最少应配多少剂量的显像剂？

【案例 6-2 分析讨论】

放射性核素 ^{99m}Tc 的物理半衰期为 6.02h，核医学化学师配药时间与被检者检查时间相隔约 6h（1 个物理半衰期），因此，化学师配药剂量不应少于 1.1×10^{9}Bq。

第二节　核医学成像设备、放射性药物和辐射防护

【案例 6-3】

男性，58 岁，拟行全身骨显像，核医学科医务人员向被检者体内注射了一种名为 ^{99m}Tc-MDP 的放射性药物，并告知被检者 2h 后进行扫描。

【问题 6-3】

为什么在核医学成像前必须使用放射性药物？

【案例 6-3 分析讨论】

放射性药物是指含有放射性核素、用于医学诊断和治疗的一类特殊制剂，是用于显像的放射性药物，习惯上又称为显像剂。核医学成像是将放射性核素引入体内，放射性核素会在特定组织器官或病灶上聚集，发出 β^{+}或 γ 射线，核医学成像设备中的探测器通过探测被检者体内发射出的 β^{+}或 γ 射线，显示组织器官的功能和代谢等情况。

核医学成像设备分为单光子发射计算机体层显像仪（SPECT）和正电子发射计算机体层显像仪（PET）。

一、核探测仪器的基本原理

核探测仪器的主要组成部分为射线探测器和电子学线路。射线探测器是一种能量转换装置，将射线能量转换为可被记录的电脉冲信号；电子学线路是负责记录和分析这些电脉冲信号的电子仪器。射线探测的原理基于的是射线与物质的相互作用产生的各种效应，主要有以下三种。

1. 电离作用 射线引起物质电离后产生电信号，这种电信号与射线的种类、能量以及射线的数量存在一定关系，记录这些电信号即可得知射线的种类及放射性活度。基于电离作用的仪器包括盖革计数器等。

2. 荧光现象 带电粒子能使闪烁物质发出荧光，经过光电倍增管转换为电信号并被放大，由后续的电子学单元分析、记录下来。基于荧光现象的仪器包括闪烁计数器等。

3. 感光作用 射线可使感光材料中的卤化银形成潜影，显影处理时可以将潜影中的感光银离子还原为黑色的金属银颗粒。感光材料形成黑色颗粒的数量与射线的数量成正比，根据感光材料产生黑影的灰度及位置，判断放射性物质存在的量及部位。基于感光作用的检查是放射性自显影检查。

二、放射性探测器的种类

根据探测原理，放射性探测器主要分为闪烁型探测器、电离型探测器、半导体探测器和感光材料探测器。闪烁型探测器主要包括核医学显像仪、功能测定仪等；电离型探测器主要包括放射源活度测定仪器和辐射防护仪器。

（一）闪烁型探测器

利用放射线激发荧光物质分子，激发态的荧光物质分子退回到基态时发射荧光光子的原理设计的探测器，称为闪烁型探测器。闪烁型探测器是应用最广泛的放射性探测器，由闪烁体、光导、光电倍增管等组成。

1. 闪烁体 闪烁体吸收射线能量后，闪烁体内的分子或原子被激发，并在退回到基态时发射荧光光子，分为固体型和液体型两种。固体闪烁型探测器通过选择不同的晶体材料来满足临床需求，如单光子探测器通常选用碘化钠晶体（NaI），正电子探测器常选用锗酸铋晶体、硅酸钆等。液体闪烁型探测器主要用于低能 β 射线和 γ 射线等的测量。

2. 光导 光导填充于晶体闪烁型探测器与光电倍增管之间，减少空气对荧光光子的全反射，提高荧光光子进入光电倍增管的效率，光导一般分为硅油和有机玻璃两种。

3. 光电倍增管 光电倍增管是一种能量转换装置，能够将微弱的光信号转换成电流脉冲。闪烁体发射的荧光光子通过光学窗进入光电倍增管，在光阴极上打出光电子，经过多个打拿极（又称倍增电极）的吸引和加速，能量大幅度倍增，总倍增因子可以达到 10^5～10^8，最终被阳极收集起来形成一系列电流脉冲。在打拿极之间飞行的二次电子的运动轨迹受外界磁场影响，倍增因子会发生变化。因此，为了降低外界磁场的影响，在光电倍增管外面通常包裹高磁导率材料制造的磁屏蔽层。

（二）电离型探测器

电离型探测器是利用射线能使气体分子电离的原理设计的探测器，其工作原理是射线使空气分子电离，在电场作用下，带正电荷的离子向阴极移动，带负电荷的离子向阳极移动，这样就可产生一次电压变化，形成一个电脉冲。电脉冲的数量及电信号的强弱与射线的数量及能量呈一定比例关系。

（三）半导体探测器

半导体探测器主要采用硅、锗等半导体材料，利用射线与半导体材料的电离作用，将射线能量转换为可以记录的电脉冲。

（四）感光材料探测器

感光材料探测器是利用射线可使感光材料感光的原理设计的探测器，根据感光材料产生黑影的灰度及位置判断射线的量及部位，主要用于放射自显影。

三、核探测仪器的电子学线路

核探测器输出的电脉冲必须经过一系列电子学线路处理才能被记录和显示。放大器、脉冲高度分析器、计数定量记录和显示等是基本的电子学线路。

（一）放大器

放大器就是对电脉冲进行放大整形、倒相的电子学线路，包括前置放大器和主放大器两部分。

（二）脉冲高度分析器

脉冲高度分析器是能够选择性记录探测器输出的特定高度电脉冲信号的电子学线路。通常将选择记录的脉冲电压区间或能量区间称为“窗口”，区间的宽度称为“窗宽”，此区间允许通过的脉冲的最高幅度称为“上阈”，最低幅度称为“下阈”。

射线探测器和电子学线路共同组成核探测仪器，其本质是能量转换装置，可将射线能转换为电脉冲信号；电子学线路可以记录和分析这些电脉冲信号。

四、放射性药物的基本概念和来源

放射性药物（radiopharmaceuticals）是指含有放射性核素、用于医学诊断和治疗的一类特殊制剂。大部分放射性药物由放射性核素和非放射性被标记物质两部分组成。用于显像的放射性药物习惯上又称为显像剂（imaging agent）。

放射性药物具备四个主要特点：①放射性，利用其放射性核素放出的射线达到诊断或治疗的目的。②不稳定性，放射性药物中的放射性核素会自发衰变为另一种核素或核能态。③辐射自分解，衰变发出的粒子或射线会直接作用于放射性药物本身，发生物理效应、化学效应、生物效应等，从而引起化合物结构的改变或生物活性的丧失，进而导致其体内生物学行为改变。④引入量很少。

目前，医用放射性核素主要有三个来源：核反应堆、加速器和放射性核素发生器。

（一）核反应堆生产医用放射性核素

核反应堆生产的放射性核素成本低、品种多，大多是丰中子核素，目前是医用放射性核素的主要来源。

（二）加速器生产医用放射性核素

加速器分为直线加速器和回旋加速器，生产医用放射性核素的加速器一般为回旋加速器。回旋加速器的工作原理是，通过电流和磁场使带电粒子（如氘核）加速轰击靶核后引起的核反应生产放射性核素，得到的产物一般为半衰期较短的乏中子核素，这种核素大都以电子俘获或发射 β^+射线的形式进行衰变，适合于 γ 照相机、SPECT 和 PET 显像。加速器生产的医用放射性核素主要有下列四个特点。

（1）发射 β^+或 γ 射线，探测容易，辐射损伤也较小。

（2）半衰期短，可以重复多次检查。

（3）比活度高。

（4）用途广，能够广泛用于生命科学领域。

（三）放射性核素发生器生产医用放射性核素

放射性核素发生器产生核素的方法如同母牛挤奶，既能够定期从较长半衰期的放射性母体核素中分离出较短半衰期的子体放射性核素，而且这种过程可以反复进行，直到母体核素的放射性活度减少到极低，是医用放射性核素的主要来源之一。

目前，^{99}Mo-^{99m}Tc 发生器应用最普遍，随着 ^{99}Mo 的衰变，^{99m}Tc 的放射强度不断增长，达到平衡峰值的时间约为 24h。因此，每隔 24h 用生理盐水即可洗脱出放射性核素 ^{99m}Tc。

（四）其他来源

一些放射性核素通过核燃料后处理获得，如 ^{90}Sr、^{99}Mo 等；还有一部分放射性核素可以从天然物质中提取，这类核素绝大多数属于 ^{238}U、^{235}U、^{232}Th 三个天然放射系。

五、放射性药物的制备与质量要求

（一）对适宜制备放射性药物的放射性核素的要求

1. 对制备体内使用的诊断性放射性核素的基本要求

（1）合适的物理半衰期：其物理半衰期（$T_{1/2}$）应在满足诊断检查所需时间的前提下尽可能短，一般 $T_{1/2}$ 在数十分钟至数天。

（2）适宜的射线种类和能量：最好不发射或少发射生物效应高的 β 射线、内转换电子或俄歇电子等，以减少对机体不必要的辐射损伤。

（3）毒性小或无，且容易从体内清除。

（4）合适的化学性质：诊断用放射性核素应具有较强的化学活泼性及合适的化学状态，以便标记化合物。

2. 对体外使用的放射性核素的要求

（1）放射性核素所发出的射线具有较高的探测效率，易被普通的探测器所探测到。

（2）标记所用放射性核素应有较高的比活度和放射性核纯度，载体含量应尽可能少或无。

（3）物理半衰期较长，以保证所制得的示踪剂具有较长的货架期。

（二）对放射性药物的要求

（1）理想的生物学性能：放射性药物进入机体后能迅速靶向地进入器官或组织，靶器官/非靶器官的放射性比值高，并有合适的滞留时间，诊断完成后，能很快排出体外。

（2）简单的制备过程：必须简单快速地标记放射性药物，理想的标记方法是“一步法”，即预先将标记过程中所需的、除放射性核素以外的所有物质制成半成品药盒，标记时只需将放射性核素加入药盒即可标记成功。

（3）良好的稳定性：包括辐射稳定性、化学稳定性、标记稳定性和体内稳定性等方面。①辐射稳定性是指不发生或极少发生辐射自分解；②化学稳定性是指放射性药物在制备和储存过程中不易发生分解、氧化还原等化学变化；③标记稳定性是指在放射性药物中，放射性核素的组成部分与被标记的化合物牢固结合；④体内稳定性是指放射性药物引入体内后，不会因为介质条件的变化或生物活性物质（如酶等）的作用而发生分解、变性或标记核素的脱落。

（4）体内使用的放射性药物的用药量：应在保证获得清晰图像的前提下，遵循靶器官和全身照射剂量尽可能低的原则。

（5）其他：如合适的物理性状、pH、无菌、无毒、无热原等。

（三）放射性核素标记方法

1. 核素交换法 核素交换法是利用同一元素的放射性同位素与稳定同位素在两种不同化学状态之间发生交换反应来制备放射性标记化合物的。放射性碘、磷的标记常用这种方法。

2. 化学合成法 化学合成法是制备放射性标记化合物最经典、最基本的方法之一，其原理即运用化学反应将放射性核素的原子“加入”所需的化合物分子结构中，不同的是所用原料含有放射性，如应用 ^{11}C 标记有机化合物等。

3. 生物合成法 生物合成法是利用动植物、微生物的生理代谢过程或酶的生物活性，将简单的放射性物质在体内或体外引入化合物中。例如，^{75}Se 标记的单克隆抗体就是将 ^{75}Se 标记的 L-蛋氨酸掺入杂交瘤的细胞培养液中制成的。

4. 金属络合法 金属络合法是指采用金属放射性核素直接形成络合物进行标记的方法，即放射性核素以共价键或配位键的形式络合到被标记的分子中，被标记的分子不含有标记的放射性核素的同位素。此种方法多用于标记多肽等。

六、放射性药物的质量控制

医用放射性药物在进入人体进行诊断与治疗之前，必须进行严格的质量控制，以确保被检者安全。质量控制包括物理鉴定、化学鉴定和生物学鉴定等。

（1）物理鉴定：包括包装、外观现状、透明度、颜色、颗粒度、比活度及放射性核纯度。

比活度（specific activity）是指单位质量的放射性物质的放射性活度。

放射性核纯度是指特定的放射性核的放射性活度占药物总放射性活度的百分比，也称为放射性纯度（radioactive purity）。

（2）化学鉴定：包括 pH、放射化学纯度及化学纯度。

放射化学纯度（radiochemical purity）简称放化纯度，是指特定化学结构的放射性药物的放射性占总放射性的百分比，它是衡量放射性药物质量最重要的指标之一。

化学纯度是指特定化学结构化合物的含量，与放射性无关。存在化学杂质可能会对被检者产生毒副作用。

（3）生物学鉴定：放射性药物在获准临床应用前，必须通过异常毒性及急慢性毒性试验，必须做到无毒、无菌、无热原，方可使用。

七、放射性药物的种类

放射性药物分为两种类型：诊断用的放射性药物和治疗用的放射性药物。

诊断用的放射性药物在经各种途径，如口服吸入、注射等进入机体后，选用特定的放射性探测器获得药物在体内的踪迹及分布图像，还可获得其在体内不同器官或组织中参与代谢的状况、放射性活度随时间变化的信息等，以用于诊断各种疾病及获得脏器或组织的功能状态。

治疗用的放射性药物由治疗用的放射性核素和载体两部分组成。载体能将放射性核素载运到病变部位，从而达到治疗目的。

八、辐射防护

放射性核素的应用越来越广泛，但其危害不能忽视，需要通过有效的措施加以控制，将放射性对机体的损伤降到最低，达到合理利用辐射的根本目的。核医学防护分为外照射防护和内照射防护。

核医学工作中的外照射射线主要是 γ 和 β 射线。经典的外照射防护原则如下。

（1）时间防护。外照射累计剂量与照射时间成正比。因此，操作技术应娴熟，在保证工作质量的前提下，尽量缩短受照射时间。

（2）距离防护。放射源产生的剂量率与距离的平方成反比。每当距离增加一倍，剂量率就会减少到原来的 1/4。因此，在保证正常工作的前提下，尽量远离放射源。

（3）屏蔽防护。在放射源和人体之间设置适当的屏蔽物，借助物质对射线的吸收减少人体受照射的剂量称为屏蔽防护。防护 γ 射线可用铅、水泥等重元素物质；防护 β 射线可用铝、有机玻璃、塑料制品等，还应注意防护 β 射线引起的轫致辐射以及防止其对皮肤和角膜的损伤。

内照射防护主要是指防止开放性放射源通过口、皮肤、呼吸道等进入体内。内照射的关键在于预防，要求是：放射性操作必须在指定区域或范围内进行，避免污染；定期进行污染检查和监测；放射性物品必须储藏在有屏蔽的地方或者固定仓库内。

【案例 6-4】

女性，47 岁，甲状腺乳头状癌切除术后 1 个月，到核医学科准备行 ^{131}I 内照射治疗。

【问题 6-4】

放射性药物如何分类？为什么甲状腺乳头状癌术后的被检者需要进行内照射治疗？

【案例 6-4 分析讨论】

放射性药物分为 2 种类型：诊断用的放射性药物和治疗用的放射性药物。治疗用的放射性药物由治疗用的放射性核素和载体两部分组成，载体能将放射性核素载运到病变部位，从而达到治疗目的。对甲状腺乳头状癌术后的被检者进行 ^{131}I 内照射治疗的目的在于，利用 ^{131}I 释放的 β 射线清除残余甲状腺及残余甲状腺癌灶。

第三节 各类核医学成像设备与应用

【案例 6-5】

男性，63 岁，肺癌术后 1 年，右肩、腰骶部、右腿骨痛 1 个月。临床高度怀疑骨转移。

【问题 6-5】

（1）转移性骨肿瘤最常用的有效检查手段是什么？

（2）为何这种检查手段成为首选筛查方法？

【案例 6-5 分析讨论】

被检者有肺癌病史，右肩、腰骶部、右腿骨痛 1 个月，临床高度怀疑骨转移。最常用的有效检查方法是 ^{99m}Tc-MDP（^{99m} 标记的亚甲基二磷酸盐）SPECT 全身骨显像，这种方法较 X 射线早 3～6 个月发现病灶。^{99m}Tc-MDP 通过血液循环到达骨表面，通过化学吸附与羟基磷灰石晶体表面结合以及与未成熟的骨胶原结合而沉积在骨骼内，骨骼各部位聚集骨显像剂的多少与局部骨代谢活跃程度和血流灌注有关，因此，当局部或全身骨发生的病理性改变影响骨组织的血供、代谢或成骨过程时，可表现出骨显像异常。成骨性转移时，呈现异常的放射性增高、浓聚区；溶骨性转移时，呈现异常的放射性减低、缺损区。

SPECT 全身骨显像的优势是通过一次显像，显示全身骨骼结构，既简单又经济，因此成为首选筛查方法。

核医学成像设备经历了从扫描机到 γ 照相机、SPECT、PET、图像融合技术、SPECT-CT、PET-CT、PET-MR 的发展经历。由于 γ 照相机目前基本淘汰，所以不予讲述。

一、SPECT

SPECT 在 γ 照相机平面显像的基础上，应用计算机技术增加了断层显像，主要通过显示人体组织器官的功能代谢变化，为临床提供功能代谢方面的诊断信息。

SPECT 由探头（探测器）、机架、检查床和图像处理工作站四部分组成，探头是核心部件，通常为 1～3 个。

（1）单探头 SPECT 只有一个可旋转采集的探头，已经淘汰。

（2）双探头 SPECT 的两个探头之间可设置成不同角度，以满足不同脏器的显像要求（图 6-5）。

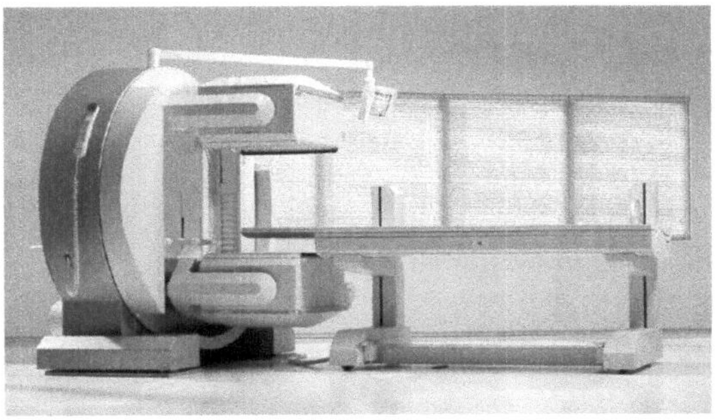

图 6-5 双探头 SPECT

（3）三探头 SPECT 由三个探头构成，相对角度灵活多变，适合于脑及心脏 SPECT 显像检查。

【案例 6-6】

女性，乳腺癌术后 3 年，2 个月前出现胸部、右髋部疼痛，逐渐加重，行 SPECT 全身骨显像检查，如图 6-6 所示。

【问题 6-6】

（1）被检者全身骨显像发现哪些改变？

（2）该被检者考虑诊断为何病？

（3）所考虑的疾病需要与哪些疾病相鉴别？

【案例 6-6 分析讨论】

（1）被检者全身骨显像显示：左侧多根肋骨、胸腰椎多个椎体、右侧髋骨多处不规则放射性浓聚。

（2）结合病史，考虑被检者多发骨转移瘤。

（3）需要与退行性骨病、骨质疏松等相鉴别。

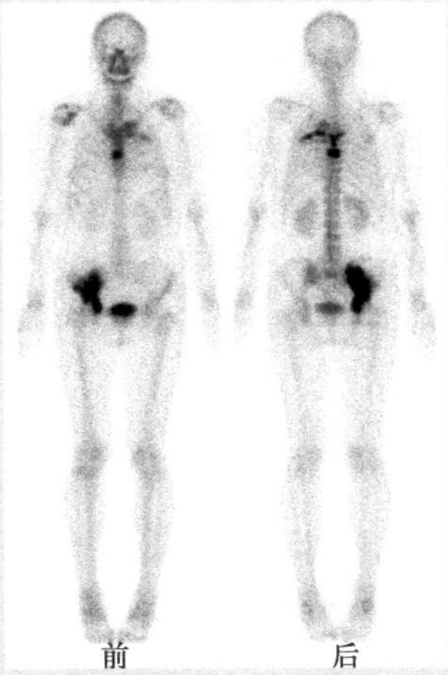

图 6-6 乳腺癌患者 SPECT 全身骨显像

二、PET

（一）PET 的组成

PET 由机架、扫描床、电子柜、工作站（操作工作站和分析工作站）及打印设备等部件组成。

1. 机架 机架由探测器环、棒源、隔板、事件探测系统、符合线路及激光定位器等组成，是 PET 的最大部件，其功能为数据采集。

（1）探测器环：是决定 PET 性能的最重要部分，由若干个晶体组成。

晶体大小直接影响空间分辨力和探测的灵敏度。通常晶体切割得越小，空间分辨力越高，但会降低灵敏度。晶体环数也是一个重要因素，同样的轴位扫描野，环数越多，晶体越小，轴向空间分辨力越好。小晶体的模块化、多环设计使 PET 的灵敏度、分辨力明显提高，同时也增加了纵向视野覆盖范围，有利于局部和全身显像。

（2）棒源：是将 ^{137}Cs 或 ^{68}Ge 均匀地封装在中空的小棒内，其作用是对 PET 进行质控及透射扫描时图像的衰减校正。

（3）隔板：由两部分组成，一部分是探测器环两边的厚铅板，其作用是屏蔽探测器外的射线；另一部分是厚度为 1mm 的环状钨板，其作用是屏蔽其他环视野入射的光子对。

（4）其他：机架还包括事件探测系统、符合线路和激光定位器。

2. 扫描床 扫描床用来承载检查对象，根据需要移动检查对象至扫描野。

3. 电子柜 电子柜由 CPU、输入/输出系统及内外存储系统等组成，其作用是重建图像、处理及储存数据。

4. 工作站 工作站分为操作工作站及分析工作站，由电子计算机和软件系统组成，作用是控制机器进行图像采集、重建图像显示和图像储存等。

5. 打印设备 打印设备是图像或文字的输出系统，由打印机、激光照相机等组成。

（二）PET 显像原理

碳（C）、氧（O）或氢（H）是人体正常组织结构含有的必需元素，将人体必需元素的正电子同位素 ^{11}C、^{15}O、^{18}F 等标记的显像剂引入机体后定位于靶器官，这些核素衰变过程中释放的正电子在组织中运行 1～2mm 的距离后，即会与周围的电子发生湮没辐射，然后发射出方向相反、能量相等（511keV）的两个 γ 光子，PET 通过采集上述 γ 光子进行成像，从分子水平显示组织细胞的血流、代谢、功能、细胞增殖和受体分布等信息。

（三）PET 图像采集

PET 显像的图像采集方式包括发射扫描和透射扫描。发射扫描又包括 2D 和 3D 采集、静态和动态采集、局部和全身采集等。

1. 发射扫描 PET 采集湮没辐射产生的光子对，确定示踪剂位置及数量的过程，称为发射扫描。

（1）2D 和 3D 采集：2D 采集是在环与环之间有隔板存在的条件下所进行的采集方式，其信噪比高，分辨力高。3D 采集探测到的光子对信号比 2D 采集探测到的光子对信号高 8～12 倍，使系统的灵敏度大大提高，但要获得较好的图像，仍需要进行有效的散射校正。

（2）静态和动态采集：静态采集是显像剂在体内达到平衡后再进行采集，是临床最常用的显像方式。动态采集则是在显像剂注射的同时采取的连续动态的数据采集方法，可以得到连续、动态的图像序列，可以研究显像剂的体内动态过程及其随时间变化的趋势或规律。

（3）局部和全身采集：局部采集多用于身体某个部位（如大脑、心脏等）的显像检查；全身采集则主要用于了解肿瘤在全身的转移情况（如全身骨显像）。

2. 透射扫描 通过棒源围绕身体旋转，采集放射源从体外透射入人体后所剩余的光子，其作用是对发射扫描进行衰减校正。

（四）图像重建

PET 图像重建方法分为滤波反投影法和有序子集最大期望值法。滤波反投影法的优点为图像重建速度快，耗时短，计算准确，但是存在高分辨力和低噪声的矛盾。有序子集最大期望值法具有较好的分辨力和抗噪声能力，重建的图像解剖结构及层次清楚、伪影少，定位定量准确，图像质量好，但由于计算数据量大，耗时较长。

（五）PET 的质量控制

PET 的质量控制通常包括以下项目。

（1）空扫：是指在扫描视野内空白的条件下进行的扫描，是每天检查前必须进行的质控项目，约需要 30min，主要目的是监测探测器性能随时间发生的漂移，并与透射扫描共同用于 PET 图像的衰减校正。

（2）符合计时校准：是采用低活度棒源，校准各个信道的符合时间差异的方法，每次校准大约需要 2min，一般每周进行 1 次。

（3）光电倍增管增益调节：主要包括位置增益和能量增益两部分。位置增益是晶体的光子信号与光电倍增管之间空间位置的校准；能量增益是能量甄别窗与晶体光子信号之间的校准，每次校准需要 1h，建议每周进行 1 次。

（4）归一化校准：是应用低活度棒源进行 360°扫描，测量各个晶体的探测灵敏度差异，用于校正发射扫描数据，需要时间较长（12 小时以上），建议每 3 个月进行一次。

（5）井型计数器校准：其作用是将图像的放射性计算单位（counts/pixels）转换成井型计数器单位（Bq/mL），从而对病变进行定量或半定量分析。

（六）PET 的性能评价

PET 的性能评价指标主要包括空间分辨力、灵敏度、时间和能量分辨力、探测器效率噪声、等效计数率等。

三、图像融合技术

【案例 6-7】

男性，75 岁，咳嗽、胸痛 3 个月余，肺 CT 发现左肺门占位病变，但被检者心肺功能不佳，无法行支气管镜检查。

【问题 6-7】

为进一步明确病变性质，被检者应做哪项检查？

【案例 6-7 分析讨论】

被检者为老年男性，心肺功能不佳，在无法行支气管镜检查的情况下，首选 PET-CT 检查进一步明确病变性质。PET-CT 是 PET 和 CT 两种成熟的影像技术的巧妙融合，一方面对病灶进行准确定位，另一方面将 PET 和 CT 诊断结果相互印证、补充，实现准确定性。

图像融合技术（imaging fusion technique）是将不同类型的医学影像或采用不同方法获得的同一类型的医学影像图像进行空间融合或匹配，使图像数据巧妙地组合到一幅图像上。图像融合是 PET-CT 及 SPECT-CT 的核心，通过将 PET 或 SPECT 与 CT 进行变换处理，对两种图像进行空间位置配准与结合，也就是将 PET 或 SPECT 和 CT 图像数据合成为单一图像。

PET-CT 及 SPECT-CT 中，PET 或 SPECT 扫描仪和 CT 扫描仪共用同一个机架、扫描床、图像采集和图像处理工作站等，实现功能和解剖影像的同机融合，得到的图像不仅有精细的解剖结构，还有丰富的生理、生化等功能代谢信息，为病灶的精确定位、定性、定量诊断提供更多的参考信息。

四、SPECT-CT

SPECT-CT 是将 SPECT 和 CT 两种成熟技术相结合的一种显像仪器，一次显像检查可分别获得 SPECT、CT 及 SPECT-CT 三种图像，通过不同影像技术的优势互补，实现了 SPECT 功能代谢影像与 CT 解剖形态影像的同机融合。

SPECT-CT 中，SPECT 与 CT 的结合有两种设计方式：一种是同机 SPECT-CT，也就是在 SPECT 探头机架上安装一个 CT 的球管，对侧安装探测器；另一种是异机 SPECT-CT，即在 SPECT 机架后并排安装一个高档螺旋 CT。

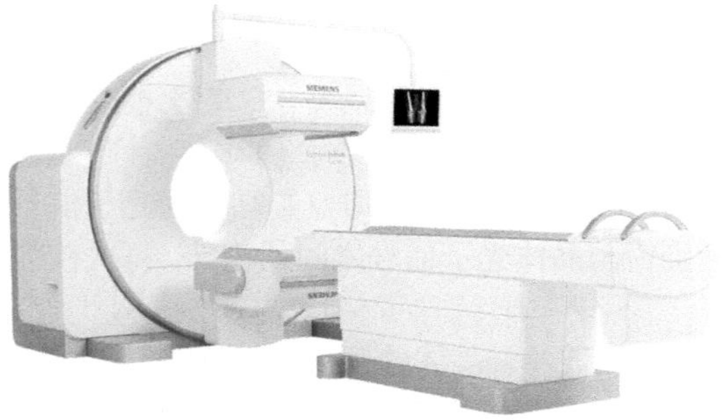

图 6-7 同机 SPECT-CT

（1）同机 SPECT-CT（图 6-7）机型体积小、结构紧凑、稳定性高，两种图像融合的精度高，为了减少 CT 旋转振动对 SPECT 探头性能的影响，要求 CT 旋转的速度比较低。此设计限制了 CT 性能的提高。

（2）异机 SPECT-CT 多采用 SPECT 机架在前、CT 机架在后的设计模式，这种机型可以选用高档次 CT，从而提高 SPECT-CT 中 CT 的性能。

五、PET-CT

PET-CT 是图像融合技术的经典代表，一次成像可获得 PET、CT 及 PET-CT 三种图像，既可准确定位，又能准确定性，临床实用价值非常高。

（一）PET-CT 的结构及功能

PET-CT（图 6-8）在同一个机架内，由 PET 探测器、CT 探测器和 X 射线管组成，共用同一个扫描床、图像采集和图像处理工作站。

CT 采集的数据代替棒源的透射扫描对 PET 图像进行衰减校正，可以明显缩短检查时间。

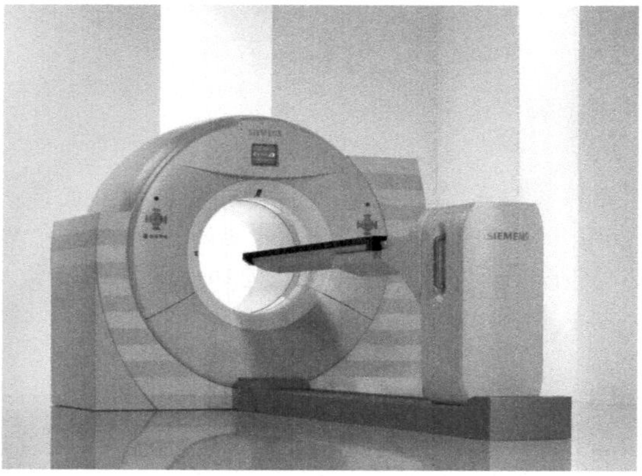

图 6-8 PET-CT

（二）PET-CT 的图像采集

PET-CT 图像采集通常先进行 CT 扫描，再进行 PET 扫描。CT 扫描可以用于衰减校正、解剖定位和 CT 诊断。在解剖位置上，PET 与 CT 扫描的图像要求膈肌位置尽可能相匹配。因此，在全部扫描过程中，被检者需要保持自然平静的呼吸，有条件的机器可进行呼吸门控采集或运动校正。

（三）PET-CT 的性能评价

PET-CT 的性能评价项目主要包括 9 项：定位光精度、层厚偏差、CT 剂量指数、CT 值、噪声、均匀性、低对比度分辨力、高对比度分辨力、诊断床定位精度。

（四）PET-CT 的临床应用

目前，PET-CT 主要应用于神经、心脏及肿瘤的早期发现和诊断等。

【案例 6-8】

男性，57 岁，体检发现右肺门区结节，为进一步确诊行 PET-CT 检查，如图 6-9 所示。

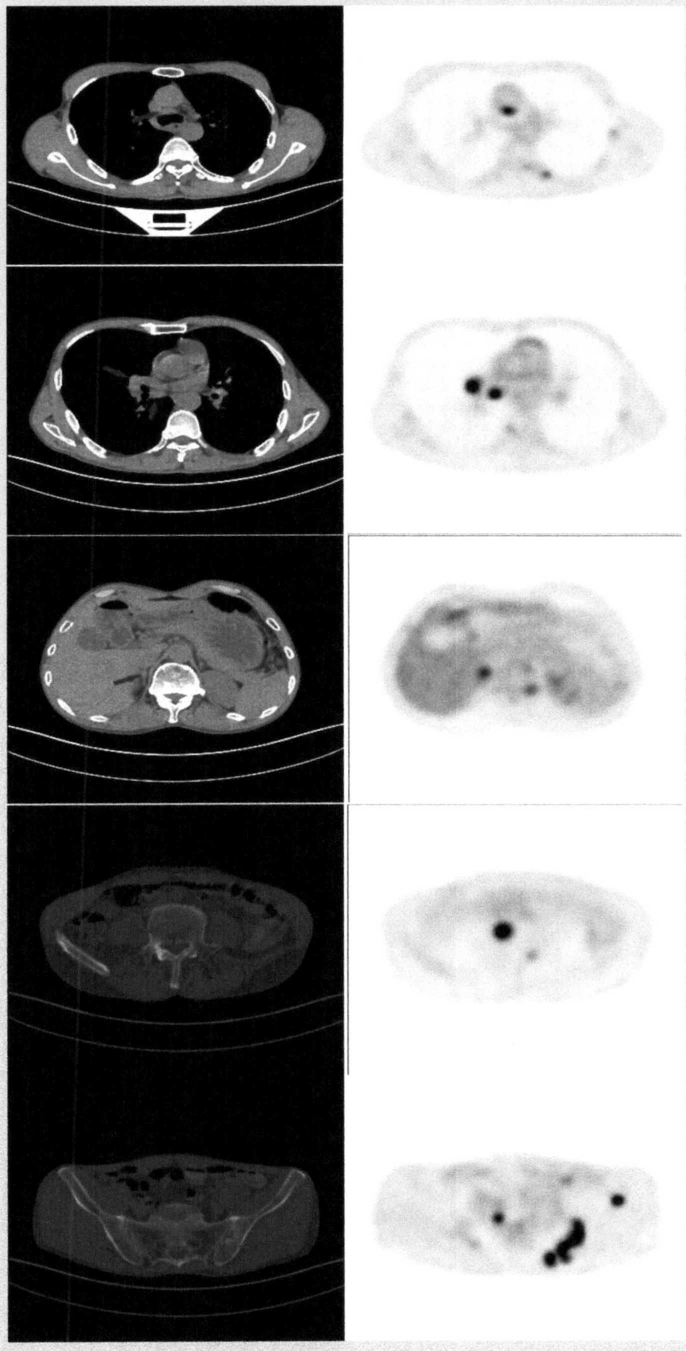

图 6-9 被检者的 PET-CT 图像

【问题 6-8】

（1）PET-CT 图像上有哪些改变？

（2）被检者考虑诊断为何病？

（3）被检者的影像学分期为第几期？

【案例 6-8 分析讨论】

（1）被检者 PET-CT 显示双侧肋骨、胸腰椎多个椎体、左侧髂骨见多处不规则放射性浓聚并见骨质破坏影，FDG 平均摄取值达 5.34～7.29，综上考虑恶性可能性较大。

（2）根据图像综合分析，考虑被检者为全身多发骨转移瘤。

（3）影像学分析，被检者符合恶性肿瘤Ⅳ期。

六、PET-MR

PET-MR 是将 PET 与 MR 相融合的一种新兴检查技术。与 CT 比较，MR 具有更好的软组织对比度及更精确的空间分辨力，对于脑、乳腺等软组织病变的检出率高于 CT。另外，MR 还能提供一些功能信息，如弥散成像及灌注成像等。因此，PET-MR 是一种多模成像平台，可以为临床提供更精确、更丰富的解剖及功能代谢等信息。

PET-MR 有两种组合模式：一种是分体式 PET-MR；另一种是一体式 PET-MR。分体式 PET-MR 共用一个扫描床，分别扫描 PET 和 MR 后进行图像融合，检查方法烦琐，耗时较长。一体式 PET-MR 将 PET 探测器安置在 MR 的射频线圈和梯度线圈之间，类似“夹心饼干”，扫描速度更快，实现了更精确的解剖融合，并且可以进行多参数功能相关性研究，在肿瘤、心血管、神经系统及儿科学方面具备明显优势，为临床及科研提供了更广阔的空间。

本章小结

本章主要介绍了核医学的物理基础，核医学仪器的基本原理、种类、电子学线路、放射性药物以及辐射防护的基本知识。核医学仪器以 SPECT、SPECT-CT、PET-CT 为主，SPECT 是功能显像仪器，SPECT-CT 和 PET-CT 是融合显像仪器，它们实现了功能影像和解剖影像的有效融合，融合后的图像既有精细的解剖结构，又有丰富的生理、生化等功能代谢信息，为病灶的精确定位、定性、定量诊断提供了更多的诊断信息。

思考题

1. 简述同位素、同质异能素、核素的定义。
2. 简述放射性衰变的类型。
3. 简述带电粒子与物质的作用。
4. 简述物理半衰期、生物半衰期的定义。
5. 体内使用的诊断性放射性核素的要求有哪些?
6. 简述外照射防护的基本原则。
7. 简述内照射防护的基本原则。
8. 简述核探测仪器的工作原理。
9. 什么是 SPECT 及 PET?
10. 什么是融合显像？融合显像的作用是什么?

参考文献

胡新珉. 2004. 医学物理学[M]. 北京：人民卫生出版社.
李少林. 2003. 核医学与放射防护[M]. 北京：人民卫生出版社.
王荣福. 2003. 核医学[M]. 北京：北京大学医学出版社.

张永学. 2005. 核医学[M]. 北京：人民卫生出版社.

Boellaard R, O' Doherty M J, Weber W A, et al.2010. FDG PET and PET/CT: EANM procedure guidelines for tumor PET imaging：version 1.0[J]. Eur J Med Mol，37（1）：181-200.

Jackson I M，Scott P J H，Thompson S. 2017. Clinical applications of radiolabeled peptides for PET[J]. Semin Nucl Med，47（5）：493-523.

Peter E V，Delbeke D，Dale L B，et al.2006. Positron Emission Tomography：Clinical Practice. [M]. London：Springer-Verlag Press.

第七章　辅助设备与成像理论

学习要求

记忆：辅助设备的发展历程及简单日常维护。

理解：辅助设备的分类、功能及不同设备的基本原理。

运用：辅助设备在临床实践中的应用与价值。

第一节　医用高压注射器

【案例 7-1】

男性，58 岁，因“肝区疼痛伴腹胀 1 年”在甲医院就诊，拟行 CT 增强检查。甲医院放射科采用人工推注对比剂的方式对被检者行肝脏 CT 增强检查。检查结果送至上级医院会诊。上级医院医生查看患者影像信息后发现，对比剂在动脉和静脉中都有显影，但显影浅淡，无法准确区分动脉期及静脉期，建议被检者重新检查。

【问题 7-1】

（1）造成该被检者重新检查的原因是什么？

（2）应该如何进行检查，以避免此类事件的发生？

【案例 7-1 分析讨论】

肝脏 CT 增强检查时选择人工推注对比剂的方式，因对比剂黏滞度高，导致推注困难。如果注射与扫描同时进行，则被检者可能受到 X 射线辐射；如果注射完毕开始扫描，则会错过动脉期最佳成像时间，无法达到团注效果，影响肝脏病变的诊断。为改善这种状况，可使用高压注射器，操作简单、快捷，能在 CT 增强检查中保证扫描与注射对比剂同步进行，注射速度稳定、快速，利于肝脏多期观察，提高诊断精准性。

随着现代医学影像成像技术的发展，各类影像检查设备的图像采集速度提高，增强检查的个体化要求也越来越高。传统手动注射的方法由于注射速度无法保持均一、注射时间不能精确掌握等已不能满足精准影像检查的需求。高压注射器作为医学影像系统中的辅助设备，是随着影像检查设备、精准医疗等的发展而逐渐出现的。目前高压注射器已广泛应用于各种血管造影检查、CT 增强扫描和磁共振增强扫描中。它操作简便、规范，并且能避免影像工作人员接受不必要的 X 射线辐射。

一、高压注射器的分类与基本原理

（一）高压注射器的分类

高压注射器种类较多，不同厂家生产的高压注射器型号、规格不尽相同，可适配不同影像检查设备，一般有以下几种分类方法。

1. 传动方式　高压注射器按传动方式分为两种基本类型：气压式和电动式。目前多用程控电动式高压注射器，它以电动泵为动力，设有电动抽液、分级注射。驱动电机经离合器、减速器带动传动效率极高的推杆推动注射活塞进行注射，调节电机转速就可以改变注射压力。因此控制电机的转速和时间，就可控制注射率和注射量。因其拥有超压和定量保护报警系统，使用过程与影像检查同步性较好且安全性高，是目前较理想的高压注射器。

2. 安装方式　高压注射器按安装方式分为天顶悬吊式、导管床站立式及落地式三种。它们的区别在于移动支架的固定位置不同，通常落地式较方便、实用。

3. 性能　高压注射器按性能分为压力型和流率型两种基本类型。

（1）压力型高压注射器：通过调节压力控制对比剂注入的速度，其缺点是不能显示对比剂的流率，也无流率保护装置。

（2）流率型高压注射器：通过调节流率控制对比剂注入的速度，但注射对比剂时不能显示压力，如果流率选配不当，注射压力可超过最大限度，有击穿血管或心壁的危险。现常用流率型高压注射器，其具有压力限度保护装置，注射压力超过最大限度会自动降低流速或暂停注射。

4. 注射针筒数量　高压注射器按注射针筒数量分为无筒型、单筒型和双筒型三种。

（1）无筒型高压注射器：为一种新型高压注射器，将对比剂与生理盐水直接插入通道入口，通过导管连接至滚子泵内，如图 7-1 所示。利用滚子泵单相传输技术，实现高压注射。不用更换针筒，直接以药品容器替代针筒，即插即用。设备自动抽药、排气、注射，实现全自动操作。使用时能完成双筒型高压注射器的注射目的，对比剂输入容量受对比剂自身规格限制。

（2）单筒型高压注射器：仅使用一个注射针筒，如图 7-2 所示。其注射方案设定较为单一，不能与生理盐水配合使用，为维持团注效果，对比剂使用量会相对较大且对比剂静脉残留伪影较重。

（3）双筒型高压注射器：分为 A、B 两个注射针筒，可由两个互不干扰、可独立操作的驱动单元控制，可分别注射对比剂和生理盐水，如图 7-3 所示。可根据检查需要设置更加灵活、准确的注射方案，有效减少对比剂用量。但手动安装针筒、抽药、排气，相对较为费时。

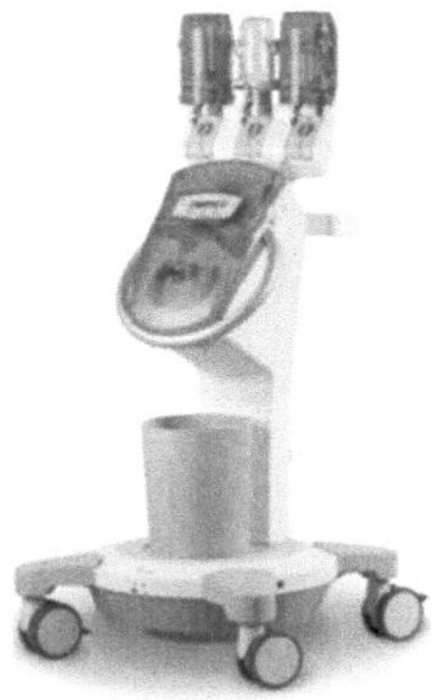

图 7-1　无筒型高压注射器

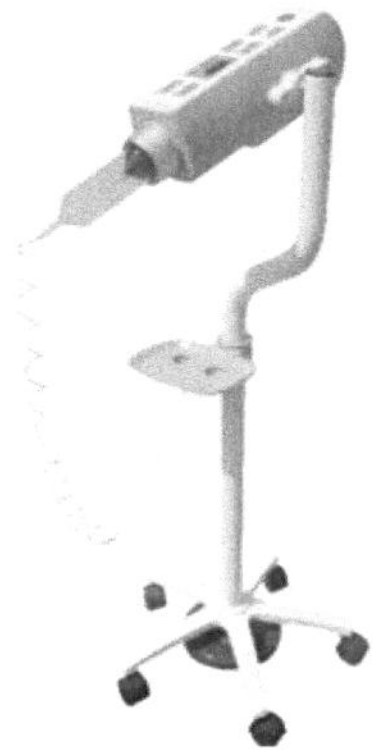

图 7-2　单筒型高压注射器

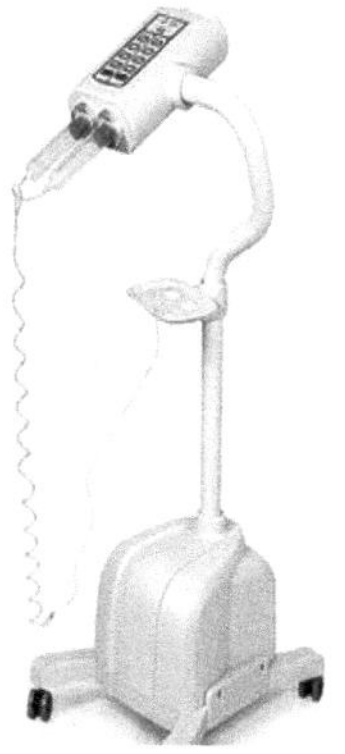

图 7-3　双筒型高压注射器

5. 适配检查设备　按照高压注射器所适配的检查设备可分为 CT 用高压注射器、MR 用高压注射器和 DSA 用高压注射器。不同高压注射器机型适配的针筒规格为 25～200mL，不同型号针筒的耐压值（MPa）也不尽相同，常根据检查需要单独使用或组合使用。

（1）CT 用高压注射器：CT 用高压注射器一般为流率型高压注射器。根据检查部位的不同，使用单筒型和双筒型高压注射器均可，现临床常用双筒型高压注射器，一般 A、B 针筒规格容积均为 200mL。可根据检查部位设定不同对比剂用量、流速及压力，能更好地配合多层螺旋 CT 动态扫描及 CT 血管成像，更好地显示组织病变及动静脉特点，为明确诊断提供可靠的影像依据。

（2）MR 用高压注射器：MR 用高压注射器一般为流率型高压注射器，使用单筒型和双筒型高压注射器均可，现临床常用双筒型高压注射器，A 针筒容积规格一般为 65mL，B 针筒容积规格一般为 115mL。此外，MR 用高压注射器一般是配合磁共振成像仪器而专业设计的，能够在强磁场环境下工作。由于磁共振对比剂的渗透压较碘对比剂低，所需对比剂总量也较少，因此用高压注射器增强也是安全可靠的。MR 用高压注射器能够准确地控制注射速度、对比剂总量及延迟时间，有利于磁共振快速屏气扫描的实现。

（3）DSA 用高压注射器：DSA 用高压注射器一般为流率型高压注射器，临床常用单筒型高压注射器，针筒容积规格较多，一般为 150mL。由于介入手术时间较长，通常配有加热装置，使针筒内对比剂温度恒定，降低不良反应的发生。为获得良好的图像质量，尤其是在进行心脏和主动脉等大血管造影时，要求在短时间内注入大量的对比剂（一般要求达到 15～20mL/s）。与手推法注射对比剂相比，高压注射器推注对比剂可以减少操作者接受的 X 射线剂量，对于介入医师也起到了保护作用。将高压注射器与 DSA 设备联动，在协调配合下，减少被检者辐射剂量的同时还提高了摄影的准确性和造影的成功率。

（二）高压注射器的基本原理

高压注射器的主要功能是在检查时对所需的对比剂用量、注射速度及注射压力等进行控制。其工作原理是：由微机处理器设定注射方案后，经控制电路控制注射电机，由电机转动推动高压注射器推杆前进，继而推动针筒内的活塞开始注射，如图 7-4 所示。其具体工作流程如下。

（1）开机通电后，设备自身的自检回路完成设备自检流程，判断设备是否正常运行。

（2）注射前需安装针筒、填充对比剂及排气，并设置注射方案。

1）安装针筒：机头通过针筒安装状态传感器将信息反馈至高压注射器主控制单元，判断所安装的针筒型号、尺寸等是否达到注射标准。注射过程中若出现针筒状态问题，则主控制单元触发暂停注射。

2）填充对比剂及排气：通过手动或者自动的方式抽吸对比剂，通过驱动电机传动控制活塞在针筒内上下移动，实现抽吸对比剂及排出针筒内空气。同时与活塞杆内滚珠丝杆物理联动的编码器将丝杆的运动位置反馈至高压注射器主控制电路，在机头和显示屏上显示出当前对比剂总量。

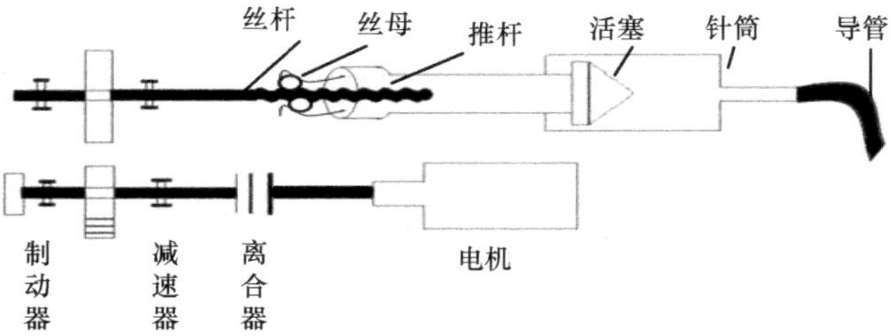

图 7-4 高压注射器传动示意图

（3）根据设置的各项注射参数进行注射。

当触发控制单元触发注射指令时，主控制单元载入设定的注射方案参数，控制电机驱动单元按照设定好的参数进行注射，显示系统将注射对比剂总量、流速、压力限值等参数进行实时显示。

在注射过程中，压力反馈系统通过电路监测与限制采样电机的电流，通过速度的反馈精确计算实际压力值，并将当前注射的实时压力值反馈至主控制单元。当注射中出现压力值超出最大压力限制，有击穿血管或心壁危险时，触发电机降低注射流速，如果短时间内流速无法下降则报错并停止注射。

编码器系统通过多圈电位器转动反馈推杆所处的位置，将实时的注射量反馈至主控制单元，主控制单元将收到的反馈注射信息进行实时显示。注射量达到预设值时，编码器实时反馈至主控制单元，触发注射停止。由机械限位装置控制推杆位置，以此控制注射量。

整个注射过程中的信息通过主控制单元处理，实时显示在高压注射器显示单元上。

二、高压注射器的基本构造

高压注射器有两个最基本的组件：高压注射器系统和控制显示系统（图 7-5），还有支持固定部分及电源等附属配件，针筒及连接管如图 7-6 所示。

1. 高压注射器系统 高压注射器系统包括高压注射器控制面板、高压注射器注射头、加热部件等。

（1）高压注射器控制面板：包括显示面板及操作按键，有些机型连接有悬吊式注射开关。可进行注射参数设置，选择及控制针筒装载及填充对比剂或生理盐水，反馈针筒状态信息，控制开始、暂停及停止注射。

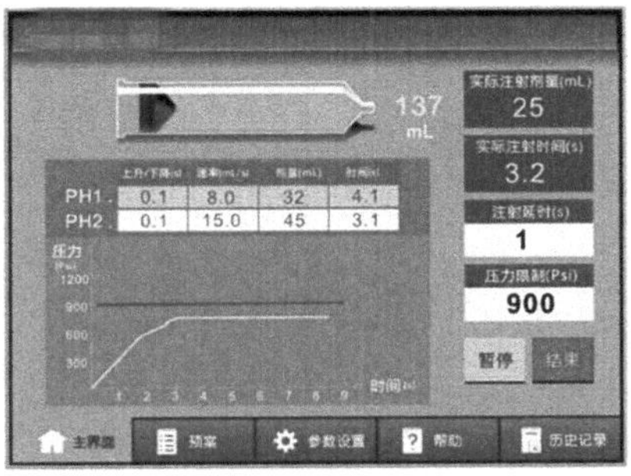

图 7-5　高压注射器控制面板

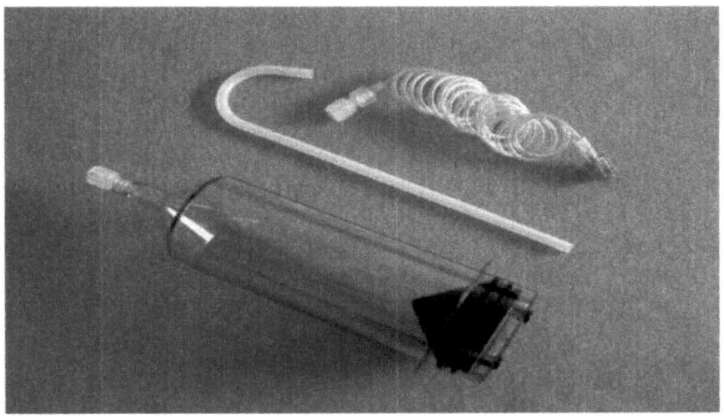

图 7-6　针筒及连接管

（2）高压注射器注射头：包括高压注射器推杆、针筒活塞、配套针筒、显示容量刻度装置、指示灯等结构。不同机型配套使用不同规格的针筒。指示灯主要显示注射头的工作状态：灯亮为工作状态，灯不亮为非工作状态。

（3）加热部件：将针筒内对比剂预热并保温。

2. 控制显示系统　控制显示系统是一个能控制高压注射器系统的计算机操作系统，一般是显示和输入为一体的操作面板，主要有信息显示、参数设置、注射控制等功能。

（1）信息显示：主要显示高压注射器的工作状态及操作提示，如显示注射机头状态（针筒安装状态、针筒中药量状态）、对比剂注射进程、对比剂注射过程中实时压力监控及操作运行中错误提示等。

（2）参数设置：按照检查要求，可设置不同注射方案并存储，如对比剂总量、流速（mL/s）、注射压力及压力阈值、单次或多次注射对比剂、对比剂和生理盐水的注射顺序、注射延迟时间等。

（3）注射控制：主要控制开始、暂停及停止注射。

3. 附属配件　附属配件主要包括支持固定部分、电源、连接电缆等。电源接口通常位于高压注射器支架底座上，用于连接充电器以及可选稳压电源。支架底部一般装有万向轮，可方便地把高压注射器移动到任何操作位置，也可将高压注射器位置固定在墙壁、天花板、治疗台上等。显示系统可通过连接电缆或者远程遥控装置将数据传送到高压注射器系统上。开关按键一般设在底座操作面板上，以便工作人员日常操作使用。

三、高压注射器的日常维护和常见故障分析

（一）高压注射器的日常维护

1. 检查　每日检查压力套管是否有裂纹线或裂缝，防止因承受注射过程中的高压而出现爆裂。使用前确保电缆完好，无弯曲，不受挤压。检查注射材料包装完整性及使用期限。

2. 校准　每天开机后机器会自动运行自测试及校准程序，自测试及校准程序结束后显示相应图标方可开始使用。

3. 充电　首次启用或仪器长期停用后重新启用前需先给蓄电池充电。蓄电池一般免维护，根据厂家要求定期或在需要时联系厂家更换。原则上每天工作结束后进行蓄电池充电，每天充电前须关闭高压注射器，蓄电池充电完毕后立即切断充电器电源，蓄电池没电时可通过连接可选的稳压电源继续使用高压注射器（其间蓄电池不充电）。

4. 清理

（1）清理耗材。使用过的耗材应立即从高压注射器中移除并按照相关卫生规定进行合理回收处理，耗材不得消毒后重新使用，预防交叉感染。

（2）高压注射器的清洁。压力套管和底座：每天需将针筒推杆移动到完全退回的位置，用湿软

抹布擦拭内部，禁止用高压处理压力套管。对比剂污垢在变干前用热水清除，若对比剂凝固，可将底座和压力套管整个浸入中性热肥皂水中，以清除所有凝固的对比剂，禁止使用强清洁剂和消毒剂。

卡座装置：用中性热肥皂水擦拭内部，禁止将卡座浸没在任何液体中，否则会损害其内部元件。

（3）注射头及控制台的清洁。使用软抹布除去注射头和控制台上的灰尘、液体。将屏幕清洁剂洒在非摩擦性软布上，擦拭操作界面接触屏，禁止使用强清洁剂或溶剂。一般接触屏有通气口，不具备防水功能，在清洗时应避免液体从面板的后面渗入。

（4）电源的清洁。断电后，用一般清洁剂喷洒抹布以清理电源电池以及连接线外部，然后用干抹布擦拭干净。

5. 存放 高压注射器长期停用应防尘防潮。运输和存储温度为–40～70℃，相对湿度为 10%～100%；操作温度为 0～40℃，相对湿度为 30%～75%。

（二）常见故障分析

高压注射器在使用过程中出现故障时，一般会根据自检结果给出相应高压注射器故障或操作错误的系统报告，操作人员可根据系统报告进行相关故障原因分析及处理。常见的系统故障报告及解决办法如下。

CM-volume too low 针筒中对比剂剂量太少，无法执行注射方案。确认报告，添加对比剂。

NaCl-volume too low 针筒中生理盐水剂量太少，无法执行注射方案。确认报告，添加生理盐水。

Adjust profile automatically? 系统提醒是否需要自动调整注射方案，由于针筒中对比剂/生理盐水剂量太少，无法执行注射方案，建议调整高压注射器注射剂量以进行注射。选择确认后，方案将被调整。

Maximum pressure reached 超出设定的最大注射压力，高压注射器尝试进行输送率匹配，失败后注射暂停。检查针管、管路系统和被检者接口是否通畅。

No operation possible 无法操作。原因一般为至少一个阶段缺少剂量或输送率的数值。可输入缺少的数值解决。

Configuration on the remote control 设置远程遥控装置。在远程遥控装置的触摸屏上进行设置期间，显示该报告。

At the same time, using the configuration on the remote control with the configuration on the injector 高压注射器和远程遥控装置同时操作。按高压注射器停止键，不得同时操作高压注射器和远程遥控装置。

Error recipient 针筒基座的加热器出现故障。停用仪器，联系厂家工程师。

The device hasn't been property switched off! 未正确关闭仪器！重新按操作规范关闭高压注射器。

Please remove the syringe and press the button OK! 请移除针筒并按 OK 键确认。

【案例 7-2】

女性，45 岁，因“突发腹痛、腹胀”来医院就诊，行腹部 CT 增强扫描，注射对比剂时高压注射器显示压力曲线正常，无异常报警情况，但是检查结束后发现 CT 图像上检查部位脏器未见强化。护士观察被检者注射位置无肿胀，排除由留置针穿刺失误导致的对比剂皮下渗漏问题。

【问题 7-2】

（1）此例检查成功了吗？

（2）如果检查失败了，原因是什么？

【案例 7-2 分析讨论】

确认此例增强检查失败，对比剂并未在相应时间到达检查部位。通过分析，推测有以下几个原因：①被检者留置针接口存在对比剂渗漏；②连接管的接口存在对比剂渗漏；③高压针筒存在对比剂渗漏；④连接管存在破损；⑤选择错误注射方案，先给被检者推注了生理盐水；⑥被检者心功能极差，扫描结束时对比剂还未到达检查部位。

第二节　医用胶片打印机

【案例 7-3】

某医院采用自助胶片打印系统以方便患者及时打印胶片和报告。患者 A 扫描条码打印报告后，却没有胶片，遂去人工窗口询问；同时紧跟着患者 B 在同一设备上进行打印，拿走胶片后发现姓名、年龄等信息与自身不符，也去窗口询问。

【问题 7-3】

是什么原因造成两患者取不到完整报告及胶片？

【案例 7-3 分析讨论】

自助胶片打印系统由普通图文打印机与干式激光打印机两套打印系统组成。普通图文打印机打印速度快，识别成功后 10s 左右便能打印完成。而干式激光打印机打印速度慢，一张胶片需要 1～2min 打印完成。患者 A 取走报告的胶片仍在打印，A 误以为打印已完成就离开了。而患者 B 正好取走了患者 A 的胶片，才导致上述事件的发生。

针对以上问题，工作人员为自助胶片打印系统增加重复提醒设置，报告打印出后不断重复提醒“请不要离开，您还有 *X* 张胶片等待打印”，直至所有的胶片全部打印出来。另外，目前已有新型自助胶片打印系统采用智能化取片，胶片和报告具有同一出口，并有智能开关锁装置，当同一条形码的报告和所有胶片全部打印完毕后智能锁才能自动解锁取片，否则不能打开。

一、医用胶片打印技术的发展历程

医用胶片打印机是指将医学图像打印到胶片或相纸上来实现图像显示的设备，是现代医用影像输出图像最常见的硬拷贝设备。医生通过胶片或相纸来阅读图像，可以快速浏览并做出初步诊断。因此，胶片或相纸仍然是医学图像的主要载体。

现代医用胶片打印技术经历了由多幅相机打印技术、湿式激光打印技术到干式打印技术的转变（图 7-7）。

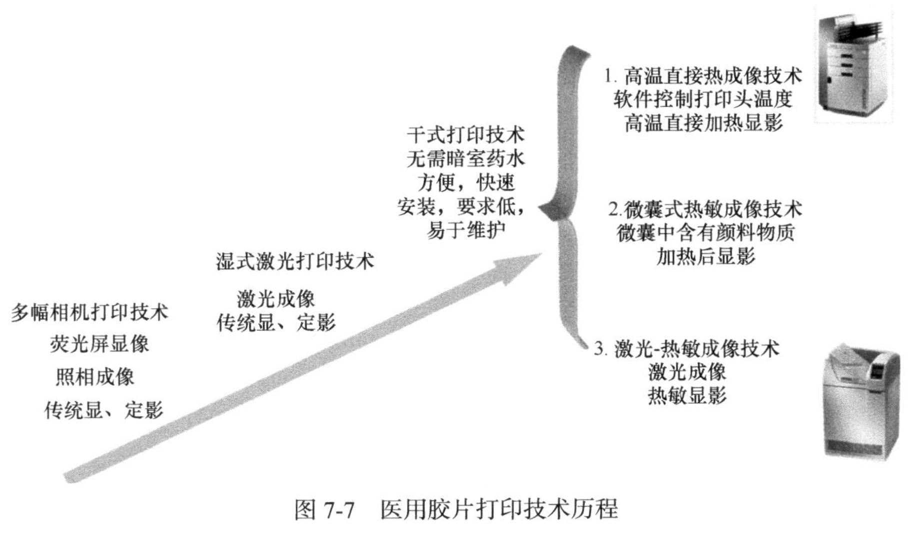

图 7-7　医用胶片打印技术历程

（一）多幅相机打印技术

第一代技术，多幅相机打印技术，主要采用单片基、单层银盐胶片，通过荧光屏、变焦镜头、快门系统而投照成像，在当时实现了将多幅影像打印成像于一张胶片上，通过镜头移动、分步成像，每次一幅。然后通过暗室或洗片机，用化学方式显影、定影，烘干后成为有打印图像的胶片，其成像速度慢，分辨率低，同时会有液体、气体等废弃物的排出。目前，此类胶片打印系统基本连接中小型医院的老式 CT 设备，并逐渐被淘汰。

（二）湿式激光打印技术

第二代技术，湿式激光打印技术。其打印胶片也采用单片基、单层银盐胶片，通过激光扫描成像。激光扫描部分包括激光源、光路传导系统、偏转扫描系统及边缘失真校正系统。打印胶片的分辨率较多幅相机打印技术有了明显的提高，成像的稳定性也提高。但缺点是：通过激光把排版完成的图像信号转变为胶片上的潜影，仍有影像边缘的失真。此外，其打印成像处理系统有腐蚀性液体、气体的排出。

（三）干式打印技术

第三代技术，干式打印技术，其胶片采用单片基、单层银盐胶片，工作原理是用红外激光照射激光片上的热敏介质形成潜影后，胶片从热鼓中吸收热能作用于胶片中形成潜影的银离子，通过催化作用使银离子变成金属银。金属银的量与胶片所接受的曝光剂量成正比，形成不同密度的影像。曝光后胶片涂层中的银离子大致可分成三种形态：感光充分的金属银颗粒、感光不足的混合金属银颗粒和未感光的银离子。胶片存放时间久，留存在胶片上的银离子有可能继续变成银颗粒，使胶片上的影像变色，稳定性尚不够。

由于环境保护的要求，出现了高温直接热成像技术。将整套激光扫描系统集成为一个高温热头阵列，这样可保证无边缘失真。其胶片采用双层片基，在超过 170℃的高温下，使片基内的有机银盐与碱化剂转化为金属银和氧化碱化剂，其影像质量高。整个系统比较简单、紧凑，运行稳定，维护方便，无有害废液和废气的排放，符合环保的要求。

二、打印机的分类

（一）按打印精度分类

打印机按打印精度可分为普通图文打印机和医学影像专业打印机。

（1）普通图文打印机：指市面上销售的通用打印机。打印分辨率虽然也很高，但其打印图像的灰阶度不高，成像质量与原始图像差异大。因此，这些打印机打印的图像一般用于报告资料存档，不能用于医疗影像诊断。目前使用的主要有激光打印机、喷墨打印机和热升华打印机。

（2）医学影像专业打印机：指专门的医用打印成像机。考虑到用于医学影像诊断，这类设备需要获得国家食品药品监督部门颁发的医疗器械许可证才能在医疗领域销售和使用，其打印精度高，对图像打印分辨率和灰阶度都有特殊要求。

（二）按成像方式分类

打印机按成像方式可分为激光打印机（光-热成像、诱导成像）、热敏打印机（直热式成像、染料升华式成像）、喷墨打印机等。

（三）按打印介质分类

打印机按打印介质可分为胶片打印机（湿式、干式）、相纸打印机（热敏纸、光面纸、相纸）和多介质打印机。

湿式胶片打印机因成像结构复杂、环境污染严重，目前已很少使用。

（四）医用打印机和打印介质的选择

当代的医学影像主要是指数字影像设备输出的图像，不同的图像有不同的特点。实际使用时，应根据使用目的选择不同的打印方式和打印介质。

1. 超声类设备　要打印的图像主要是黑白图像、彩色多普勒图像和胎儿四维图像。如果打印存档报告，可选择使用普通彩色打印机，如果打印包含图像和文字的图文报告，打印介质使用普通光面纸即可。如果仅打印图像，则可使用热敏打印机，该打印机通过截取超声机视频信号，利用热敏技术进行打印，黑白和彩色均可打印，打印介质为普通热敏纸。如果打印图像用于影像诊断，可选择医用多介质打印机，可打印专业的彩色和黑白图片。

2. 内镜类设备　需要打印镜下图片和诊断报告，目的是存档。因此，选用普通图文打印机（普通激光打印机或喷墨打印机），打印介质使用普通光面纸即可。

3. CR、DR 类设备　获得的图像都是黑白图像，打印的目的是医疗影像诊断，因此，必须使用医用专业打印设备，一般使用干式激光胶片打印机或热敏胶片打印机。

4. CT、MRI、DSA、PET、PET-CT 类设备　获得的图像有灰阶图像和彩色图像，打印图像的目的主要是医疗影像诊断，必须使用医用专业打印设备，仅打印灰阶图像时可使用干式激光胶片打印机或热敏胶片打印机。打印彩色图像时可使用医用专业彩色打印机或多介质彩色打印机。

三、胶片打印机的原理及特点

（一）湿式激光打印技术

数字影像信息经激光相机打印到相应的激光胶片上，经显、定影液冲洗加工后成像，为区别于干式激光打印技术，把这类传统的激光打印技术称为湿式激光打印技术。湿式激光打印技术虽然具有影像质量好、打印速度快等特点，但由于配制显、定影液非常麻烦、机械故障率高、污染严重等，临床上现在已很少使用。

（二）干式打印技术

1. 激光-热敏成像（photo thermo graphic，PTG）技术　PTG 技术使用干式激光胶片。成像原理为：使用激光束扫描，对胶片进行曝光生成潜影，不需要湿式洗片。显影化学成分包含在胶片的乳剂层中，潜影图像经内置干式热处理系统完成显影、定影形成最终影像，如图 7-8 所示。

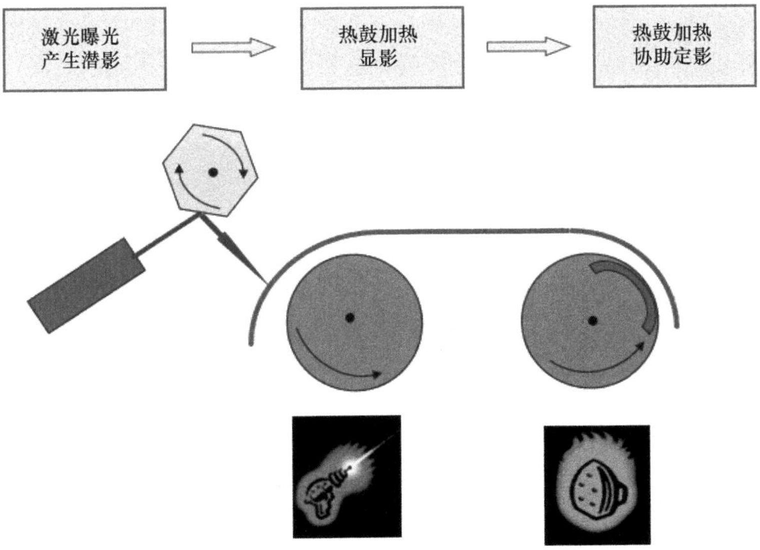

图 7-8　激光-热敏成像技术

PTG 技术之所以发展很快且迅速被医疗界认可，是因为该技术具有操作简单、速度快、影像质量好、网络接驳性好等显著优点。在加热过程中，热鼓会挥发酸性气体，造成环境高污染，腐蚀机器。要求每 3 个月更换一次过滤网，否则酸性气体可能会被吸入体内。

2. 高温直接热成像（high temperature direct thermo graphic，HTDTG）**技术**　HTDTG 技术实际与 PTG 技术的成像原理很相似，都基于有机羧酸银的热敏作用。不同的是，干式激光胶片中含有光敏性卤化银，它既是一个光敏材料（对激光感光），又是一个热敏材料（热显影成像）；直热成像材料不含光敏性卤化银，完全靠有机羧酸银的热敏作用成像。

HTDTG 技术的成像原理为：在热敏打印头上分布着一排加热电阻（热头阵列），通过微细的加热头直接对胶片表面加热，热敏性有机羧酸银分解并还原成黑色银影像，如图 7-9 所示。电阻的大小及数量依机器输出分辨率要求的不同而异，如每英寸（1in=2.54cm）上分布 508 个，则对应于机器的输出分辨率为 508dpi。热电阻的输出温度越高，在热敏胶片上产生的输出密度越大，图像越黑，反之则越浅。

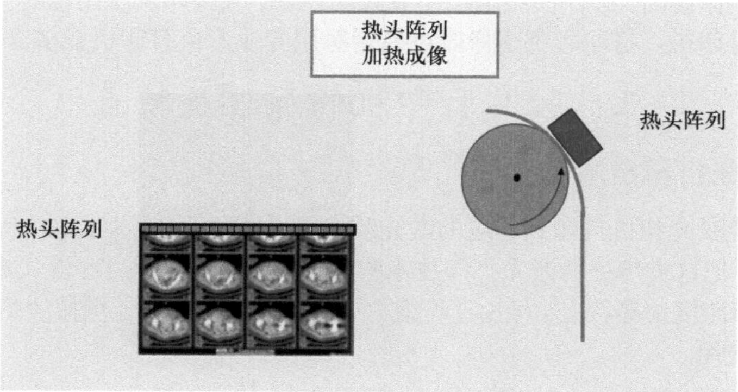

图 7-9　高温直接热成像技术

3. 微囊热成像技术　微囊热成像技术胶片上涂布的不是传统的银盐，热敏层中含有许多微囊，胶囊壁是热敏性高分子材料，胶囊内含有无色的可发色材料（成色剂），胶囊周围含有无色的显色剂。微细的加热头对胶片表面加热，胶囊壁软化，渗透性增加，胶囊外的显色剂渗到胶囊内，与成色剂结合生成黑色染料，加热停止，胶囊壁硬化，发色反应停止。热敏头直接接触胶片加热，热敏头温度变化由计算机数据控制，同时，利用胶囊壁的软化温度，组合不同的胶囊，并优化各种胶囊的比例，即可获得预期的灰阶特性，如图 7-10 所示。

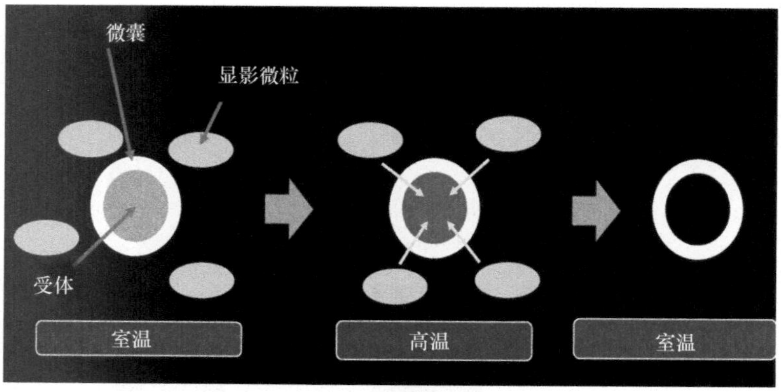

图 7-10　微囊热成像技术

4. 喷墨成像技术　喷墨打印机按工作原理可分为固体喷墨打印机和液体喷墨打印机两种，后者更为常见。液体喷墨方式又分为气泡式与液体压电式。气泡式喷墨（bubble jet，BJ）技术是通过加热喷嘴，使墨水产生气泡，喷到打印介质上。对于液体压电式喷墨技术，墨水由一个类似于热感应式喷墨技术的喷嘴喷出，墨滴则借由缩小墨水喷出的区域来形成。喷出区域的缩小，借由对喷出区域内一个或多个压电板施加电压来控制。由于墨水在高温下易发生化学变化，性质不稳定，所以打印出的色彩真实性就会受到一定程度的影响，没有诊断价值，图像质量达不到存档要求，且污染很严重（图 7-11）。

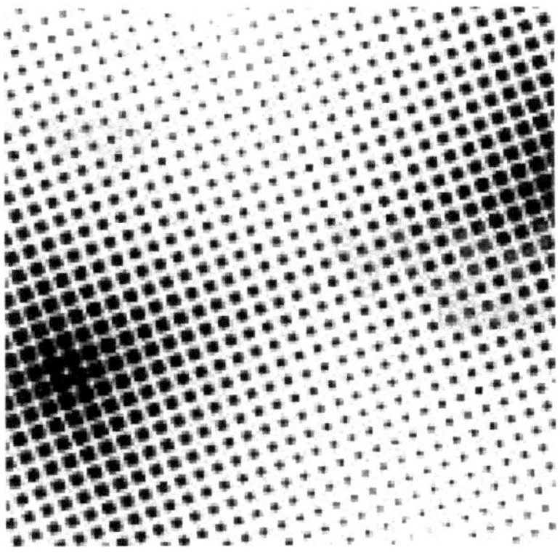

图 7-11 喷墨成像技术

四、干式胶片打印机的构造

（一）激光-热敏打印机

激光-热敏打印机主要由激光打印系统、胶片传输系统、信息传递与存储系统、控制系统等部分组成。

（1）激光打印系统：包括激光发生器、调节器、透镜、驱动电机及传输滚筒等，主要作用是完成激光对胶片的扫描，形成潜影。

（2）胶片传输系统：包括送片盒、收片盒、吸盘、电机及传动部件等。其主要功能是将胶片从送片盒中取出，经传动装置送至激光扫描位置，扫描后再把胶片送至收片盒，然后送至自动洗片机的输入口。

（3）信息传递与存储系统：包括电子接口、磁盘及光盘、记忆板、电缆或光缆以及 A/D 转换器、计算机等。其主要功能是将主机的图像信息通过电缆及电子接口、A/D 转换器输入存储器中，再进行激光打印。电子接口分为视频接口和数字接口。一台激光-热敏打印机可连接几台影像捕获主机，根据主机的输出模式选择不同的接口，以接收视频或数字图像的数据。

（4）控制系统：包括键盘、控制板及各种控制键。其功能是控制激光打印程序、格式选择、打印张数以及图像质量调节等。

（二）直热式数字胶片打印机

直热式数字胶片打印机结构主要由三部分组成：开关电源系统、控制系统、打印引擎系统。

（1）开关电源系统：为直热式数字胶片打印机各工作单元提供相匹配的电源供应。

（2）控制系统：通过以太网络接收数字图像数据，并将图像数据存储到计算机硬盘中；由计算机控制的影像控制系统负责对主机的图像数据进行整理，调整图像的尺寸、大小、版面，同时可对图像的对比度、密度进行调节等；控制系统产生程控信号以控制打印引擎工作。

（3）打印引擎系统：负责控制胶片经过各个工作单元的胶片机械传送过程及数字热敏成像。

五、自助胶片打印系统

随着医院信息化建设的不断进步，自助化正在逐渐改变医生的工作方式和患者的就诊体验。自助挂号和自助缴费已经在大医院中基本普及，检验报告自助打印也发展迅速，而放射科胶片与报告的自助打印才刚刚开始起步。胶片和报告的自助打印可以在放射科信息系统（radiology information system，RIS）和 PACS 的建设基础上构建（RIS 接口模式），也可以在 PACS 不提供接口的条件下独立构建和运行[光学字符识别（optical character recognition，OCR）模式]。

（一）工作流程

1. 传统工作流程 自助打印出现前，放射科医生在患者检查完后，排版打印胶片，交给诊断医生，诊断医生根据胶片和 PACS 中的原始影像做出诊断，在 RIS 中完成报告，然后打印出来。技师或护士将胶片和报告根据患者分好，然后在登记台发给患者，如图 7-12 所示。胶片和报告的收集、装袋和分发是一项繁杂而辛苦的工作，在医院患者流量很大的情况下，技师很容易遗失和出错。

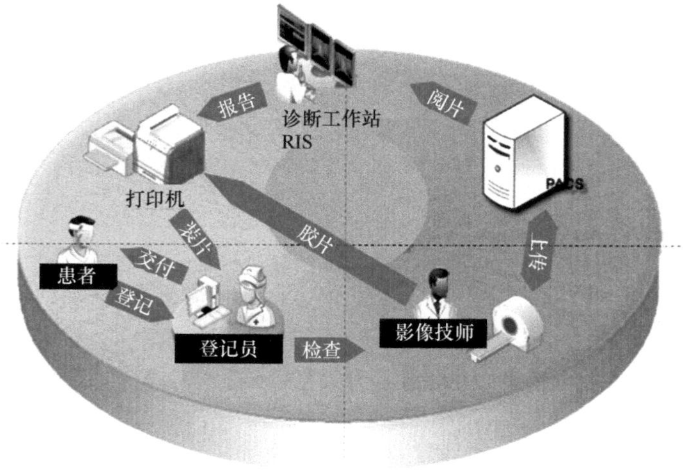

图 7-12 传统工作流程

2. 自助打印流程 医生开立影像检查医嘱，患者登记之后获得带有检查编号的条形码，缴费并完成检查。在排版工作站上，技师将获得的影像排版，直接打印到电子胶片服务器上。将原始影像上传至 PACS，供诊断医生阅片和写报告。在 RIS 上，医生完成和审核报告。在自助胶片打印机上，患者或家属凭条形码打印胶片和报告，如图 7-13 所示。

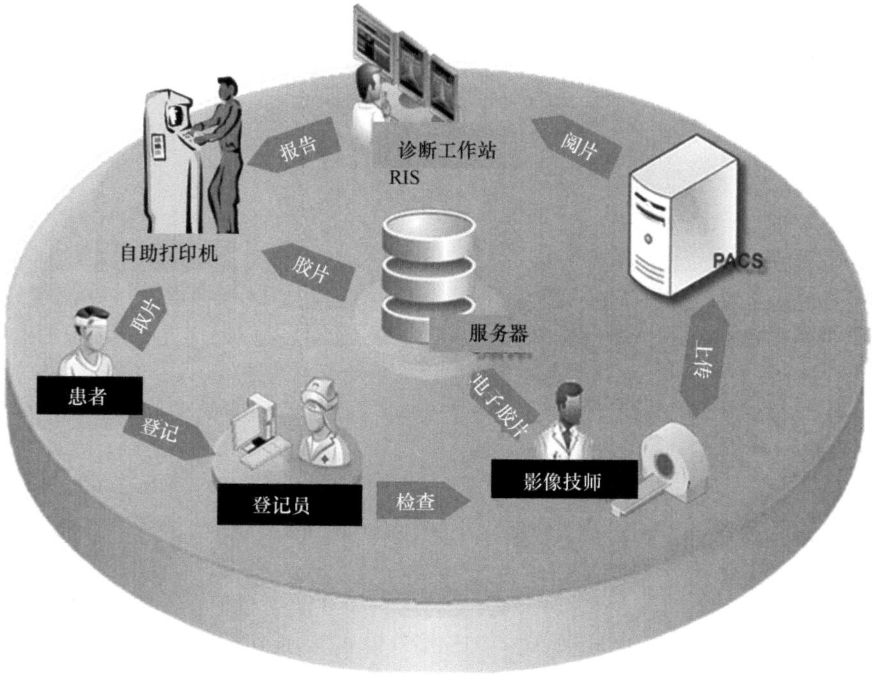

图 7-13 自助打印流程

（二）系统架构

自助胶片打印系统主要由三个部分组成（图 7-14）。

（1）自助服务器：存储所有电子胶片，运行光学字符识别和其他应用程序。

（2）自助客户端：打印状态查询和管理，必要的人工干预（如补打，优先打印）等。

（3）自助终端（含胶片和报告打印机）：患者身份识别（如条码扫描，刷卡），打印过程中的患者信息交互，打印胶片和报告等。

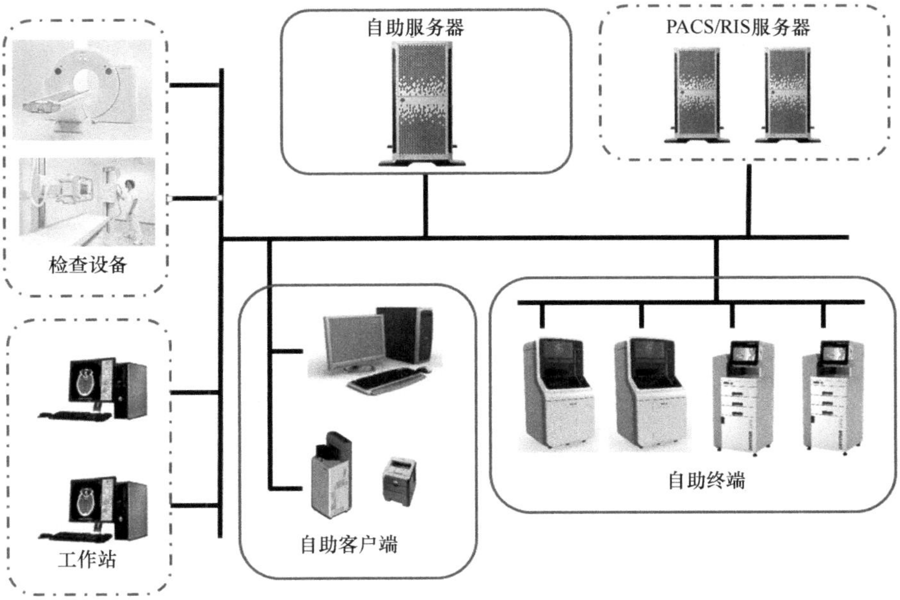

图 7-14　自助胶片打印系统构架

（三）自助胶片打印系统的应用价值

自助打印技术实施之后，放射科实现了无纸、无片化办公，避免了人力资源的浪费，防止了人为差错，大大提高了放射科的工作效率。同时，简化了检查流程，缩短了患者等待和查询时间。

六、“云”PACS

目前，各大医院就诊人数不断攀升，医疗影像的存储负担随之加重，远程医疗的兴起使数据共享的需求日益迫切，网络化的趋势势不可当。随着互联网技术的飞速发展，未来的影像数据将以数字化保存在“云”端，根据诊疗需要可随时快速调阅使用。另外，“云”端具备辅助诊断管理功能，具有数据传输和组织存储更方便快捷的特点，可减少物料成本和管理成本，提高医生工作效率，提升医院医疗水平，实现医院之间的技术交流和资源共享，促进共同发展。除此以外，终端医疗已经开始走入各大医院，“云”端的建立，可以实现终端读片和远程诊断，进一步促进“一站式”医疗服务的完善，极大地缓解患者看病难的问题。但在全社会网络系统实现安全的互联互通之前，医用打印机还将长期存在并持续发挥其重要作用。

【案例 7-4】

某患者从基层医院转诊至某三甲医院就医，未携带影像学资料。医生要求患者重新进行影像学检查以评估疾病、明确诊断，但患者认为重复检查加重了负担，不愿意再次检查。

【问题 7-4】

（1）患者的顾虑和医生的考虑是正确的吗？

（2）此类问题该如何解决？

【案例 7-4 分析讨论】

患者的顾虑和医生的考虑都没有错。

患者到医院挂号、缴费、检查、取报告等就医过程，需花费数小时至数天，检查费用达数百元至数千元，因影像资料丢失或遗漏导致的重复检查，增加了患者的经济负担，间接延误诊治；除此以外，重复的 X 射线检查会增加电离辐射以及对比剂不良反应等风险。因此，患者的顾虑没有错。然而，影像资料可以大大提高疾病诊断的准确率，防止误诊、漏诊。因此，医生的考虑也是正确的。

众所周知，影像胶片携带不方便，容易破损或丢失，给患者和医务人员均带来了困扰。互联网技术的飞速发展以及“云”端的出现，极大地解决了海量数据的存储和共享问题，如果能将患者的影像资料上传至“云”端，随时随地均可在手机或计算机终端上查看。既省去了患者携带胶片和纸质报告的麻烦，又避免了因资料不全而影响诊断。

第三节　辅助门控系统

【案例 7-5】

男性，67 岁，因“肝癌晚期”就诊，查体发现腹腔内存在大量腹水。行腹部 MRI 检查时，被检者无法配合屏气，肝脏屏气 T_2WI 序列图像运动伪影严重，无法满足诊断要求。

【问题 7-5】

此类情况应该如何进行检查？

【案例 7-5 分析讨论】

MRI 扫描时间较长，对患者配合有一定要求。被检者无法配合屏气时，腹部扫描受呼吸运动的影响导致图像模糊。这种情况下可以利用呼吸门控装置，采用自由呼吸方式完成图像采集。当被检者能保持有规律的均匀呼吸时，呼吸门控装置利用探测到的呼吸波参与 MRI 过程，可以有效降低呼吸运动伪影。

在患者进行影像检查时，人体的一些生理运动，如呼吸运动、心脏及血管搏动可造成严重的运动伪影，影响图像的质量。为了减少运动伪影，保证成像质量，需要对人体周期性的生理运动进行一些技术处理，这些技术包括心电门控技术、呼吸门控技术及导航回波技术等。

一、心电门控装置的原理和构造

（一）心电门控装置的原理

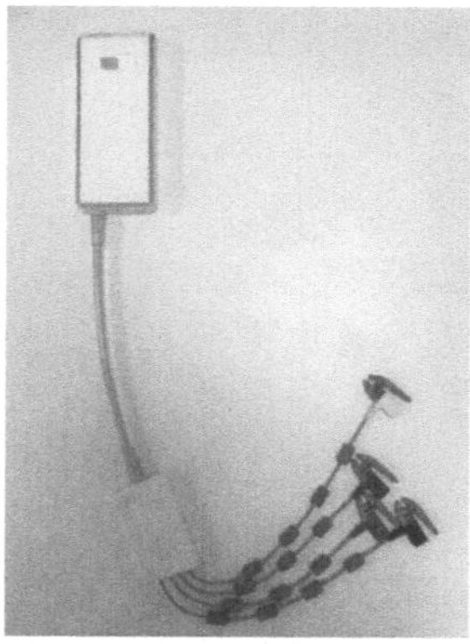

图 7-15　ECG 和呼吸感应器

心电门控装置利用心电图（ECG）的信号作为心脏周期运动的依据（图 7-15），从而保证采集过程与心脏搏动周期的同步性。临床上采用心电门控装置主要有两个目的：①去除心脏大血管的搏动影；②将门控技术与快速成像技术相配合，可以获得心脏大血管生理功能等信息。心动周期的变化与心电活动相对应，心动周期可简单分为收缩期和舒张期。收缩期一般从 R 波的波峰开始到 T 波末结束，舒张期一般从 T 波末开始到 P 波出现前结束。

1. 回顾性心电门控技术　回顾性心电门控技术也可称作伪门控技术。回顾性心电门控技术不用心电图 R 波触发，而是连续采集数据，心电图的变化不会影响数据采集，每次采集时，相应的心电图位置被记录并储存下来，在采集完成后，按心电图对应的数据重建不同时相的图像。在整个心动周期中扫描和信号采集都在进行，该方法主要用于心脏动态和电影的显示。

2. 前瞻性心电门控技术 前瞻性心电门控技术主要是指 R 波触发信号采集的门控技术，利用心电图的 R 波触发信号采集。在 R 波波峰被探测后，经过一个延时，相当于进入心室舒张中期时刻，MR 或 CT 序列被触发启动，到下一次心室收缩前夕序列被暂停，这样基本保证了在心室舒张中后期进行信号采集，这个时段心脏运动处于相对静止的状态，可以明显减少运动伪影（图 7-16）。前瞻性心电门控技术不易进行后期心电编辑，但剂量可以大幅降低。

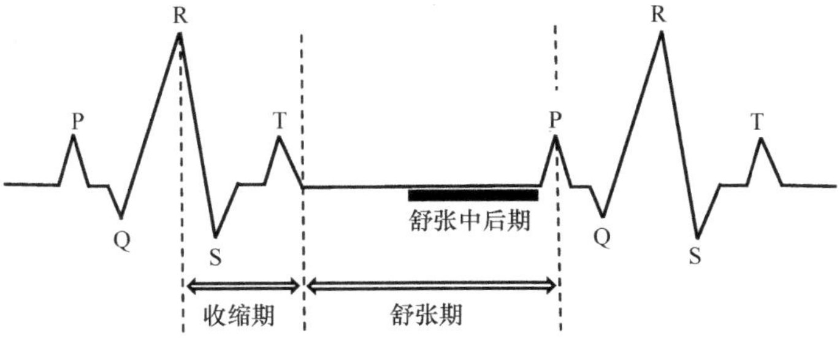

图 7-16 心动周期及心电触发技术

3. 脉搏门控技术 心电门控技术容易受射频脉冲和梯度场变化的干扰，进而影响图像的质量，而且需要粘贴电极，相对来说不太方便。脉搏门控技术可以弥补心电门控技术的一些不足。脉搏门控技术一般利用指脉探测夹或指套夹套手指末节来探测脉搏随心动周期的变化波（图 7-17），以变化波作为门控信息。

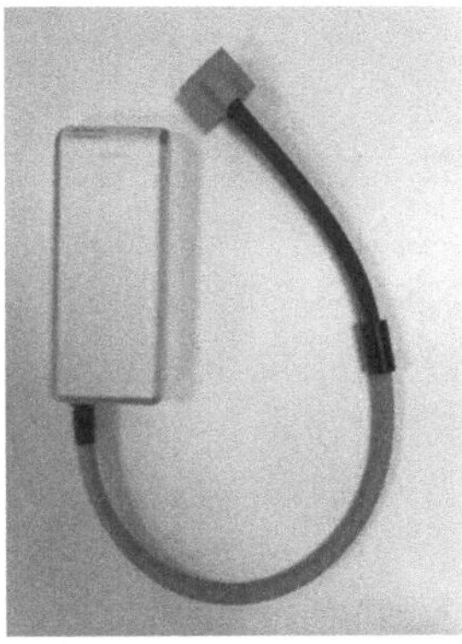

图 7-17 无线脉搏传感器

（二）心电门控装置的构造

1. CT 用心电门控装置 一般使用 3～4 个普通电极，通过导联线连接到心电门控监测器上显示 ECG，并同步到 CT 扫描界面。

2. MR 用心电门控装置 一般使用 3～4 个 MR 专用电极，通过导联线连接到心电门控监测器上显示 ECG，并同步到 MR 扫描界面。放置心电导联电极时一般采用心电长轴法（斜线法），使电极整体方向与心脏的长轴一致。不同的 MRI 设备导联电极的连接方式可能不同。

心电门控装置不仅实用，操作方法简单方便，还具有以下特点：①配套心电门控专用序列；②采用高速单片机控制，保证信号采集的实时性和准确性；③实时输出可视化心动周期波形，便于对被检者的检测；④整个系统体积小、成本低，便于生产、安装和维护；⑤具有电磁兼容性，确保心电门控信号采集设备接入 MRI 系统后对系统无干扰。

二、呼吸门控装置的原理和构造

（一）呼吸门控装置的原理

呼吸门控技术是利用探测到的呼吸波来减少呼吸运动伪影的技术。弹性呼吸风箱带（respiratory bellows belt）或呼吸压力垫（respiratory cushion pad）都属于最常见的压力探测传感器，呼吸带来的胸腹壁运动将改变探测器内部的压力，吸气时压力增加，呼气时压力降低，利用探测到的呼吸波减少呼吸运动伪影，呼吸门控技术主要包括呼吸补偿技术和呼吸触发技术。

1. 呼吸补偿技术 呼吸补偿（respiratory compensation，RC）技术与回顾性心电门控技术相似，在整个呼吸过程中采集的对应的呼吸波被记录和存储下来，并将不同呼吸状态采集的信号进行分类和相位重排，将呼气末、吸气初这段呼吸幅度最小的相对静止的状态的数据填入 K 空间的中心部分，而将其他时间采集的数据填入 K 空间的边缘部分，这样可在不延长成像时间的情况下抑制呼吸运动伪影，该方法又称为回顾性呼吸门控技术。

2. 呼吸触发技术　呼吸触发（respiratory triggering）技术属于前瞻性呼吸门控技术。如果呼吸节律较好，呼吸波的波峰为吸气末，波谷为呼气末。两个波峰之间的时间间隔为一个呼吸周期。从一次平静呼气末到下一次吸气前有一段时间为呼吸运动相对停止的平台期，所以一般以呼气末为触发点（扫描开始点），开始进行 MR 信号采集，到下一次吸气前停止采集（扫描停止点），使 MR 信号采集时段发生于呼吸运动相对停止的平台期，这将明显减少呼吸运动伪影（图 7-18）。

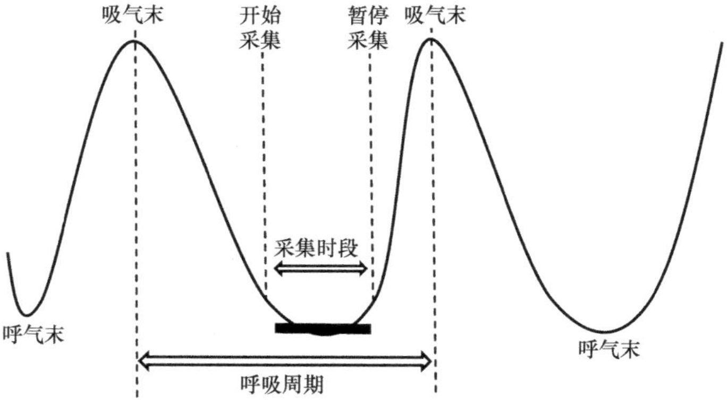

图 7-18　呼吸触发技术采集时间段

3. 导航回波技术　导航回波（navigator echo）技术通过采集回波信号来动态检测脏器界面的运动轨迹，从而达到消除和减少运动伪影或纠正图像变形等目的。导航回波技术最常用于检测自由呼吸下膈面位置的变化，利用膈面的位置信息来触发成像脉冲序列，从而消除或减少呼吸运动伪影。导航条的放置很重要，其长轴方向应垂直于膈面，上下径的中点位于膈面水平，这样导航条上半截位于右肺，下半截位于肝。不同实际点采集到的回波信号将重建出许多厚度很小的条带，从左到右按时间顺序排列，随呼吸运动变化，组成膈面位置图像，图像的上部为低信号的肺组织，图像的下部为相对高信号的肝组织，膈面的位置位于两者的交界面，因此其波形方向正好与呼吸门控得到的曲线相反，最高点为呼气末，最低点为吸气末。成像序列的信号采集也是在呼气末的相对平台期。

（二）呼吸门控装置的构造

呼吸压力垫（图 7-19）与弹性呼吸风箱带（图 7-20）是常用的两种呼吸门控装置。弹性呼吸风箱带需要以合适的松紧度捆扎在胸腹部。呼吸压力垫需塞在采集线圈与胸腹壁之间。呼吸门控装置主要包括信号输入放大部分、模拟信号与数字信号转换部分、单片机主处理器以及串口输出四大部分。信号输入放大部分采用两级放大，具有低噪声、低输入偏置电流和低电流的特点。

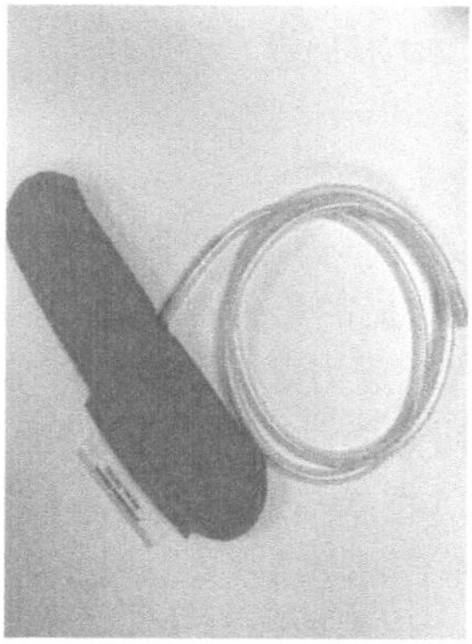

图 7-19　呼吸压力垫

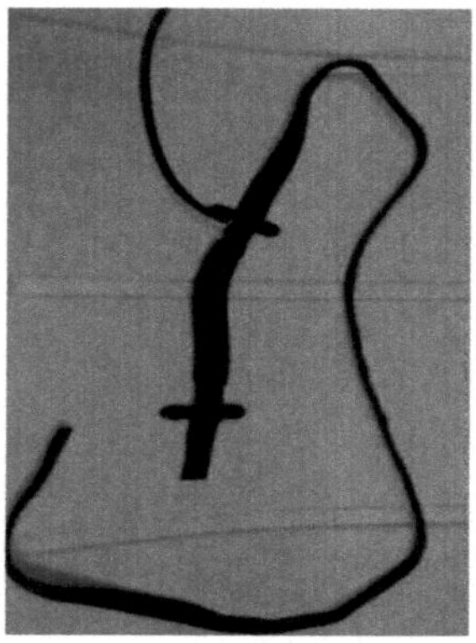

图 7-20　弹性呼吸风箱带

呼吸门控装置采用气压传感方式，采集信号强，能有效避免交叉感染。由高速单片机控制，实时输出可视化呼吸波形，保证了信号采集的实时性和准确性。整个装置体积小、成本低且具有电磁兼容性，确保了呼吸门控装置信号采集的稳定性。

三、门控装置的日常维护和常见故障分析

（一）日常维护

（1）保持清洁：每天检查门控装置是否有污垢、损坏，可用湿软布对其进行擦拭，禁止使用强清洁剂和消毒剂。

（2）使用后正确放置并充电备用：以保证不会因电量过低而影响检查进程。

（二）常见故障分析

（1）信号过低：常见于接触不良、电极接口故障、导联线损坏、信号接收系统故障。

（2）显示屏上呼吸波形不动：常见于红外感应器位置不佳、电缆线拉偏，解决办法为重新固定电缆线，将红外感应器位置正确放置。

（3）无线传感器红色指示灯闪烁：常见于装置被置于静态磁场之外、检测不到电极或应用错误，解决办法为将感应器放置于静态磁场内的检查床上。

（4）红色指示灯快速闪烁：常见于外周电极响应单元（peripheral electrode response unit，PERU）电极错误——一个或多个 ECG 电极错误或者掉落；外周脉搏单元（peripheral pulse unit， PPU）应用错误——脉搏传感器未正确应用到手指末端。

【案例 7-6】

男性，48 岁，因“突发心前区疼痛，伴胸闷不适 1 天”就诊，临床医生要求进行心脏 MRI 检查。检查过程中，扫描界面显示心电门控信号强度弱，波形紊乱，未能检查成功。

【问题 7-6】

此类情况应该如何排除心电门控故障？

【案例 7-6 分析讨论】

在进行心脏 MRI 检查时，利用心电门控可以获得心脏 ECG 信号，保证采集过程与心脏搏动周期的同步性，防止心脏搏动导致的运动伪影，以获得优质的图像。心电门控接收信号异常，可能存在以下几个原因：①电极片粘贴位置不对，贴合度不好；②导联线连接错误，导联线存在异常；③蓝牙电量不足；④控制板故障。逐一排除便能找到原因。

本 章 小 结

本章重点介绍了医学影像成像中最常见的三种辅助设备：医用高压注射器、医用胶片打印机、辅助门控系统。高压注射器根据不同的分类方式可以分为多种类型，适用于多种特殊医学影像检查场景，但是它们的基本原理和构造相似，都是为了医学影像的更加精准化。医用胶片打印机历史久远，分类方式可以按打印精度、成像方式、打印介质进行分类。湿式激光打印技术与干式打印技术是最常见的两种医用胶片打印技术，本章介绍了两种打印技术的原理及特点，对于应用较多的干式胶片打印机的构造进行了详细解读。未来医用胶片打印机可能存在信息传递形式上的改变，自助胶片打印系统以及“云”PACS 的出现将推动医学影像图像向信息化跃进。辅助门控系统主要包括心电门控装置与呼吸门控装置，其结构和原理虽不相同，但都是通过获取患者的生理信息配合扫描来获取优质精准的医学影像图像，门控技术的产生使得许多不可能变成了可能。

思 考 题

1. 高压注射器的临床意义是什么?
2. 简述高压注射器的主要分类。
3. 简述干式打印机与湿式激光打印机的区别与各自的特点。
4. 简述自助胶片打印系统与“云”PACS 的意义。
5. 简述门控技术的应用目的。
6. 简述心电门控技术与呼吸门控技术的分类。

参 考 文 献

韩丰谈.2016.医学影像设备学 [M].4 版.北京：人民卫生出版社.
韩丰谈，朱险峰.2010.医学影像设备学[M].2 版.北京：人民卫生出版社.
黄祥国，李燕.2014.医学影像设备学[M].北京：人民卫生出版社.
李真林，雷子乔.2017.医学影像设备学[M].北京：人民卫生出版社.
余建明，曾勇明.2016.医学影像检查技术学[M].北京：人民卫生出版社.

中英文名词对照索引